机器人胸部肿瘤微创外科手术

ROBOTIC MINIMALLY INVASIVE SURGERY IN THORACIC ONCOLOGY

杨浩贤 ◎ 主编

SPM
南方传媒

广东科技出版社
全国优秀出版社

· 广 州 ·

图书在版编目（CIP）数据

机器人胸部肿瘤微创外科手术 / 杨浩贤主编. —广州：广东科技出版社，2022.5

ISBN 978-7-5359-7800-4

Ⅰ. ①机… Ⅱ. ①杨… Ⅲ. ①机器人技术—应用—胸腔疾病—肿瘤—显微外科手术 Ⅳ. ①R734

中国版本图书馆CIP数据核字（2021）第253327号

机器人胸部肿瘤微创外科手术
Jiqiren Xiongbu Zhongliu Weichuang Waike Shoushu

出 版 人：严奉强
责任编辑：马霄行
装帧设计：友间文化
责任校对：李云柯　廖婷婷
责任印制：彭海波
出版发行：广东科技出版社
　　　　　（广州市环市东路水荫路11号　邮政编码：510075）
销售热线：020-37607413
http://www.gdstp.com.cn
E-mail: gdkjbw@nfcb.com.cn
经　　销：广东新华发行集团股份有限公司
印　　刷：广州市彩源印刷有限公司
　　　　　（广州市黄埔区百合三路8号　邮政编码：510700）
规　　格：889mm×1 194mm　1/16　印张27.75　字数670千
版　　次：2022年5月第1版
　　　　　2022年5月第1次印刷
定　　价：328.00元

如发现因印装质量问题影响阅读，请与广东科技出版社印制室联系调换（电话：020-37607272）。

编委会名单

主　　审　傅剑华

名誉主编　王述民　罗清泉

主　　编　杨浩贤

副 主 编　矫文捷　李鹤成

编　　委（按姓氏笔画排序）

　　　　　王　允　　四川大学华西医院

　　　　　王光锁　　深圳市人民医院

　　　　　王述民　　中国人民解放军北部战区总医院

　　　　　尤　健　　天津医科大学附属肿瘤医院

　　　　　刘乾文　　中山大学肿瘤防治中心

　　　　　齐　宇　　郑州大学附属第一医院

　　　　　闫小龙　　空军军医大学附属唐都医院

　　　　　李　明　　江苏省肿瘤医院

　　　　　李鹤成　　上海交通大学医学院附属瑞金医院

　　　　　杨浩贤　　中山大学肿瘤防治中心

　　　　　张春芳　　中南大学湘雅医院

　　　　　张临友　　哈尔滨医科大学附属第二医院

　　　　　陈　椿　　福建医科大学附属协和医院

　　　　　苟云久　　甘肃省人民医院

　　　　　范军强　　浙江大学医学院附属第二医院

　　　　　茅　腾　　上海市胸科医院

　　　　　林一丹　　四川大学华西医院

　　　　　易　俊　　中国人民解放军东部战区总医院

罗清泉　上海市胸科医院

郑　斌　福建医科大学附属协和医院

胡　坚　浙江大学医学院附属第一医院

姜宏景　天津医科大学附属肿瘤医院

徐世东　哈尔滨医科大学附属肿瘤医院

矫文捷　青岛大学附属医院

喻本桐　南昌大学附属第一医院

傅剑华　中山大学肿瘤防治中心

谢敬敦　中山大学肿瘤防治中心

赖雁玲　中山大学肿瘤防治中心

谭子辉　中山大学肿瘤防治中心

薛志强　中国人民解放军总医院

参编人员（按姓氏笔画排序）

王荣春　王福强　甘　伟　刘　傲　孙天宇　李曦哲

杨　洁　杨沐籽　何哲浩　张　帅　张含露　陈　凯

陈玉龙　赵鲁峰　段晓峰　洪若鹏　徐　昊　徐　锋

徐智杰　郭燕华　章雪飞　彭　昊　彭　彬　蒋　磊

温佳新　谢楚龙　蔡文涵

机器人在人类生产、生活中的应用不再是梦想，而是业已实现且仍在不断完善和发展的过程中。照进现实的科学之光，便是以计算机技术为基础的人工智能科学的快速发展。21世纪是生命科学的世纪，而医学则是生命科学的重要组成部分。人工智能和机器人在医学中的应用，包括机器人在外科手术中的应用与发展，大大促进了医学进步。

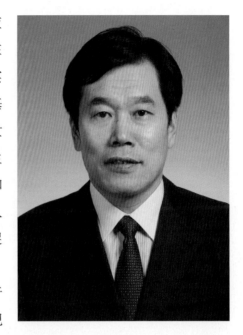

机器人在外科领域的应用开始于20世纪80年代，当时机器人只能实现外科活检或者简单手术的辅助定位；至20世纪末，外科机器人实现了操控台、成像系统和操作手臂的远程操控集成，奠定了现代机器人手术平台的雏形和基本构成，开启了机器人在微创外科领域的快速发展时期。据统计，目前全世界已经累计开展各类机器人手术超过1000万例，机器人在肺癌、食管癌和纵隔肿瘤等胸部肿瘤微创外科治疗中发挥着越来越重要的作用。我国机器人微创外科发展迅速，就胸部肿瘤外科而言，在大的医学中心机器人微创手术在技术层面已成熟；而放眼全国，因设备昂贵，机器人手术仍只在少数大医院开展。但随着我国科技和社会经济的快速发展，尤其是5G时代的来临，机器人手术将在我国得到更快的发展，尤其在远程手术方面将获得更大进步，机器人手术也将成为胸部肿瘤外科医师的一门技术。在此背景下，我国急需相关专著来系统介绍机器人在胸部肿瘤微创外科中的应用、手术技巧和理念。

杨浩贤是近年来活跃在国内外胸部肿瘤外科领域的学术新星，是国内较早开展机器人胸部肿瘤外科手术的青年专家之一。在他的组织下，全国24家大单位的知名专家共同参与编写了《机器人胸部肿瘤微创外科手术》，该书图文并茂，内容丰富，系统介绍了机器人外科发展历史、相关手术器械、机器人在胸部肿瘤外科中的应用理论与实践，以及相关手术的麻醉与护理等相关知识，部分经典手术还附有手术视频，集中展示了各单位机器人胸部肿瘤微创手术的经验，实为难得！相信初学者能够从中得到启发，以缩短学习周期，顺利跨过学习曲线，为更多患者服务。

中国科学院　　　　　　院士

国家癌症中心　　　　　主任

中国医学科学院肿瘤医院　院长

2022年1月8日

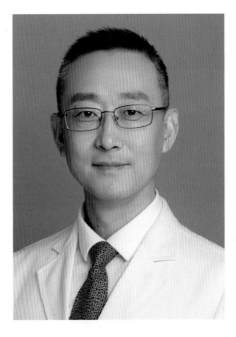

纵观近一个世纪的发展史，胸腔肿瘤外科经历了四个里程碑式的进步。一是第二次世界大战之后，抗生素和胸腔闭式引流的广泛应用，大大降低了胸科手术的并发症，手术技术逐步成熟；二是从20世纪中期开始，业界认识到淋巴结清扫的重要性，手术理念得以完善；三是20世纪90年代电视胸腔镜问世，手术创伤得以减小。21世纪，随着计算机技术的进步，我们迎来了胸腔肿瘤外科的第四个里程碑——智能与远程手术，机器人手术时代到来了。经过20年的发展，机器人胸部肿瘤手术在大的胸外科中心日臻成熟，现已迎来快速推广阶段，因而急需相关专著来系统介绍机器人胸部肿瘤手术的基本理论、手术技术和外科理念。

2014年初，在国家留学基金委和中山大学优秀青年教师培养计划的资助下，我以研究学者的身份赴美国纪念斯隆-凯特琳癌症中心学习机器人微创外科技术并开展相关研究。海外学习的经历和研究成果让我坚信机器人微创外科是胸外科发展的重要方向和趋势。中山大学肿瘤防治中心是广东省首批引进机器人手术设备的单位之一。所谓生正逢时，我学成回国时，正值中山大学肿瘤防治中心上马机器人手术项目，使我所学有了用武之地。得益于大样本的临床实践和数据积累，我国机器人胸外科发展迅速。度过探索阶段后，技术推广和理念传播的责任感与使命感一直在驱使我把机器人微创胸外科手术的经验分享出来，供胸部肿瘤外科的同道参考。但我深知自己才疏学浅，一己之力绠短汲深，幸得东西南北中之知名学者积极响应、不吝赐稿，终使本书应时而生，唯望抛砖引玉，则幸甚焉！胸部肿瘤外科学仍在发展过程中，各学派之间在治疗理念、手术策略等诸方面不尽相同。本着百家争鸣、百花齐放的精神，本书求同存异，相信读者可各取所长，为己所用。

　　中国科学院赫捷院士在百忙之中审阅书稿并为本书作序，编委会深以为荣并致以崇高敬意和衷心感谢！著名书法家蔡显良老师欣然题写书名，神来之笔为本书增辉，在此深情致谢！本书酝酿、出版过程中幸得广东科技出版社大力支持，编写过程中各单位参编人员不计得失、倾情奉献，直观复星公司提供了大量设备和器械图片，在此衷心感谢！在书稿整理过程中，谭子辉主治医师、杨沐籽博士、谢楚龙博士、孙天宇博士、杨洁博士、甘伟博士、唐萍硕士等夜以继日，承担了大量秘书工作，亦一并感谢！在新技术日新月异的时代，书中观点或有偏颇，盼同道不吝指正；文图疏漏在所难免，亦期斧正，以助至臻！

杨浩贤
中山大学肿瘤防治中心
2022年2月28日

目录
Contents

第一篇

机器人手术概述

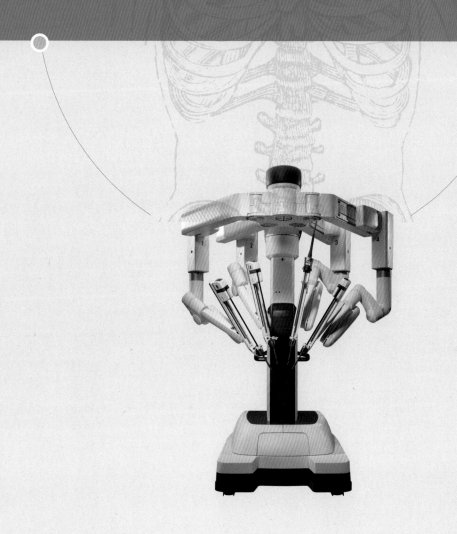

第一章

手术机器人的发展及其在胸外科的应用

第一节　机器人——从理想到现实

人类不断发展进步的根本原因就在于不断发明、制造和利用新的工具。在适应和改造大自然的漫漫征程中，人类不断积累和总结经验，生产新的工具。远古时代，当人类面对大自然的伟大力量而感到无力时，便对生产工具产生了浪漫的想象，在想象中寄予了对理想工具的期望，并在不断的实践中摸索前行，积累经验，为拉近现实与理想的距离而不断实践着。据考证，早在公元前埃及的能工巧匠就能够制造出计时的水钟；有些水钟通过一些人形机械装置，能够自动敲响报时。我国的《列子·汤问》中就记载有西周时期工匠偃师向周穆王进献歌舞机器人的故事，其设计之精巧使周穆王发出"人之巧乃可与造化者同功乎"的感叹。《韩非子》中也有"墨翟居鲁山，斫木为鹞，三年而成飞，一日而败"的记载，说的是墨子制造飞鸟的故事。当然，这些文献记载的故事并不一定真实发生过，但却真实反映出古代劳动人民对自动化机械的向往。

14世纪至17世纪，发源于意大利、以人文浪漫主义为思想基础的欧洲文艺复兴大大促进了思想解放，也进一步为科技发展奠定了思想基础。在意大利，列奥纳多·达·芬奇（Leonardo da Vinci）于1495年左右绘制了一个人形机器的草图，草图所描绘的人形机器能够坐起来、挥动手臂并移动头部和下巴，被后人称为列奥纳多机器人[1]。实际上，"机器人"（robot）这个词首次出现是在捷克剧作家卡尔·卡佩克（Karel Capek）于1921年创作的一部关于机械人的戏剧中。这部戏剧描述了一种工业制造出来的人，他们专门在工厂装配线上工作，但最终反抗了他们的人类主人。这些被制造出来的机械人被称为"robot"，而这一名称来源于捷克语中的"奴隶"一词。

现代机器人的雏形是由出生于美国的英国神经生理学家William Grey Walter设计发明的[2]。为了证明少量脑细胞之间能通过丰富的电连接而产生复杂的行为，从1948年到1949年，他制作了两个能够自动运动的小机器。通过电路连接，这两个小机器能够感知光线和触摸，进而自动地缓慢运动，并能够绕过障碍物而到达目的地。由于它们的外形很像小乌龟，而且行动缓慢，因而被称为"tortoises"（乌龟）机器人。此后，机器人的研发引起人们的兴趣。1954年，美国的George C. Devol发明了程序驱动的机器人并获得了专利，这款机器人被命名为"Unimate"。1961年，该专利被一家工业公司收购，经过改良后这款机器人被用于压铸制造过程中搬运煅烧后的金属，这标志着真正的商用程序驱动机器人诞生并被成功应用于工业生产。而现在，随着计算机技术的不断进步，机器人已经广泛应用于工业生产和各种服务活动中，在某些领域甚至发挥了不可替代的作用。

第二节　医用外科机器人

世界上第一台外科机器人于1983年诞生于加拿大温哥华，被称为"关节机器人"。在全髋关节置换手术中，股骨头切除后该设备被用于协助准备、打磨股骨，使人工股骨头与之精准匹配[3]。此后，多款改进的骨科机器人相继问世，被应用于不同的骨科手术，如膝关节置换等。1985年，Kwoh等将工业机器人进行改良，生产出PUMA560机器人，用于CT引导下脑穿刺活检手术。PUMA560可以进行具有6个自由度的精准定位运动，大大提高了脑组织活检定位的准确性[4]。

20世纪80年代末到90年代初，用于前列腺手术的机器人PROBOT由伦敦帝国理工学院研发成功。这是一款经尿路进行前列腺手术的自动机器人，外科医生事先设定好需要切割的前列腺的体积，PROBOT就能够在无须外科医生进一步干预的情况下实现对前列腺的自动切割[5]。在此基础上，可由医师进行控制操作的更新一代产品ACROBOT（Active Constraint Robot）于1991年研发成功[6]。与PROBOT不同的是，ACROBOT是一款操作可控的机器人，能够在外科医生的操控下进行手术操作。在膝关节置换术中，可用ACROBOT对骨进行精准切除。在手术过程中，如果外科医生动作有所偏离，该系统能够自动识别并反馈给医生，不仅可改善手术的精度，而且提高了手术的安全性[7]。1992年，ROBODOC®骨科手术机器人问世，被用于髋关节置换术中关节股骨端的打磨，可进一步提高人工关节与自体股骨的适配精度，改善手术效果[8]。

机器人在微创外科中的应用开始于机器人内镜系统的问世。1993年，Yulun Wang团队研发的机器人自动持镜系统AESOP（Automated Endoscopic System for Optimal Positioning）获美国FDA批准上市。在腹腔镜手术中，该系统能够代替扶镜的手术助手，主刀医生可用手或脚控制腹腔镜的位置来完成腹腔镜微创手术。此后，AESOP系统不断更新升级，到20世纪末的时候已经实现声音控制，应用范围也由腹腔手术扩展到复杂的胸腔手术，如食管切除等[9]。此外，还有其他功能类似的机器人持镜系统应用于腹腔手术，如Endo Assist系统[10]、PMAT系统[11]、PARAMIS系统等[12]。这些持镜机器人的问世标志着机器人在医学中的应用逐步涉足微创外科领域。

Master-Slave系列机器人的诞生，开启了机器人微创手术的新时代。2001年，宙斯（ZEUS）手术机器人系统（Computer Motion 公司生产）首次实现了操控台、成像系统和操作手臂的远程操控集成，奠定了现代机器人手术平台的雏形和基本构成。ZEUS安装有AESOP内镜系统和两个关节操作手臂，能够通过操控台控制内镜和操作手臂来完成手术。ZEUS系统已经具备了震颤滤过、视觉放大功能，在3D影像系统的帮助下也可实现立体成像。ZEUS系统在1999年成功应用于输卵管吻合术[13]和心脏不停跳冠脉搭桥手术[14]，标志着机器人在外科中的应用逐步走向成熟。2001年，法国天才外科医生Jacques Marescaux在美国纽约操控ZEUS机器人，横跨几千公里的大西洋，为法国东部城市斯特拉斯堡的一位患者成功实施了胆囊手术，开辟了机器人远程手术的新纪元。美国飞行员Lindbergh于1927年首次驾驶单座飞机也是由纽约起飞横跨大西洋到达法国巴黎，因此这次远程手术也被称为Lindbergh手术[15]。1998年，欧洲外科医生Himpens 等率先报道用直觉外科公司（Intuitive Surgical）的达芬奇机器人成功进行了胆囊切除手术[16]。2000年，达芬奇机器人手术系统（da Vinci® Surgical System）在美国上市；2003年，直觉外科公司合并Computer Motion公司，宙斯系统退出历史舞台，开启了达芬奇机器人风靡全球的新时代。

第三节　手术机器人在胸外科中的应用

机器人肺癌手术起步于20年前。2002年，意大利比萨大学的Melfi等最早报道了达芬奇机器人辅助肺部手术的经验。其手术患者共12例，包括5例肺叶切除手术，证明机器人用于肺叶切除是可行的[17]。2003年，美国哥伦比亚大学Ashton等报道了1例机器人辅助右下肺癌根治术，整个手术过程耗时530min，其中肺叶切除耗时330min[18]。2006年，美国纪念斯隆-凯特琳癌症中心的Park等报道了34例机器人肺部肿瘤手术的经验。手术采用三臂机器人，另做一4cm左右的辅助小切口进行手术，手术中4例中转开胸。该手术进一步证实机器人辅助肺癌手术是完全可行的[19]。2012年Park进一步报道了来自3个中心的325例机器人肺癌手术的长期疗效，证实了机器人肺癌手术的疗效不亚于普通胸腔镜肺癌手术[20]。2010年，美国Dylewski团队报道了三臂四孔人工气胸全孔肺癌手术方法[21]；2011年，美国Cerfolio等系统阐述了四臂五孔人工气胸全孔机器人手术经验[22]。此后机器人手术在肺癌中的应用进入快速发展时期。在我国，第一台机器人肺切除手术于2009年由上海市胸科医院罗清泉教授主刀完成，开启了我国机器人微创胸外科的新时代[23]。2017年，中山大学肿瘤防治中心杨浩贤和美国纪念斯隆-凯特琳癌症中心Park等发表了机器人、传统胸腔镜及开胸三种手术模式对早期肺癌患者长期疗效的对比研究，发现机器人手术比传统胸腔镜手术在淋巴结清扫方面更具优势，三种手术方式的5年无疾病复发生存率分别是72.7%、65.5%和69.0%；与传统胸腔镜手术相比，机器人手术显示了延长无病生存率的趋势，但总生存期在三者之间无差别[24]。2020年，青岛大学矫文捷教授团队报道了49例机器人辅助肺癌袖式切除经验，与传统胸腔镜手术组及开胸手术组比较发现，机器人手术组出血量最少、手术时间和住院时间最短，但生存率在三组患者之间无明显差异，该研究证明机器人在复杂肺癌手术治疗中也能发挥积极作用[25]，也标志着机器人肺癌手术在技术层面已经进入成熟阶段。2019年，由中山大学肿瘤防治中心杨浩贤牵头的全国多中心前瞻性随机对照研究正式启动，以比较机器人与普通胸腔镜手术在早期肺癌治疗中的长期疗效，目前该临床研究正在稳步进行当中。

在食管癌外科治疗中，机器人手术起步也很早。2003年，美国伊利诺伊大学的Horgan等报道了世界首例机器人食管癌手术。这是一例56岁的男性患者，确诊为胸下段食管腺癌，手术方式为机器人辅助经食管裂孔入路，先用传统腹腔镜游离胃，然后机器人辅助游离胸段食管至隆突下水平，经颈部切口游离颈部至隆突水平的食管，完成全部食管游离，最后行食管胃颈部吻合。但该例手术留有两个遗憾，一是手术中的腹腔游离胃的操作没有使用机器人，二是受手术入路的限制，没有进行规范的纵隔淋巴结清扫[26]。整个手术耗时246min，其中机器人辅助操作52min。在这例手术中，虽然机器人仅仅用于整个手术的一小部分，但却因首次将机器人应用于食管癌手术而载入史册。1年后的2004年，美国艾奥瓦大学的Kernstine等报道了机器人辅助经右胸食管切除、经腹部胃游离，食管胃左颈吻合术[27]。患者为一位59岁的男性，确诊为胸下段食

管腺癌。这例手术的突破点在于不仅清扫了纵隔淋巴结，而且食管和胃的游离都在机器人辅助下进行。但这例手术全程耗时11h，仅仅切口制作和套管（trocar）放置即耗时超过4h，出血也达900mL。从这些数据来看很难说这是一台完整意义上的微创手术，但却是机器人辅助食管癌手术的一次全方位实践，开启了机器人食管癌手术的新篇章。2006年，荷兰乌得勒支大学医学中心Hillegersberg等报道了21例前瞻性连续开展的经右胸、上腹部机器人食管癌根治术（食管胃左颈吻合）的经验，证实机器人辅助食管癌根治术不仅能够完成系统性淋巴结清扫，而且减少了手术并发症[28]。此后机器人辅助食管癌手术逐渐推广普及，目前已经迎来快速发展的新时期。

机器人在纵隔肿瘤微创手术中的优势特别明显。对于前纵隔肿瘤，由于解剖空间小，受制于手术器械灵活性欠缺的局限性，传统胸腔镜手术学习曲线长，尤其对需要广泛切除的胸腺肿瘤或者体积较大的肿瘤来说，传统胸腔镜下术野暴露困难，手术难度大。而机器人设备弥补了传统腔镜手术设备的不足，立体放大的视野、灵活的操作器械使纵隔手术更加安全、便利。早在20年前的2001年，日本的Yoshino等即在全世界首次报道在达芬奇机器人辅助下成功完成1例胸腺瘤微创手术，开启了纵隔肿瘤机器人辅助微创治疗新时代[29]。随后在2003年，Ashton等和Rea等几乎同时报道了为重症肌无力患者行机器人辅助胸腺切除术的成功案例[30-31]。2012年，Marulli等总结了来自欧洲4个中心79例早期胸腺瘤的机器人辅助手术经验（其中1例中转开胸），进一步证实机器人在前纵隔肿瘤手术中可发挥积极作用，在切除范围符合肿瘤学要求的情况下，达到了

安全性好、创伤小的目的[32]。最近发表的一项经过倾向性评分匹配的研究发现，机器人纵隔肿瘤切除术在中转开胸率及术后疼痛程度上优于传统胸腔镜手术[33]。在各类纵隔肿瘤机器人手术的报道中，以胸腺瘤、纵隔囊肿及神经鞘瘤最为常见[33-35]。此外，亦有机器人辅助治疗甲状旁腺腺瘤及巨大胸骨后甲状腺肿的个案及系列病例报道[36-39]。国内杨浩贤等2020年报道了1例巨大甲状旁腺囊肿机器人微创手术[39]。肿瘤主体位于右上纵隔，但其上极一直延伸到颈部，直径达8.5cm，压迫上腔静脉、奇静脉弓及胸廓入口处。手术采用右胸入路，全孔机器人操作，人工气胸帮助术野暴露，在保证肿瘤不破裂的情况下完成肿瘤切除，进一步肯定了机器人在纵隔肿瘤微创手术中的优势，标志着机器人辅助纵隔肿瘤手术进入成熟阶段。

（杨浩贤）

参考文献

[1] MORAN M E. The da Vinci robot[J]. Journal of Endourology, 2006, 20 (12): 986-990.

[2] University of Bristol. http: //www.bristol.ac.uk.

[3] DIRCKX J. Robotic surgery, the SUM program obstetrics/gynecology advanced medical transcription unit, 2nd ed. 2011[EB/OL]. http: //www.hpisum.com/Dirckx, Robotic Surgery.pdf.

[4] KWOH Y S, HOU J, JONCKHEERE E A, et al. A robot improved absolute positioning accuracy for CT guided stereotactic brain surgery[J]. IEEE Trans Biomed Eng, 1988, 35 (2): 153-160.

[5] HARRIS S J, ARAMBULA-COSIO F, MEI Q, et al. The Probot an active robot for prostate resection

[J]. Proceedings of the Institution of Mechanical Engineers, 1997, 211 (4): 317-325.

[6] RODRIGUEZ Y B, DAVIES B. Robotic surgery: from autonomous systems to intelligent tools[J]. Robotica, 2010, 28 (2): 163-170.

[7] JAKOPEC M, HARRIS S J, RODRIGUEZ Y B, et al. Acrobot: a "Hands-on" Robot for Total Knee Replacement Surgery[M]. In Advanced Motion Control, 2002: 116-120.

[8] SATAVA R M. Surgical robotics: the early chronicles: a personal historical perspective[J]. Surg Laparosc Endosc Percutan Tech, 2002, 12 (1): 6-16.

[9] KUNISAKI C, HATORI S, IMADA T, et al. Video-assisted thoracoscopic esophagectomy with a voice-controlled robot: the AESOP system[J]. Surg Laparosc Endosc Percutan Tech, 2004, 14 (6): 323-327.

[10] AIONO S, GILBERT J M, SOIN B, et al. Controlled trial of the introduction of a robotic camera assistant (Endo Assist) for laparoscopic cholecystectomy[J]. Surg Endosc Interv Tech, 2002, 16 (9): 1267-1270.

[11] RAHMAN M, MISHRA R. The camera-holding robotic device in laparoscopy surgery[J]. World J Laparosc Surg, 2011, 4 (3): 132-135.

[12] PISLA D, PLITEA N, VAIDA C, et al. PARAMIS parallel robot for laparoscopic surgery[J]. Chirurgia (Bucur), 2010, 105 (5): 677-683.

[13] FALCONE T, GOLDBERG I, GARCIA-RUIZ A, et al. Full robotic assistance for laparoscopic tubal anastomosis a case report[J]. I

Laparoendoscop Adv Surg Tech A, 1999, 9 (1):
107-113.

[14] REICHENSPURNER H, DAMIANO R J,
MACK M, et al. Use of the voice-controlled and
computer-assisted surgical system ZEUS for
endoscopic coronary artery bypass grafting[J]. I
Thorac Cardiovasc Surg, 1999, 118 (1): 11-16.

[15] MARESCAUX J, LEROY I, GAGNER M, et
al. Transatlantic robot-assisted telesurgery[J].
Nature, 2001, 413 (6854): 379-380.

[16] HIMPENS J, LEMAN G, CADIERE G B.
Telesurgical laparoscopic cholecystectomy[J].
Surg Endosc, 1998, 12 (8): 1091.

[17] MELFI F M, MENCONI G F, MARIANI A M,
et al. Early experience with robotic technology
for thoracoscopic surgery[J]. Eur J Cardiothorac
Surg, 2002, 21 (5): 864-868.

[18] ROBERT C A, CLIFF P C, DANIEL G S, et al.
Robot-assisted lobectomy[J]. J Thorac Cardiovasc
Surg, 2003, 126 (1): 292-293.

[19] PARK B J, FLORES R M, RUSCH V W. Robotic
assistance for video-assisted thoracic surgical
lobectomy: technique and initial results[J]. J
Thorac Cardiovasc Surg, 2006, 131: 54-59.

[20] PARK B J, MELFI F, MUSSI A, et al. Robotic
lobectomy for non-small cell lung cancer
(NSCLC): long-term oncologic results[J]. J
Thorac Cardiovasc Surg, 2012, 143 (2): 383-9.

[21] NINAN M, DYLEWSKI M R. Total port-
access robot-assisted pulmonary lobectomy
without utility thoracotomy[J]. Eur J Cardiothorac
Surg, 2010, 38 (2): 231-2.

[22] CERFOLIO R J, BRYANT A S, SKYLIZARD L,
et al. Initial consecutive experience of completely
portal robotic pulmonary resection with 4 arms[J]. J
Thorac Cardiovasc Surg, 2011, 142: 740-746.

[23] ZHAO X, QIAN L, LIN H, et al. Robot-assisted
lobectomy for non-small cell lung cancer in
China: initial experience and techniques[J]. J
Thorac Dis, 2010, 2 (1): 26-28.

[24] YANG H X, WOO K M, SIMA C S, et al. Long-
term survival based on the surgical approach to
lobectomy for clinical stage I non-small cell lung
cancer: comparison of robotic, video-assisted
thoracic surgery, and thoracotomy lobectomy[J].
Ann Surg, 2017, 265 (2): 431-437.

[25] QIU T, ZHAO Y D, XUAN Y P, et al. Robotic
sleeve lobectomy for centrally located non-small
cell lung cancer: a propensity score-weighted
comparison with thoracoscopic and open
surgery[J]. J Thorac Cardiovasc Surg, 2020, 160
(3): 838-846.

[26] HORGAN S, BERGER R A, ELLI E F, et al.
Robotic assisted minimally invasive transhiatal
esophagectomy[J]. Am Surg, 2003, 69 (7):
624-626.

[27] KERNSTINE K H, DEARMOND D T, KARIMI
M, et al. The robotic, 2-stage, 3-field
esophagolymphadenectomy[J]. J Thorac Cardiovasc
Surg, 2004, 127 (6): 1847-1849.

[28] VAN HILLEGERSBERG R, BOONE J,
DRAAISMA W A, et al. First experience with robot-
assisted thoracoscopic esophagolymphadenectomy
for esophageal cancer[J]. Surg Endosc, 2006, 20

(9): 1435-1439.

[29] YOSHINO I, HASHIZUME M, SHIMADA M, et al. Thoracoscopic thymomectomy with the da Vinci computer-enhanced surgical system[J]. J Thorac Cardiovasc Surg, 2001, 122: 783-785.

[30] ASHTON R C, MCGINNIS K M, CONNERY C P, et al. Totally endoscopic robotic thymectomy for myasthenia gravis[J]. Ann Thorac Surg, 2003, 75: 569-571.

[31] REA F, BORTOLOTTI L, GIRARDI R, et al. Thoracoscopic thymectomy with the "da Vinci" surgical system in patient with myasthenia gravis[J]. Interact Cardiovasc Thorac Surg, 2003, 2: 70-72.

[32] MARULLI G, REA F, MELFI F, et al. Robot-aided thoracoscopic thymectomy for early-stage thymoma: a multicenter European study[J]. J Thorac Cardiovasc Surg, 2012, 144(5): 1125-1130.

[33] ZENG L P, WANG W D, HAN J, et al. Uniportal video-assisted thoracoscopic surgery and robot-assisted thoracoscopic surgery are feasible approaches with potential advantages in minimally invasive mediastinal lesions resection[J]. Gland Surg, 2021, 10(1): 101-111.

[34] SEONG Y W, KANG C H, CHOI J W, et al. Early clinical outcomes of robot-assisted surgery for anterior mediastinal mass: its superiority over a conventional sternotomy approach evaluated by propensity score matching[J]. Eur J Cardiothorac Surg, 2014, 45(3): e68-73.

[35] CHEN K, ZHANG X, JIN R, et al. Robot-assisted thoracoscopic surgery for mediastinal masses: a single-institution experience[J]. J Thorac Dis, 2020, 12(2): 105-113.

[36] BODNER J, PROFANTER C, PROMMEGGER R, et al. Mediastinal parathyroidectomy with the da Vinci robot: presentation of a new technique[J]. J Thorac Cardiovasc Surg, 2004, 127(6): 1831-1832.

[37] WARD A F, LEE T, OGILVIE J B, et al. Robot-assisted complete thymectomy for mediastinal ectopic parathyroid adenomas in primary hyperparathyroidism[J]. J Robot Surg, 2017, 11(2): 163-169.

[38] SCOTT B B, MAXFIELD M W, HAMAGUCHI R, et al. Robot-assisted thoracoscopic mediastinal parathyroidectomy: a single surgeon case series[J]. J Laparoendosc Adv Surg Tech A, 2019, 29(12): 1561-1564.

[39] YANG J, CAI J S, WANG G, et al. Complete portal robotic resection of a giant mediastinal parathyroid cyst: a case report[J]. Thorac Cancer, 2021, 12(7): 1118-1121.

第二章

机器人手术的设备和器械

机器人手术系统的核心技术优势主要体现在四个方面：①裸眼三维高清视野。放大10倍以上的三维高清视野为外科医生提供了身临其境的手术感受。②可转弯的腕式手术器械（Endo Wrist）。7个自由度高度灵活的Endo Wrist器械可帮助外科医生进行灵活自如的操作。③远程直觉式运动。医生可远离患者实现眼–手协调、手–器械尖端实时同步操作，有助于医生复制或借鉴开放手术经验，以及进行远程手术。④震颤滤过和运动缩放功能大大提高了手术操作的安全性。而这四大技术优势是依靠机器人手术设备和器械来实现的。

第一节　机器人手术设备

目前应用最为普遍的机器人手术系统是直觉外科公司的达芬奇（da Vinci）手术机器人操作系统。该手术操作系统自2000年由美国FDA批准上市以来不断更新迭代，目前仍在临床应用的主要有达芬奇S、Si、X、Xi等多孔操作系统及达芬奇SP单孔操作系统（图1-2-1）。达芬奇手术系统实现了将医生视觉和双手自然延展到患者体内的目标，而该系统本身仍然完全由外科医生自主操控。该系统主要由三部分组成：医生操控台（Surgeon Console）、装有Endo Wrist手术器械的患者手术平台（患者手术车，Patient Cart）及实现三维成像的影像处理平台影像车（Vision Cart）（图1-2-2）。这里以当前国内外应用最为广泛的达芬奇Xi为例介绍机器人手术操作系统的主要构成及关键设备。

医生操控台是机器人手术系统的指令输入区域，好比系统的大脑，机械臂的每一个操作指令都由主刀医师在此发出。医生操控台由主控制器、立体影像观察器、系统触摸板、脚踏式操作模式转换和能量设备选择开关、电源等元件构成。当主刀医生坐在操控台前面，头部放在操作位置时，控制台的红外感应部件即可感知医生就位，感应信号通过电脑控制元件使控制台进入操作激活状态，为医生手术操作做好准备。主刀医生通过双手操作主控制器中的操纵杆，实现操作动作的人机转换，完成手术操作步骤。操纵杆的

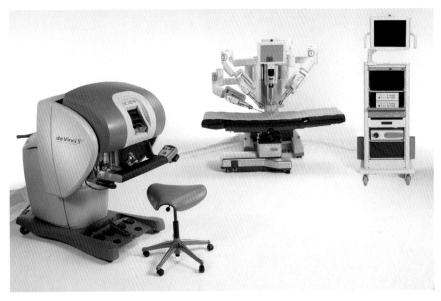

a. da Vinci S

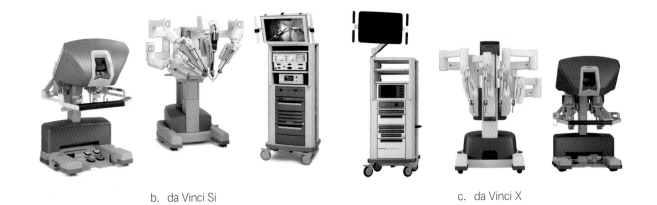

b. da Vinci Si

c. da Vinci X

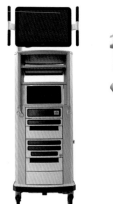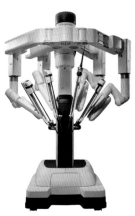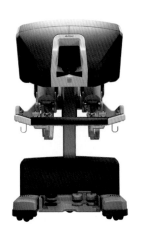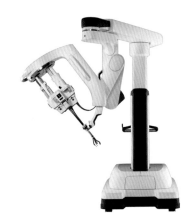

d. da Vinci Xi

e. da Vinci SP

图1-2-1　达芬奇手术机器人操作系统

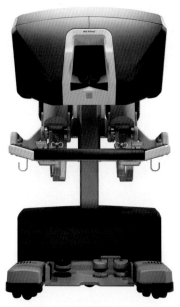

a. 医生操控台

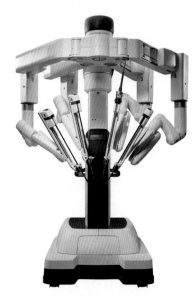

b. 患者手术平台

手指操控元件具有离合器的功能，在必要时可将操纵杆与相应手术器械的控制分离，在手术操作停止的情况下实现操纵杆重新定位，回到更加符合人体工程学原理的位置，以利于手术操作顺利、舒适地完成（图1-2-3）。立体观察器则向外科医生提供手术区域的高清三维图像。医生左脚踩住主刀控制台底部的成像踏板，同时双手操控操纵杆，可将镜头向上下、左右、远近等各个

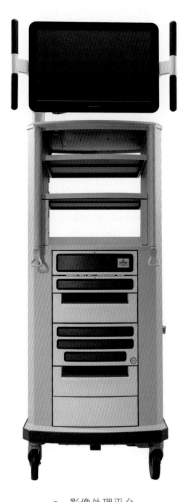

c. 影像处理平台

图1-2-2　达芬奇机器人手术系统的组成

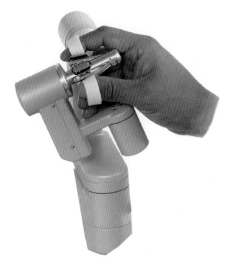

图1-2-3　手指操控元件

方向快速高效地移动，使手术视野无死角。达芬奇机器人采用双控制台设计，有条件的医院可配置两个主刀控制台，这对现场教学培训和手术指导很有帮助，有利于学员缩短学习周期。对于一些需要多学科联合的手术，双控制台允许两位外科医生合作进行手术，以提高手术效率。

医生操控台发出的手术操作动作指令通过患者手术车来实现。达芬奇Xi系统的手术车由四部分组成，分别为安装关节、器械臂、可转弯器械和内窥镜。这一系统的悬臂式可旋转设计和激光辅助定位系统大大增加了摆位的灵活性，提高了摆位效率。机器人的安装关节有离合按钮，按住离合按钮可随意转动关节，使各个操作臂处于合适的位置。患者手术车完成停靠后，安装在相应器械臂上的可转弯手术器械和内窥镜，即可按照所设定的手术入路，将操作器械经患者身体上的trocar置入体腔内，为手术做好准备。达芬奇Xi的trocar直径8mm，内窥镜根据不同需求可选择0度镜或者30度镜。达芬奇机器人的器械构造见图1-2-4。

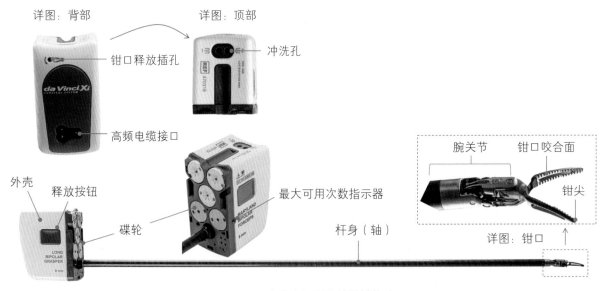

图1-2-4　达芬奇机器人的器械构造

影像车是整个机器人操作系统的中心连接点，所有辅助设备和视听连接都在此路由。影像车包含影像处理元件和可触式屏幕。除了成像功能，巡回护士也可以通过可触式屏幕上的触摸按钮协助完成部分手术操作设置。Xi内窥镜结构见图1-2-5。所有达芬奇Xi内窥镜和内窥镜控制器都具有荧光显影成像功能，当与吲哚菁绿（ICG）一起使用时，荧光显影成像系统（Firefly）可以提供清晰的血管、血流和相关组织灌注荧光影像。在肿瘤外科手术中，荧光显影成像系统被广泛应用于淋巴结清扫、手术靶区规划（例如肺段切除术中的肺段间平面界定）和血供判断中，为精准微创手术提供了便利（图1-2-6）。

机器人手术系统通过医生操控台、患者手术平台和影像处理平台三大部分的运行，发挥裸眼三维高清视野、可转弯的腕式手术器械操作、远程直觉式运动、震颤滤过和运动缩放功能的优势（图1-2-7），实现了高效、安全、舒适、微创的操作体验。

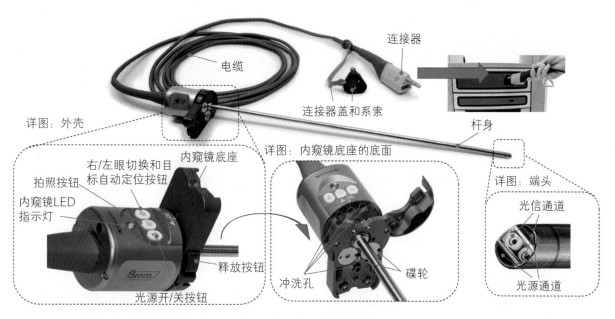

图1-2-5　Xi内窥镜结构

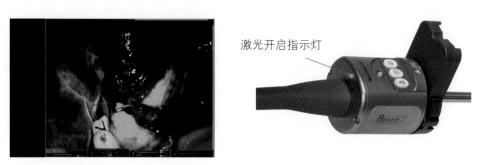

· Firefly可用于血管显影和肺段切除术中的肺段间平面界定
· 当荧光显影处于启用状态时，激光开启LED指示灯亮起
· 当荧光显影处于启用状态时，按住照明器开/关按钮将取消启动荧光显影模式

图1-2-6　Firefly

· 器械灵活性
  · 长度8 mm，多种头端设计
  · 7个活动自由度
  · 90°关节活动度
  · 540°旋转

· 器械控制
  · 远距离枢轴中心（Remote Center）技术
  · 直觉动作：眼-手-器械头端同步
  · 动作控制缩放比例
  · 滤除震颤

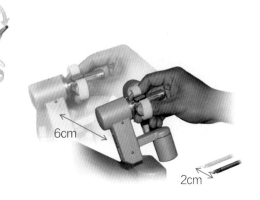

图1-2-7　达芬奇机器人手术器械的震颤滤过和多自由度运动

第二节　常用操作器械

工欲善其事，必先利其器。外科医生怎样选择合适的手术器械呢？首先要考虑准备做什么手术，对于不同的疾病，甚至同一疾病的不同手术方式和入路，器械的选择也有所不同。以食管癌手术为例，总体来说超声刀的应用较为普遍，用它处理食管固有动脉、游离大网膜止血效果好，能大大提高手术效率。此外，同一台手术当中解剖不同的部位、组织，不同的操作动作所需的器械也不尽相同。同样以食管癌手术为例，虽然超声刀应用广泛，但若先用电钩沿着降主动脉纵向打开纵隔胸膜、充分暴露食管固有动脉后再用超声刀处理之，则能进一步提高手术效率，增加手术安全性。另外，外科医生的培训经历对器械的选择也有影响。以机器人肺癌手术为例，有的带教老师喜欢用电钩操作，那他培养的学生中用电钩者必然会更多；而有的老师则擅长使用马里兰钳，那他培养的学生更多地使用马里兰钳就不足为奇了。在外科操作培训过程中，可鼓励学生多学习、多操练不同的手术器械，不断体会，反复比较，所谓"操千曲而后晓声，观千剑而后识器"，勤训练、多实践才能深入体会到不同手术器械的优缺点，了解各种器械的最佳适用场景和操作要领，最终确定自己最擅长的、最称心如意的手术器械，从而使手术更加流畅、高效、安全，并形成自己独特的手术风格。本节着重介绍目前胸外科手术中常用的、具有代表性的机器人手术器械，外科医生可根据不同的手术操作及自身的技术特点进行选择。

一、主操作器械

这里所说的主操作器械，指的是手术中用于游离、切割、离断等主刀医生操作的器械，通常相当于右利手者的右手器械，对应于开放手术或普通腔镜手术的主刀操作器械。

1. 电钩（Permanent Cautery Hook）

电钩是胸科手术中应用最为广泛的主操作器械（图1-2-8）。它通过电极尖端产生的高频高压电流与肌体接触时对组织进行加热，实现对肌体组织的分离和凝固，从而起到切割和止血的作用。它的特点是灵活、精巧、凝血效果好、操作效率高。它可进行挑、拨、推、拉、勾、提、离、断等动作，在胸科手术中被用于解剖胸膜、解剖血管鞘膜、胸膜粘连烙断、清扫淋巴结、小

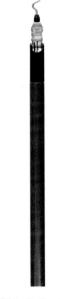

图1-2-8　电钩

血管凝闭离断、局部止血等操作，在肺癌手术中应用最为广泛。在食管癌手术中用于打开纵隔胸膜，解剖暴露食管固有动脉非常高效。电钩也有一定的缺点，例如它有热传导作用，在喉返神经的解剖时需慎用，以防神经热损伤；另外，它在胸腔内使用时容易产生烟雾，对手术视野会造成不利影响，特别是在狭小空间操作时烟雾对视野的影响尤其明显。例如，在前纵隔肿瘤手术中电钩的应用有一定局限性。需要注意的是，单极电钩需要连接负极板，电流作用于人体时，需考虑电流对神经的刺激。如果患者体内有金属埋藏物、心脏起搏器、助听设备等，需在厂家或相关专业医生指导下使用，或改用双极电凝。

2. 超声刀（Harmonic ACE®）

超声刀的应用原理是通过特殊转换装置，将电能转化为机械能，以正弦波形式传递过来的机械能作用于前端的金属刀头，使刀头产生高频小幅的机械性振荡，从而产生摩擦热，加上向两边传导的组织张力而形成切力切开组织（图1-2-9）。超声刀血管切割系统所应用的超声波频率为23~55kHz，超声能量对组织的作用包括机械切割、组织干燥、蛋白凝固、组织气化及空洞化[1]。超声刀头的设计兼有钝（绝缘面）、锐（工作面）的双重特点，因此功能多样，熟练掌握超声刀的应用技巧可达到事半功倍的效果。南方医科大学李国新教授总结的腹腔镜手术中超声刀应用的剪、断、推、切、挑、剥、剔、戳、拨等九字刀法[2]，同样适用于机器人胸部肿瘤微创手术，特别是食管癌手术中食管和胃的游离。超声刀的特点是止血效果好，用于处理直径5mm以下的弹力层丰富的血管时通常是安全的。超声刀止血效果好的优点大大提高了胸部肿瘤手术淋巴结清扫的效率。但

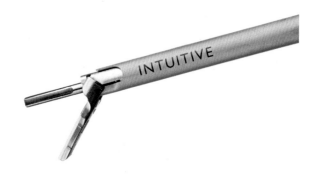

图1-2-9　超声刀

在胸腔手术中，在对肺动脉、肺静脉等弹力纤维不丰富的粗大血管分支的处理中需谨慎评估超声刀的适应证，血管直径宜细不宜粗。超声刀在使用过程中的雾化作用比电刀小，不容易模糊镜头，手术视野好，因此在前纵隔手术如胸腺瘤的机器人外科手术中有独特优势。超声刀的组织气化及空洞化效应可使解剖层次的暴露更加清晰。超声刀的热辐射作用比电钩小，但在游离神经组织及气管膜部时也要注意安全距离，以免造成热损伤。在胸部肿瘤机器人手术中，超声刀常用于食管癌和胸腺肿瘤的切除手术。机器人超声刀的灵活性比电钩、马里兰钳等差，旋转自由度小，而且是一次性使用的器械，应用成本高，在一定程度上影响了它在胸腔手术中的应用。

3. 马里兰双极钳（Maryland Bipolar Forceps）

马里兰双极钳尖头弯曲，为单孔锯齿设计，钳口仅在尖端处彼此接触，能进行抓持、牵拉、游离、双极能量凝闭血管和离断操作（图1-2-10），可用于束状组织结构的锐性游离，例如食管癌手术中胸内双侧喉返神经的解剖暴露。肺癌手术中，马里兰双极钳可用于血管鞘膜游离、纵隔胸膜游离、淋巴结清扫、肺血管后壁游离、血管吊带放置等精细操作，其优点是锐性解剖、止血效

果好，绕过血管放置吊带时精巧灵活，安全性高，缺点是切割速度慢。在肺手术中，马里兰双极钳通常与电钩或电铲交替配合使用，以取长补短，提高手术效率。

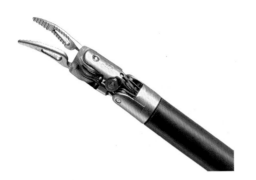

图1-2-10　马里兰双极钳

4. 电铲（Permanent Cautery Spatula）

机器人手术器械中的电铲相当于开放手术中的电刀（图1-2-11）。在肺癌开放手术中，擅长用电刀的医生可以将其应用在整个手术过程中。机器人手术中的电铲也一样，它可以用来解剖胸膜和血管鞘膜、凝闭小血管、点状止血、清扫淋巴结、切除肺组织等。胸部肿瘤手术中是否使用电铲作为主要操作器械因人而异。电铲设计独特，在食管癌和纵隔肿瘤中应用较少，但在肺癌手术中，操作熟练的医生可借助电铲起到事半功倍的效果。擅长用电铲的医生通过精巧的切、凝、推、拨等操作，锐性解剖各种组织结构，小步快进，可提高切除效率，缩短手术时间。然而对初学者来说，电铲的使用难度大，容易误伤血管。在肺癌手术中，若误伤肺动脉、肺静脉，可能导致术中意外出血，因此使用时需要慎重。

5. 单极手术弯剪（Monopolar Curved Scissors，MCS）

单极手术弯剪的工作头为弯曲切削刃设计，又称为热剪（图1-2-12），能进行切割、锐性分离、电切电凝等操作。单极手术弯剪在腹、盆腔手术中应用广泛，在胸腔手术中可用于精细解剖操作，例如食管癌手术中胸内双侧喉返神经链的解剖、胸腔乏血管粘连的游离处理等。单极手术弯剪必须与尖端盖附件（热剪头端绝缘保护套管）一起使用。

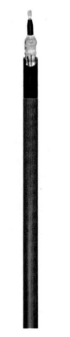

图1-2-11　电铲

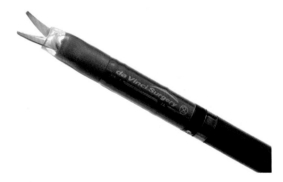

图1-2-12　单极手术弯剪

6. 可转弯内镜切割缝合器（EndoWrist® Stapler）

达芬奇Xi手术系统支持完全可转弯的高级手术器械。例如配备绿色、蓝色、白色钉仓的腕式内镜切割缝合器，可实现角度灵活的离断和吻合（图1-2-13）。其优点在于切割缝合器的操作可由主刀完成，减少对助手的依赖，在一定程度上增加了手术安全性。

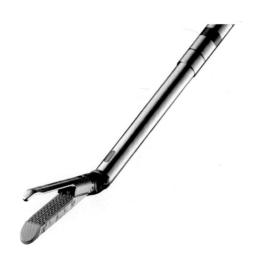

图1-2-13　腕式内镜切割缝合器

7. 可转弯内镜血管闭合切割器（EndoWrist® Vessel Sealer）

该器械也是达芬奇Xi手术系统支持的可转弯的腕式高级能量器械，可在一定程度上发挥超声刀的作用，其凝闭血管的能力比超声刀更强，并且有切割功能，在某些解剖部位的手术中甚至可处理直径7mm的血管（图1-2-14）。该能量器械在胃肠等普外手术中应用较多，在胸外科手术中可用于食管癌手术的腹腔操作，特别是胃网膜和脾胃韧带的处理。

二、辅助操作器械

这里所说的辅助操作器械，指的是手术中用于协助夹持、暴露、游离的器械，通常相当于右利手者的左手器械，对应于开放手术或普通腔镜手术中的助手操作器械。

1. 有孔双极钳（Fenestrated Bipolar Forceps）

有孔双极钳的钳口为单孔锯齿样设计，可用于抓持、牵拉、游离、协助术野暴露，必要时也可使用双极能量凝闭血管止血（图1-2-15）。有孔双极钳是胸外科手术中最常用的器械之一，在肺癌、食管癌、纵隔肿瘤的手术操作中均可应用。以肺癌手术为例，在分离胸腔粘连时可提拉组织协助暴露，也可用其双极电凝功能凝闭细小血管；在游离血管鞘膜时可提拉鞘膜，也可行鞘膜内游离；在隧道法游离发育不全的肺裂时，可

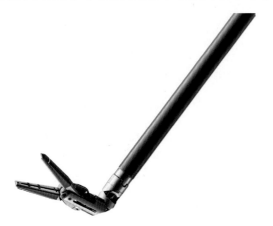

图1-2-14　腕式血管闭合切割器

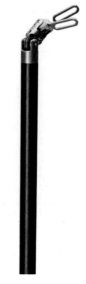

图1-2-15　有孔双极钳

钝性游离、前后贯穿肺裂；在淋巴结清扫时可轻轻提拉淋巴脂肪组织方便清扫，遇到营养血管出血时可实施血管凝闭。

2. Cadiere钳（Cadiere Forceps）

Cadiere钳属于抓持类器械，钳口为单孔锯齿样设计，是比较简单的抓持器（图1-2-16），在各种类型的手术中用于抓持、牵拉、游离、协助术野暴露。在胸部肿瘤手术中通常安装在机器人的第三只手臂上。以肺癌手术为例，可用Cadiere钳抓持小纱粒拨住肺组织，扩大手术视野，协助暴露解剖结构；遇到肺动脉等血管分支出血时可夹持纱粒暂时压迫止血，为后续操作争取时间、提供便利。

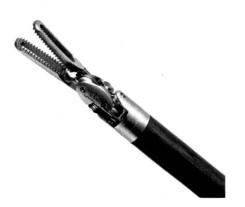

图1-2-16　Cadiere钳

3. ProGrasp™钳（ProGrasp™Forceps）

ProGrasp™钳也属于抓持类器械，钳口为单孔锯齿样设计，在机器人腕部的第二个关节可以对其钳口施加额外的杠杆作用和强劲的咬合力，在各种类型的手术中用于抓持、牵拉、游离、协助术野暴露，尤其适合强力抓持操作（图1-2-17）。

4. 翘头有孔抓持器（Tip-Up Fenestrated Grasper）

目前该器械仅限于达芬奇Xi机器人使用。其钳口稍长，端头上弯，为双孔锯齿样设计（图1-2-

18）。常用于抓持、操纵和分离组织，通常情况下可替代达芬奇S/Si的Cadiere钳或双极抓持器。其轻巧独特的设计也有利于钝性分离、血管夹持、组织束牵拉等操作。在胸外科的食管癌手术中应用较多，用于食管和胃网膜的游离非常方便。

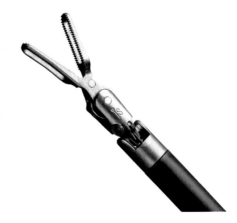

图1-2-17　ProGrasp™钳

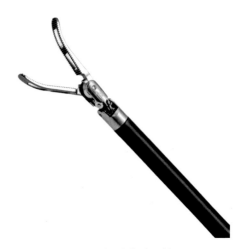

图1-2-18　翘头有孔抓持器

5. 持针钳（Needle Drivers）

持针钳用于持针、行针、抓持和打结缝合线（图1-2-19）。可根据拟缝合的不同组织、不同需求选择不同大小型号的持针钳。大号（Large，图1-2-19a）和超大号（Mega，图1-2-19b）持针钳抓取面和咬合力相对较大，可以更加牢固地抓取针和缝合线。有的持针钳在钳口处设计有刃口，缝合打结完成后可用来切断缝合线（图1-2-19c）。为方便计算线头预留长度，有的刃口持针钳在钳口咬合面两侧设有间隔为1mm的刻度线，便于测量长度（图1-2-19d）。

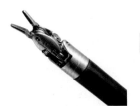 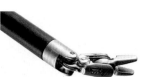 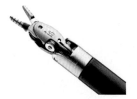 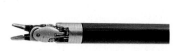

a. 大号持针钳-Large Needle Driver

b. 超大号持针钳-Mega Needle Driver

c. 大号SutureCut持针钳-Large SutureCut Needle Driver（钳口两侧有间隔为1mm的刻度线，钳口处有切削刃）

d. 超大号SutureCut持针钳-Mega SutureCut Needle Driver（钳口处有切削刃）

图1-2-19　持针钳（Needle Drivers）

三、其他器械

工具总是在不断改进、升级、发展的过程中。除了我国目前最常用的上述操作器械外，还有一些国外上市、国内少见的器械（图1-2-20）。血管施夹钳可用血管夹夹闭血管（图1-2-20a）；高效血管闭合能量器SynchroSeal（图1-2-20b）、Vessel Sealer Extend（图1-2-20c）可闭合直径5~7mm的血管和组织束，平均闭合时间不到3s，在一定程度上提高了手术效率。各种各样的器械各具特色，百花齐放，除了器械的可及性，我们在选择器械上还需要遵循一定的原则。

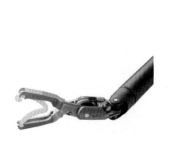 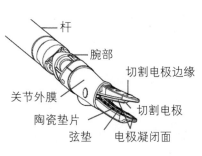 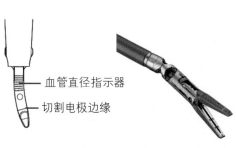

a. 血管施夹钳

b. 高效血管闭合能量器SynchroSeal，可处理最大直径5mm的血管

c. 高效血管闭合能量器Vessel Sealer Extend，可处理最大直径7mm的血管

图1-2-20　其他器械

第三节　器械选择的基本原则

十八般兵器各有所长，各有各的特点。纵使医生对所有手术器械都能运用自如，在一台手术中也不可能使用所有的器械，只能从中选择安全的、适量的、必要的、最有帮助的器械来做手术，这就面临器械选择的问题。器械选择需要兼顾效率和成本，遵循如下原则。

一、安全为本

跟其他手术一样，安全性是机器人手术的根本要求。得心应手的手术器械能够为手术安全提供重要保障。能使手术安全流畅完成的器械就是好器械。以肺癌手术游离处理肺血管为例，解剖血管鞘膜既可以用电钩，也可以用马里兰钳，还可以用电铲，这取决于医生各自的技术特点和偏好。但在用血管吊带绕过血管为内镜切割缝合器（Endo-GIA）进一步处理血管做准备，或者为丝线结扎血管做准备时，则用马里兰钳绕过吊带更加安全。为保证手术安全，达芬奇机器人的手术器械具有一定的设计寿命，用使用次数来衡量。超过手术使用次数后的器械将无法使用（图1-2-21）。

二、效率为体

通常来讲，方便灵巧的手术器械在确保手术安全的同时，也能加快操作速度，提高手术效率，安全和效率往往是相辅相成的。但某些情况

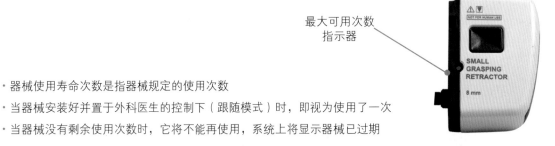

· 器械使用寿命次数是指器械规定的使用次数
· 当器械安装好并置于外科医生的控制下（跟随模式）时，即视为使用了一次
· 当器械没有剩余使用次数时，它将不能再使用，系统上将显示器械已过期

8mm 器械	达芬奇能量器械	培训器械	施夹钳
可使用10次	单个患者单次手术使用	可使用30次	可击发100次

图1-2-21　器械使用寿命/击发次数

下安全性并不一定与手术效率成正比。以肺癌手术中解剖血管鞘膜为例，既可以用马里兰钳，也可以用电钩，两者都比较安全。但马里兰钳是双极电凝，止血效果可靠但解剖效率低，而电钩为单极电凝，解剖速度快，在处理血管鞘膜时效率更高，可加快手术进程。

三、合适为用

合适的手术器械可使手术更加流畅、安全，不合适的或者错误的器械不仅会使手术操作效率低下，甚至可能影响手术安全，危及患者生命。但是，没有会犯错误的器械，只有会犯错误的医生，因为选择权是在医生手上的。每一种手术器械都是基于不同的应用场景，有不同的设计理念，适合不同的外科医生，因此都有用武之地。在遵循科学原则的基础上，合适的医生用合适的器械做合适的手术才是最佳选择。

四、成本为依

不计成本地追求所谓效率是不可取的。我国作为发展中国家的基本国情更需要我们精打细算，尽量降低医疗资源消耗，减轻患者和社会的经济负担。娴熟的外科操作技巧能够在一定程度上降低医生对手术器械的依赖。还是以肺癌手术为例，对于某些肺血管分支，熟练的外科医生可以采用丝线结扎的方法处理之，从而避免使用Endo-GIA器械，这样能够大大降低医疗成本和患者的经济负担。确实需要医疗器械的时候，在保证手术安全的前提下应当注意宁少勿多，选用性价比高的器械。

五、发展为宗

这里的发展有两个意思：一方面，外科医生自身的技术水平是不断发展提高的，不同的发展阶段可能喜欢使用不同的手术器械；另一方面，手术器械也是不断改良、升级甚至换代的。没有最好，只有更好，唯一不变的是变化。发展无止境，未来更美好！

（杨浩贤）

参考文献

[1] 中国医师协会胸外科医师分会微创外科专家委员会.胸腔镜手术超声刀规范使用专家共识（2017版）[J].中国胸心血管外科临床杂志，2017，24（6）：1-6.

[2] 李国新.超声刀在腹腔镜胃肠手术中的使用技巧[J].中华胃肠外科杂志，2013，16（10）：919-921.

第三章

机器人手术的管理和团队建设

外科手术是团队工作，涉及外科操作、麻醉、护理、设备维护等多个专业团队；而机器人手术对设备的依赖性大大提高，对手术室设计、各个团队的相互协调合作有更高的要求。

一、合理的手术室设计

手术室是机器人外科手术团队的工作场所，团队的配合大部分在此场所进行，所以手术室建设非常重要。目前的机器人全套设备体积庞大，涉及医生操控台、患者手术平台及影像处理平台三大部分，因此对手术室空间提出了更高要求。只有足够大的空间才能在容纳庞大的机器人手术系统的同时，保证有足够的其他空间布局麻醉设备、手术床、护理相关设备和手术巡回护士工作空间。如果手术空间过小，则机器人摆位困难，不仅影响手术效率，而且存在安全隐患。尤其在遇到术中意外情况如大出血需要开胸急救的时候，若无法容纳更多的抢救人员和医疗设施，则会使抢救工作非常被动。因此需

要为机器人手术单独设计手术房间。以笔者所在的中山大学肿瘤防治中心为例，新的达芬奇Xi机器人手术系统的手术间由两部分组成，一部分是独立的手术操控台放置室，又称主刀操控室，专门安放手术操控台，也就是主刀医生操作室，其内还配置高清手术输出屏幕和医生办公系统，包括办公桌和电脑（图1-3-1）。主刀医生操作室隔壁即为患者手术室，两者之间有巨大的玻璃幕墙相隔，并配置对话系统，便于相互交流。主刀医生在相对独立的操作室工作，手术空间大，手术旁观者也可以在此房间进行观摩学习而不影响麻醉医生和巡回护士的工作，且有利于手术教学和交流。同时由于与患者手术室不通，主刀医生操作机器人时不需要戴口罩，不仅提高了操作的舒适度，也减少了院内感染的机会（图1-3-1）。

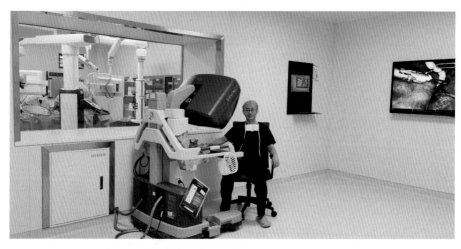

图1-3-1　中山大学肿瘤防治中心黄埔院区机器人手术室主刀医生操作室

在主刀医生操控室隔壁，透过巨大的玻璃幕墙即可见患者所在的手术室。这个房间与普通手术室类似，但是空间更大，能够安放患者手术车及机器人成像系统（图1-3-2）。对于胸部肿瘤手术，机器人手术车的底座一定要靠近患者脚部附近位置，这样机械臂才能由头部向脚下方向成怀抱样延伸操作。而麻醉机则是位于患者头部以上方向，这个位置是相对固定的（图1-3-2、图1-3-3）。为了合理利用空间，在非手术时间，机器人的患者手术车应该放置在麻醉机对面的手术室角落，这样不仅方便手术室清洁管理，而且在手术时可以更方便地进行摆位操作，提高手术效率（图1-3-4）。

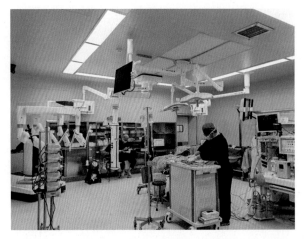

图1-3-4　宽敞的手术室内麻醉师在做麻醉准备工作

当然，由于各个医院手术室的设计可能遵循不同的理念，不要求所有的机器人手术室都配有相对独立的机器人操控室，但手术室空间足够大、各种医疗设备和器械的摆放位置合理，却是对机器人手术室的基本要求。

二、严格的技术培训

手术团队在开展机器人手术之前，先要进行系统的理论学习。首先要学习机器人外科的发展概况，让手术团队每位成员对机器人手术的发展脉络和特点有所了解，为开展机器人手术做好理论准备。对机器人手术的兴趣往往也是在这个阶段培养成的。然后学习机器人手术系统的硬件构成和操作技巧。再好的设备，如果操作不规范或者不会操作也无法应用，更谈不上手术安全和效率。就好比赛车运动，好的赛车要由训练有素的车手驾驭才能跑出最快速度，并且保证安全，所谓好马配好鞍讲的就是这个道理。为更快地提高操作技术，缩短学习曲线，仅仅参加由设备公司安排的一天的学习班是不够的。好在机器人操控主机内设有非常先进的针对性模拟训练模块，

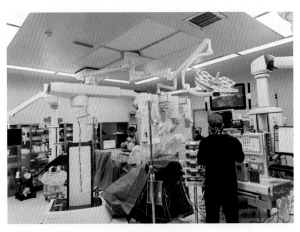

图1-3-2　手术室布局（1）

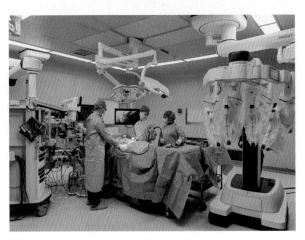

图1-3-3　手术室布局（2）

建议初学者多进行模拟训练，这对缩短学习曲线非常有帮助。参与学习的医生和护士不仅要了解、掌握操作过程中的流程、细节和技术，而且还要掌握常见的机械故障及排除方法。虽然机器人手术操作过程中出现机械故障的概率并不大，但手术是人命关天的大事，小概率事件也要引起足够重视。如果不掌握常见的故障排除和解决方法，手术中遇到问题是很危险的，不仅手术无法进行，甚至有可能危及患者生命，不可不引起重视。系统的学习、严格的训练、规范的操作是减少机械故障的三大法宝。

三、密切的团队配合

机器人手术的医护团队成员要尽量保持稳定。机器人手术涉及的操作环节多，尤其需要麻醉医生、外科医生和护士的默契配合，而稳定的机器人手术团队则有利于手术的顺利开展。以全孔机器人肺癌手术为例。肺癌手术通常需要双腔管气管插管，而全孔机器人肺癌手术过程中还要用到CO_2人工气胸。双腔管插管要求对双侧肺的隔离准确到位，而为患者摆体位、手术操作过程对肺的拨动等动作都有可能使气管插管移位，导致术侧肺膨胀而影响手术视野。因此麻醉医生需要密切观察手术情况，发现气管插管移位的情况要及时纠正。CO_2充气对胸腔内压力和血液CO_2饱和度也有一定影响，过高的胸腔内压会影响血液回流，甚至影响血压的稳定，尤其对右肺手术影响更为明显，麻醉医生要时刻观察心电监护指标。

借助于三维立体视野和更加灵活的操作器械，机器人胸外科手术实际上比传统的胸腔镜手术更容易学习掌握，但对主刀医生和助手的要求仍然很高。主刀医生不仅要掌握机器人操作技巧，而且要有丰富的开胸手术的经验和处理诸如胸腔出血等手术意外情况的技巧，最好同时具备胸腔镜手术经验。从国内外报道来看，机器人手术比传统胸腔镜手术更安全，但仍然有可能遇到术中出血需要紧急开胸处理的情况。如果手术医生没有开胸手术经验，则很难处理术中突发事件。中山大学肿瘤防治中心杨浩贤教授团队的前瞻性学习曲线研究表明，在前100例肺叶切除加纵隔淋巴结清扫的手术中，有5例术中转为开胸手术，其中4例因为术中出血而转为开胸止血，另有1例因为严重的胸腔内粘连而主动转为开胸手术，但没有围术期死亡病例[1]，说明术中意外情况的处理技巧非常重要。

与传统胸腔镜手术相比，机器人手术对助手也有不同的要求。在传统胸腔镜手术中，助手的作用主要是扶镜，大部分手术操作是主刀医生完成的，包括解剖游离与切割缝合器的使用。但在机器人手术中，主刀医生不穿无菌手术服，不在手术台上，虽然游离解剖等操作由主刀医生通过机器人来完成，但切割缝合器的使用目前在国内却是由助手来完成的。还是以机器人肺癌手术为例，在游离好肺动脉、肺静脉后，由手术台上的助手用Endo-GIA处理这些重要的血管需要一定的技巧，需要与主刀医生密切配合。助手如果没有胸腔镜手术操作的经验则很难胜任。另外，一旦发生术中血管破裂出血等情况，助手要采取各种措施帮助主刀医生暴露手术视野，做到临危不乱，这对助手的技术素养和心理素质都有一定的要求。如果遇到严重的大出血需要紧急开胸止血的情况，手术助手要能够迅速做出撤机、紧急开胸等一系列准备工作,为主刀医生洗手上台处理危急事件赢得时间。

机器人手术中,主刀医生的双眼主要关注于3D手术视野,这也是与传统胸腔镜手术和开放手术的不同之处。因此,主刀医生与手术室其他成员之间的语音互动非常重要。主刀医生虽然在3D视野下操作,但手术助手和护士却是根据2D手术影像进行配合,视觉的差异可能导致对解剖位置的判断有偏差,因此主刀医生与助手和护士的语音互动非常重要,语音互动有利于统一认识,降低手术意外事件的发生,提高手术效率,确保手术安全。在具体的互动中,要做到有问必答,充分反馈,必要时重复反馈。例如,主刀医生要求将电钩换成超声刀,助手必须完整反馈一遍具体要求,如"好的,将电钩换成超声刀"。完整重复主刀医生的要求,可以让主刀医生确认自己的要求是否被准确理解,另外也可以为助手的配合提供条件,例如在助手更换器械前主刀医生要将器械头部的关节打直,头部要离开操作感应区域。

护士在机器人手术中发挥着非常大的作用,高效的护理工作能够大大提高手术效率。护理工作项目多,内容繁杂,贯穿于手术的全过程,包括手术室间准备、患者的核对、手术床及图像车的位置摆放,以及建立静脉通道、摆放患者体位、清点手术器械及敷料、消毒铺巾、连接电外科仪器、连接定泊机器人手术车等。目前的达芬奇机器人手术车体积庞大,比较笨重,快速高效完成患者手术车的泊位连接能够大大节省手术时间,提高手术效率。这需要巡回护士在平常不断模拟练习,做到熟能生巧,不能仅仅靠手术实践中的经验积累。

四、完善的后期保障

设备维护是机器人手术的关键工作。工欲善其事,必先利其器。机器人手术设备需要由专业的后勤保障团队来负责维护保养,确保机器设备处于正常状态。对于可能出现的问题要做好应急预案,确保做到四个到位:平常保养到位,用前检查到位,用时保障到位,用后复检到位。

总之,机器人手术是团队工作,需要麻醉医生、外科医生、手术室护士、后勤保障人员等多个团队的密切合作。稳定的手术团队、科学的模拟训练、扎实的外科基础、高效的协调沟通、完善的后勤保障是提高手术效率、确保手术安全的关键所在。

(杨浩贤)

参考文献

[1] YANG M Z, LAI R C, ABBAS A E, et al. Learning curve of robotic portal lobectomy for pulmonary neoplasms: A prospective observational study[J]. Thorac Cancer, 2021, 12(9): 1431-1440.

第二篇

机器人胸部肿瘤手术的麻醉及护理管理

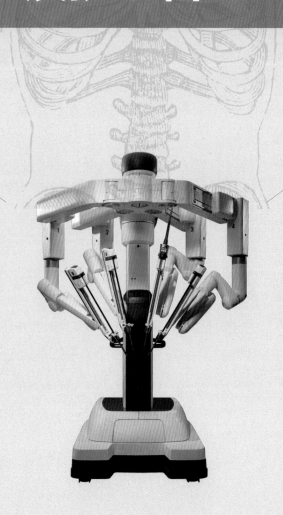

第一章

机器人胸部肿瘤手术的麻醉

第一节　呼吸系统与麻醉

一、呼吸系统的解剖

（一）胸廓和呼吸肌

胸廓内容纳两侧肺脏，每侧肺均有胸膜包绕；胸廓上口较小，只有气管、食管和血管通过；胸廓的底部由膈肌组成，膈肌是主要的呼吸肌，其收缩可导致胸腔底部下降1.5~7cm，从而使容量（肺容积）增大。75%的胸腔容积变化是膈肌运动的结果，辅助呼吸肌也能通过对肋骨的作用增加胸腔容积（肺膨胀）。每根肋骨向后与脊柱形成关节，向前与胸骨相连并向下成角（除了第11、12肋骨外），肋骨向上和向外运动可使胸廓扩张。在正常呼吸时，膈肌及较少的肋间外肌负责吸气过程；呼气过程通常是被动的。随着呼吸的增强，胸锁乳突肌、斜角肌和胸肌也参与吸气的过程。胸锁乳突肌协助提升胸廓，斜角肌防止内上方肋骨向内移位。当手臂被固定时，胸肌可以辅助胸廓的扩张。呼吸过程在仰卧位时通常被动，但在直立体位时，呼气过程比较主动。呼气过程可能会由腹部肌肉（腹直肌、腹外斜肌、腹内斜肌及腹横肌）辅助，肋间内肌辅助肋骨向下移动。

虽然咽部肌群通常不被认为是呼吸肌，但其在维持呼吸道通畅方面十分重要。舌肌的张力和反射性的吸气活动能保持舌体远离咽后壁。腭帆提肌、腭帆张肌、腭咽肌和舌腭肌的紧张性活动能预防软腭下垂堵塞后咽部，这一点在仰卧位时很重要。

（二）气管、支气管树

气管具有通气和清除支气管分泌物的功能，平均长度10~13cm。气管分叉处位于气管隆嵴，对应体表胸骨角水平，气管在此处分成左、右主支气管。右主气管与身体长轴较为平行，而左主支气管与身体长轴成角更大。C形软骨环组成了气管的前壁和侧壁，并在后方通过气管膜壁结构相连。男性气管外径在冠状位约为2.3cm，在矢状位约为1.8cm，而相应的女性气管外径分别为2.0cm和1.4cm。环状软骨是气管最狭窄的部分，男性平均直径为17mm，女性平均直径为13mm。当气管在隆突以下进一步分叉时，管腔逐渐略微变窄。右主支气管分出右肺上叶支气管。从气管隆嵴至进入右肺上叶支气管的距离，男性平均为2.0cm，女性约为1.5cm。在一般人群中，每250人可能会有1人出现右肺上叶支气管起点变异的情况，即从气管隆嵴以上部位发出。左主支气管要比右主支气管长，男性平均值为5.0cm，女性平均值为4.5cm。左主支气管进而分为左肺上叶支气管和左肺下叶支气管。

上呼吸道（鼻腔、口腔和咽腔）的主要功能是加湿和过滤吸入的空气。气管、支气管树是气体流入和流出肺泡的通道。从气管到终末肺泡囊，按气管的两分法分级（每个分支分成两个更小的分支）估计有23级，每分一级，气道的数目大约增加一倍；每一个肺泡囊平均有17个肺泡，约3亿个肺泡组成了一个巨大的呼吸交换膜（50~100m^2），供正常成年人进行气体交换。

随着气道的分级，黏膜上皮和呼吸道支撑组织结构都会逐渐地发生改变。黏膜上皮的形态从复层柱状纤毛上皮逐步过渡到立方上皮，最终为扁平肺泡上皮。气体交换仅仅出现在扁平肺泡上皮细胞层，始于呼吸性细支气管（17~19代气道分级）。在分级的过程中，气道壁逐渐失去软骨（在细支气管部位）和平滑肌的支持。失去软骨支撑后，小气道的开放状态会更加依赖于周围组织的弹性回缩力。因此，气道直径的变化依赖于肺总容量的变化。

柱状上皮和立方上皮的纤毛通常以同步的方式移动，使由分泌腺体所产生的黏液（以及细菌或碎片）沿着呼吸道向上移动到口腔。

（三）肺泡

肺泡的大小是重力和肺容积作用的结果。肺泡平均直径是0.05~0.33mm。人在直立位时，最大的肺泡位于肺尖部，而最小的肺泡往往在肺底部。在吸气阶段，肺泡大小的差异会减小。

每一个肺泡均与肺毛细血管网紧密接触。每一个肺泡壁上均存在厚度不对称的情况。较薄的一侧可进行气体交换，在这一侧肺泡上皮细胞和毛细血管内皮细胞由它们各自的细胞和基底膜相分隔；较厚的一侧可进行液体和溶质的交换，在这一侧肺间质将毛细血管内皮细胞和肺泡上皮细胞分隔开来。肺间质组织主要含有弹性蛋白、胶原蛋白，可能还有神经纤维。较薄的一侧大约0.4μm厚；较厚的一侧有1~2μm厚，可为肺泡提供结构支撑。

肺泡上皮含有至少两种类型的细胞。其中Ⅰ型肺泡细胞是扁平的，相互之间形成紧密连接（1nm）。这些紧密连接可防止张力活性较大的分子进入肺泡，如白蛋白。Ⅱ型肺泡细胞比Ⅰ型肺泡细胞数量更多（但是由于它们是圆形的，所以占据肺泡空间小于10%），包含突出细胞质的包涵体（层状体）。这些包涵体内具有表面活性物质，是维持正常肺生物力学所必需的重要物质。不同于Ⅰ型肺泡细胞，Ⅱ型肺泡细胞具有细胞分裂能力，当Ⅰ型肺泡细胞被破坏后，Ⅱ型肺泡细胞可以通过细胞分裂产生Ⅰ型肺泡细胞。Ⅱ型肺泡细胞对氧毒性有抵抗力。

下呼吸道存在其他细胞，包括肺泡巨噬细胞、肥大细胞、淋巴细胞和氨基前体摄取与脱羧（APUD）细胞。在吸烟者和急性肺损伤的患者中通常还存在中性粒细胞。

（四）肺循环及淋巴管

肺由两个循环体系支持——肺循环和支气管循环。支气管循环源于左心，可维持气管、支气管树代谢的需要。支气管循环只提供一小部分血流量（即小于4%的心输出量）。支气管动脉的分支向支气管壁供应血流，并同时供应气管壁及终末细支气管的血流。沿着气管的分级，支气管血管与肺动脉循环汇合并继续为肺泡管提供血流供应。在该水平以下，肺组织氧合由肺泡气和肺循环共同维持。除了在纵隔内的主支气管以外，支气管动脉几乎所有的血流均直接进入肺循环。

肺循环通常接受右心所有的排血，通过左、右肺动脉，经肺门进入双肺。乏氧合的血液进入肺毛细血管进行氧合，摄取氧气，排出二氧化碳，成为氧合血并经由肺静脉（每个肺发出两条）回流至左心房。虽然体循环和肺循环的血流量是相等的，但肺血管阻力较低，所以肺血管的压力只有体循环压力的六分之一。因此，肺动脉和肺静脉的血管壁比体循环的动静脉血管壁薄，而且血管平滑肌更少。

在支气管循环和肺循环之间存在相互的循环连接。另外，肺内还存在直接的肺动静脉交通，使血液能够绕过肺毛细血管循环，正常情况下此类交通支中的血流量是微不足道的，但在某些病理状态下非常重要。

（五）肺毛细血管

肺毛细血管是肺泡壁的一部分。这些毛细血管的平均直径（约10μm）仅允许单个红细胞通过。由于每个毛细血管网为多个肺泡提供血流，所以血液在到达肺静脉前，可通过多个肺泡进行氧合。因为肺循环压力低，所以流经特定毛细血管网的血流量受重力和肺泡大小的影响。较大肺泡的毛细血管网横截面积较小，通常会增加血流的阻力。当人处于直立体位时，肺尖部的毛细血管血流量减少，而肺底部的毛细血管血流量增加。肺毛细血管内皮细胞具有相对较大的缝隙连接（5nm宽），允许大分子物质通过，如白蛋白。因此，肺间质液体是相对富含白蛋白的液体。循环血液中的巨噬细胞和中性粒细胞能够通过肺毛细血管内皮细胞和较小的肺泡上皮细胞连接处。肺巨噬细胞常见于组织间隙和肺泡内，它们能够预防细菌感染，并清除异物。

（六）肺淋巴系统

肺淋巴管起源于肺部较大的肺泡隔膜间质区，靠近支气管动脉。支气管淋巴管收集回流的液体、丢失的蛋白质，以及从支气管血管间质进入血液循环过程中的各种细胞，从而确保内稳态平衡并维持正常的肺功能。由于肺毛细血管内皮细胞的连接缝隙较大，所以肺淋巴液中收集到的蛋白质含量较高，肺总淋巴回流量可高达20mL/h。较大的淋巴管沿着呼吸道向上走行，形成气管支气管淋巴结链，来自两肺的淋巴液沿着气管形成交汇。

（七）神经支配

膈肌由膈神经支配，由C_3~C_5颈神经根发出的神经形成，单侧膈神经阻滞或麻痹仅会轻度降低正常人的肺功能指标（约25%）。虽然双侧膈神经麻痹会产生更严重的肺功能损害，但在某些患者中辅助的呼吸肌活动仍然可以保持足够的通气。肋间肌由各自的胸神经根支配。颈髓损伤在C_5水平以上时，患者无法维持自主呼吸，因为此时膈神经和肋间神经都会受到影响。

迷走神经是支配气管、支气管树的感觉神经。支气管平滑肌和腺体分泌受交感神经和副交感神经的自主神经支配。迷走神经兴奋会引起支气管收缩，并通过毒蕈碱受体增加支气管的分泌。交感神经兴奋（T_1~T_4）会引起支气管扩张，也会通过β_2受体减少支气管的分泌。

α和β肾上腺素能受体存在于肺血管，交感神经系统通常对肺血管张力的影响很小。α_1兴奋会引起血管收缩，β_2兴奋会引起血管舒张。副交感神经所引发的血管舒张反应可能是通过一氧化氮的释放来调节的。

二、呼吸机制

空气经上呼吸道进入肺泡与肺泡内的气体进行周期性交换，完成血液氧合并排出二氧化碳。这种周期性的气体交换是通过气道内形成的较小循环压力梯度完成的。在自主呼吸时，这些梯度变化来自胸腔内压力的变化；在机械通气时，这些梯度变化则来自上呼吸道间歇性正压的变化。

在自主呼吸过程中，肺泡内的压力始终大于周围环境即胸内的压力，除非肺泡发生塌陷。肺泡内压力通常在吸气末和呼气末为大气压力。在传统的肺生理学中，胸膜腔压力通常被用于测定胸膜腔内压的变化。肺泡内压与胸膜腔内压间的差异形成跨肺压，从而影响气体的流入与流出。吸气过程中，膈肌和肋间肌的收缩可使胸腔扩展，胸膜腔内压从-5cmH$_2$O降到-8cmH$_2$O或-9cmH$_2$O，而肺泡内压力也同时降低了，从而形成肺泡与上呼吸道之间的压力梯度，气体从上呼吸道进入肺泡。在吸气末，肺泡内的压力恢复到零，但胸腔内压力仍然较低，新的跨肺压（5cmH$_2$O）可维持肺扩张状态。在呼气末，膈肌松弛，胸膜腔内压力变为-5cmH$_2$O，跨肺压不能维持新的肺容积变化，肺的弹性回缩力逆转了先前建立的肺泡与上呼吸道间的压力梯度变化，气体流出肺泡，恢复原始的肺容积。

在机械通气过程中，大多数机械通气模式间断提供上呼吸道正压。吸气时，在上呼吸道正压下，气体进入肺泡直到肺泡内压达到上呼吸道的压力水平。在呼吸机的呼气相，气道正压已被改变或降低，压力梯度的逆转促使气体从肺泡流出。

三、肺的运动机制

肺的运动是被动的，由呼吸系统的阻力调控，包括组织的弹性阻力和气-液交界面、影响气体流动的非弹性阻力。弹性阻力决定静态条件下（无气体流动时）的肺容积和相关压力。气体阻力涉及气体和组织变形所产生的摩擦阻力。克服弹性阻力做功可以转化为潜在弹性势能，克服非弹性阻力做功则可将机械能转化为热能。

（一）弹性阻力

肺和胸廓具有弹性。胸廓有向外扩张的趋势，而肺则有萎陷的趋势。当胸廓暴露于大气压力下时，成年人通常能扩张约1L的容积。而当肺部暴露于大气压力下时，肺部会完全萎陷，并排出所有的气体。胸廓的回缩特性是胸廓抵抗变形的倾向和胸壁肌肉张力共同作用的结果。肺的弹性回缩力是肺组织的弹性纤维含量较高，且在肺泡的气-液交界面存在表面张力的结果。

1. 表面张力

肺泡内的气-液交界面使肺泡维持球形。表面张力趋向于减少交界面的表面积并使肺泡萎陷，因此肺泡萎陷程度与表面张力成正比。而肺表面活性物质能降低肺泡表面张力，且表面活性物质降低表面张力的程度与其在肺泡内的浓度成正比，所以在较小的肺泡内肺泡内压更低。当肺泡变小后，肺泡内的表面活性物质浓度会更高，从而更有效地降低肺泡表面张力。相反，当肺泡过度扩张后，肺泡表面活性物质浓度降低，肺泡表面张力就会增大。这种综合效应的体现就是肺泡大小的相对稳定：小肺泡不会变得更小，而较大的肺泡也不会变得更大。

2. 顺应性

通常以顺应性（C）评价弹性回缩力。顺应性被定义为容量变化值除以压力变化值，即单位压力改变引起的容积变化。顺应性的测量包括胸廓、肺的顺应性或两者顺应性之和。在仰卧位时，由于膈肌受到腹腔内容物的压迫，胸廓顺应性（C_w）减小。肺顺应性（C_L）通常为150~200mL/cmH_2O。肺顺应性受多种因素影响，包括肺容量、肺血容量、肺血管外液体及炎症和纤维化等病理过程。正常胸廓顺应性为200mL/cmH_2O，总顺应性（肺和胸廓）为100mL/cmH_2O。

（二）肺容量

肺容量是呼吸生理学和临床实践中的重要参数。所有肺容量指标之和相当于肺可以容纳的最大气体量。各种肺容量指标可以代表两个或多个容量变化的组合值，在临床上十分有意义。

1. 功能残气量

在正常呼气末，肺内所含气体量即功能残气量（FRC）。此时，肺的向内弹性回缩力与胸廓向外弹性回缩力（包括静止状态下的膈肌张力）相等。因此，胸廓和肺的弹性回缩力是产生正常呼吸动作的基础。影响功能残气量的因素包括：

（1）体形：FRC与身高成正比。肥胖可显著减少功能残气量，主要是由于肥胖会造成胸廓顺应性下降。

（2）性别：女性FRC比男性低约10%。

（3）体位：患者由直立位变为仰卧位或俯卧位时，FRC减少，这是腹部组织向上推挤膈肌，引起胸廓顺应性下降造成的。人体倾斜在0°~60°时FRC变化最明显，当头低位达到30°时，FRC不再继续降低。

（4）肺部疾病：肺部疾病导致的肺顺应性和胸廓顺应性下降、限制性肺功能障碍与FRC降低有关。

（5）膈肌张力：通常与FRC有关。

2. 闭合容量

小气道缺乏软骨的支撑，依赖周围组织的弹性回缩力所产生的放射性牵拉保持开放状态。这些气道开放的程度，尤其是肺底部位，与肺容量密切相关。闭合容量指肺下垂部位小气道开始关闭时的肺容量。肺容量较低时，肺泡相关部位仍然有血流但是不能通气，未经氧合的血液的肺内分流可引发低氧血症。

闭合容量通常远低于FRC，随着年龄的增长，闭合容量会逐渐增加，因此动脉血氧分压随着年龄的增长而下降。一般在44岁时，人体仰卧位闭合容量与FRC相等；到66岁时，人体直立位闭合容量等于或超过FRC。与FRC不同的是，闭合容量不受体位的影响。

3. 肺活量

肺活量（VC）是人在最大吸气后可以呼出的最大气量。除受体形的影响外，肺活量还取决于呼吸肌的力量和胸廓-肺顺应性。正常肺活量为60~70mL/kg。

（三）非弹性阻力

1. 气道对气流的阻力

肺内气流是层流和湍流的混合气流。层流可理解为不同速度的同轴气流；中心部位气流速度最大，外周部位气流速度最小。而湍流的特点是气体在气道内无序运动。气道阻力并不恒定，与气流速度成比例增长，且阻力与气流密度成正比，而与半径的五次方成反比，因此，湍流速度对气道的直径十分敏感。

湍流常发生于气体速度快、气道呈锐角或分支，以及气道直径发生显著变化时。层流通常只发生在气道远端的细支气管分支处（<1mm），湍流更可能发生在大气道。临床应用的气体中，氦气密度/黏度比低，当发生严重湍流时可以使用，氦-氧混合气体不仅能减少湍流的发生而且能降低气道阻力。

正常气道总阻力为$0.5\sim2cmH_2O/(L\cdot s)$，主要是来自中等大小的支气管（第7级之前）。大支气管直径大、阻力低，而小支气管阻力低是由于它们的总横截面积大。导致气道阻力增加最重要的因素包括支气管痉挛、分泌物增加、黏膜水肿，以及容量和气流相关的气道塌陷。

（1）容量相关气道塌陷：低肺容量、辐射性牵引力降低可使小气道阻力增加。气道阻力与肺容量成反比，呼气末正压（PEEP）可使肺容量增加到正常水平从而降低气道阻力。

（2）气流相关气道塌陷：用力呼气时，正常的跨壁压的逆转可引起小气道的萎陷（动力性气道受压）。流量/容量曲线的终末部分与呼气力度无关。气道中发生动力性压缩的部位称为等压点，通常位于没有软骨支撑的11~13级细支气管的远端。当肺容量减小时，等压点移向更小气道。肺气肿或哮喘患者易发生动力性气道塌陷。过早终止呼气可增加FRC，引起气体残留形成自动PEEP。

（3）用力肺活量：第一秒用力呼气量（FEV_1）和用力肺活量（FVC）的比值与气道阻塞的程度成正比。正常$FEV_1/FVC\geqslant80\%$。FEV_1和FVC与主动呼气的力量相关，最大中期呼气流速（$FEF_{25\%\sim75\%}$）则与呼气力度无关，是评估阻塞程度更可靠的指标。

2. 组织阻力

这部分非弹性阻力因素通常被低估和忽视，但此因素可占到总气道阻力的一半。组织阻力主要表现为组织的黏滞阻力（摩擦）对气流的影响。

（四）呼吸做功

正常情况下呼气过程完全被动，吸气相和呼气相做功均是呼吸肌做功，其中又以膈肌为主。通气时必须克服三个因素：胸廓和肺的弹性回缩力、气道内气流的摩擦阻力和组织摩擦阻力。

吸气时，需克服气道阻力和肺弹性回缩力，所消耗的能量中约50%转化为肺弹性回缩势能；而呼气时，储存的势能便释放出来用以克服气道阻力。吸气或呼气阻力增加可通过增强吸气肌力量来补偿。当呼气阻力增加时，正常情况下，可通过增加肺容量来补偿。肺容量增加时，增加的肺弹性回缩力可抵消增加的呼气阻力，呼气阻力过度增加也可刺激呼气肌运动。

呼吸肌正常做功只消耗人体2%~3%的氧耗，但工作效率占10%，90%的做功以热量的形式散发。在病理条件下，膈肌的负荷增加，呼吸肌的效率进行性下降，其收缩过程可能与呼吸力的增加不协调，并且会通过增加O_2的摄取来满足呼吸肌自身消耗。

随着潮气量的增加，克服弹性回缩力所需做功也会增加，而随着呼吸频率的增加，克服气流阻力做功也相应增加。在这种状况下，患者会尽量通过改变呼吸频率和潮气量来减少呼吸做功。顺应性下降的患者更倾向于浅快呼吸，而气流阻力增加的患者更倾向于深慢呼吸。

（五）麻醉对呼吸的影响

1. 对肺容量和顺应性的影响

全身麻醉后引起的肺功能改变在诱导后会立

刻出现。仰卧位可使FRC降低0.8~1.0L，而全麻诱导可使FRC进一步下降0.4~0.5L。功能残气量减少是由于肺泡萎陷和压缩性肺不张、吸气肌肌力丧失、胸壁弹性改变及膈肌向上移动所致。继发于肺血流量增加和胸廓形状变化引起的胸廓内容量变化可导致FRC减少。背侧膈肌抬得越高，胸腔容积改变越大，肺容量越小。FRC的减少与麻醉深度无关，并可能在麻醉后持续数小时或数天。头低脚高位时（>30°），虽然肺内血流增加，但FRC可进一步减少。相对而言，坐位麻醉诱导似乎对FRC影响较小。患者麻醉后肌肉松弛不会影响FRC。

麻醉对闭合容量的影响不稳定。麻醉后FRC和闭合容量降低的幅度相当。因此，麻醉状态下由肺内血流增加引发的风险与清醒状态相似，老年、肥胖和存在肺部疾病的患者风险更大。

2. 对气道阻力的影响

麻醉下FRC的减少会使气道阻力增加。但由于吸入性麻醉药的扩张支气管作用，气道阻力的增加常难以观察。气道阻力增加可能由以下病理因素所致：舌后坠，喉痉挛，支气管痉挛；分泌物、血液或肿瘤阻塞气道；设备原因，如气管插管或连接管过细、活瓣失效、呼吸回路阻塞等。

3. 对呼吸做功的影响

麻醉状态下呼吸做功增加主要是由于肺和胸廓的顺应性降低，其次是气道阻力增加。通常控制性机械通气可避免呼吸做功增加。

4. 对呼吸模式的影响

无论选择哪种全麻药物，浅麻醉常引起不规则呼吸和呼吸抑制，麻醉程度加深后呼吸会变得规律。吸入性麻醉药通常可产生浅快呼吸，而氧化亚氮-阿片类联合应用可引起深慢呼吸。

四、通气/血流关系

（一）通气量

通气量指1min内呼出的总气量，每分钟通气量即呼吸频率与潮气量的乘积。成人在静息状态下，每分钟通气量约为5L。不是所有吸入的混合气体都可以到达肺泡，一部分会停留在气道中，不经过肺泡气体交换而直接呼出体外。潮气量中没有参与肺泡气体交换的气体称为无效腔通气量（VD）。肺泡通气量是指1min内实际参与气体交换的气量。无效腔通常包括不参与气体交换的气道即解剖无效腔，以及没有血流灌注的肺泡即肺泡无效腔，两者之和为生理无效腔。直立位时，大多数成人的无效腔量约为150mL（约2mL/kg），并且基本都为解剖无效腔。由于成人平均潮气量约为450mL（6mL/kg），所以正常无效腔通气量与潮气量的比值为33%。

1. 通气分布

无论何种体位，肺泡通气在肺内的分布都不均衡。右肺比左肺通气量大，两肺通气量分别占53%和47%。重力作用引起的胸廓内压力变化使双肺下垂部位更易通气，肺组织高度每降低3cm，则肺内压降低$1cmH_2O$。由于跨肺压高，上叶肺泡会最大程度扩张，顺应性很小，吸气时不能继续扩张。相反，跨肺压低的下垂部位肺泡体积小，顺应性好，吸气时扩张明显。

气道阻力也可引起不同部位肺通气的差异。只有在吸气时间无限长时，终末肺泡容量才完全取决于顺应性。实际上，吸气时间必然受限于呼吸频率和呼气时间。吸气时间明显缩短会妨碍肺泡充盈，且肺泡充盈与顺应性和气道阻力呈指数关系。因此，即使吸气时间正常，异常的肺顺应性或气道阻力也会阻碍肺泡的充盈。

2. 时间常数

肺扩张时间常数可通过公式来表示：时间常数=总顺应性×气道阻力。不同部位气道阻力和顺应性的变化不仅与肺泡充盈有关，并且还可引起吸气时肺泡充盈不同步：在一些肺泡尚未充盈的情况下，其他肺泡可能持续地充盈。

正常肺组织时间常数的变化表现为正常个体在异常高的呼吸频率下的自主呼吸。浅快呼吸会改变正常通气分布，优先对肺上部进行通气。

（二）肺灌注

大约5L/min的血液流经肺脏，任一时间点只有70~100mL的血液在肺毛细血管内进行气体交换。在肺泡–毛细血管膜上，这些血液形成厚约一个红细胞的面积为50~100m²的血管床，以保证达到最佳的气体交换效果。每条毛细血管灌注多个肺泡。

毛细血管容量相对恒定，肺血流总量变化范围是500~1000mL。由于开放的毛细血管被动扩张和塌陷的毛细血管充盈，心排血量或血容量的显著增加几乎不引起肺血管压力的改变。自主呼吸情况下，每次正常吸气和心脏收缩时，肺血容量都会轻度增加。从仰卧位到直立位，肺血容量会减少，反之头低足高位（Trendelenburg体位）会增加。体循环血容量的变化也会影响肺血容量：全身血管收缩会使血液从体循环进入肺循环，而血管扩张会引起肺循环血液向体循环的重新分布，肺通过这种方式为体循环提供储备。

与自主神经系统相比，局部因素对肺血管张力具有更加重要的影响作用。缺氧是刺激肺血管收缩的强大诱因。肺动脉和肺泡低氧均会引起血管收缩，但后者作用更强。这种反应可能是低氧血症对肺血管的直接作用或者白三烯的生成增加所致。同时，一氧化氮的产生受到抑制也起到一定作用。缺氧时肺血管收缩是减少肺内分流并预防低氧血症的重要生理机制。高氧对正常人的肺循环几乎没有影响，而高碳酸血症和酸中毒有血管收缩作用。低碳酸血症可引起肺血管舒张，在体循环则产生相反作用。

1. 肺血流分布

肺血流的分布是不均匀的。无论何种体位，肺下部血流量都要多于肺上部。这种分布也是肺组织高度每降低1cm，肺循环静水压升高$1cmH_2O$的重力梯度的作用所致。正常肺循环的低压使重力对血流的影响更为显著。而且，正常个体灌注扫描呈现"洋葱样"灌注分布，即肺外周血流减少而肺门处血流增加。

2. 通气/血流比值

正常肺泡通气量约为4L/min，肺毛细血管灌注约为5L/min，总体通气/血流比值约为0.8。单个肺单位，即单个肺泡及其毛细血管的通气/血流比值可从0（无通气）到无穷大（无血流）。前者即为肺内分流，而后者则为肺泡无效腔通气。通气/血流比值通常范围为0.3~3.0，而大部分肺组织的通气/血流比值接近1.0。由于血流增长速率较通气增长速率快，所以肺非下垂部较下垂部的通气/血流比值高。

通气/血流比值的重要性表现在其与肺单位静脉血的再氧合及二氧化碳清除的能力有关。来自低通气/血流比值区域的肺静脉血与体循环混合静脉血相似，氧分压低，而二氧化碳分压高。血液流经此区域，氧分压容易降低而二氧化碳分压容易升高。此效果对动脉氧分压的作用较二氧化碳分压更为显著；实际上，低氧诱发的肺泡通气增加可使动脉二氧化碳分压明显降低。因肺终末毛细血管血已达最大限度的氧饱和，故在其他通气/血流比值正常区域，并无明显代偿的氧摄取增加。

（三）分流

分流是指从右心室流出的去氧合的混合静脉血未经肺重新氧合而回流至左心室的过程。分流的总体效应是降低动脉血氧含量，这种分流可称为右向左分流。而左向右分流并不导致低氧血症。

肺内分流可分为绝对分流与相对分流。绝对分流指解剖分流和肺单位通气/血流比值为零的分流。相对分流是指通气/血流比值降低的肺区域的分流。临床上，提高吸入氧浓度可在一定程度上改善相对分流所致的低氧血症，但对于绝对分流所致的低氧血症无效。

（四）麻醉对气体交换的影响

麻醉过程中气体交换异常现象普遍存在，

包括无效腔增加、通气不足及肺内分流增加，通气/血流比值离散更加显著。机械通气时，不论是控制性通气还是自主呼吸，均存在肺泡无效腔增加的问题。全身麻醉时，由于肺部下垂区域的肺不张及气道萎陷，静脉血掺杂一般增加5%~10%。吸入高浓度的麻醉药，包括氧化亚氮，可抑制缺氧性肺血管收缩；而吸入麻醉药的半数有效量（ED_{50}）约为最低肺泡有效浓度（MAC）的2倍。吸入氧气浓度在30%~40%时，可预防低氧血症，提示麻醉可能增加相对分流。在心排血量稳定的状态下，全身麻醉时使用PEEP可有效减少静脉血掺杂，预防低氧血症。长时间吸入高浓度氧气可能与肺不张形成及绝对分流的增加有关。此种情况下的肺不张被认为是吸收性肺不张，出现在吸入氧浓度近乎100%的低通气/血流比值区域。血流灌注可使氧气被转运出肺泡的速度快于进入肺泡的速度，从而导致肺泡的排空与萎陷。

第二节 胸科手术麻醉的生理

在胸科手术中，麻醉医生要面临一系列独特的病理生理问题，这些生理紊乱主要由患者处于侧卧位、胸腔开放及单肺通气所致。

一、侧卧体位

侧卧位手术入路为大多数肺、胸膜、食管、胸腔内大血管及其他纵隔结构手术的最佳入路。

然而侧卧位可严重影响患者正常的通气/血流比值。另外，麻醉诱导、机械通气、肌松药的应用、开胸及手术挤压会进一步加重其生理紊乱。侧卧位时血流主要集中在下肺，而血流少的上肺通气更佳，这种失衡增加了低氧血症的风险。

自主呼吸情况下，当患者由仰卧位转变为侧卧位时，其通气/血流比值仍保持平衡。由于重力对血流分布的影响，下肺较上肺接受了更多的血流，但同时下肺的通气也增加，原因在于：①下侧膈肌的收缩较上侧更有效；②下肺的顺应性处于压力-容量曲线更佳的区域。

全麻诱导后，双肺功能残气量（FRC）减少，上肺从压力-容量曲线的平坦低顺应性区域移向陡峭高顺应性区域，而下肺则从压力-容量曲线的陡峭高顺应性区域移向平坦低顺应性区域。因此，全麻后下肺较上肺通气量少而血流持续增加，从而导致通气/血流失衡。

侧卧位下行控制性正压通气时，由于上肺的顺应性比下肺好，所以上肺通气良好。神经肌肉阻滞可使腹腔内容物进一步上抬膈肌，阻碍下肺的通气。同时，为保持侧卧位而应用的质地坚硬的体位固定装置也限制了下侧胸腔的活动度。最后，胸腔开放使上肺的限制减少，进一步增加了双肺的顺应性差异。以上因素均会加重患者的通气/血流比值失衡，导致低氧血症。

二、开放性气胸

正常情况下，胸腔负压可维持肺膨胀状态，而胸腔负压是肺的弹性回缩力和胸壁扩张力之差形成的。当一侧胸腔打开后，胸腔负压消失，肺的弹性回缩力使该侧肺萎陷。侧卧位开胸状态下，自主呼吸患者会出现纵隔摆动和反常呼吸。这两种现象可引起进行性低氧血症和高碳酸血症。而采用正压通气可以消除全麻开胸导致的上述现象及其所带来的不利效应。

（一）纵隔摆动

侧卧位开胸患者自主呼吸状态下，吸气时下肺的胸腔负压增加，而开胸侧负压消失。这使得纵隔在吸气时向下摆动而呼气时向上摆动。纵隔摆动的主要后果是降低了下肺的潮气量。

（二）反常呼吸

开胸患者自主呼吸时，健侧肺和开胸侧肺之间会产生往返气流，即反常呼吸。吸气时，开胸侧胸膜腔内压升高，气体从上肺越过气管隆嵴进入下肺，而呼气时气流反向，从下肺进入上肺。

三、单肺通气

人为地萎陷手术侧肺可使多数胸科手术操作易于进行，然而却会使术中的麻醉管理变得复杂。由于萎陷侧肺持续有血流灌注而无通气，所以患者存在较大的右向左肺内分流，比例可高达20%~30%。单肺通气时，来自萎陷侧上肺的未氧合血与来自通气侧肺的氧合血混合，可增加肺泡-动脉（A-a）氧气压力梯度，常导致低氧血症。不过，缺氧性肺血管收缩（HPV）及手术对上肺的挤压可减少非通气侧肺的血流。

抑制缺氧性肺血管收缩而加重右向左分流的因素有：①肺动脉压过高或过低；②低碳酸血症；③混合静脉血氧分压过高或过低；④使用血管扩张剂，如硝酸甘油、硝普钠、磷酸二酯酶抑制剂（米力农及氨力农）、β-肾上腺素能激动剂、钙通道阻滞剂；⑤肺部感染；⑥吸入麻醉药。

单肺通气时，降低通气侧肺血流的因素同样可产生不良后果，间接增加萎陷侧肺的血流，从而抵消HPV的作用。这些因素包括：①呼气末正压（PEEP）高、过度通气或吸气峰压过高引起平均气道压升高；②吸入氧浓度低，使通气侧肺发生HPV；③血管收缩药对处于氧分压正常环境的血管的作用强于处于低氧环境的血管；④呼气时间不足引起内源性PEEP。

如果每分钟通气量不变且之前双肺通气时无CO_2潴留，则单肺通气通常不影响CO_2的排出，动脉血二氧化碳分压通常变化不大。

四、单肺通气技术

成人气管的平均长度为11~13cm，气管始于环状软骨水平（C6），在胸骨柄后气管隆嵴处分叉为左、右主支气管。左、右主支气管的主要差异有：①右主支气管较粗，与气管纵轴偏离的角度较小，而左支气管与气管纵轴偏离的角度较大；②右主支气管分为上、中、下三个叶支气管；③右上叶支气管开口距气管隆嵴1~2.5cm，而左上叶支气管的开口距气管隆嵴5cm。气道本身也存在不少解剖差异，例如部分人群的右上叶支气管可直接开口于主气管。

某些情况下，单肺通气可用于隔离一侧肺或进行有效的呼吸管理。目前有三种单肺通气技术：①放置双腔气管导管；②采用单腔气管导管联合支气管阻塞器；③将传统气管导管放入一侧主支气管。其中双腔气管导管的应用最广泛。

（一）双腔气管导管

双腔气管导管的主要优点包括：置管相对容易，可实现一侧或双侧肺通气，利于双侧肺吸引。所有的双腔气管导管均具有如下特征：①支气管腔较长，可插入右侧或左侧主支气管，而气管腔较短，止于气管下端；②预制的弯曲弧度有利于插入支气管；③有一个支气管套囊；④有一个气管套囊。两个套囊都充气时，可夹闭支气管管腔或气管管腔，只一侧肺部通气；打开相应的连接端口可使同侧肺萎陷。针对左、右支气管解剖结构的差异，有分别适合左、右支气管的双腔气管导管。右侧双腔气管导管的支气管套囊经过改良，在支气管内的导管近端有一个通气孔，可为右肺上叶提供通气。常用双腔气管导管的型号有35F、37F、39F及41F。

气管隆嵴与右上叶支气管开口的距离存在较大的个体差异，故应用右侧双腔气管导管时有可能导致右肺上叶通气不良。因此，绝大多数手术都选用左侧双腔气管导管，不管左侧是否为手术侧。但以下情况，推荐应用右侧双腔气管导管：①气道内或外肿物引起解剖结构扭曲；②胸段降主动脉瘤压迫左主支气管；③左侧全肺切除；④左侧单肺移植术；⑤左侧肺袖状切除术。

双腔支气管导管插管技术

一般情况下，喉镜插管常选择弯曲的喉镜片（MacIntosh）进行双腔管插管，因为弯曲的喉镜片较直喉镜片能暴露更多的空间从而提供更好的插管条件。可视喉镜也可用于双腔管插管而且使得该操作更容易。当双腔导管的凹面向前通过声门后，转向欲插管的支气管侧，旋转导管90°后，继续推送导管。此时，操作者有两个选择：一是推送导管直到感到阻力为止，导管插入平均深度为距门齿29cm；二是将纤维支气管镜插入目标支气管导管，双腔管可以通过纤维支气管镜的引导进入目标支气管。应采用预先设计好的方案调整管子的位置，并采用纤维支气管镜进行确认。如果双腔支气管导管插入困难，可考虑选用管径较细的单腔气管导管插入气管；一旦确认气管导管插入成功，可借助特殊设计的导管引导装置（导管交换芯）转换为双腔支气管导管插管。

大多数双腔气管导管内均可通过外径直径为3.6~4.2mm的支气管镜。当支气管镜经双腔支气管导管的管腔进入，直至气管管腔下端开口处时可见到气管隆嵴，并可见到导管的支气管端进入左主支气管，亦可见对侧支气管导管套囊的上部，但支气管镜不宜位于气管隆嵴上。若未见到左侧双腔支气管导管的支气管套囊，则说明导管插入过深，套囊阻塞了左下叶支气管开口，应后退导管直至能见到套囊。理想的右侧双腔气管导管的位置是：支气管镜经双腔气管导管的支气管腔进入，可以看见双腔管支气管侧口正对右上叶支气管开口。理想的支气管导管套囊充气应在仅对支气管腔通气时，至从开放的气管腔听不到漏气音为止。患者体位改变后，应重新确认双腔支气管导管的位置，因为从仰卧位转向侧卧位时，导管与气管隆嵴的位置关系可能发生改变。

双腔支气管导管插管不佳通常表现为肺顺应性差和潮气量降低。选用左侧双腔支气管导管时可能出现以下问题：①导管过深；②导管过浅；③导管插入右主支气管。如果导管插入过深，则当支气管腔开口位于左下叶或左上叶支气管内时，导管的支气管套囊会分别阻塞左上叶或左下叶支气管开口。如果导管插入过浅，则支气管套囊可阻塞右主支气管。在这两种情况下支气管套囊放气后，均可改善肺通气，有助于鉴别。有时支气管腔可能位于左上叶或者左下叶支气管内，但气管腔开口仍位于气管隆嵴上方，此时如夹闭支气管腔，则可出现左肺单叶塌陷。更严重者，若为右侧开胸手术，在夹闭气管腔时，则仅有左上肺叶或左下肺叶通气，通常在短时间内出现低氧血症。

选用右侧双腔管可能出现以下问题：①插入到左主支气管；②插入太深或太浅；③支气管内侧口未对准右上支气管开口。如果导管不慎插入对侧主支气管，可采用纤维支气管镜将导管调整至正确的位置：①支气管镜经支气管管腔到达导管尖端；②在直视下，将导管连同支气管镜一并退入气管内，恰好至气管隆嵴上方；③先将支气管镜插入正确的主支气管内；④在支气管镜引导下，轻轻插入双腔支气管导管。

双腔支气管导管的主要并发症有：①管的位置不佳或正压通气时导管陷闭，或单肺通气时通气/血流比值过度失调导致缺氧；②创伤性喉炎；③放置导管时气道损伤或支气管套囊的过度充气导致气管支气管破裂；④手术中不慎将导管缝合于支气管上，表现为拔管时不能后退导管。

（二）带有支气管阻塞器的单腔气管导管

支气管阻塞器是通过阻塞单侧主支气管使阻塞部位远端的肺塌陷，经单腔气管导管插入的可充气装置，可选择性阻塞支气管开口。在阻塞器完全收回时将导管插入，其本身的自然弯曲有助于将导管的弯曲凹面更容易对向右侧，引导阻塞器进入右主支气管；将导管的弯曲凹面转向左侧，则通常可引起阻塞器进入左主支气管。阻塞器必须在纤维支气管镜直视下插入、定位并充气。

相较于双腔支气管导管，如果患者术后需要保留气管导管，则使用阻塞器不需要更换普通气管导管。其主要缺点是，由于阻塞器内通道较小，被"阻塞"侧肺的塌陷较慢，所以有时会塌陷不完全。

实现单肺通气的另一个方法是使用独立的支气管封堵器，支气管封堵器使用时位于单腔导管内。其套囊是高压低容量型的，形状有球形和椭圆形。球形套囊可更好地密闭右侧主支气管。球形和椭圆形套囊可以阻塞左主支气管。其内腔包含一根远端为尼龙的引导线圈。支气管阻塞器放置的方法是在气管导管内放入阻塞器，在纤维支气管镜与引导线圈的引导下将其送达主支气管。纤维支气管镜向远端置入的深度必须足够，以使其在前进过程中能将支气管阻塞器带入主支气管内。当萎陷的套囊通过支气管开口进入主支气管时，即可撤出纤维支气管镜。在纤维支气管镜的直视下，将支气管套囊充分充气4~8mL，能使其完全阻塞支气管。一旦患者转成侧卧位，应重新确认阻塞器的位置。使用支气管阻塞器的肺隔离技术，适用于需要单肺通气的已行气管插管的危重患者、直接喉镜插管困难的患者、先前已行气

管切开的患者及术后需要机械通气的患者。因为相比双腔支气管导管，单肺导管更易移位且导管内径更小，所以不能充分吸引分泌物和快速地使肺萎陷。

在较小的患儿，有一种可充气的动脉取栓Fogarty导管，与单腔气管导管合用（在气管导管内或外），可作为肺隔离装置，Fogarty导管内的导丝有助于置入。此技术仅在其他技术不能正常使用时偶尔应用。阻塞器内部没有通道，因此无法进行吸引和对隔离肺实行通气，而且阻塞导管容易移位。不过，支气管阻塞器可用于儿科患者单肺通气麻醉和成人患者支气管出血时的压迫止血。

第三节　机器人辅助下的胸部肿瘤手术麻醉

一、肺部肿瘤的手术麻醉

肺部肿瘤有良性和恶性之分。90%的肺部良性肿瘤为错构瘤，通常为外周型的肺部病变。支气管腺瘤多为良性，通常为中央型肺部病变，但亦有局部侵袭甚至发生远处转移的情况，这类肿瘤包括类癌、腺样囊性癌及黏液表皮样瘤，它们可阻塞支气管管腔并导致远端区域反复性肺炎。类癌可分泌多种激素，如促肾上腺皮质激素（ACTH）、精氨酸加压素等。恶性肿瘤分为小细胞肺癌和非小细胞肺癌，其中非小细胞肺癌包括鳞状细胞（表皮样瘤）癌、腺癌和大细胞（非

分化）癌。表皮样瘤和小细胞癌常表现为支气管病变的中央型肿瘤，腺癌和大细胞肺癌则更多表现为侵犯胸膜的周围型肿瘤。

肺部肿瘤的临床症状有咳嗽、咳痰、咯血、呼吸困难、喘鸣、体重减轻、发热等。肿瘤侵犯胸膜时可出现胸膜炎性胸痛或胸腔渗出，侵犯纵隔压迫喉返神经可出现声音嘶哑，侵犯交感神经链可出现霍纳综合征，压迫膈神经可使膈肌上升，压迫食管可出现吞咽困难，压迫或侵犯上腔静脉可出现上腔静脉综合征。肺尖部肿瘤如侵犯同侧臂丛C7-T2神经根分支，可导致Pancoast综合征，出现肩痛和臂痛。肺部肿瘤可远处转移

至脑、骨骼、肝和肾上腺。肺癌尤其是小细胞肺癌，可产生与肿瘤恶性扩散无关的罕见症状，即副肿瘤综合征，其由异位激素释放及正常组织和肿瘤组织间的交叉免疫反应导致。

对于小的周围型肺部病变或肺功能储备差的患者可选择肺段切除或肺楔形切除术。如肿瘤侵犯主支气管或肺门则需行患侧全肺切除术。对于中央型肺部病变且肺功能储备较差者，可选择袖状肺切除术来取代全肺切除术。

1. 术前准备

术前的呼吸功能评估包括呼吸力学的测定、气体交换能力和心肺功能的评估。

呼吸力学的测定主要通过评估肺功能来完成，其中最有意义的是预测术后第一秒用力呼气量（FEV_1），计算方法为：术后FEV_1=术前FEV_1×（1-功能性肺组织去除量的百分比）。如果术后FEV_1预测值小于正常FEV_1值的40%，则术后死亡率会明显增加；如果术后FEV_1预测值小于正常FEV_1值的30%，则术后需要机械通气支持。

一氧化碳的弥散肺容量（DLCO）可反映气体交换能力。DLCO与肺泡-毛细血管界面总的功能面积有关。采用同术后FEV_1预测值相同的方法可以计算术后DLCO预测值。若术后DLCO预测值低于40%，则术后呼吸系统和心脏并发症会增加。动脉血气分析常用于气体交换功能的评估，正常动脉血氧分压（PaO_2）>60mmHg、动脉血二氧化碳分压（$PaCO_2$）<45mmHg。

术前为更精确地预测患者术后的肺功能，可行通气灌注放射性核素扫描检查，以提供各肺叶相对肺功能及其在总肺功能中所占比例。该检查适用于拟行全肺切除的患者的术前评估，以预测术后单侧肺能否满足患者日常生活需要。

基于标准的呼吸量测定法及术后肺功能计算预测围术期并发症发生率较高的患者，应行运动试验以评估心肺功能的综合储备功能。爬楼梯实验是评估运动能力和心肺储备最简单的方法。能爬两或三层楼的患者死亡率低，而爬楼少于两层与围术期高风险有明确的相关性。实验室运动测试和测定最大每分钟氧耗量是评估心肺综合储备功能的金标准。最大每分钟氧耗量大于20mL/kg的患者围术期病死率低，而每分钟氧耗量低于10mL/kg的患者围术期风险明显增加。

2. 围术期管理

（1）术前管理。机器人辅助下的肺部手术和开胸肺部手术一样，术前需对患者的呼吸功能、心脏功能等进行评估。对于运动耐受力差的患者术前行心脏超声检查一方面可评估其心脏功能，另一方面可确定其是否有肺心病。负荷超声心动图有助于发现隐匿性冠心病。术前应评估患者是否存在因肿瘤局部侵犯引起的并发症或副肿瘤综合征等，气管、支气管是否存在移位、是否受挤压等可能影响通气的情况，有无肺实变、肺不张、胸腔积液等可能导致低氧血症的问题。对于术前评估肺功能储备差、大概率无法耐受单肺通气或心功能储备不佳的患者，应慎重考虑是否行机器人手术。

（2）术中管理。除基本的呼吸通路管理所需的物品外，麻醉前应准备好各型号的单腔和双腔管、纤维支气管镜、适用于双腔管的小管径换管器、持续气道正压通气给氧装置及能在麻醉系统呼吸环路中给予支气管扩张剂的适配器。

对于胸科手术，至少需要一条畅通的静脉通道，鉴于机器人辅助下处理术中大出血等突发状况不如开胸手术直视下快速，建议常规开放中心静脉通路，中心静脉通路最好在术侧，从而避免术中通气侧发生气胸的风险。

术中常规监测心电图、指脉氧、呼气末二氧化碳、潮气量、体温等。对于机器人辅助的肺部手术，术侧胸腔以经操作孔注入二氧化碳的方式建立人工气胸，保持术侧胸腔内5~10mmHg的正压，人工气胸的建立对纵隔内大血管有压迫作用，影响患者循环系统的稳定性，且注入的二氧化碳易致高二氧化碳血症，可常规行有创动脉血压监测，并行规律的动脉血气分析。全肺切除或巨大肿瘤切除的患者可从中心静脉通路监测中心静脉压。有明显冠心病或肺动脉高压的患者术中监测需应用经食管超声心动图。

（3）麻醉诱导。对于机器人辅助下的胸科手术，麻醉诱导方案与普通全麻手术无异，具体用何种诱导药物由患者术前状态决定，应在麻醉深度足够后再行插管操作，以避免支气管痉挛和心血管系统反应等。挥发性吸入药物对有气道高反应性的患者特别有效。

若外科医生需在术前行诊断性支气管镜检查，则应先予单腔气管导管插管，待完成检查后再更换为双腔支气管导管或支气管阻塞器。人工正压通气可有效防止肺膨胀不全、反常呼吸和纵隔摆动，还能为手术创造良好的条件，有利于手术完成。

（4）体位。在诱导、插管、确定导管的位置正确、保证静脉通路通畅和监护仪正常工作后即可摆体位。大部分机器人辅助的肺部手术都取侧卧位，同时配合折刀位打开肋间隙，以利于机械臂打孔及手术操作。患者下方手臂弯曲，上方手臂伸到头上面，将肩胛骨从手术范围拉开，在手臂和腿之间放置体位垫，在接触床的腋窝下放

置腋垫以保护臂丛，同时还应避免眼睛和下侧的耳朵受压。机器人辅助的胸科手术确保体位固定非常重要，由于机械臂的操作有程序化、机械化的特点，其对组织张力的感知、触觉反馈等与真实的手指触觉有明显差异，且机器人以相对固定的姿势工作，术程中手术台或患者身体的移动都可能导致手术范围内不必要的损伤，因此，在手术开始前，应多方确认手术台及患者体位固定牢靠，且所有受压点有放置软垫等保护措施。

（5）麻醉维持。现在使用的所有麻醉药物都可以保证机器人辅助的胸科手术的麻醉维持，其中含卤素吸入麻醉药，包括异氟烷、地氟烷、七氟烷，其在胸科手术中应用的优势有：①有剂量依赖性的强效支气管扩张作用；②能抑制气道反应；③必要时可吸入高浓度氧气；④能快速调整麻醉深度；⑤在浓度小于MAC（maximum allowable concentration，最高容许浓度）时对缺氧性肺血管收缩反应影响很小。而阿片类药物有对血流动力学影响小、抑制气道反应、可持续产生术后镇痛效应等优点。机器人辅助下的胸科手术，需建立人工气胸。人工气胸的建立是为了使术侧肺部更好地塌陷，使膈肌平坦，从而获得更好的术野。然而，人工气胸的建立增加了术侧胸膜腔内压力，对纵隔内大血管形成一定程度的压迫，易引发低血压、心动过缓等反应，影响患者循环系统的稳定性，尤其是对于心室功能较差、血容量低等代偿能力较弱的患者而言。因此，麻醉维持过程中需更积极维持患者血流动力学的稳定。

如前所述，术中保证患者的体位固定、肌肉松弛对确保手术的安全进行非常重要，术中患者的不随意运动，如咳嗽、膈肌运动等，都有可能

造成手术操作损伤大血管等灾难性事件的发生。因此，在手术进程中，保证足够的麻醉深度及神经肌肉阻滞非常重要。条件允许的情况下，可实施神经肌肉阻滞的监测以保证手术安全。

胸科手术应避免输入过多的液体，以减少术后急性肺损伤的风险。在肺切除术中不需要对第三间隙的丢失量进行补充。在侧卧位时液体在重力的作用下会向健侧肺集中，过度输液易产生"低位肺综合征"，在单肺通气时会增加肺内分流、加重低氧血症。

在肺叶切除术中，支气管通常被自动闭合器分离，支气管残端常浸没在水中，并采用短暂的持续性给予 $20\sim30cmH_2O$ 的气道压以检查是否漏气。在完成关胸前，要手动通气并直视观察确认所有的肺段都已经完全膨开，随后可以继续使用呼吸机通气直至胸腔引流管连接到吸引装置。

（6）单肺通气管理。由于空间限制等因素的影响，在机器人辅助下的肺部手术中，机器人位置及机械臂的存在可能会妨碍麻醉医生在术中调整导管位置。因此，在单肺通气技术的选择上，更多选择双腔支气管导管，且在不影响手术部位的前提下，无论手术为哪侧，都可选择左侧双腔支气管导管行单肺通气管理，以减少术中调整导管的风险。

对于机器人辅助下的胸科手术，避免低氧血症和急性肺损伤是单肺通气管理中两个重要的关注点。

单肺通气时发生低氧血症的解决策略：

A. 确定支气管导管或支气管阻塞器位置正确，确认气管导管管腔、各支气管没有被痰液或血块等阻塞。

B. 增加吸氧分数（FiO_2）至100%。

C. 反复膨胀通气侧肺以消除肺不张，改善分流。

D. 对非手术侧肺采用最佳PEEP。

E. 保证足够的心输出量和氧运输能力，维持稳定的血压、心率，改善贫血状态。

F. 采用持续气道正压通气（CPAP）或向术侧肺内吹入氧气能减轻分流并改善氧合，但术侧肺的膨胀会影响外科医生在机器人手术中对肺部结构的判断，影响手术视野的暴露，因此这个方法的使用需慎重。

G. 严重的低氧血症需要立即实施双肺通气，如果可能，在术侧肺放置动脉夹可消除分流从而改善氧合。

H. 对于有慢性阻塞性肺疾病（慢阻肺，COPD）的患者，出现严重的低氧血症时需排除通气侧肺发生气胸的可能。这个并发症需要及时发现，并迅速暂停手术，重新膨胀术侧肺，并在气胸侧胸腔内置入胸腔引流管。

在所有肺切除术中，急性肺损伤（ALI）的发生率为2.5%，其中在全肺切除术后的发生率为7.9%，ALI的死亡率可高达40%。基于当前研究，保护性肺通气策略能使肺切除术后发生ALI的风险降到最低。这个通气策略包括低潮气量（6~8mL/kg）、使用PEEP（$5\sim10cmH_2O$）、降低吸入氧气浓度（50%~80%）、降低通气压力（平台压小于$25cmH_2O$，峰压小于$35cmH_2O$）。降低通气压力可通过压力控制呼吸模式和允许性高碳酸血症来实现。建立人工气胸时，经操作孔注入的二氧化碳会进一步增加高二氧化碳血症的发生率，在不影响血流动力学稳定的前提下，允许适度的高碳酸血症。低潮气量的使用可能导致肺重新塌陷、肺不张和低氧血症。肺重新塌陷可以通过给予外源性PEEP和经常膨肺策略来避免。尽管PEEP能防止肺泡塌陷、肺不张及低氧血症，但PEEP会减少通气侧肺的血流量并增加总的肺内分流从而导致动脉氧分压降低，因此，PEEP应根据每个患者的情况进行个体化调整。对实施单肺通气就会迅速产生低氧血症的患者进行PEEP治疗并不合适。阻塞性肺疾病可能会增加内源性PEEP，对这类患者应用外源性PEEP将会导致无法预测的总PEEP。尽管纯氧应用于单肺通气已有很久的历史，但是关于氧毒性的证据在实验室和临床上都在逐年增加。虽然没有吸入纯氧会导致临床不良后果的有力证据，但推荐使用逐步增加氧浓度的方法以使氧饱和度维持在90%以上，特别是对那些接受新辅助治疗和有发生ALI风险的患者。虽然没有明确的证据证明哪种通气模式对患者更有益，但是压力控制通气模式可通过限制气道峰压和平台压减少气压伤的风险，而且流量模式可使潮气量分布更均匀并且能增加无效腔通气。

在手术结束的时候，使术侧肺逐渐膨胀，并使其吸气峰值维持在30cmH$_2$O以下，可防止缝合口破裂。在术侧肺膨胀过程中，夹闭健侧肺实施单肺通气有助于限制肺过度膨胀。

3. 术后管理

大多数患者术后能很快拔管以减少气压伤的风险，对于呼吸不好无法拔除气管导管的患者，应带管观察至达到标准的气管导管拔除指征。如果使用的是双腔气管导管，术毕可换成单腔管进行观察。更换气管导管时，若普通喉镜使用困难，可使用气管导管引导器协助更换。

患者术后需在麻醉后监测治疗（PACU）进行观察，因术后低氧血症和呼吸性酸中毒多见，

患者多需要在重症监护室（ICU）或过渡监护治疗病房观察过夜甚至更长的时间。术后低氧血症和呼吸性酸中毒通常是由肺不张和切口疼痛导致的浅快呼吸所引起的。此外，术中由于重力作用液体渗出到健侧肺也是原因之一。术侧塌陷肺常发生复张性肺水肿。

肺切除术后的患者需警惕术后出血的发生。出血的表现包括胸腔引流量增加（＞200mL/h）、低血压、心动过速和血细胞比容下降。术后常发生室上性心律失常，需及时处理。常规的术后管理包括半直立体位（＞30°）、吸氧（40%~50%）、诱发性肺量测定、心电监护、血流动力学监测、胸片检查和积极的疼痛治疗。

对胸科手术患者而言，充分的术后镇痛管理非常重要。镇痛不足会导致患者不敢用力呼吸和咳嗽，从而无法清除气道分泌物，最终可能导致气道阻塞、肺不张、分流及低氧血症。机器人辅助的胸科手术由于切口小，对肋间神经等的损伤较小，且一般无须断肋骨以打开胸腔，所以术后镇痛的强度相较开胸手术要小得多。术前行椎旁神经阻滞不仅能减少术中阿片类镇痛药物的消耗量，还能在术毕一段时间内缓解伤口疼痛。术后镇痛可通过硬膜外镇痛或患者自控静脉镇痛装置等方式实现。无论采用何种方式进行术后镇痛，都应对患者进行随访以调整方案，提高患者术后舒适度，减少不良反应的发生。

二、食管肿瘤手术的麻醉

对于食管肿瘤的患者，术前可能存在食管梗阻、动力异常、括约肌功能失常的情况，麻醉时需重点关注误吸风险。患者术前可能有吞咽困

难、烧心、反酸、咳嗽、平卧时喘鸣等主诉，慢性误吸导致肺间质纤维化时患者可出现明显的劳力性呼吸困难。恶性肿瘤患者可有贫血、体重下降等表现，这类患者常有吸烟史和饮酒史，因此要评估是否合并有COPD、冠状动脉疾病和肝脏疾病。

根据食管肿瘤位置的不同，食管肿瘤的手术入路有所不同，这里仅讨论经胸腔的机器人辅助下食管肿瘤的手术。

与机器人辅助的肺切除术相似，相比于右侧双腔支气管导管或支气管封堵器，机器人辅助的食管肿瘤手术更推荐使用左侧双腔支气管导管实施单肺通气，以减少整个手术进程中导管移位的风险。术侧胸腔以经操作孔注入二氧化碳的方式建立人工气胸，保持术侧胸膜腔内5~10mmHg的正压可充分暴露术野。术中需行有创动脉血压和中心静脉压力监测。建议开放大口径、多条静脉通路，注意液体加温和机体保温。在经胸腔钝性分离食管时，操作过程可能会对心脏形成压迫影响心脏充盈而导致血压显著降低，此时需及时向外科医生反馈，以避免缺血缺氧时间过长而导致严重不良事件的发生。

机器人辅助下的食管肿瘤手术，在人工气胸的建立、单肺通气管理、麻醉诱导及麻醉维持方案、术后镇痛管理等麻醉管理策略上与机器人辅助的肺部手术大致相同。

结肠代食管手术是游离一段带蒂的结肠，将其从后纵隔上提至颈部代替食管。这个手术过程漫长，需维持适当的血压、心输出量和血红蛋白水平。进行性代谢性酸中毒可能预示着吻合口缺血。食管肿瘤的术后并发症包括膈神经损伤、迷走神经损伤和喉返神经损伤。

三、纵隔肿瘤手术的麻醉

纵隔为胸腔内容纳心脏、动静脉主干的重要场所。根据解剖学位置，可将纵隔划分为前、中、后三个部分。前纵隔内可发生胸腺肿瘤、生殖细胞肿瘤、甲状腺肿块、异位甲状旁腺等，中纵隔内可发生源于淋巴结的肿块、支气管囊肿等，后纵隔内肿瘤多以神经纤维瘤、神经鞘瘤、节细胞神经母细胞瘤、副神经节瘤等神经源性实性肿瘤为多。

纵隔肿物往往可压迫气道、大血管、心脏等结构，甚至侵袭邻近组织，从而影响患者呼吸，威胁血流动力学的稳定。因此，对于纵隔肿瘤的患者，术前进行心肺功能储备等的评估至关重要，通过评估可以判断患者能否耐受单肺通气等手术风险，同时，需对肿瘤与邻近组织的关系做充分的判断，以做好更全面的麻醉准备。

根据肿物位置的不同，机器人辅助下的纵隔肿瘤手术所需的手术体位不尽相同。对于前纵隔肿物，可能采用的是术侧稍垫高的仰卧位；对于中后纵隔肿物，可能采用的是侧卧位。无论哪种体位，都应确保体位固定良好、受压部位得到相应保护。

鉴于纵隔肿瘤位置的特殊性及高风险性，行机器人辅助下的纵隔肿瘤切除，需确保患者术程中体位绝对固定、肌肉完全松弛，保证足够的麻醉深度，行麻醉深度、神经肌肉阻滞程度的监测，以避免因患者身体移动而出现主干大血管或心脏受损等灾难性事件。术中分离肿瘤操作过程中，容易因压迫心血管重要结构而出现血压显著降低的情况，可适度输液配合血管活性药物以维持血流动力学的稳定。

　　在建立人工气胸、单肺通气管理、麻醉诱导及麻醉维持方案、术后镇痛管理等麻醉管理策略上，机器人辅助下的纵隔肿瘤手术与机器人辅助下的肺部手术、食管手术大致相同。

（谢敬敦）

第二章

手术室护理管理

一、概述

本章主要是从机器人手术的临床实践出发，介绍中山大学肿瘤防治中心机器人手术室的设备布局、手术器械和耗材准备，巡回护士和洗手护士在手术全过程中的具体工作流程、工作内容和注意事项，目的是让读者以最高效的方式了解和掌握机器人手术的准备工作。因为机器人胸部肿瘤微创手术的手术室全程管理在不同瘤种中是大同小异的，所以在这里以杨浩贤教授团队全孔机器人（达芬奇Xi）右下肺癌肺叶切除加纵隔淋巴结清扫术为例进行介绍。

二、麻醉方式

气管内插管、全身麻醉。

三、手术体位

90°健侧折刀卧位。下肺叶肿瘤手术，助手医生站于患者腹侧；上肺叶肿瘤手术，助手医生站于患者背侧。

四、手术器械

1. 基础器械

胸腔镜器械仪。

2. 低值卫生材料

见表2-2-1。

表2-2-1　低值卫生材料

用物名称	数量	用物名称	数量
3cm×10cm纱条	1包	30cm×30cm夹纱	1包
保温瓶	1个	无菌盆	1个
血管吊带	1条	胸腔闭式引流瓶	1个
气腹管	1条		

3. 肺癌根治术腔镜器械包

见表2-2-2。

表2-2-2　肺癌根治术腔镜器械包

用物名称	数量	用物名称	数量
腔镜分离钳	1把	腔镜无创抓钳	1把
腔镜推式吸引器	1把	单极电凝线	1条
双极电凝线	1条		

4. 机器人器械包

见表2-2-3。

表2-2-3　机器人器械包

用物名称	数量	用物名称	数量
单极电钩	1把	双极电凝单孔长抓钳	1把
无创单孔心包抓钳	1把	30°内窥镜镜头	1个
8mm机械臂金属套管	4个		

5. 高值耗材

见表2-2-4。

表2-2-4　高值耗材

用物名称	数量	用物名称	数量
内镜下直线型切割缝合器	1个	内镜下直线型切割缝合器钉仓	若干
12mm腹腔镜穿刺器	1个	切除组织取出器（80mm）	1个
5~8mm套管密封盖子	4个	机械臂无菌保护套	4个

五、患者手术平台的定泊

90°左侧折刀卧位，患者手术平台定泊于患者右侧。图2-2-1为定泊完成后的各元素位置图，图中从左到右分别为巡回护士、洗手护士、手术助手医生、麻醉医生。

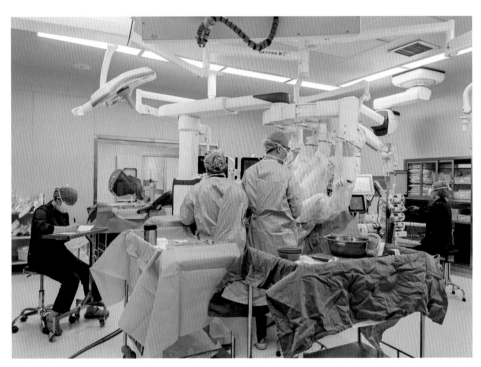

图2-2-1　患者手术平台定泊完成后的各元素位置

六、手术步骤

见表2-2-5。

表2-2-5　手术步骤

步骤	操作
1. 室间准备	调节室温至22℃，给患者加温毯保暖，监测患者温度，检查手术床各关节是否已锁紧

（续表）

步骤	操作
2. 核对患者	（1）病历、手术通知单与腕带上的记录是否一致； （2）查对患者姓名、性别、年龄、住院号、CT片、手术名称、血型单及各临床检验单，核对护理交接单上各项事项； （3）清点病房所带的物品及药物，检查手术同意书、麻醉同意书及输血同意书是否签名等

（续表）

步骤	操作
3．手术床及图像车的位置	图像车及电外科设备放在手术床头右侧端，患者手术平台从患者背侧入，助手医生和洗手护士在患者腹侧
4．建立静脉通道	固定患者，把患者左侧上肢放在托手板上，建立外周静脉通道；护士协助麻醉医生做好麻醉工作、颈内静脉置管及动脉穿刺
5．摆放体位	准备好侧卧位的体位用品，护士与麻醉医生、手术医生共同摆放90°左侧卧折刀位，并固定好患者
6．清点器械及敷料、消毒铺巾	手术开始前，巡回护士与洗手护士共同清点器械及敷料，检查其完整性，并做好记录。洗手护士将患者手术平台各机械臂套上无菌罩，并按Docking要求摆置，加盖无菌大夹单以防污染。递圈钳夹持氯己定方纱消毒皮肤，协助医生铺巾
7．连接电外科仪器	巡回护士协助手术医生穿手术衣，戴手套。连接好电刀、吸机、气腹管、单极线、双极线、Xi30°镜头，妥善保管好镜头
8．置入穿刺器、建立人工气胸	准备大圆刀、两个小甲钩、中弯钳、电刀笔等，传递4个8mm机器人穿刺器、1个12mm腹腔镜穿刺器，协助医生建立各操作孔。在右下肺叶手术中，1、2、3号臂孔及助手辅助孔的位置均处在第8肋间，由背侧向腹侧依次排开。其中最先建立的为3号臂孔（内镜孔），位于腋后线与第8肋间的交点处。以3号臂孔为基准点，沿肋间隙向背侧移动8~10cm，建立2号臂孔（副操作孔）。继续向背侧移动8~10cm，建立1号臂孔（机器人辅助孔）。自基准点起，沿肋间隙向腹侧移动8cm，建立12mm助手辅助孔（助手进出器械和辅助暴露术野用）。4号臂孔（主操作孔）位于腋前线与第6肋间的交点处，与基准点相距8cm以上。人工气胸经由助手辅助孔建立，压力为6~8mmHg

（续表）

步骤	操作
9．机器人定泊	巡回护士将患者手术平台从右（背）侧垂直推入；洗手护士配合助手医生将镜头置于3号器械臂上，在镜头指引下进行吊杆旋转定位（Targeting），连接好各机械臂并在镜头引导下安装各器械，1号臂装上无创单孔心包抓钳，2号臂装上双极电凝单孔长抓钳，4号器械臂装上单极电钩，接上能量连接线；巡回护士术中要密切关注手术进程，及时提供术中所需用物
10．探查	主刀医生在操控台上进行操作，传递腔镜抓钳及纱条给助手医生，用于辅助暴露术野；探查有无胸液、有无胸壁粘连，结合影像，探查肿瘤位于右下肺，术前已明确诊断为恶性肿瘤
11．清扫部分纵隔淋巴结	传递腔镜抓钳及腔镜吸引器，用于辅助暴露区域淋巴结，先游离下肺韧带，清扫第9组淋巴结；继续向上暴露后肺门，清扫隆突下淋巴结；由上肺门处向上游离，依次清扫第2、4组淋巴结和3a组淋巴结；清扫肺门淋巴结，做好淋巴结标本核对及留置处理
12．处理动脉及动脉分支	从右肺三叶交界肺裂处打开胸膜，暴露叶间动脉干，清扫叶间淋巴结，充分游离出右肺动脉下叶背段及基底干分支，用马里兰钳过血管吊带后分别用一次性切割缝合器切断
13．处理静脉	沿下肺门部打开纵隔胸膜，进一步清扫肺门淋巴结，充分游离出右肺下叶静脉，过血管吊带后用一次性切割缝合器处理
14．处理支气管	清扫右下叶支气管旁淋巴结，充分游离右肺下叶支气管，用一次性切割缝合器夹闭，麻醉医生吸痰膨肺，见右中、上肺叶复张良好，遂切断缝合右下肺叶支气管

（续表）

步骤	操作
15. 移除标本	完成右肺下叶切除后，撤除患者手术平台，备一次性切除组织标本袋经12mm助手辅助孔装取标本，扩大12mm的辅助孔，移除标本，做好"无瘤"操作
16. 冲洗、检查、止血	备好冲洗用水、引流管、引流瓶、敷料贴及缝线等用物；冲洗创面，彻底止血，检查肺创缘及支气管残端无漏气、器械敷料无误后，经内镜孔置入24#胸腔引流管1根，缝合各操作孔。关闭体腔前、后，巡回护士与洗手护士共同核对手术用物，检查器械完整性，关闭胸壁切口

（续表）

步骤	操作
17. 手术完成，转运患者	（1）巡回护士填写好出入量统计等相关护理文书，撤除敷料铺巾，连接固定引流瓶，患者用车床转运至麻醉复苏室，标本常规送检； （2）再次清点手术器械敷料，各器械使用专用器械框装好送供应室
18. 手术室间终末处理	巡回护士把患者手术平台归位，撤去无菌保护套，合拢机械臂，关闭Xi达芬奇机器系统并整理光纤电缆；做好手术登记录入等工作

（赖雁玲）

第三篇

机器人肺癌外科

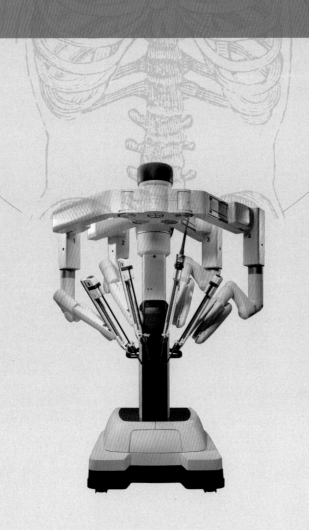

第一章

概述

机器人辅助手术（robot-assisted thoracic surgery，RATS）的应用起于20世纪末，比电视辅助胸腔镜手术（video-assisted thoracoscopic surgery，VATS）稍晚[1]。2009年，上海市胸科医院罗清泉教授开展了国内第一例机器人辅助肺癌手术[2]。RATS和VATS两种手术方式为微创外科的重要分支，相对传统开放手术有一定的优势，如手术切口小、疼痛轻、住院时间短、恢复快等[3]。然而VATS存在一定局限性，其二维的操作视野、容易抖动的视觉空间、固定受限的器械、低下的人体工程学效率等阻碍了其推广[3-5]。而RATS放大的三维立体视野、高度灵活自由的机械关节、震颤滤过功能及可实现的远程手术操作等[6-7]，几乎是对VATS局限的充分弥补。同时，RATS也弥补了一些开胸手术的不足，尤其是在术野暴露上甚至更具优势，如胸顶粘连的游离、隆突下淋巴结和左侧第四组淋巴结的清扫等[8-10]。因此，RATS是VATS的继承、弥补和优化。

最早的机器人辅助的肺切除手术是意大利学者于20世纪末报道的，包括肺叶切除和肺大疱修补术，手术安全可行，患者恢复良好、疼痛减轻[11]。2003年，美国哥伦比亚大学Ashton等报道了一例机器人辅助的右下肺癌根治术，整个手术过程耗时530min，其中肺叶切除耗时330min[12]。术者所使用的机器人操作系统属于第一代系统，而且处于学习曲线的起点，业界极少有可借鉴的相关经验，然而患者术后恢复正常，无明显术后并发症，术后第4天即出院，因此可认为该案例是一个成功个案。随着时间的推移和学习曲线的过渡，RATS肺叶切除术的中位手术时间已降至3h左右[2]。诚然，手术时长与术者操作习惯、熟练程度、团队配合及设备器械等有着密切联系。同样施行肺叶切除术，不同研究所报道的手术时长有所差异，跨度由91min直至270min[2, 8]。有研究报道RATS手术时间长于VATS[2, 12]，也有研究显示两种方式耗时无明显差异[13-14]。一项法国的研究对同一手术团队前期的RATS手术和VATS手术进行了比较，发现两者的手术时间并无明显差异（185min vs190min，P=0.56）[13]。上海胸科医院罗清泉教授团队发现，对于早期肺癌行肺段切除术时，RATS手术所需时间少于VATS手术[2]。山东矫文捷教授团队发表的一项研究表明，对中央型肺癌行袖式切除术的病例，施行RATS手术时间短于VATS及开放手术[15]。因此，对于部分需精细解剖或复杂操作的病例，RATS或许比VATS具有一定的优势。

任何技术的掌握都有一个学习和经验积累的过程。在开展RATS手术的初期，中转开胸率高达25%[13]，此后随着经验的积累及设备的改进，中转开胸率明显降低[8, 14]。部分报道表明RATS手术比VATS有着相似甚至更低[16-18]的中转开胸率。RATS肺手术的失血量与VATS接近或更少，在肺段切除和袖状切除中优势更为明显[2, 15]。也有个别研究有相反的结论，发现RATS组失血多于VATS组[19]。尽管如此，该研究结果也提示两组之间有相似的术后血清C反应蛋白（CRP）水平、胸腔引流管停留时间、住院时间、并发症发生率、围术期死亡率。除此以外，其他报道中关于两者的住院时长、胸腔引流管停留时间、并发症发生率及围术期死亡率等参数，RATS不劣于VATS及开胸手术[7, 18-20]。一项收集了2008年至2011年在美国实施的2498例RATS肺叶切除患者及37595例VATS肺叶切除患者的研究发现，RATS组术后并发症的发生率更高（5.0% vs 2.0%，$P=0.003$）；然而，在该研究中约60%的RATS主刀医生仍在学习曲线中（小于50例），而VATS手术组仅50%的主刀医生处在学习曲线中（$P<0.001$）[21]。众所周知，学习曲线、手术经验与手术并发症密切相关。既往学者认为RATS肺手术的学习曲线需经历20~32例手术[22-24]。中山大学肿瘤防治中心杨浩贤教授团队通过前瞻性资料对肺癌根治术的学习曲线进行了研究，发现10例的经验积累即可基本掌握全孔机器人肺癌根治术，但若要熟练掌握该技术则需至少56例经验积累[25]。需要指出的是，机器人肺癌手术的学习曲线跟多种因素有关，例如设备、器械、开胸手术经验、VATS手术经验、模拟训练经历甚至助手的经验等，不同的手术团队学习过程有所不同，可相互借鉴。但业界普遍认为，RATS肺癌手术比VATS肺癌手术更容易掌握，学习曲线更短，有利于肺癌微创手术技术的推广与普及。

淋巴结的系统清扫是肺癌外科手术永恒不变的话题。一项接受RATS的肺癌患者的研究表明，10.8%~18.6%的临床Ⅰ期的肺癌患者出现了分期偏移[21]。由于RATS具有更好的三维立体视野和更灵活的操作器械，该研究发现在淋巴结清扫个数、站数、区域等方面，RATS与VATS及开胸手术接近甚至更优。杨浩贤等[26]用倾向性评分配对分组的方法，系统地比较分析了RATS、VATS及开胸三种手术模式对早期肺癌患者的治疗效果，结果发现RATS组淋巴结清扫的站数比VATS组多，体现了RATS在淋巴结清扫方面的优势。在长期生存方面，三种手术方式的5年无病生存率（disease-free survival，DFS）分别是72.7%、65.5%和69.0%，RATS显示了DFS更优的趋势，但在多因素分析中未见生存差异有统计学意义。其他的回顾性研究也表明肺癌患者RATS手术的长期疗效不亚于传统手术方式[27-28]。上海交通大学瑞金医院李鹤成教授团队的一项荟萃分析比较了RATS与VATS治疗肺癌的长期疗效，结果表明RATS组有着更长的DFS（$HR=0.76$，$P=0.03$），总生存时间（OS）的差异也有相似趋势但未显示出统计学意义（$HR=0.77$，$P=0.10$）[23]。这提示RATS手术可能使早期肺癌患者在长期生存方面获益，但最终需要多中心、大样本、前瞻性的随机对照研究来验证。

RATS治疗胸部肿瘤安全可行。RATS三维立体的视野、放大的操作视觉、灵活稳定的操作器械等有助于胸外科医生进行精细解剖操作。对于胸腔狭窄区域或危险"地带"，灵活稳定的机械臂让胸外科医生的操作如鱼得水。然而，RATS手术仍处在发展中，存在一定局限性，如设备占用空间大、费用高等[8]。然而，历史是向前发展的。目前RATS手术相关的临床研究也如火如荼地进行着，预期研究结果也将为RATS的推广和发展提供更加科学的理论依据，并进一步明确其相关适应证和禁忌证。随着机器人手术系统的更新换代，无论是设备的轻量化还是器械的多样化，都已得到显著的改进。然而，经济和费用仍然是制约RATS推广和应用的重要因素。由于机器人系统有开机、维护及相应耗材的费用，每台RATS手术的成本相比VATS往往高出3000~6000美元[7, 28-29]，这无疑增加了患者或社会的经济负担。目前已有多个品牌的机器人手术设备，包括国产手术机器人设备已经完成了或正在进行着临床试验，有望在近期陆续上市，为患者和医生提供更多的选择，同时设备成本也将大幅度下降，这有利于机器人手术的推广和普及。

随着多学科多产业的共同协作，RATS这一"潜力股"飞速发展、日新月异。触觉反馈的加持、单孔手术机器人的研发和应用、远程手术的普及和推广、机器人智能导航电子纤维支气管镜对难以"捉摸"的肺部小结节的诊断和治疗等，将大大促进微创胸外科的发展。总之，机器人手术代表胸部肿瘤微创外科发展的新方向，将成为胸外科医生的必修课！

（谭子辉　杨浩贤）

参考文献

[1] SACHIER J M, WANG Y. Robotically assisted laparoscopic surgery. From concept to development [J]. Surg Endosc, 1994, 8(1): 63-66.

[2] ZHAO X, QIAN L, LIN H, et al. Robot-assisted lobectomy for non-small cell lung cancer in China: initial experience and techniques[J]. J Thorac Dis, 2010, 2(1): 26-28.

[3] MARESCAUX J, LEROY J, GAGNER M, et al. Transatlantic robot-assisted telesurgery[J]. Nature, 2001, 413(6854): 379-380.

[4] HIMPENS J, LEMAN G, CADIERE G B. Telesurgical laparoscopic cholecystectomy[J]. Surg Endosc, 1998, 12(8): 1091.

[5] PUGIN F, BUCHER P, MOREL P. History of robotic surgery: from AESOP® and ZEUS® to da Vinci® [J]. J Visc Surg, 2011, 148(5 Suppl): e3-8.

[6] KIM H L, SCHULAM P. The PAKY, HERMES, AESOP, ZEUS, and da Vinci robotic systems[J]. Urol Clin North Am, 2004, 31(4): 659-669.

[7] BAO F, ZHANG C, YANG Y, et al. Comparison of robotic and video-assisted thoracic surgery for lung cancer: a propensity-matched analysis[J]. J Thorac Dis, 2016, 8(7): 1798-1803.

[8] MELFI F M, MUSSI A. Robotically assisted lobectomy: learning curve and complications[J]. Thorac Surg Clin, 2008, 18(3): 289-295, vi-vii.

[9] KIRBY T J, RICE T W. Thoracoscopic lobectomy [J]. Ann Thorac Surg, 1993, 56(3): 784-786.

[10] LEWIS R J. The role of video-assisted thoracic surgery for carcinoma of the lung: wedge resection to lobectomy by simultaneous individual stapling [J]. Ann Thorac Surg, 1993, 56(3): 762-768.

[11] WALKER W S, CARNOCHAN F M, PUGH G C. Thoracoscopic pulmonary lobectomy. Early operative experience and preliminary clinical results[J]. J Thorac Cardiovasc Surg, 1993, 106 (6): 1111-1117.

[12] ASHTON JR R C, CONNERY C P, Swistel D G, et al. Robot-assisted lobectomy[J]. J Thorac Cardiovasc Surg, 2003, 126(1): 292-293.

[13] MELFI F M, MENCONI G F, MARIANI A M, et al. Early experience with robotic technology for thoracoscopic surgery[J]. Eur J Cardiothorac Surg, 2002, 21(5): 864-868.

[14] PARK B J, FLORES R M, RUSCH V W. Robotic assistance for video-assisted thoracic surgical lobectomy: technique and initial results[J]. J Thorac Cardiovasc Surg, 2006, 131(1): 54-59.

[15] QIU T, ZHAO Y, XUAN Y, et al. Robotic-assisted double-sleeve lobectomy[J]. J Thorac Dis, 2017, 9(1): 21-25.

[16] GHARAGOZLOO F, MARGOLIS M, TEMPESTA B, et al. Robot-assisted lobectomy for early-stage lung cancer: report of 100 consecutive cases[J]. Ann Thorac Surg, 2009, 88(2): 380-384.

[17] NINAN M, DYLEWSKI M R. Total port-access robot-assisted pulmonary lobectomy without utility thoracotomy[J]. Eur J Cardiothorac Surg, 2010, 38(2): 231-232.

[18] MEYER M, GHARAGOZLOO F, TEMPESTA B, et al. The learning curve of robotic lobectomy [J]. Int J Med Robot, 2012, 8(4): 448-452.

[19] AUGUSTIN F, BODNER J, MAIER H, et al. Robotic-assisted minimally invasive vs. thoracoscopic lung lobectomy: comparison of perioperative results in a learning curve setting[J]. Langenbecks Arch Surg, 2013, 398(6): 895-901.

[20] LEE B E, KORST R J, KLETSMAN E, et al. Transitioning from video-assisted thoracic surgical lobectomy to robotics for lung cancer: are there outcomes advantages?[J]. J Thorac Cardiovasc Surg, 2014, 147(2): 724-729.

[21] MAHIEU J, RINIERI P, BUBENHEIM M, et al. Robot-assisted thoracoscopic surgery versus video-assisted thoracoscopic surgery for lung lobectomy: can a robotic approach improve short-term outcomes and operative safety?[J]. Thorac Cardiovasc Surg, 2016, 64(4): 354-362.

[22] NELSON D B, MEHRAN R J, MITCHELL K G, et al. Robotic-Assisted Lobectomy for Non-Small Cell Lung Cancer: A Comprehensive Institutional Experience[J]. Ann Thorac Surg, 2019, 108(2): 370-376.

[23] SONG G, SUN X, MIAO S, et al. Learning curve for robot-assisted lobectomy of lung cancer[J]. J Thorac Dis, 2019, 11(6): 2431-2437.

[24] HARUKI T, KUBOUCHI Y, TAKAGI Y, et al. Comparison of medium-term survival outcomes between robot-assisted thoracoscopic surgery and video-assisted thoracoscopic surgery in treating primary lung cancer[J]. Gen Thorac Cardiovasc Surg, 2020, 68(9): 984-992.

[25] YANG M, LAI R, ABBAS E A, et al. Learning curve of robotic portal lobectomy for pulmonary neoplasms: A prospective observational study[J]. Thorac Cancer, 2021, 12(9): 1431-1440.

[26] YANG H, KAITLIN M W, CAMELIA S S, et al. Long-term survival based on the surgical approach to lobectomy for clinical stage I nonsmall cell lung cancer: comparison of robotic, video-assisted thoracic surgery, and thoracotomy lobectomy[J].

Ann Surg, 2017, 265（2）: 431-437.

[27] HUANG J, LI J, LI H, et al. Continuous 389 cases of Da Vinci robot-assisted thoracoscopic lobectomy in treatment of non-small cell lung cancer: experience in Shanghai Chest Hospital [J]. J Thorac Dis, 2018, 10（6）: 3776-3782.

[28] DEEN S A, WILSON J L, WILSHIRE C L, et al. Defining the cost of care for lobectomy and segmentectomy: a comparison of open, video-assisted thoracoscopic, and robotic approaches [J]. Ann Thorac Surg, 2014, 97（3）: 1000-1007.

[29] SWANSON S J, MILLER D L, MCKENNA R J JR, et al. Comparing robot-assisted thoracic surgical lobectomy with conventional video-assisted thoracic surgical lobectomy and wedge resection: results from a multihospital database （Premier）[J]. J Thorac Cardiovasc Surg, 2014, 147（3）: 929-937.

第二章

肺的应用解剖

　　肺的上皮源于原始消化管的内胚层，而其间质如结缔组织、软骨及平滑肌组织则源于中胚层。胚胎生长一个月后，头侧出现纵行浅沟，逐步加深，尾侧向头侧生长，形成管状囊腔，成为呼吸道的原始基础。随后囊腔分成左右两支，成为支气管和肺的原芽。

　　肺的原芽逐步分化成支气管树，支气管树逐步分化成左右主支气管及肺段。胚胎约生长至6个月时，逐步形成终末支气管和原始肺泡结构。原始肺泡结构逐步形成肺泡管、肺泡囊和肺泡。被覆在肺表面的中胚层形成脏层胸膜，被覆在胸壁的中胚层形成壁层胸膜，两者之间即胸膜腔。肺的神经形成较早，胚胎发育4周后，即可见迷走分支，当终末细支气管和原始肺泡出现时，肺的血管神经也基本成形。胚胎生长28周后，肺泡上皮逐渐分化为具有分泌表面活性物质功能的Ⅱ型细胞，随着Ⅱ型细胞的增多，表面活性物质的分泌也随之增多。

　　肺组织的发育可以分四期：

　　A. 假腺期：此期肺的生长类同腺体的发生，各级支气管已经开始分化，也就是导气的管道初步建立，尾端呈膨隆状称为终蕾。约到第17周，除呼吸部分以外，肺的其他主要成分都已形成，然而此时的气道仍是盲管，还不能进行气体交换。间质的生长比支气管快，因此可把生长发育中的支气管树分成数个小叶，小叶内间质除了血管外，主要为终蕾结构，膨大的终蕾由未分化的高柱状上皮组成，中心呈管腔结构，形态类似腺泡。支气管生长迅速，上皮由假复层柱状上皮披覆，其细胞质淡染，细胞器少，而糖原丰富。

　　B. 小管期：此期与假腺期时间上有部分重合，这或许是由于肺头侧的各段较尾侧的各段发育要迅速。此期的支气管和细支气管管腔逐步变粗，肺组织已富含血管。支气管树逐步发育完善。至第六个月，每一终末细支气管已长出两个以上的呼吸性细支气管。呼吸性细支气管的末端发出薄壁终末囊泡，其内表面有Ⅰ型肺泡上皮细胞覆盖，在连续的扁平上皮细胞与毛细血管网之间，形成血气屏障，其厚度随着胎龄的增长而变薄。此期的气道已具备气体交换的可能。支气管的软骨成分已逐渐形成，表面披覆假复层纤毛柱状上皮，夹有杯状细胞。细支气管的上皮常常有皱袋，外周有平滑肌覆盖。

　　C. 原始肺泡期（终末囊泡期）：此期为第25周胎儿至新生儿阶段，又称为终末囊泡期。此期的毛细血管快速增殖，原始肺泡逐步分化，部分上皮细胞逐渐分化成扁平的Ⅰ型细胞，它与毛细血管的内皮细胞及基膜形成Ⅰ型细胞-基膜-内皮细胞组成的血气屏障。原始肺泡中存在分化中的Ⅱ型细胞，22周时，Ⅱ型细胞出现板层小体。原始肺泡逐步发育成肺泡管及经典肺泡。成人的肺泡数为新生儿的6~8倍。原始肺泡的数量在胎儿出生后仍会持续增多，原始肺泡也会形成更多的经典肺泡。

D. 肺泡期：毛细血管突入终末囊泡末端形成小隆起，然后逐步发展为成熟的肺泡，终末囊泡变成肺泡管口，到后期由肺泡与毛细血管共同构成带毛细血管的肺泡，这些肺泡已具有进行气体交换的呼吸功能。随着空气的吸入，原始肺泡膨胀，肺随之扩张。随着肺泡数量的增多、体积的变大，原始肺泡变成成熟肺泡。

随着解剖学、放射医学和呼吸内镜技术的发展，医学界对肺的应用解剖的了解也逐渐深入：以叶间裂为界，左肺有两个肺叶，即左上、下肺；右肺则有三个肺叶，即右上、中、下肺。而肺叶则可分为数个形态和功能独立的肺段，肺段为肺的基本解剖单位。双肺共分为18个肺段，左肺8个，右肺10个。1989年，肺段的解剖命名通过国际命名法委员会的审批而正式出版。对胸外科医生而言，掌握每一肺段支气管分布的解剖特点和血管供应具有重要意义，掌握每个肺段的固定模式，同时分辨其变异结构，有助于手术的精准、安全施行。

肺段，是肺段血管和支气管分布区域的肺组织在形态及功能上独立的单位，每一肺段均呈圆锥形，尖端指向肺门，底位于肺表面。左右肺通常各有10个肺段，但左肺有时两相邻的肺段支气管或血管发生共干，故左肺往往只有8个肺段。肺段有相对固定的解剖间隙，除肺表面的胸膜间隙与胸膜下的段间静脉及其分支外，还存在少量的结缔组织作为肺段间的分隔。肺段动脉及其分支常与同名的支气管及其分支伴行，终末支一般

分布至肺段的边缘。肺段静脉作为段间平面的分界，一般走行于肺段之间，作为段间静脉，引流相邻两肺段的静脉血。进行肺段切除时，段间静脉可作为寻找段间平面的标记，因此熟悉和掌握肺段的动脉、静脉及支气管的解剖具有重要的临床实用意义。

肺是呼吸系统最重要的器官，左右各一，左肺被斜裂分为上、下两叶。右肺被水平裂和斜裂分为上、中、下叶，借肺根和肺韧带与纵隔相连。肺表面被覆薄而光滑的胸膜，透过胸膜可见细支气管连同其各级分支和肺泡构成的单位，为肺小叶。

一、肺的形态

两肺外形不同，右肺因肝向上的挤压而较宽而短，左肺因心脏向左的挤压而较狭长。左右肺体积之比，男性约为10∶9，女性约为8∶7。肺的形态随空气充盈程度和胸廓形态而变化。左右肺各有一尖、一底、三面、三缘。肺尖钝圆，与胸膜顶紧密相贴，肺尖在锁骨内1/3段后方突向上2~3cm，最高点可达第七颈椎平面，经胸廓上口突入颈根部，可达第1肋骨上3~4cm。肺尖前方毗邻锁骨下动脉、前斜角肌、锁骨下静脉、膈神经，左侧有胸导管跨过；后方毗邻交感干、第1胸神经和最上肋间动脉；外侧与中斜角肌相邻；左肺尖内侧面有左颈总动脉、左锁骨下动脉、气管和食管。右肺尖内侧面由前向后有头臂静脉、气管和食管。肺底又名膈面，由于膈肌的压迫，肺底呈半月形凹陷。由于肝右叶位置较高，故右肺膈面比左肺膈面的凹陷更明显。肺的肋面与胸廓的前、后和外侧壁相贴。肺的内侧面

（纵隔面）分为前后两个部分，前面与纵隔相接触，为纵隔部；后面与胸椎体相接触，为脊柱部。两肺纵隔部与心脏相邻凹陷，形成心压迹，由于心脏偏左方，故左肺的凹陷比右肺更明显。肺门在肺的前纵隔部，是肺血管和支气管等进入肺的门户。肺根为出入肺门诸结构的总称，包括主支气管、肺动脉、肺静脉、支气管动静脉、神经、淋巴管、淋巴结等，由胸膜包绕而成。左右肺根的结构排列位置各异，左侧依次是肺动脉、主支气管及肺静脉，右侧依次为主支气管、肺动脉及肺静脉。左肺根的前方有左侧膈神经、心包膈血管及迷走神经肺前支，上方有主动脉弓跨过，后方有胸主动脉、左迷走神经及其肺后支；右肺根的前方有上腔静脉、心包、右心房，右侧的膈神经、心包膈血管及迷走神经前支贴近上腔静脉右缘下行，上方有奇静脉弓跨过，后方有奇静脉、右迷走神经及其肺后支。肺前缘较锐利，为肋面与纵隔面在前方的移行处，左肺前缘下部有心切迹，切迹下方有一突起称左肺小舌。肺后缘为肋面与纵隔面在后方的移行处，位于脊柱两侧的肺沟内。肺下缘为膈面、肋面与纵隔面的移行处，其位置随呼吸运动变化而变化。

二、肺的体表投影

肺尖最高点相当于第七颈椎的高度，肺尖部由胸锁关节处绕前缘向上外高出锁骨上缘2.5cm，再弯向后下至锁骨内、中1/3交点连后缘。两肺前缘的投影均起自锁骨内侧端上方2.5cm肺尖处，向下内经胸锁关节后方至胸骨角水平，左右靠近前正中线垂直下行，右前缘下行至第6胸肋关节处转移于下缘；左前缘由于有

心切迹，故下行至第4胸肋关节处弯向左，再沿胸骨左缘外侧2~2.5cm下行至第6肋软骨中点移行于下缘。两肺下缘的投影相同，左侧起自第6肋软骨中点，右侧起自第6胸肋关节。两侧均向外后并稍向下斜行，在锁骨中线处与第6肋相交，腋中线处与第8肋相交，肩胛下角线处与第10肋相交，再向内至第十一胸椎棘突外侧约2cm处折转向上移行于后缘。因右侧有肝脏，故右肺下界较左肺略高。在腋中线上肺下缘与胸膜下界相距7~8cm；在肩胛下角线上两者相距约为5cm。肺后缘的投影线在紧靠胸椎的两侧。小儿肺下缘的位置，比成人约高1个肋骨平面。

三、肺的血管

肺有两套血管供应，即肺循环的肺静脉和体循环的支气管动静脉，前者起气体交换作用，为肺的功能血管；后者供应支气管、肺组织包括肺血管的营养，是肺的营养血管。两套血管通过侧支互相交通。

（一）肺动脉和肺静脉

肺动脉把含有二氧化碳的血液输送到肺，进行气体交换。肺动脉干由右心室动脉圆锥发出，于主动脉弓下水平分为左、右肺动脉后分别进入左、右肺。左肺动脉干与主动脉弓下缘之间有一条索状结构，为动脉韧带，由纤维结缔组织和平滑肌构成，是胚胎时期动脉导管闭锁遗留的残迹。肺动脉干与升主动脉共同包裹在心包浆膜脏层内，纤维性心包在两血管外膜表面逐渐消失。肺动脉最终止于肺泡毛细血管网，肺泡毛细血管进行气体交换后，由动脉毛细血管变成静脉毛细血管，再由细小的静脉汇合成较大的静脉，最后

汇集上下肺静脉出肺门，经肺根注入左心房。肺静脉没有瓣膜，肺内静脉分为段内静脉和段间静脉，段间静脉走行于肺段之间，收集邻近肺段的静脉血。

1. 左肺的动脉和静脉

（1）左肺动脉：于左主支气管的前方、上肺静脉的后方进入肺门，绕过左主支气管外上方，再转向后下方至斜裂，发出至舌段的分支，然后沿支气管后方下行，经舌段支气管后方入左下肺，分支至下叶各段。

A. 左上肺的动脉：一般有4~6支，以4支者为多。前段动脉多为1支，常发自左肺动脉前部，接着尖后段动脉，尖后段动脉以2支者居多。上下舌段动脉以1支为多，分至上下舌段。左上肺动脉分支多，变异大，故施行左上肺叶或肺段切除术时，须充分显露分支，避免损伤。

B. 左下肺的动脉：分为背段和基底段干，基底段干发出前内基底支、外基底支和后基底支。

（2）左肺静脉：分为上肺静脉和下肺静脉。上肺静脉分为尖后支、前支和舌支。下肺静脉分为背段静脉和基底段静脉。基底段静脉由上、下基底静脉汇合而成。

2. 右肺动脉和静脉

（1）右肺动脉：较左肺动脉粗而长，水平向右，经升主动脉、上腔静脉和右上肺静脉后方、食管和右主支气管前方进入肺门。右上肺动脉一般分为尖前支和后段动脉。右中肺动脉则分为内侧段和外侧段动脉。右下肺动脉则为叶间动脉的延续，先发出背段动脉，其后为基底段动脉。肺段的动脉一般与相应的肺段支气管伴行，分布于各同名的肺段。

（2）右肺静脉：右肺的静脉汇集成右上肺静脉和下肺静脉，前者收集右肺上叶、中叶的静脉血，后者收集肺下叶的静脉血。

（二）支气管动脉系统和支气管静脉

1. 支气管动脉

支气管动脉是肺和支气管的营养性血管，多起源于主动脉、肋间动脉，偶尔起源于锁骨下动脉或无名动脉。支气管动脉的血流量占左心室输出量的0.1%~0.2%，以供养支气管壁和肺组织。据国内资料统计，左、右两侧均为1~4支，左侧2支者占66%，多数起自主动脉弓和胸主动脉腹侧气管分叉部分；右侧以1或2支为主，多数起自第3~5肋间动脉。左支气管动脉发出后，沿左主支气管后壁或上壁经肺门进肺。支气管动脉在肺门处形成广泛的交通网，发出分支分布于纵隔胸膜、心包、淋巴结和迷走神经。支气管动脉和肺动脉在肺内的吻合支对肺循环具有重要意义。

2. 支气管静脉

起自肺内细支气管的毛细血管网，与肺静脉吻合，注入肺静脉或左心房。

四、肺的神经

肺由内脏神经支配，包括感觉和运动两部分，其运动部分即分布于肺的自主神经，有交感神经和副交感神经的双重分布，两者协调共同支配肺。肺的神经支配来自迷走神经的副交感纤维和第2~5胸段脊髓节段侧角的交感神经纤维及感觉神经纤维，在相应胸交感节交换神经元，少数也在颈交感节交换神经元，节后纤维参与组成肺丛。它们在肺根的前后方分别组成肺前丛和肺后丛。肺前丛由迷走神经前肺支、交感神经纤维及来自心丛的交通支组成，肺后丛由迷走神经、交

感干和心丛的交通支组成。肺丛分支入肺后，分
为支气管周围丛及动脉周围丛。迷走神经纤维在
支气管周围丛换元后，节后纤维分布至支气管平
滑肌。由交感神经节后纤维构成的动脉周围丛发
支至动脉壁平滑肌。肺内的感觉纤维分布于支气
管平滑肌、呼吸上皮细胞之间、肺间质细胞周围
直至肺泡，其来源一般认为是交感神经，也有人
认为是迷走神经。迷走神经对肺的作用是使支气
管收缩、血管扩张，交感神经的作用则是使支气
管扩张、血管收缩。

五、肺段

（一）左肺

部分肺段支气管会出现共干的情况，例如
尖段与后段、内基底段与前基底段，故左肺分
为8个肺段。

（1）上叶：分为尖后段、前段、上舌段与
下舌段。

A. 尖后段（S^{1+2}）：包括肺尖及上叶后上
部。前方为前段，下方为下叶背段，外侧为侧胸
壁，内侧为纵隔面。尖后段为结核好发部位。

B. 前段：上方为尖后段，下方为舌段，外
侧为胸壁，内侧为纵隔面。

C. 上舌段：位于上叶下部的上半部。上方为
前段，下方为下舌段，外侧为胸壁，内侧为心包。

D. 下舌段：上方为上舌段，下方为基底
段，外侧为胸壁，内侧为心包。

（2）下叶：分为背段、前内基底段、外基
底段及后基底段。

A. 背段：上方为上叶，下方为基底段，内
侧为肺门区，外侧为胸壁。

B. 前内基底段（S^{7+8}）：前基底段与内基底
段常共干，上方为舌段，下方为膈面，外侧为胸
壁，内侧为心包。

C. 外基底段：前方为前内基底段，后方为
后基底段，上方为上叶，下方为膈面，外侧为胸
壁，内侧为心包。

D. 后基底段：前方为外基底段，后方为背
段，上方为部分背段和上叶，下方为膈面，外侧
为胸壁，内侧为心包。

（二）右肺

右肺肺段相对固定，分为10个肺段，上叶3
段，中叶2段，下叶5段。

（1）上叶：分为尖段、后段及前段。

（2）中叶：分为内侧段和外侧段。

（3）下叶：分为背段，前、内、后、外基
底段。

分界同前。

六、肺门与肺根的应用解剖

肺门在肺的纵隔面，是支气管和肺血管等出
入肺的门户，肺根是出入肺的支气管、血管、神
经等结构被结缔组织包绕的总称。

全肺切除术有关解剖：肺根内侧段被心包
后壁覆盖，为心包段；外侧段被纵隔胸膜包绕，
为纵隔段。两侧肺根的心包段，主支气管及肺动
脉位于上部，肺动脉又在主支气管前方，肺静脉
位于下部。肺根心包段范围甚小，心包覆盖在左
肺上、下静脉的前、侧壁，仅覆盖右肺上静脉前
壁。左肺动脉起始部前半壁居心包内，右肺动脉
则仅小部分居心包内上腔静脉后方的隐窝中。肺
根纵隔段在左侧，主动脉弓为左肺门上界标志，

上肺静脉位于前方，主支气管在其后方，肺动脉则位于主支气管和上肺静脉上方，下肺静脉在主支气管下方。手术时由前方入路在主支气管弓下缘的下方切开纵隔胸膜，钝性分离神经丛及疏松组织，可显露左肺动脉干及上肺静脉，处理动脉时应注意保护左侧喉返神经。在右侧，奇静脉为右肺门上界标志，上肺静脉位于前上，主支气管及上叶支气管位于肺动脉后上方。手术时由前入路将右上肺叶向后下牵引，暴露奇静脉，剪开奇静脉下方及肺门前方纵隔胸膜，钝性分离后即可找到右肺动脉干及上肺静脉，游离下肺韧带，即可暴露下肺静脉。

右肺上叶和中叶的集合淋巴管多注入位于肺门的右支气管肺淋巴结，或直接汇入右气管支气管上淋巴结，然后注入气管支气管下淋巴结。右下肺的集合淋巴管直接或经支气管肺淋巴结注入气管支气管下淋巴结，底部部分集合淋巴管可注入肺韧带淋巴结。左上肺上部集合淋巴管多经支气管肺淋巴结注入或直接注入主动脉弓淋巴结，也可注入动脉韧带淋巴结。左上肺下部与下叶大部分集合淋巴管直接注入或经支气管肺淋巴结注入左气管支气管上淋巴结和气管支气管下淋巴结。左肺下叶底部一部分集合淋巴管可注入肺韧带淋巴结。气管支气管下淋巴结可收纳左、右两肺的淋巴，右气管支气管上淋巴结不仅收纳右肺的淋巴，而且经过气管支气管下淋巴结及左气管支气管上淋巴结接收左肺的淋巴。

七、肺的淋巴结解剖

2009年，国际肺癌研究协会（IASLC）提出了一套新的肺癌淋巴结图谱，进一步规范了纵隔和肺部淋巴结的分区。

第1组：锁骨上淋巴结，包括下颈部、锁骨上、胸锁颈静脉切迹区域。上界：环状软骨下缘；下界：锁骨与胸骨柄上缘。气管中线是1R组与1L组的分界线。

第2组：上气管旁淋巴结。①2R组为右上气管旁淋巴结。2R组淋巴结延伸至气管左侧旁。上界：胸骨柄上缘；下界：无名静脉与气管交会处。②2L组为左上气管旁淋巴结。上界：胸骨柄上缘；下界：主动脉弓上缘。

第3组：血管前与气管后淋巴结。①3A组为血管前间隙淋巴结。②3P组为气管后淋巴结。

第4组：下气管旁淋巴结。①4R组为右侧下部气管旁淋巴结。上界：无名静脉足侧与气管交界区；下界：奇静脉。4R组淋巴结可以延伸至气管左侧。②4L组为左侧下部气管旁淋巴结。4L组淋巴结位于下部气管左侧缘，水平上界为主动脉弓上缘，在左上叶支气管上缘延伸至左侧主支气管，包括动脉韧带内侧气管旁淋巴结。

第5组：主肺动脉窗淋巴结，位于动脉韧带或主动脉、左肺动脉外侧，并且接近左肺动脉第一分支。

第6组：升主动脉旁淋巴结，位于升主动脉前方或侧面，主动脉弓上下缘之间。

第7组：隆突下淋巴结，位于气管隆嵴下，为左右主支气管分叉下方的淋巴结。

第8组：食管旁淋巴结，为气管隆嵴以下、食管附近的淋巴结。

第9组：下肺韧带淋巴结，位于肺韧带内，包括下肺静脉后壁及下方淋巴结。肺韧带是纵隔胸膜在肺门部反折向下延伸形成的。

第10组：肺门淋巴结，临近肺叶淋巴结及纵隔胸膜反折处。

第11组：叶间淋巴结，位于叶间裂表面的淋巴结，常附着于叶间血管和支气管旁。

第12组：肺内淋巴结，位于肺叶支气管旁。

第13组：段支气管旁淋巴结，位于段支气管旁。

第14组：亚段支气管旁淋巴结，位于亚段支气管旁。

（谭子辉　杨浩贤）

参考文献

[1] BOYDEN E A. The mode of origin of pulmonary acini and respiratory bronchioles in the fetal lung[J]. Am J Anat, 1974, 141（3）：317-328.

[2] LOW F N. The pulmonary alveolar epithelium of laboratory mammals and man[J]. Anat Rec, 1953, 117（2）：241-263.

[3] WEIBEL E R. Morphometry of the human lung: the state of the art after two decades[J]. Bull Eur Physiopathol Respir, 1979, 15（5）：999-1013.

[4] ADAMS F H, FUJIWARA T, LATTA H. 'Alveolar' and whole lung phospholipids of premature newborn lambs. Correlations with surface tension, respiratory distress and pathology[J]. Biol Neonate, 1971, 17（3）：198-218.

[5] BRUMLEY G W, HODSON W A, AVERY M E. Lung phospholipids and surface tension correlations in infants with and without hyaline membrane disease and in adults[J]. Pediatrics, 1967, 40（1）：13-19.

[6] TRACZYK K. Surface tension and surfactant anti-atelectasis factor in the lung tissue（a review）[J]. Gruzlica, 1969, 37（6）：565-572.

[7] STREETER G L. Developmental horizons in human embryos; a review of the histogenesis of cartilage and bone[J]. Contrib Embryol, 1949, 33（213-221）：149-168.

[8] SEALY W C, CONNALLY S R, DALTON M L. Naming the bronchopulmonary segments and the development of pulmonary surgery[J]. Ann Thorac Surg, 1993, 55（1）：184-188.

[9] BROCK R C. The nomenclature of broncho-pulmonary anatomy; an international nomenclature accepted by the Thoracic Society[J]. Thorax, 1950, 5（3）：222-228.

[10] ATWELL S W. Major anomalies of the tracheobronchial tree: with a list of the minor anomalies[J]. Dis Chest, 1967, 52（5）：611-615.

[11] BOYDEN E A. Lateral views of the segmental bronchi and related pulmonary vessels in an injected preparation of the lungs[J]. Radiology, 1953, 61（2）：183-188.

[12] OKADA Y, ITO M, NAGAISHI C. Anatomical study of the pulmonary lymphatics[J]. Lymphology, 1979, 12（3）：118-124.

[13] KAMBOUCHNER M, BERNAUDIN J F. Intralobular pulmonary lymphatic distribution in normal human lung using D2-40 antipodoplanin immunostaining[J]. J Histochem Cytochem, 2009, 57（7）：643-648.

[14] LAUWERYNS J M. The juxta-alveolar lymphatics in the human adult lung. Histologic studies in 15 cases of drowning[J]. Am Rev Respir Dis, 1970, 102（6）: 877-885.

[15] RIQUET M. Bronchial arteries and lymphatics of the lung[J]. Thorac Surg Clin, 2007, 17（4）: 619-638.

[16] GENEREUX G P, HOWIE J L. Normal mediastinal lymph node size and number: CT and anatomic study[J]. AJR Am J Roentgenol, 1984, 142（6）: 1095-1100.

[17] GLAZER G M, GROSS B H, QUINT L E, et al. Normal mediastinal lymph nodes: number and size according to American Thoracic Society mapping[J]. AJR Am J Roentgenol, 1985, 144（2）: 261-265.

[18] PITSON G, LYNCH R, CLAUDE L, et al. A critique of the international association for the study of lung cancer lymph node map: a radiation oncology perspective[J]. J Thorac Oncol, 2012, 7（3）: 478-480.

[19] RUSCH V W, ASAMURA H. Response: a critique of the international association for the study of lung cancer lymph node map[J]. J Thorac Oncol, 2012, 7（3）: 481.

[20] VALERIE W R, ASAMURA H, WATANABE H, et al. The IASLC lung cancer staging project: a proposal for a new international lymph node map in the forthcoming seventh edition of the TNM classification for lung cancer[J]. Journal of Thoracic Oncology, 2009, 4（5）: 568-577.

第三章

机器人肺叶切除术

第一节　全孔机器人右上肺癌根治术

一、手术适应证和禁忌证

1. 适应证[1]

（1）右肺上叶非小细胞肺癌，肿瘤直径5cm以下。

（2）临床分期Ⅰ~Ⅱ期，部分ⅢA期。

（3）经新辅助治疗降期，临床评估可手术切除者。

2. 禁忌证

（1）患者心、肺、肝、肾功能差，经过治疗后仍无明显好转，无法耐受肺叶切除：心功能检查提示Goldman心脏危险指数分级Ⅲ~Ⅳ级；肺功能检查提示FEV_1术后预计值<40%和/或肺一氧化碳弥散量（DLCO）术后预计值<40%；总胆红素>1.5倍正常值上限，谷丙转氨酶和谷草转氨酶>2.5倍正常值上限，肌酐>1.25倍正常值上限和/或肌酐清除率<60mL/min。

（2）肺门淋巴结肿大、钙化，累及肺动脉，无法解剖肺门或血管分支。

（3）胸腔粘连严重，无法充分游离，无法置入trocar，无法提供游离空间。

附：Goldman心脏危险指数评分

（1）第二心音奔马律或静脉压升高（11分）。

（2）心肌梗死发病<6个月（10分）。

（3）任何心电图的室性期前收缩>5次/min（7分）。

（4）最近心电图有非窦性心律或房性期前收缩（7分）。

（5）年龄>70岁（5分）。

（6）急症手术（4分）。

（7）胸腔、腹腔、主动脉手术（3分）。

（8）显著主动脉瓣狭窄（3分）。

（9）总体健康状况差（3分）。

Ⅰ级：0~5分，危险性<1%。

Ⅱ级：6~12分，危险性为7%。

Ⅲ级：13~25分，危险性为13%（死亡率为2%）。

Ⅳ级：≥26分，危险性为78%（死亡率为56%）。

二、术前准备

同一般胸外科手术。充分的术前准备有助于

手术的安全实施，减少术后并发症的发生，加速患者术后康复。

（1）吸烟者应戒烟2周或以上。

（2）术前1周可行呼吸功能锻炼。

（3）控制血压、血糖等，改善全身营养状况。

（4）术前半小时可予抗生素预防感染。

三、体位与穿刺孔布局

1. 体位

本节病例为一老年男性患者，因"体检发现右上肺结节1周"进一步行PET/CT示右肺上叶一3cm大小结节，代谢较明显增高，临床诊断为周围型非小细胞肺癌（图3-3-1）；纵隔及肺门淋巴结未见明显肿大，全身未见转移，临床分期为cT1cN0M0，IA3期。采用达芬奇Si机器人系统为该患者实施右上肺癌根治术。

患者左侧卧位（90°），腋下垫软枕，上肢固定于托手架上，髋部及膝部以盆托及固定带固定；患者第5肋间隙对准手术台腰桥，可扩大肋间隙以利于手术；适当取头高脚低位，以避免机械臂碰撞患者骨盆造成损伤（图3-3-2）。助手位于患者背侧，洗手护士紧邻助手。

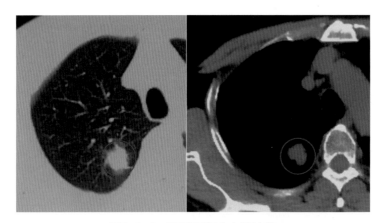

图3-3-1　PET/CT示右上肺结节

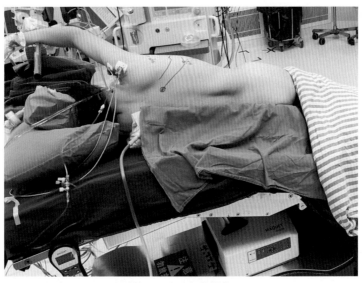

图3-3-2　患者体位

2. 穿刺孔布局

穿刺孔的布局取决于手术采用的是3臂法还是4臂法，以及术者对助手的要求。3臂法及4臂法机器人肺癌根治术各有优劣，具体见表3-3-1[2]。

表3-3-1　3臂法与4臂法机器人肺癌根治术的比较

对象	3臂法	4臂法
术者	在学习的初始阶段更容易掌握	需要更多的空间感
	助手辅助组织牵拉及视野暴露	术者控制组织牵拉，手术更细致
	对助手依赖多、要求更高	对助手依赖较少、要求更低
	偶尔需要2名助手	可置入气胸，操作空间更大
助手	需要在狭窄的空间中操作2个器械	操作1个器械，休息时间多
	容易污染机械臂	可以更加专注于手术流程
	助手更容易被机械臂误伤	操作舒适
	机械臂与助手器械容易发生碰撞	可减少助手器械与机械臂的碰撞
护士	需要准备更多的腔镜手术器械	需要准备的腔镜手术器械少，休息时间多
患者	只有一个3cm小切口	需要增加一个5mm机械臂孔
	手术切口可局限在2个肋间隙	中转开胸比例更小

本例患者采用4臂全孔机器人右上肺癌根治术，另加一个助手孔[3]。于腋后线第7或第8肋间做12mm切口用作镜孔并形成5~8mmHg的人工CO_2气胸，于腋前线第5或第6肋间做8mm切口放置1号臂（主刀医生右手）；沿着镜孔所在肋间向后旁开8~10cm做8mm切口放置2号臂（主刀医生左手）；继续沿着镜孔所在肋间再向后旁开8~10cm，在听诊三角区域做8mm切口放置3号臂（机器人辅助手）。在镜孔与2号臂之间第9或第10肋间做12mm切口用作助手孔，辅助主刀医生手术。在手术结束时，视肿瘤大小适当扩大助手孔，用于取出标本（图3-3-3）[3]。

1号臂置入电钩，并接单极电凝系统，由主刀医生右手实时操控；在分离肺门区域血管时，1号臂可换成马里兰钳；而欲完整切除较大的淋巴结时，可换用超声刀。2号臂接有孔双极抓钳，并连接双极电凝系统，可抓持肺组织及血管，由主刀医生左手操控，用于实时暴露及止血。3号臂置入有孔抓钳，无电凝功能，主要用于牵、拉、推、拨肺组织，便于手术视野的暴露（图3-3-4）。助手使用直头吸引器用于吸血、吸烟雾及暴露手术视野，辅助主刀医生手术；同时，切割缝合器离断肺组织、血管及支气管的操作也经由助手孔由第一助手完成。

根据患者的性别、体形及肿瘤位置可适当调整机械臂的放置位置。如为女性患者，1号臂可置于腋前线第6肋间，以避免损伤患者乳房。而对于体形较瘦小的患者，镜孔、2号臂和3号臂可置于不同的肋间，以减少机械臂之间的碰撞，此时助手孔置于第10肋间。

四、手术切除范围

按照IASLC胸部肿瘤学分期手册第二版

（2016）标准完成标准的解剖性右肺上叶切除术加系统性纵隔淋巴结清扫术。系统性纵隔淋巴结清扫术标准如下：①纵隔淋巴结清扫范围至少应包括3组纵隔淋巴结，所有患者必须清扫隆突下

淋巴结。②右肺肿瘤患者建议清扫第2R、4R、7、8、9组淋巴结；③清扫纵隔淋巴结总个数必须在6枚以上，同时肺门、叶间、支气管旁淋巴结也必须清扫，要求完整切除解剖学标志范围内的所有淋巴结及其周围组织[4]。

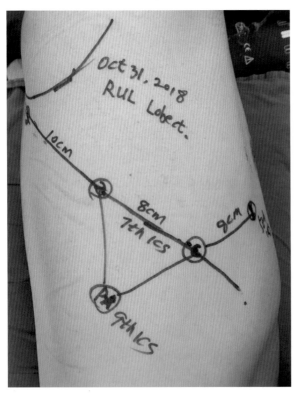

图3-3-3　穿刺孔布局

五、手术步骤

根据肿瘤外科学"由远及近"的原则，右上肺癌根治术可先行纵隔淋巴结清扫，再行肺叶切除术。而且清扫纵隔淋巴结及肺门淋巴结也有利于充分暴露和显示肺叶的血管及支气管等肺门结构，此时进行肺叶切除更为简便、安全。若术前未明确肿物性质，也可先行楔形切除或肺叶切除术，待术中冰冻结果明确肿物为恶性后，再行纵隔淋巴结清扫。

1. 纵隔淋巴结清扫

（1）清扫第9组淋巴结：有孔抓钳（3号臂）夹持一纱布卷将右肺下叶往上推移，保持不动，暴露下肺韧带。有孔双极抓钳（2号臂）向

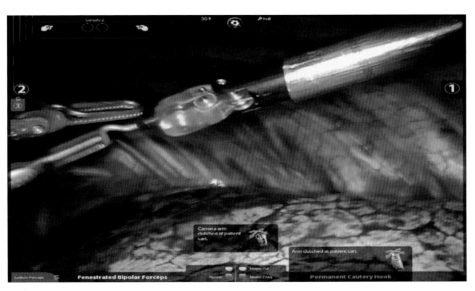

图3-3-4　手术器械

上提起下肺韧带，电钩松解下肺韧带（图3-3-5a）。显露第9组淋巴结后，有孔双极抓钳轻轻钳住淋巴结及其周围组织，电钩清扫之（图3-3-5b）。用无菌手套制作一个指套，将清扫的第9组淋巴结放入指套中，由助手将其取出，这样可避免挤压淋巴结造成潜在的肿瘤播散。

（2）清扫第8组淋巴结：清扫完第9组淋巴结后，电钩继续往上打开后纵隔胸膜就能显露

第8组淋巴结，清扫方式与第9组淋巴结相同。此时，助手可用直头吸引器将肺组织压向前纵隔，以辅助暴露术野。

（3）清扫第7组淋巴结：在气管隆嵴下水平，有孔抓钳（3号臂）夹持小纱粒将肺组织及右主支气管向前上纵隔方向推拨，双极抓钳提起后纵隔胸膜，电钩打开（图3-3-6a）。助手利用吸引器将食管向后拨，充分暴露隆突下淋巴脂肪

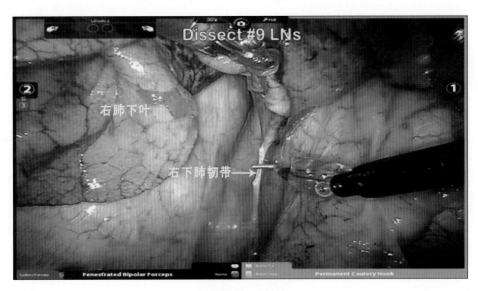

a. 松解右下肺韧带

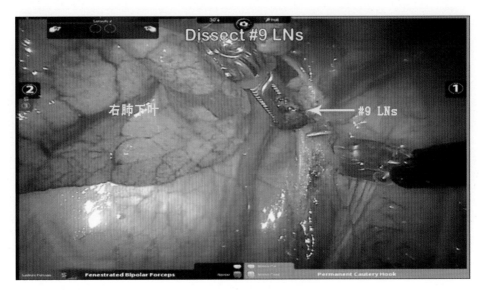

b. 清扫第9组淋巴结

图3-3-5 纵隔淋巴结清扫（1）

组织，双极抓钳提拉淋巴结及其周围脂肪组织，助手辅助暴露，电钩将淋巴结及其周围脂肪组织完整切除（图3-3-6b）。

（4）清扫第2R/4R组淋巴结：有孔抓钳（3号臂）夹持小纱粒将右上肺叶往后下方牵拉，助手用吸引器辅助暴露；电钩于奇静脉弓下方打开纵隔胸膜（图3-3-7a）。暴露上肺门及其

上方的第4R组淋巴结后，双极抓钳提拉奇静脉弓，电钩清扫淋巴结及其周围脂肪组织（图3-3-7b）。若用双极抓钳提拉淋巴结周围脂肪组织，则由助手利用吸引器将奇静脉弓和上腔静脉拨开。在上腔静脉及奇静脉弓上方之间用电钩打开纵隔胸膜，助手用吸引器将上腔静脉往前拨。显露第2R组淋巴结后，双极抓钳提

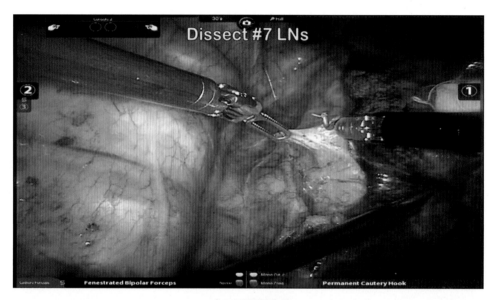

a. 打开后纵隔胸膜

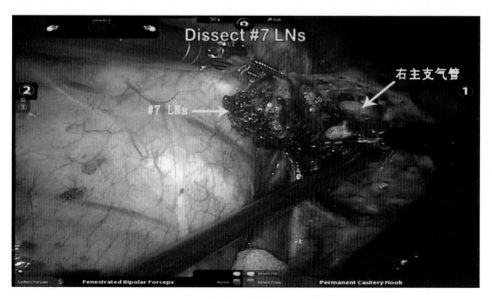

b. 清扫第7组淋巴结

图3-3-6　纵隔淋巴结清扫（2）

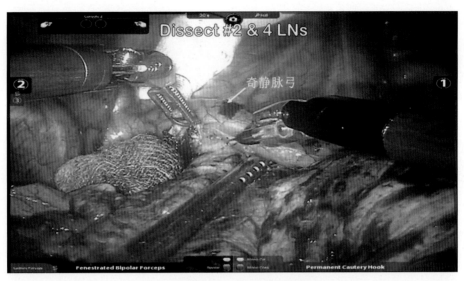

a. 在奇静脉弓下缘打开纵隔胸膜

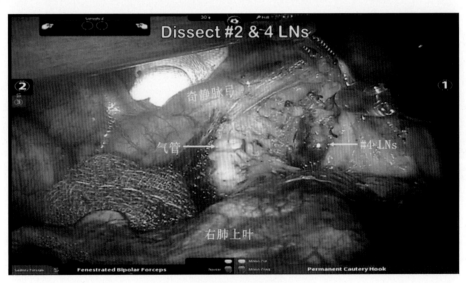

b. 清扫第4R组淋巴结

图3-3-7　纵隔淋巴结清扫（3）

拉淋巴结周围脂肪组织，电钩予以连续整块清扫。注意勿损伤右锁骨下动脉、气管、奇静脉弓及上腔静脉（图3-3-8）。

（5）清扫第3A组淋巴结：清扫过程与第2R组淋巴结的清扫类似。在上腔静脉前方用电钩打开纵隔胸膜，吸引器协助暴露及牵拉；双极抓钳提拉淋巴结周围脂肪组织，电钩行连续整块清扫（图3-3-9）。

2. 右肺上叶切除

右上肺叶切除的顺序往往是依次离断右上肺静脉、动脉、支气管，最后离断发育不良的肺裂，这也符合肿瘤外科学"先静脉后动脉"的原则[5]。主刀医生可根据术中情况及个人习惯选择离断顺序，以保证手术的安全实施。

行右肺上叶切除术前，需要明确有无支气管、肺动脉及肺静脉的变异或畸形，这对手术安

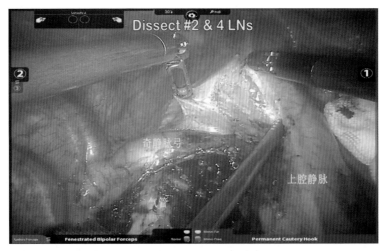

a. 电钩于奇静脉弓上方打开纵隔胸膜

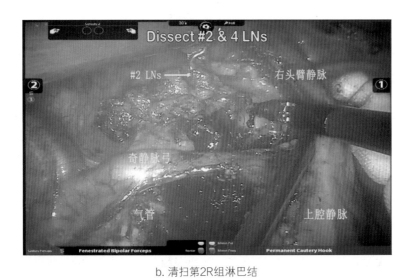

b. 清扫第2R组淋巴结

图3-3-8　纵隔淋巴结清扫（4）

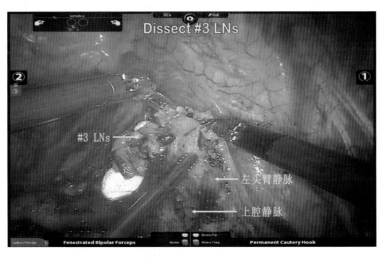

图3-3-9　清扫第3A组淋巴结

全至关重要。基于薄层增强CT的三维重建可以在术前明确可能的支气管、肺动脉及肺静脉变异或畸形。

右肺上叶支气管从右主支气管发出，继而分成尖段（B[1]）、后段（B[2]）及前段（B[3]）支气管，变异较少见。但需要注意一些先天性支气管发育畸形，例如B[1]单独从右主支气管甚至气管发出[6]，或者B[3]单独从右主支气管发出，这在手术中需要解剖清楚。另需要特别注意右肺上叶支气管与中叶支气管共干的发育畸形。此时要仔细解剖，保留中叶支气管，切勿损伤之。

右上肺静脉的变异也相对少见。绝大多数情况下，V[1~3]共干，汇入右上肺静脉，手术时注意勿损伤右中肺静脉（V[4+5]）。

右肺上叶动脉的变异相对常见且类型较多。固有亚段动脉（A[1]a）与前侧亚段动脉（A[1]b）共干，从右上肺动脉干发出者约占68%；A[1]a与A[1]b分别从右上肺动脉发出者约占32%。A[2]返支（A[2]a）从A[1]发出，A[2]后升支（A[2]b）从右中间动脉干发出者约占72%；有时A[2]a与A[2]b均从尖段动脉（A[1]）发出，而无后升支动脉；A[2]a与A[2]b均从后升支动脉发出者约占12%[6]。外亚段动脉（A[3]a）与内亚段动脉（A[3]b）共干，从右上肺动脉干发出者约占48%；另一种情况是A[3]a与A[3]b分别从右上肺动脉干、右中间动脉干发出[7]。

（1）离断右上肺静脉：用有孔抓钳（3号臂）将上肺组织往后纵隔方向牵拉，助手用吸引器将下肺组织往下方拨，双极抓钳实时配合电钩打开前肺门，游离右上肺静脉（图3-3-10a）。充分游离右上肺静脉后，过血管吊带，双极抓钳提拉血管吊带将右上肺静脉往前侧方向提拉，助手用一次性切割缝合器离断右上肺静脉（图3-3-10b）。

（2）离断右上肺动脉：离断过程与肺静脉类似。肺静脉离断后便可显露右上肺动脉干。有孔抓钳（3号臂）夹持小纱粒将肺组织往下及后纵隔方向牵拉，助手用吸引器协助暴露，双极抓钳实时配合电钩在前肺门及上肺门游离右上肺

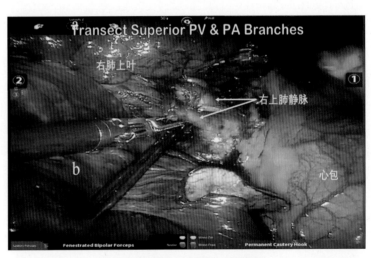

a. 打开前肺门，游离右上肺静脉

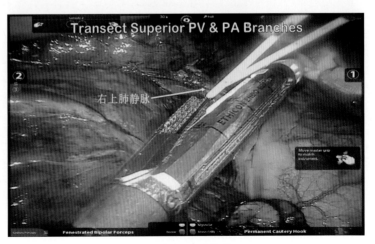

b. 离断右上肺静脉

图3-3-10 游离并离断右上肺静脉

动脉（A^1及A^3），游离过程中顺便清扫肺门及叶间淋巴结（图3-3-11）。充分游离右上肺动脉（A^1及A^3）后，依次过血管吊带，双极抓钳提拉血管吊带将动脉往前侧方提拉，助手用一次性切割缝合器离断右上肺动脉（图3-3-12）。

（3）离断右肺上叶支气管：离断动静脉及清扫肺门淋巴结后，右肺上叶支气管也就基本游离。在

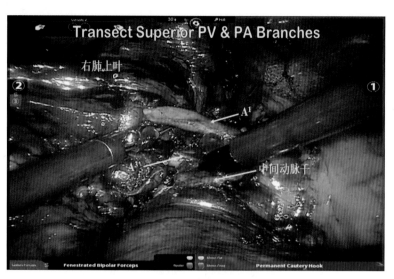

图3-3-11　游离右上肺动脉

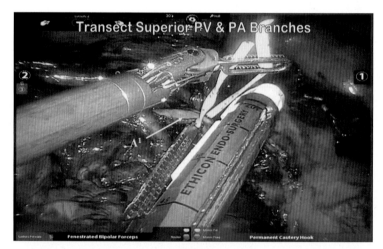

a. 离断A^1

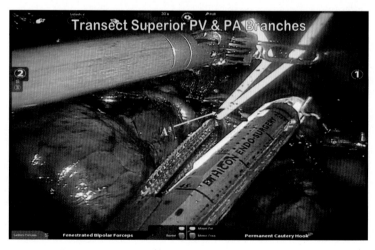

b. 离断A^3

图3-3-12　离断右上肺动脉

1号臂置入马里兰钳，进一步游离支气管下方空隙，过血管吊带。马里兰钳往前侧方提拉吊带，助手用一次性切割缝合器离断右肺上叶支气管（图3-3-13）。

（4）离断肺组织：将3号臂的有孔抓钳取出置入1号臂，配合2号臂双极抓钳提拉肺组织，助手用一次性切割缝合器从肺裂往肺门方向离断右上肺组织（图3-3-14）。

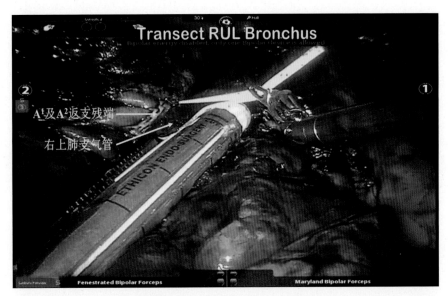

图3-3-13　离断右肺上叶支气管

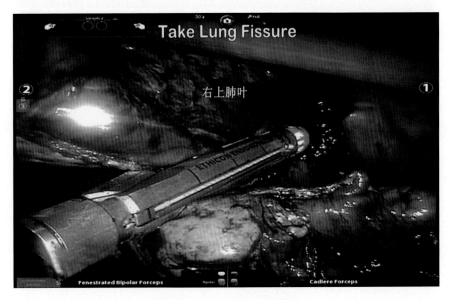

图3-3-14　离断右上肺组织

3. 取出标本及其他操作

（1）取出标本：经由助手孔放入一次性标本袋，有孔抓钳（1号臂）配合双极抓钳（2号臂）将标本放入标本袋中并收紧（图3-3-

15）。适当扩大助手孔，取出标本。

（2）清理术野：检查有无活动性出血，必要时进行止血。

冲洗胸腔，嘱麻醉医生膨肺，检查支气管残端或肺创面有无漏气。进一步检查有无活动性出血点，必要时再次止血。

（3）关闭手术切口：经镜孔置入24号胸腔引流管，依次缝合各个操作孔（图3-3-16）。

（杨洁　杨浩贤）

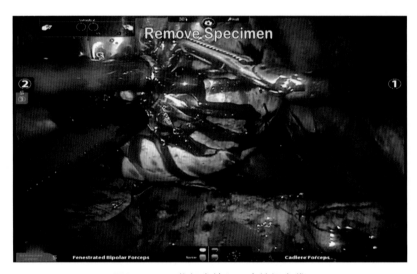

图3-3-15　将标本放入一次性标本袋

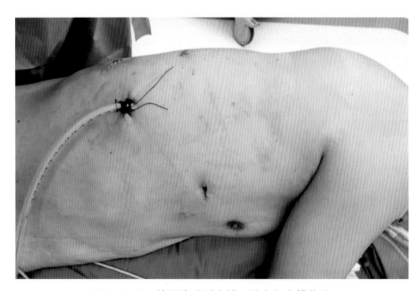

图3-3-16　放置胸腔引流管，缝合各个操作孔

参考文献

[1] National Comprehensive Cancer Network.（NCCN） Clinical Practice Guidelines in Oncology：Non-Small Cell Lung Cancer, Version 5. 2021.

[2] WATANABE G. Robotic surgery[M]. Japan：Springer, 2014：130.

[3] YANG M Z, LAI R C, ABBAS A E, et al. Learning curve of robotic portal lobectomy for pulmonary neoplasms: a prospective observational study[J]. Thorac Cancer, 2021, 12 (9): 1431-1440.

[4] DARLING G E, ALLEN M S, DECKER P A, et al. Randomized trial of mediastinal lymph node sampling versus complete lymphadenectomy during pulmonary resection in the patient with N0 or N1 (less than hilar) non-small cell carcinoma: results of the American College of Surgery Oncology Group Z0030 Trial[J]. J Thorac Cardiovasc Surg, 2011, 141 (3): 662-670.

[5] WEI S, GUO C, HE J, et al. Effect of vein-first vs artery-first surgical technique on circulating tumor cells and survival in patients with non-small cell lung cancer: a randomized clinical trial and registry-based propensity score matching analysis [J]. JAMA Surg, 2019, 154 (7): e190972.

[6] 刘志敏, 曾津津, 孙国强. 多层螺旋CT重组图像诊断先天性气管支气管发育异常[J]. 放射学实践, 2007, 22 (8): 856-859.

[7] 野守裕明, 冈田守人. 肺癌解剖性肺段切除图谱[M]. 葛棣, 译. 天津: 天津科技翻译出版有限公司, 2017: 25.

第二节　全孔机器人右中肺癌根治术

一、全孔机器人右中肺癌根治术（3臂法）

（一）概述

达芬奇机器人手术操作系统应用于肺叶切除始于21世纪初。2003年，Morgan和Ashton分别报道了机器人在肺叶切除中的初步经验[1-2]。从那时开始，达芬奇机器人手术操作系统在肺叶切除手术当中的使用越来越多。国内于2006年12月开始引进达芬奇机器人手术系统[3]，截至2021年6月已经装机近225台，累计开展各类肺手术21400余例。与传统胸腔镜手术相比，达芬奇机器人系统可以有效地滤除人手的细微抖动，为术者提供高清三维视野，且拥有比人手腕更灵活的多关节机械臂，可为更精确游离、切割、缝合、止血等手术操作提供助力。

（二）手术适应证和禁忌证

1. 适应证

（1）右肺中叶非小细胞肺癌，肿瘤直径5cm以下。

（2）临床分期Ⅰ～Ⅱ期，部分ⅢA期。

（3）经新辅助治疗降期，临床评估可手术切除者。

2. 禁忌证

（1）患者心、肺、肝、肾等主要器官功能差，无法耐受单肺通气或肺叶切除：心功能检查提示Goldman指数分级Ⅲ～Ⅳ级；肺功能检查提示术后预计值$FEV_1 < 40\%$和/或$DLCO < 40\%$；总

胆红素＞1.5倍正常值上限；谷丙转氨酶和谷草转氨酶＞2.5倍正常值上限；肌酐＞1.25倍正常值上限和/或肌酐清除率＜60mL/min。

（2）肿瘤巨大，侵犯胸壁或纵隔内心脏大血管，单纯肺叶切除无法保证切缘阴性。

（3）肺门淋巴结肿大、钙化，累及肺动脉，无法解剖肺门或血管分支。

（4）胸腔粘连严重，无法充分游离，无法置入trocar，无法提供游离空间。

（三）术前准备

与胸外科常规手术一致。需对患者循环、呼吸系统功能进行仔细评估，并进行充分的术前准备。

（1）吸烟者应绝对戒烟2周及以上并进行雾化吸入。

（2）术前训练患者咳嗽、咳痰、深呼吸，同时进行心肺功能锻炼（例如早、晚登楼梯锻炼各1次）。

（3）COPD、慢性支气管炎患者术前应常规行解痉平喘治疗。

（4）控制血糖、血压、心率在合理范围内，调整全身营养状况。

（5）针对Ⅱ类切口，规范使用抗生素预防感染。

（四）体位与穿刺孔布局

1. 体位

患者左侧90°卧位，腋下加垫，上肢固定于托手架上，髋部及膝部以盆托及固定带固定；患者第5肋间隙对准手术台腰桥，折床使患者呈头低脚低位，以避免机械臂碰撞患者骨盆造成损伤（图3-3-17）。助手位于患者腹侧。

2. 穿刺孔布局

本例患者采用3臂法全孔机器人辅助肺叶切除术，另加一个助手孔。于腋中线第8肋间做8mm切口用作观察孔。如胸腔内无粘连，制造6~8mmHg的人工CO_2气胸。沿观察孔水平分别向

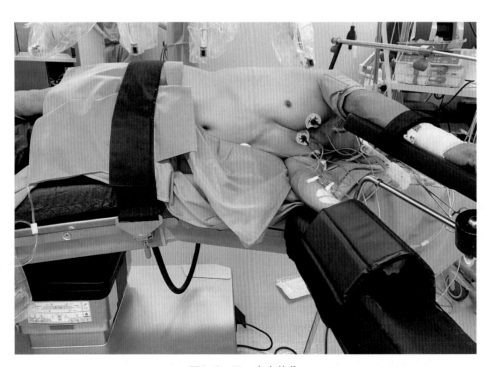

图3-3-17　患者体位

前、向后各8~10cm做8mm切口放置左、右机械臂。于右锁骨中线第5肋间做12mm切口用作辅助孔。在手术结束时，适当扩大辅助孔，可用于取出标本（图3-3-18）。

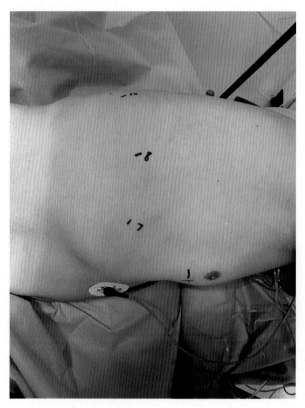

图3-3-18　打孔位置

右手机械臂置入马里兰钳，并接双极电凝系统，由操控台医生右手实时操控；左手机械臂置入无损伤抓钳，由操控台医生左手操控。助手使用无损伤抓钳、纱布棒协助操控台医生手术并使用直线切割缝合器离断血管、气管及叶裂。

（五）手术切除范围

按照IASLC胸部肿瘤学分期手册第二版（2016）标准完成标准的解剖性右肺中叶切除术加系统性纵隔淋巴结清扫术。系统性纵隔淋巴结清扫术标准如下：①纵隔淋巴结清扫范围至少应包括3组纵隔淋巴结，所有患者必须清扫隆突下淋巴结；②右肺肿瘤患者建议清扫2R/4R/7/8/9组淋巴结；③清扫纵隔淋巴结总个数必须在6枚以上，同时肺门、叶间、支气管旁淋巴结也必须清扫，要求完整切除解剖学标志范围内的所有淋巴结及其周围组织。

（六）手术步骤

根据肿瘤外科学"由远及近"的原则，右中肺癌手术可先行纵隔淋巴结清扫，再行肺叶切除术。而且先清扫纵隔淋巴结及肺门淋巴结也有利于肺叶血管及支气管等肺门结构的充分暴露和显示，此时进行肺叶切除更为简便、安全。若术前未明确肿物性质，也可先行楔形切除或肺叶切除术，待术中冰冻结果明确肿物为恶性后，再行纵隔淋巴结清扫。

1. 纵隔淋巴结清扫

参见右肺上叶切除术。

2. 右肺中叶切除

对于机器人右肺中叶的处理顺序，不同的术者有不同的选择。本节采取的离断顺序为右中肺静脉、支气管、动脉及叶裂[4]。

（1）右肺中叶的肺动脉、静脉及支气管。右肺中叶动脉在斜裂和水平裂的内侧交接处，发自叶间动脉，分为上、下两支，分别分布于内侧段和外侧段，称为内侧支和外侧支。如肿物靠近肺门，游离时需注意保护叶间肺动脉干及下叶基底干。

右肺中叶静脉一般与上叶静脉组成右肺上静脉。偶尔可见右肺中叶静脉直接进入心包，注入左心室。极少数情况下，右肺中叶静脉注入右肺下静脉。游离中叶静脉过程中需注意避免损伤上叶静脉及下叶静脉。

右肺中叶支气管于右主支气管前外侧发出，

一般与右肺下叶支气管背支相对。右肺中叶支气管正常情况下分为外侧段支气管（B^4）及内侧段支气管（B^5），B^{4}与B^{5}大小几乎相等[5]。

（2）于右肺中叶与下叶之间充分打开斜裂，显露右肺中叶动脉外侧支及下叶动脉基底支。在中叶动脉与下叶动脉之间常常存在一组淋巴结，需将其游离切除后才能彻底显露中叶支气管与中叶动脉（图3-3-19）。

（3）离断右肺中叶静脉：使用左手臂将肺组织向后牵拉，显露肺门前方。马里兰钳在肺静脉与膈神经间充分打开肺门周围胸膜，游离右肺中叶静脉（图3-3-20a）。充分游离右肺中叶静脉后，助手用一次性切割缝合器离断右肺中叶静脉（图3-3-20b）。

（4）离断右肺中叶支气管：离断右肺中叶静脉后，即可显露右肺中叶支气管。用马里兰钳彻底游离右肺中叶支气管，清扫支气管周围淋巴结。助手用一次性切割缝合器离断右肺中叶支气管（图3-3-21）。右肺中叶支气管与右肺中叶动脉伴行，游离及切断过程中注意避免损伤动脉。

（5）离断右肺中叶动脉：右肺中叶支气管切断后，向后牵拉右肺中叶，即可看到发自

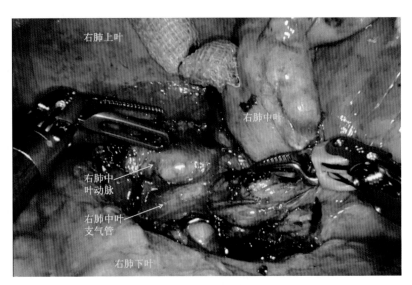

图3-3-19　打开斜裂

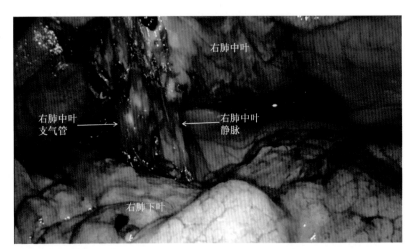

a. 游离显露右肺中叶静脉

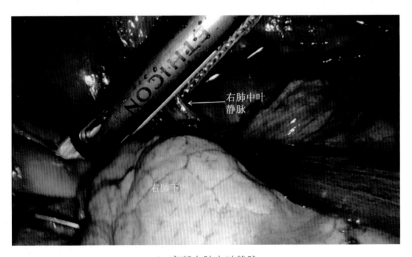

b. 离断右肺中叶静脉

图3-3-20　游离并离断右肺中叶静脉

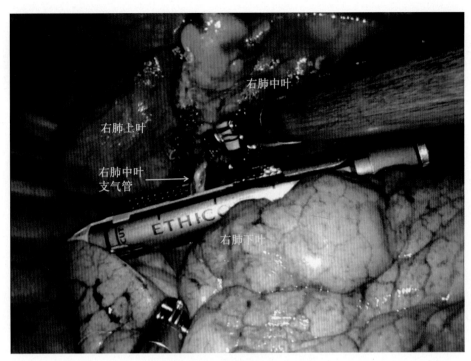

图3-3-21　离断右肺中叶支气管

叶间动脉的右肺中叶动脉，一般为2支（图3-3-22a）。用马里兰钳将之游离，助手使用一次性直线切割缝合器将之切断（图3-3-22b）。

（6）离断水平裂：使用马里兰钳及无损伤抓钳牵拉右肺中叶及上叶，助手用一次性切割缝合器从肺裂往肺门方向离断水平裂（图3-3-23）。

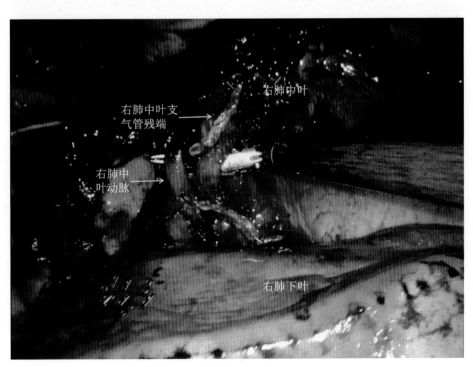

a. 游离显露右肺中叶动脉

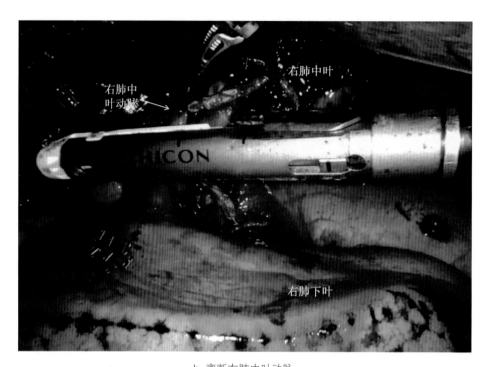

b. 离断右肺中叶动脉

图3-3-22　游离显露并离断右肺中叶动脉

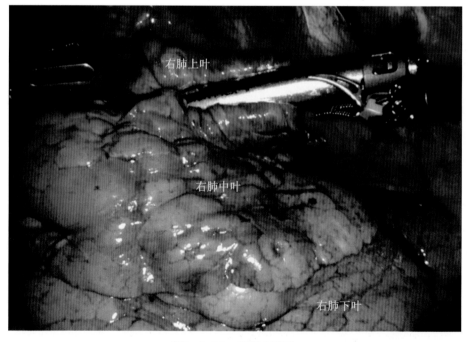

图3-3-23　离断水平裂

3. 取出标本及其他操作

（1）取出标本：经由助手孔放入一次性手套，将标本放入手套（图3-3-24）；适当扩大

助手孔，取出标本。

（2）清理术野：冲洗胸腔，检查有无活动性出血；嘱麻醉医生膨肺，检查支气管残端或肺

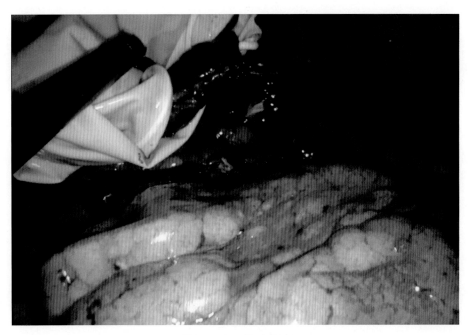

图3-3-24 取出标本

创面有无漏气。

（3）关闭手术切口：经镜孔置入24号胸腔引流管，依次缝合各个操作孔。

（张临友　徐昊）

参考文献

[1] ASHTON R C, CONNERY C P, SWISTEL D G, et al. Robot-assisted lobectomy[J]. The Journal of thoracic and cardiovascular surgery, 2003, 126 (1): 292-293.

[2] MORGAN J A, GINSBURG M E, SONETT J R, et al. Advanced thoracoscopic procedures are facilitated by computer-aided robotic technology[J]. European journal of cardio-thoracic surgery, 2003, 23 (6): 883-887.

[3] 李鹤成，项捷. 瑞金胸外科机器人手术学[M]. 长沙：中南大学出版社，2016：2-3.

[4] 王俊. 全胸腔镜肺切除规范化手术图谱[M]. 北京：人民卫生出版社，2013：64-91.

[5] PERRONI G, VERONESI G. Robotic segmentectomy: indication and technique[J]. Journal of Thoracic Disease, 2020, 12 (6): 3404.

二、全孔机器人右中肺癌根治术（4臂法）

（一）手术适应证和禁忌证

1. 适应证

（1）临床诊断为右中肺叶非小细胞肺癌，肿瘤直径5cm以下。

（2）临床分期Ⅰ～Ⅱ期及临床评估可手术切除的ⅢA期。

（3）临床分期ⅢB期及临床评估不可切除的ⅢA期，经新辅助治疗后降期，重新评估后可手术切除。

（4）患者一般情况良好，体力状况评分（ECOG评分）≤2，可耐受全麻手术。

2. 禁忌证

（1）患者心、肺、肝、肾功能差，无法耐受肺叶切除：心功能检查提示Goldman指数分级Ⅲ～Ⅳ级，肺功能检查提示FEV_1术后预计值＜术前值的40%和/或DLCO术后预计值＜术前值的40%，总胆红素＞1.5倍正常值上限，谷丙转氨酶和谷草转氨酶＞2.5倍正常值上限，肌酐＞1.25倍正常值上限和/或肌酐清除率＜60mL/min。

（2）肿瘤可疑侵犯胸壁或邻近器官组织，仅行肺叶切除难以保证R0切除。

（3）肺门淋巴结肿大、钙化，无法解剖肺门或血管分支。

（4）曾有右侧开胸手术史；进胸后发现严重胸腔粘连，机器人辅助条件下难以充分松解粘连、游离右中肺叶。

（二）术前准备

同一般胸外科手术。充分的术前准备有助于手术的安全实施，减少术后并发症的发生，加速患者术后康复。

（1）吸烟者应戒烟2周及以上。

（2）术前1周可行呼吸功能锻炼。

（3）控制血压、血糖等，改善全身营养状况。

（4）术前半小时可予抗生素预防感染。

（三）麻醉体位与穿刺孔布局

1. 体位与麻醉

全身麻醉，气管内双腔插管，90°侧卧折刀位，胸下垫塑形垫固定体位。取适当折刀位以避免镜头机械臂对髋骨的压迫，增大肋间隙。手术野常规消毒铺巾，术前常规予罗哌卡因行肋间及椎旁阻滞，以减轻术后伤口疼痛。助手始终站在患者腹侧（图3-3-25）。

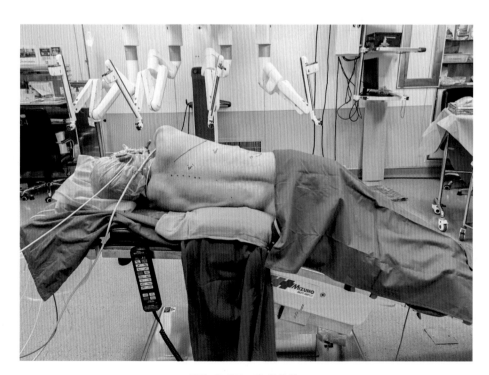

图3-3-25　患者体位

2. 穿刺孔布局

穿刺孔的布局基本恒定。采用4臂法，另加一个12mm的助手孔。所有操作孔道的建立均在可视条件下进行，电刀仅切开皮肤及皮下组织，并不切开肌层，而由穿刺器钝性分离进入胸腔。首先建立镜孔（Xi系统8mm，位于3号臂；Si系统12mm），选在腋中线第7或第8肋间，机器人镜头30°向上，检查胸腔有无广泛粘连，通过镜孔建立人工气胸，压力4~6mmHg（肥胖患者8~10mmHg），流量12~15L/min。然后在可视条件下建立辅助孔（12mm），辅助孔通常位于第10肋间（第11肋上缘），如患者先天第11肋过短，或者是行中下肺切除，则可适当上移辅助孔

至第9肋间。辅助孔主要用于协助压肺暴露、放置带开关的吸引器和切割器以及拿取手术标本及淋巴结。将机器人镜头和人工气胸管移至辅助孔，在全可视条件下建立其他操作孔。患者背部的1号臂操作孔（Xi系统8mm；Si系统为3号臂，5mm）通常位于脊柱旁线第4肋间，可根据不同胸廓形状调整；背部2号臂操作孔（8mm）位于肩胛下角线稍偏后，与镜孔同一肋间或下移1个肋间，原则上确保后部的操作孔位置低于斜裂；4号臂操作孔（Xi系统8mm，Si系统为1号臂）位于腋前线稍偏前，与镜孔同一肋间或上移1个肋间。切口位置并非绝对，仍需采取个体化原则，根据患者体形的不同做出调整（图3-3-26）。

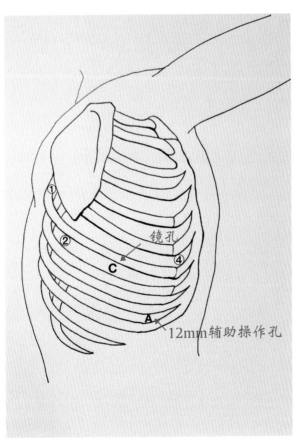

a. 示意图

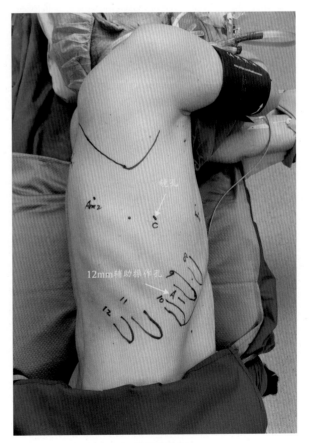

b. 实际打孔图

图3-3-26　穿刺孔布局

使用达芬奇Xi机器人系统进行手术时，背部1号臂置入8mm翘头有孔抓持器（tip-up fenestrated grasper，下称tip-up）（Si系统为3号臂，置入5mm thoracic grasper），主要用于推拉暴露肺组织；2号臂置入8mm有孔抓钳（cadiere forceps），可抓持组织及纱布卷；3号臂置入机器人镜头；4号臂（Si系统为1号臂）置入8mm马里兰钳，接双极电凝。助手使用带开关的吸引器吸血、吸烟雾、暴露手术视野，辅助主刀医生手术；使用切割缝合器离断肺组织、血管及支气管的操作也经由助手孔完成（图3-3-27）。

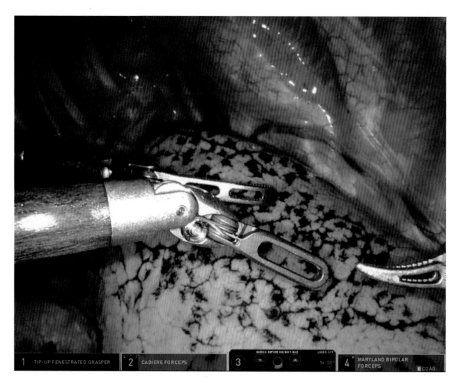

图3-3-27　置入手术器械

（四）手术切除范围

按照IASLC胸部肿瘤学分期手册第二版（2016）标准完成标准的解剖性右肺中叶切除术加系统性纵隔淋巴结清扫术。系统性纵隔淋巴结清扫术标准如下：①纵隔淋巴结清扫范围至少应包括3组纵隔淋巴结，所有患者必须清扫隆突下淋巴结；②右肺肿瘤患者建议清扫第2R、4R、7、8、9组淋巴结；③清扫纵隔淋巴结总个数必须在6枚以上，同时肺门、叶间、支气管旁淋巴结也必须清扫，要求完整切除解剖学标志范围内的所有淋巴结及其周围组织。

（五）手术步骤

1. 右肺中叶切除术

机器人手术首要原则是尽量减少肺叶的翻动，根据右肺中叶解剖特点，右中肺癌根治术推荐先切除肺叶然后行纵隔淋巴结清扫。

（1）首先由右肺斜裂前部解剖开始，以tip-up夹持小纱布卷向头侧推开中叶，暴露斜裂前部，用有孔抓钳和马里兰钳锐性解离、打开斜裂前部，彻底清扫叶间淋巴结（图3-3-28）。

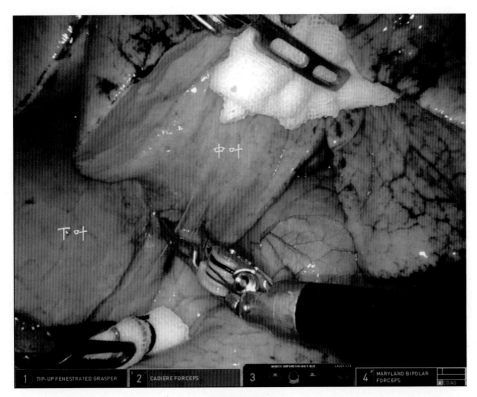

a. 解剖斜裂前部

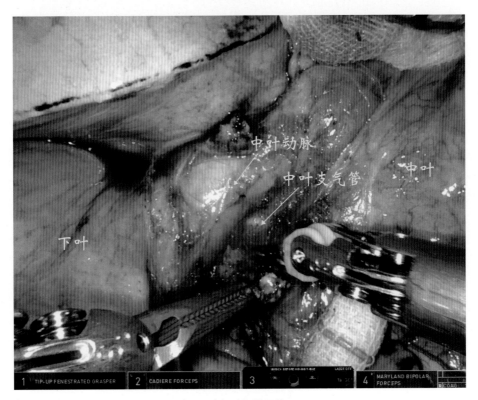

b. 清扫叶间淋巴结

图3-3-28　解剖斜裂前部并清扫叶间淋巴结

（2）游离暴露A⁴，助手从辅助孔进入用切割缝合器切断A⁴，也可以用马里兰钳配合有孔抓钳以4号丝线结扎切断A⁴，运用机器人施夹器或胸腔镜施夹器以血管夹夹闭A⁴后再行离断也是可以选择的安全处理方式（图3-3-29）。

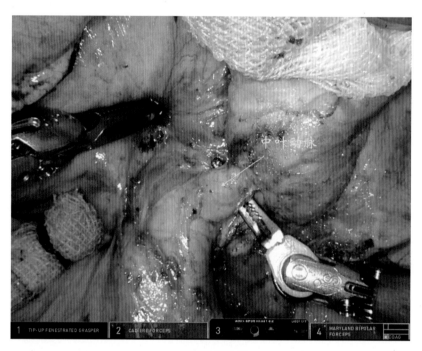

a. 解剖中叶动脉

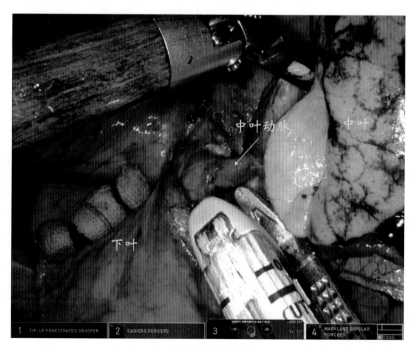

b. 闭合切断中叶动脉

图3-3-29　中叶动脉的处理

（3）以tip-up向后上推拉中叶，暴露并游
离中叶静脉，以血管夹或者机械臂丝线结扎切断

中叶肺静脉（图3-3-30）。

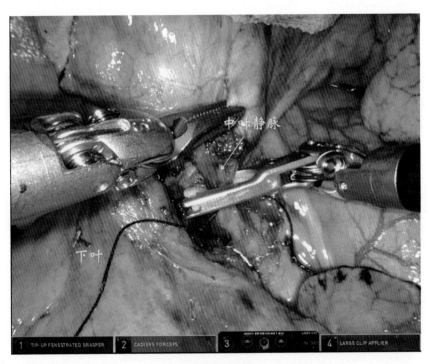

a. 结扎中叶静脉

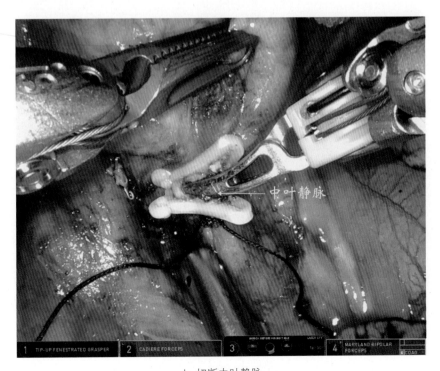

b. 切断中叶静脉

图3-3-30　中叶静脉的处理

（4）清扫中叶支气管周围淋巴结，并充分　　闭合切断支气管（图3-3-31）。
游离中叶支气管，助手从辅助孔置入切割缝合器

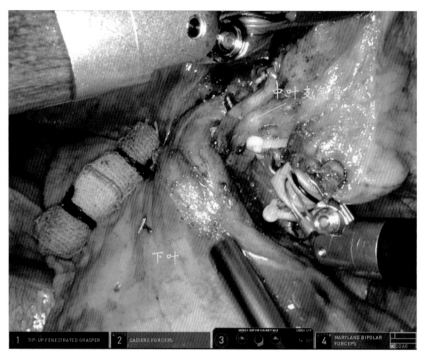

a. 充分游离中叶支气管

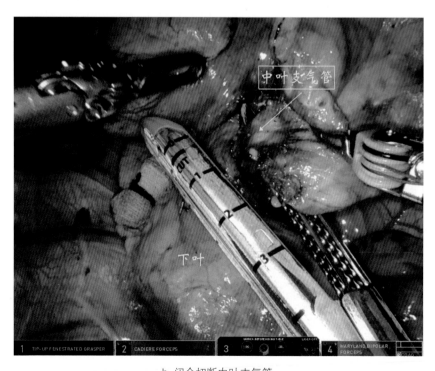

b. 闭合切断中叶支气管

图3-3-31　中叶支气管的处理

（5）以tip-up牵开中叶支气管断端，马里兰钳解剖游离A^5动脉（有些患者中叶动脉只有1支），助手从辅助孔置入切割缝合器切断A^5，也可以选择丝线结扎切断，或者血管夹处理方式。

（6）对于发育不全的水平裂，向膈肌方向适当牵拉，助手从辅助孔置入切割缝合器闭合切断（图3-3-32）。

注意：上述手术步骤并非一成不变，可以根据解剖位置和暴露游离情况次序变换。

2. 上纵隔淋巴结清扫

中叶切除完成后，先清扫上纵隔淋巴结。

（1）以tip-up夹持纱布卷，向膈肌方向推压右肺上叶，有孔抓钳和马里兰钳互相配合，从奇静脉弓下方开始解剖，充分电凝游离4R、4L组淋巴结。

（2）电凝切开奇静脉弓上方纵隔胸膜，助手以吸引器或者内镜下抓钳协助挡开上腔静脉或奇静脉弓。有孔抓钳向头侧方向提起上纵隔淋巴结和软组织，马里兰钳电凝切除整块上纵隔淋巴结和软组织，包括4R、4L、2R组

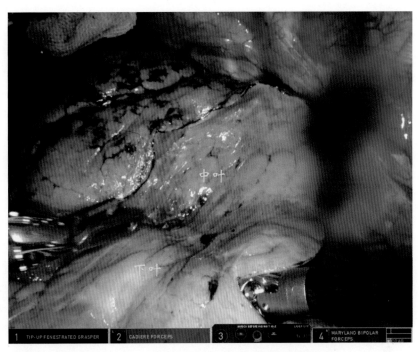

a. 显露发育不完全的水平裂

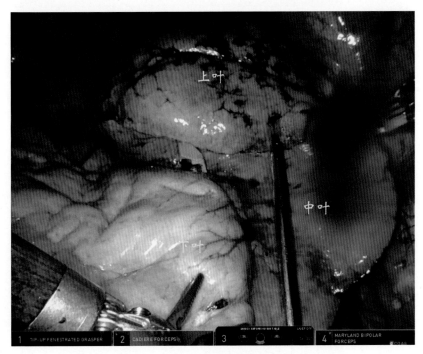

b. 闭合切断水平裂

图3-3-32 水平裂的处理

淋巴结和周围软组织（图3-3-33）。

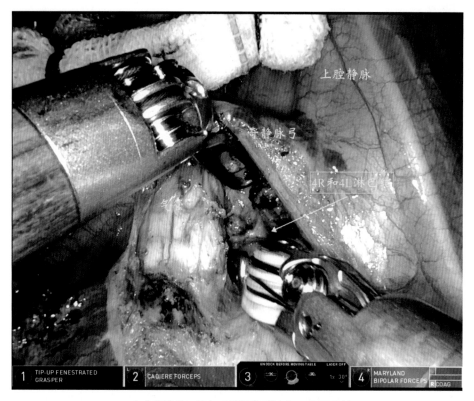

a. 在奇静脉弓下缘打开纵隔胸膜清扫4R组淋巴结

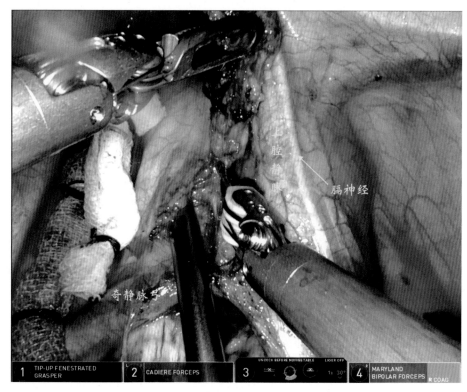

b. 清扫2R组淋巴结

图3-3-33 清扫4R、2R组淋巴结

（3）马里兰钳电凝切开膈神经前纵隔胸膜，助手用吸引器协助把上腔静脉轻轻挡向后方，完整清扫3A组淋巴结和软组织（图3-3-34）。

（4）所有清扫的淋巴结和软组织分组装入无菌手套制作的指套内取出体外。

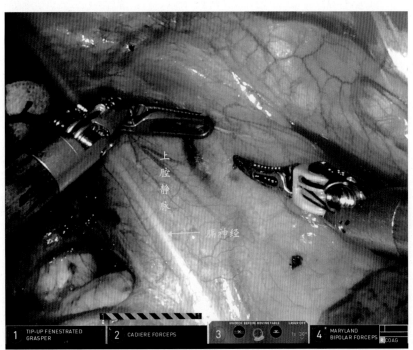

a. 打开膈神经前纵隔胸膜

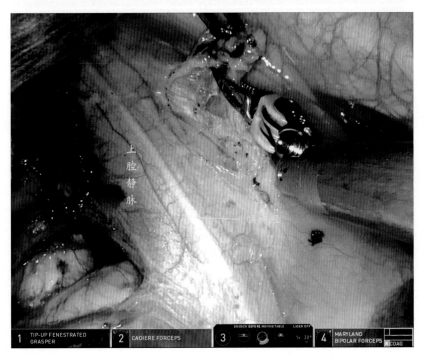

b. 清扫第3A组淋巴结

图3-3-34　清扫3A组淋巴结

3. 下肺韧带及隆突下淋巴结清扫

（1）以tip-up夹持纱布卷，向头侧方向推压右肺下叶，有孔抓钳夹持提起下肺韧带，以马里兰钳电凝切开下肺韧带，并清扫第9组淋巴结（图3-3-35）。

（2）清扫完第9组淋巴结后，以tip-up夹持纱布卷，向前侧方向推压右肺下叶，暴露后纵隔隆突下区域；继续沿下肺韧带向上切开后纵隔胸膜显露并清扫第8组淋巴结，清扫方式与第9组淋巴结相同。

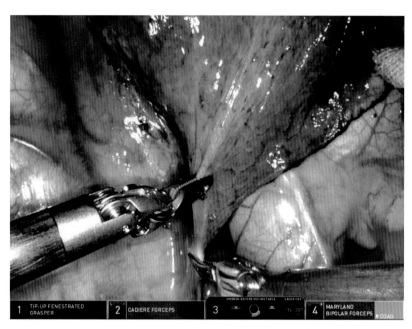

a. 打开下肺韧带

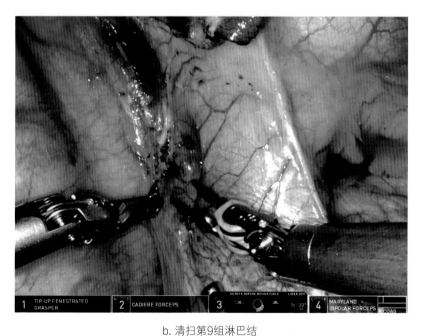

b. 清扫第9组淋巴结

图3-3-35　清扫第9组淋巴结

（3）在后纵隔隆突下水平、迷走神经前方电凝切开纵隔胸膜，暴露隆突下淋巴结，助手利用带开关吸引器将食管轻轻压向脊柱方向，充分暴露后纵隔；有孔抓钳和马里兰钳配合，电凝切断所有淋巴结引流管，将淋巴结及其周围脂肪组织完整切除（图3-3-36）。

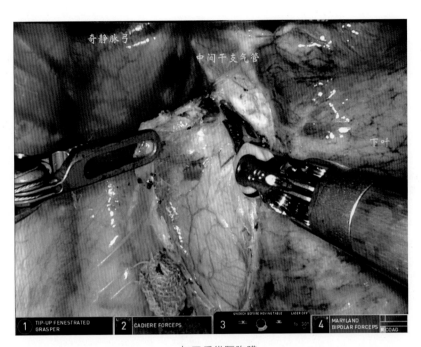

a. 打开后纵隔胸膜

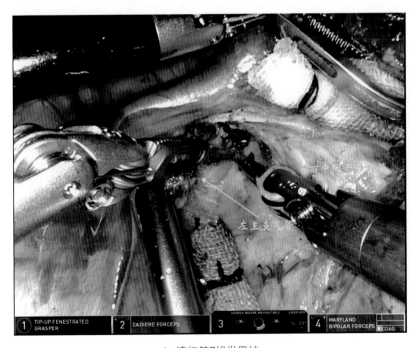

b. 清扫第7组淋巴结

图3-3-36　清扫第7组淋巴结

4. 取出标本及其他操作

（1）取出标本：经由助手孔放入一次性标本袋，有孔抓钳和马里兰钳配合将标本放入标本袋中并收紧。适当扩大助手孔，取出标本（图3-3-37）。

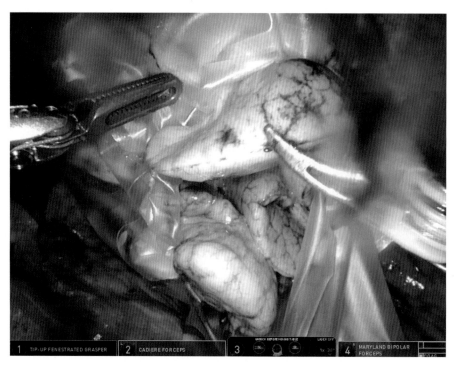

图3-3-37　将标本放入一次性标本袋中，扩大助手孔后取出

（2）清理术野：冲洗胸腔，检查有无活动性出血；嘱麻醉医生膨肺，检查支气管残端或肺创面有无漏气。

（3）关闭手术切口：撤除各机器人机械臂，经镜孔置入胸腔引流管，依次缝合各个操作孔。

（尤健　陈玉龙　徐锋）

第三节　机器人辅助右下肺癌根治术

一、手术适应证和禁忌证

1. 适应证

（1）右肺下叶非小细胞肺癌，肿瘤直径5cm以下[1]。

（2）临床分期Ⅰ～Ⅱ期，部分ⅢA期患者。

（3）经新辅助治疗降期，临床评估可手术切除者。

2. 禁忌证

（1）患者肝、肾、心、肺功能差，无法耐

受肺叶切除。

（2）肺门淋巴结肿大、钙化，累及肺动脉，无法解剖肺门或血管分支。

（3）胸腔粘连严重，无法充分游离，无法置入trocar，无法提供游离空间者。

二、术前准备

术前准备的目的是尽可能使患者的全身状况和心肺功能达到一个最佳状态。术前患者应禁烟数周，加强行走锻炼，争取能够不间断行走1.5~3km以上。对于心肺功能不全，术中、术后容易出现并发症的患者，术前应进行心肺功能锻炼并间断监测肺功能，以提高心肺等重要脏器对手术的耐受性。如果患者的手术风险非常高，术前4~6周的心肺功能康复治疗可以显著改善患者的一般状况和心血管条件，有效降低并发症的发生率。

药物治疗同样是术前准备的一个重要环节。伴有高血压、糖尿病、高脂血症的患者，术前应该用药物控制有关指标至正常范围后方可考虑手术，对于合并气道阻塞性疾病的患者，如果肺功能测试证实支气管扩张药物能够明显缓解支气管痉挛，则术前的合理用药对提高患者的肺功能会有所帮助。

术前完善检查，包括血、尿、便常规，以及凝血功能、肝肾功能、电解质、传染病系列、心电图、心脏彩超、肝胆脾胰肾上腺超声、颈部及锁骨上窝超声、肺功能、动脉血气分析、头颅CT或磁共振成像（MRI）、全身骨扫描或全身正电子发射计算机断层显像（PET/CT）等检查，以排除手术禁忌证。胸部CT、气管镜等检查可明确病变部位。

三、麻醉和体位

给予气管内双腔插管，全身静脉麻醉，术中健侧肺通气。患者左侧卧位（90°），腋下垫软枕，上肢固定于托手架上，髋部及膝部以盆托及固定带固定；患者第5肋间隙对准手术台腰桥，可扩大肋间隙利于手术；患者取适当头高脚低位，以避免机械臂碰撞骨盆造成损伤。助手位于患者腹侧，洗手护士紧邻助手。

四、机器人定泊和套管定位

机器人操作臂经手术床正上方患者头侧连接，常规消毒、铺单。切口选择：一般在腋前线与腋中线之间的第7肋间做辅助孔，长2～4cm（用切口保护器撑开切口皮肤及肌肉组织，切口用于吸引器、加长环钳、切割缝合器等的出入）；取腋后线第8肋间为观察孔（直径12mm套管直接经肋间隙插入）；在腋前线第5肋间、肩胛线第8肋间皮肤分别切长约0.8cm的小切口，置入金属套管（1号臂放置单极电钩、心包抓钳、持针器，2号臂放置双极抓钳）[2-4]。

五、手术切除范围

按照IASLC胸部肿瘤学分期手册第二版（2016）标准完成标准的解剖性右肺下叶切除术加系统性纵隔淋巴结清扫术[5]。系统性纵隔淋巴结清扫术标准如下：①纵隔淋巴结清扫范围至少应包括3组纵隔淋巴结，所有患者必须清扫隆突下淋巴结；②右肺肿瘤患者建议清扫第2R、

4R、7、8、9组淋巴结；③清扫纵隔淋巴结总个数必须在6枚以上，同时肺门、叶间、支气管旁淋巴结也必须清扫，要求完整切除解剖学标志范围内的所有淋巴结及其周围组织。

六、纵隔淋巴结清扫术

纵隔淋巴结清扫可自下而上，依次清扫第9组淋巴结、第8组淋巴结、第7组淋巴结、第2R/4R组淋巴结。

（1）清扫第9组淋巴结：助手用夹有纱布块的双关节卵圆钳将右肺下叶向前下压，暴露右下肺韧带。有孔双极抓钳（2号臂）向上提起右肺下叶近下肺韧带处，电钩松解下肺韧带，显露第9组淋巴结后，电钩清扫（图3-3-38）。用无菌手套制作一个指套，将清扫的第9组淋巴结放入

指套中，由助手将其取出，这样可避免挤压淋巴结造成潜在的肿瘤播散。

（2）清扫第8组淋巴结：清扫完第9组淋巴结后，电钩继续往上打开后纵隔胸膜就能显露第8组淋巴结，清扫方式与第9组淋巴结相同。此时，助手利用直头吸引器将肺组织压向前纵隔，帮助暴露。

（3）清扫第7组淋巴结：在隆突下水平，助手用夹有纱布块的双关节卵圆钳及吸引器将肺组织压向前纵隔方向，充分暴露后纵隔；双极抓钳提起后纵隔胸膜，电钩打开胸膜，显露第7组淋巴结后，双极抓钳提拉淋巴结及其周围脂肪组织，助手辅助暴露，电钩将淋巴结及其周围脂肪组织完整切除（图3-3-39）。

（4）清扫第2R/4R组淋巴结：助手用夹有纱布块的双关节卵圆钳及吸引器辅助暴露；电

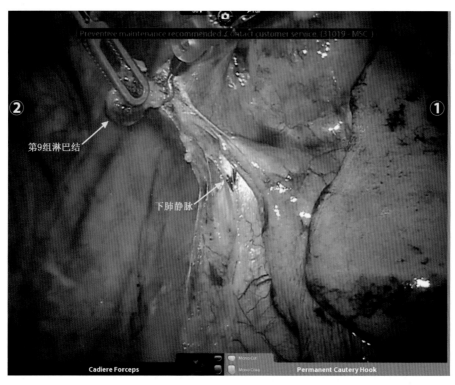

图3-3-38　松解右下肺韧带并清扫第9组淋巴结

钩于奇静脉弓下方及上方打开纵隔胸膜，显露第2R/4R组淋巴结后，双极抓钳提拉奇静脉弓，电钩清扫淋巴结及其周围脂肪组织（图3-3-40）。注意勿损伤右锁骨下动脉、气管、奇静脉弓及上腔静脉。

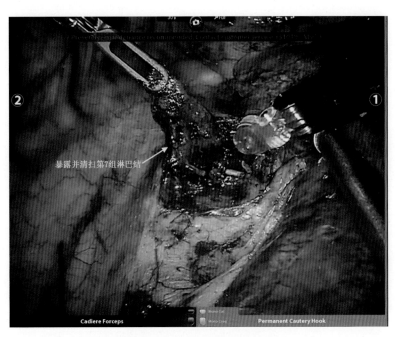

图3-3-39　清扫第7组淋巴结

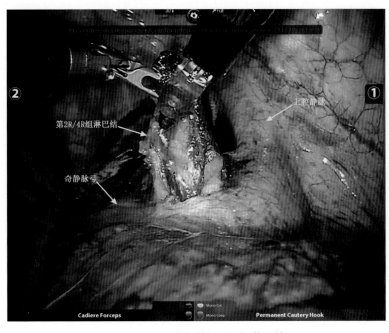

图3-3-40　清扫第2R/4R组淋巴结

七、右肺下叶切除术

右肺下叶切除在肺裂发育完全时比较容易，而在肺裂融合时较困难。对于肺裂发育好的右肺下叶切除，手术顺序往往是依次离断右下肺动脉、静脉、支气管，最后离断肺组织，主刀医生可根据术中情况及个人习惯选择离断顺序，以保证手术的安全实施。

行右肺下叶切除术前，需要明确有无支气管、肺动脉及肺静脉的变异或畸形，这对手术至关重要。基于薄层增强CT的三维重建可以在术前明确可能的支气管、肺动脉及肺静脉变异或畸形。

右肺下叶支气管自中间干气管延续下行继而分成背段支气管（B^6）、内基底段支气管（B^7），以及前基底段支气管、外基底段支气管、后基底段支气管（$B^{8\sim10}$），变异较少见。术中要仔细解剖辨认，注意保留中叶支气管，切勿损伤。

右下肺静脉的变异也相对少见。绝大多数情况下，分为V^6和基底段静脉，占84%，V^6、上基底段静脉和下基底段静脉占14%，还有较少见的是V^{4+5}、V^6和基底段静脉，占2%。右下肺静脉在术中较易确定，从右下肺韧带向上逐步游离解剖，容易辨认。

右肺叶间动脉继续向下走行成为右肺下叶动脉。右下肺动脉发出背段动脉A^6，背段动脉通常为1支血管，约占78%，但也存在2~3支的情况，约占22%。第2或第3支背段动脉可位于第1支背段动脉与基底动脉干分叉之间或基底动脉干分叉处。偶尔有从背段动脉发出延伸至基底段的动脉。A^{7}和A^{8}大部分情况下是共干的，约占60%；也有源于基底段动脉的，约占24%；部分患者A^{7}缺如，约占16%。A$^{8~10}$绝大部分情况是分为A^{8}和A^{9+10}，约占90%；少部分情况是分为A^{8+9}和A^{10}，或分为A^8、A^{9}和A^{10}，约占10%。在肺裂发育较好时，自肺裂仔细辨认背段动脉及基底段动脉，注意保留右肺中叶动脉，切勿损伤。

（1）游离叶间裂并暴露右下肺动脉，清扫叶间淋巴结：有孔抓钳（2号臂）将右肺下叶肺组织往下牵拉，游离叶间裂并清扫第11组淋巴结（图3-3-41），助手用吸引器协助暴露，游离A^{6}及下叶基底段动脉（A^7+A$^{8~10}$），游离过程中顺便清扫叶间及肺段间淋巴结（图3-3-42）。充分游离右下肺动脉后，助手用一次性切割缝合器离断右肺下叶背段动脉及基底段动脉（图3-3-43）。

（2）离断右下肺静脉：有孔抓钳（2号臂）将下肺组织往前上纵隔方向牵拉，助手用吸引器将下肺组织往上方拨，双极抓钳实时配合电钩打开下肺韧带，

游离右下肺静脉。充分游离右下肺静脉后，双极抓钳提拉下肺组织向前上方向牵拉，助手使用一次性切割缝合器离断右下肺静脉（图3-3-44）。

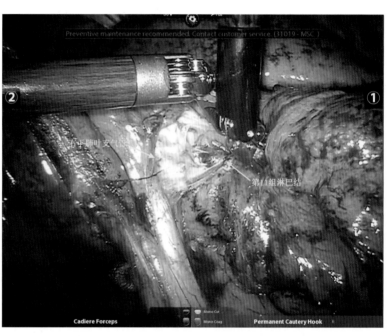

图3-3-41　游离叶间裂并清扫第11组淋巴结

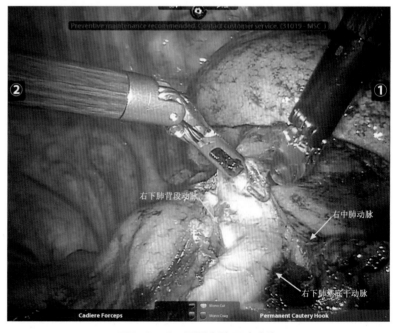

图3-3-42　暴露右肺下叶动脉

（3）离断右肺下叶支气管：离断动静脉、清扫叶间淋巴结及肺段淋巴结后，右肺下叶支气管也就基本游离。助手用一次性切割缝合器离断右肺下叶支气管（图3-3-45）。

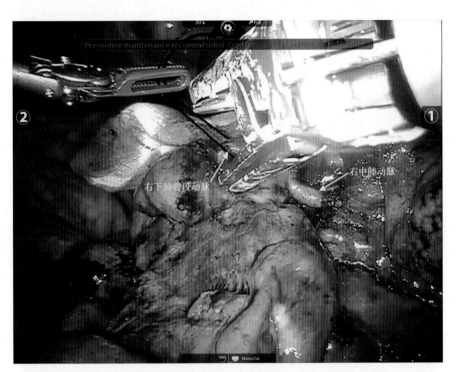

a. 离断右肺下叶背段动脉

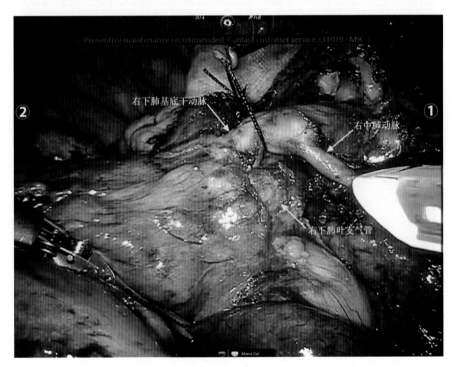

b. 离断右肺下叶基底段动脉

图3-3-43 离断右肺下叶背段动脉及基底段动脉

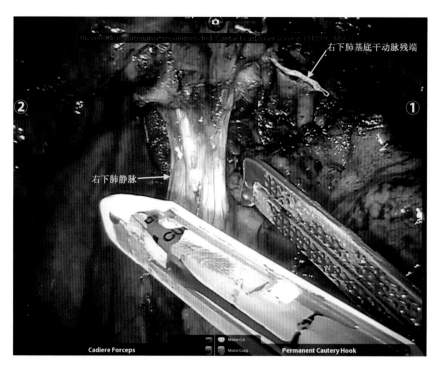

图3-3-44　离断右下肺静脉

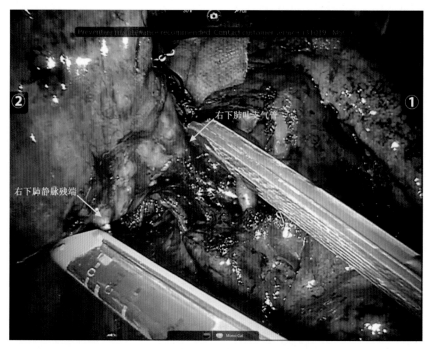

图3-3-45　离断右肺下叶支气管

（4）取出标本及其他操作。

取出标本：经由助手孔放入一次性标本袋，有孔抓钳（1号臂）配合双极抓钳（2号臂）将标本放入标本袋中并收紧，取出标本。

清理术野：冲洗胸腔，检查有无活动性出血；嘱麻醉医生膨肺，检查支气管残端或肺创面

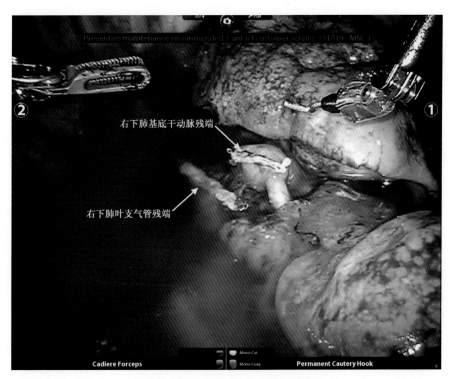

右下肺基底干动脉残端

右下肺叶支气管残端

图3-3-46　取出标本，冲洗胸腔

有无漏气（图3-3-46）。

关闭手术切口：经镜孔置入24号胸腔引流管，依次缝合各个操作孔。

（苟云久）

参考文献

[1] TERRA R M, LAURICELLA L L, HADDAD R, et al. Robotic anatomic pulmonary segmentectomy: technical approach and outcomes[J]. Rev Col Bras Cir, 2019, 46（4）: e20192210.

[2] AMBROGI M C, FANUCCHI O, MELFI F, et al. Robotic surgery for lung cancer[J]. Korean J Thorac Cardiovasc Surg, 2014, 47（3）: 201-210.

[3] VELEZ-CUBIAN F O, NG E P, FONTAINE J P, et al. Robotic-assisted video thoracoscopic surgery of the lung[J]. Cancer Control, 2015, 22（3）: 314-325.

[4] MELFI F M, FANUCCHI O, DAVINI F, et al. Robotic lobectomy for lung cancer: evolution in technique and technology[J]. Eur J Cardiothorac Surg, 2014, 46（4）: 626-630.

[5] LARDINOIS D, DE LEYN P, VAN SCHIL P, et al. ESTS guidelines for intraoperative lymph node staging in non-small cell lung cancer[J]. Eur J Cardiothorac Surg, 2006, 30（5）: 787-792.

第四节　机器人辅助左上肺癌根治术

本节重点介绍非小细胞肺癌患者接受达芬奇机器人左上肺叶切除的适应证、病例选择、麻醉和体位，对左上肺叶切除的手术步骤做详细阐明，而肿瘤侵犯胸壁的扩大肺叶切除，支气管、血管袖状切除和双肺叶切除将不做讨论。

一、病例选择和手术适应证、禁忌证

机器人肺切除术的病例选择标准与VATS以及大多数开胸手术的标准相似，即三种手术具有相类似的手术适应证。正如任何手术的适应证都没有绝对正确的判断标准一样，虽然机器人肺切除术没有绝对的禁忌证，但有一些潜在的相对禁忌证，尤其是在外科医生操作不那么熟悉的早期阶段：

（1）严重心肺疾病建立单肺通气有困难者。

（2）肺门淋巴结严重钙化、纤维化，或肿瘤侵犯累及肺门结构，无法进行肺门结构解剖性分离者。

（3）巨大肿块的中央型肺癌。

（4）需要做支气管和/或血管袖状切除者。

（5）局部晚期肺癌严重侵犯胸壁或纵隔者。

虽然致密的胸膜粘连经常被认为是VATS手术的相对禁忌证，但对于机器人手术并非如此，因为在更清晰的3D可视化视野和高度灵活的器械辅助下，外科医生可以更加方便、容易地松解广泛而致密的胸膜粘连。

二、术前准备

1. 围手术期患者的准备

同一般胸外科手术。充分的术前准备有助于手术的安全实施，减少术后并发症的发生，加速患者术后康复。

（1）吸烟者应戒烟2周或以上。

（2）术前1周可行呼吸功能锻炼。

（3）控制血压、血糖等其他慢性病指标，争取术前调整至较为满意和平稳的数值，改善全身营养状况。

（4）术前完成必要的心肺功能、影像学检查，对于超过2cm的肺部实性肿块，建议常规进行PET/CT的检查；中央型肺癌或气管腔内肿块需完善电子纤维支气管镜检查。

（5）术前半小时可予抗生素预防感染。

2. Xi达芬奇系统的准备

患者进入手术间麻醉时，巡回护士和洗手护士共同配合设置机器人系统的参数和位置（包括床旁机械臂系统、外科医生控制台以及成像系统）。需要强调的是，训练有素的巡回护士和手术助手可以大大缩短装机时间，加速手术准备环节的进程。在条件允许的情况下，应尽量将该系统部件放置在专用的手术房间内，以减少临时安装时间和来回转移推动带来的机械性损坏。Xi达芬奇系统因为增强了瞄准功能，并且手臂吊臂的旋转度高达270°，因此理论上可以允许床旁机械臂车定位在相对于操作台的任何位置，较既往几代的系统来说床旁机械臂的安放灵活性要高得多。成像系统的画质显示效果较差，亮度和清晰度远逊于外科医生控制台的监视器，为了方便助手看得更清晰，减少视觉疲劳，可以外接高清腔镜手术用的显示器。机器人肺切除常用器械见图3-3-47。

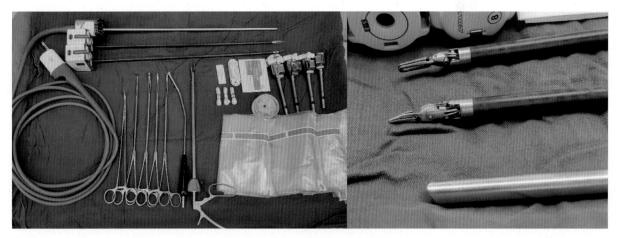

图3-3-47　机器人肺切除常用器械

三、麻醉、体位和切口设计

1. 麻醉

一般采用静脉全身麻醉，通过双腔插管或单腔插管加封堵器的方法进行麻醉气管插管。对于接受左上肺叶切除的患者来说，插入右侧双腔气管插管或单腔插管加左侧封堵器可以达到左单肺通气的目的。麻醉气管插管常规采用超细电子纤维支气管镜引导，可以有效提高肺隔离通气的操作效率，术中患者一般采用全量肌松药物控制，气管插管接入麻醉机对患者的呼吸进行完全控制。麻醉前一般需进行桡动脉的穿刺，必要时经颈部或下肢置入中心静脉导管。术中标准监测项目包括连续动态的心电图、鼻腔体温、动脉血压、动脉血氧饱和度、呼气末二氧化碳压力和尿量，必要时可进行脑电波的监测。不建议常规将胸硬膜外置管用于机器人肺切除手术，可通过肋间神经阻滞、患者控制的外周静脉镇痛泵和非甾体抗炎药进行围手术期镇痛。

2. 体位

患者在仰卧位麻醉和气管插管成功后，需转换为手术体位，一般左上肺叶切除采用右侧90°侧卧位。最好采用机器人手术专用的手术床，或者是能够实现多部位分体式折弯的手术床，使患者从侧面观髂前上棘以下的身体部位能够向足侧弯曲呈折刀位，以便充分突出和显露左侧胸壁，这样可以避免体外机械臂因为无法下压导致操作角度受限。同时，这一操作还有助于肋间空间的充分暴露，减少trocar对肋间神经的压力。

3. 切口设计

外科医生都青睐于选择熟悉的手术路径进行操作，针对不同的肺叶进行机器人手术切除时，可采用相似的切口设计策略。常规采用"三臂四孔法"进行机器人肺切除手术，使用的是机器人的2、3、4号臂。通常将摄像头设在3号臂上（Xi达芬奇系统可以将摄像头设定在任意一条臂上，术中可根据需要再调整）。在进行左上肺叶切除手术时，3号臂手术切口设在第七或第八肋间腋中线稍偏后的位置，然后以此切口为中心，向左右两侧6~8cm的同一水平线上做2、4号臂的切口，切口设计可根据患者体形、性别以及胸壁有无皮损等特点稍加调整（图3-3-48）。三处切口在切皮后直接用金属trocar经肋间隙钝性刺入，这样损伤小，出血少。为了快速实现较为满意的塌肺效果，助手可在trocar端接入二氧化碳气体注入胸腔，气体压力可设定在6~10mmHg。第四个切口是助手辅助切口，一般设在腋前线第五肋间，切口长度约3cm，该处切口放置可变高的橡胶保护套并稍加牵开，以便于助手操作。如此设计助手辅助切口有几个好处：①符合VATS手术切口操作习惯，缩短了机器人手术的学习曲线。②方便助手操作切割缝合器时出入胸腔，也便于助手辅助暴露和吸引，并可同时置入多种普通器械，减少手术耗材费用。③手术切除的标本常规经该切口取出，切除标本后无须再延长切口。④万一术中遇到大出血需要中转开胸时，可以经此处做延长切口，迅速进胸直达肺门结构，便于控制出血。

四、Xi达芬奇系统的装机操作

Xi达芬奇系统简化了机械臂的安装对接过程。首先，机械臂被安装在一个可旋转270°的吊臂车上，通过吊臂中心投射出的十字激光交叉线，床旁机械臂系统能够快速定位。一旦摄像头对接到位，它就会投射出十字线，指向需要瞄准的手术野。在进行左上肺叶切除术的时候，助手调整摄像头将十字线瞄准左侧胸顶部，然后按下瞄准镜上的目标按钮，吊臂将自动旋转，自动调整机械臂的方向和高低，这种调整有利于减少机械臂之间的操作冲突。其次，机械臂和端口之间的连接机构经重新设计，更方便的连接。再次，机械手臂具有自动保持一定间隙的功能，即系统允许机械臂在胸腔内部运动的同时在胸腔外部保持最大的臂间距。对接、瞄准和机械臂自动分离后即可进行器械的安装。进行左上肺叶切除的时候，一般在2、4号臂上接CADIERE抓钳和永久电钩或马里兰双极镊。如前所述，训练有素的巡回护士和手术助手可以大大缩短系统连接摆放和装机的时间，一般5~8min即可完成切口制作和全部装机流程，从麻醉到主刀医生正式手术操作所需的等待时间与普通VATS手术相当。

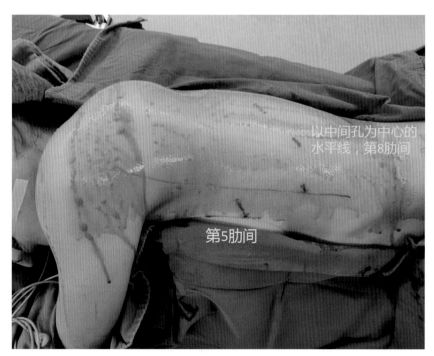

以中间孔为中心的水平线，第8肋间

第5肋间

图3-3-48　切口设计

五、手术操作步骤

对于术前或术中诊断明确的左上肺原发性肺癌需做左上肺癌根治术的患者，一般选择先对肺门结构进行解剖性的游离，为了尽可能少转换手术视野，做到流畅操作，淋巴结的清扫一般穿插在肺叶结构的游离过程中，不刻意先去切肺或清扫纵隔淋巴结，解剖原则是"由浅及深，由远及近，先薄再厚，逐层推进"。

1. 左肺上叶解剖结构及常见变异情况

在所有的肺叶切除手术中，左肺上叶切除难度最大，其原因是左上肺动脉在解剖上的变异最大，分支最多，加上特有的主肺动脉窗结构，当肺癌有广泛浸润病变和淋巴结肿大时，肺门结构会发生变形，导致解剖、辨识困难。外科手术操作的灵魂就在于细致而精湛的解剖，术前主刀医生通过薄层胸部CT尤其是薄层增强扫描，可以明确患者的肺裂发育情况，明确左上肺叶支气管、血管的变异和畸形情况，以及是否存在明显肿大或钙化的淋巴结。通过仔细判读胸部薄层CT即可明确以上信息，这些信息对手术方案的设计和术前良好的医患沟通非常重要。一般至少要从术前影像上辨识段级支气管、肺动脉和肺静脉的发育及变异类型，这样术中可以做到解剖明晰，不容易发生误判和误伤的情况。

左肺上叶支气管从左侧主支气管发出，继而分成左上肺固有段（B^{1+2+3}）和舌段（B^{4+5}）支气管，左上肺固有段可以再分成尖后段（B^{1+2}）和前段（B^3）支气管，术前CT或纤维支气管镜检查可以明确支气管的发育情况。左肺上叶段及亚段支气管的变异丰富，术前可以预判。但对于左肺上叶切除来说，辨识支气管最困难的情况往往

发生在肺裂未发育的患者中，有几种方法可以辅助判断：①术中麻醉医生电子纤维支气管镜引导；②静脉注射吲哚菁绿染色，Xi达芬奇系统带有荧光模式，可辅助辨识上下肺叶分界；③夹闭预切断的左上肺叶支气管，嘱麻醉医生加压膨肺，如左全肺不张考虑夹闭的是左主支气管，此时需要继续向远端游离。

肺静脉的解剖较为复杂，尤其是段以下的静脉变异常见，心包外上、下肺静脉合成一根总干而不分叉的情况非常少见。对于左上肺叶切除来说，注意辨识左下肺静脉的走行，勿错断下肺静脉即可。需要强调的一点是，在肺裂发育不佳的时候，尤其要注意不能多断肺静脉，如果误断左肺静脉总干将会被迫做左全肺切除。绝大多数情况下，左下肺静脉位于左肺门结构的最下方，远离其他肺门结构。如果左上肺静脉辨识有困难，可以通过游离左下肺韧带辅助辨识，保留下肺静脉这一丛，剩下的肺静脉结构就是属于上叶来源的了。

左肺上叶动脉的分支变异最多见。对于肺段切除手术，外科医生需要非常清楚每一支段及亚段动脉的分叉和走行，而对于肺叶切除手术，外科医生需要特别注意三点：第一，左上肺纵隔来源的舌段动脉所占比例不在少数（约18%）[1]，该支动脉通常比前段动脉（A^3）发出的位置更深、更靠前纵隔，从后向前入路的解剖和离断肺门结构的时候，该分支容易被忽视而出现误伤，一旦出血处理比较困难，可能面临开胸手术的被动局面；第二，肺裂发育不好的时候，舌段动脉（A^{4+5}）与左下肺基底段动脉的走向不好辨识，尤其是有部分A^{4+5}分支经常与左下肺前基底段动脉（A^8）共干，要尽可能减少对下肺动脉的误伤；第三，少部分患者在尖后段动脉（A^{1+2}）与A^{4+5}之

间可能会有A^{3}的分支，该支一般较为纤细，在处理后肺裂时需要注意，以防牵拉过度导致出血。

2. 左肺上叶标本的切除

对于左肺上叶切除术，一般按照先离断肺动脉、支气管，最后离断肺静脉的方式去操作。之所以采用先断动脉后断静脉的操作顺序，是因为在肺动脉第一分支未离断的情况下，助手经第5肋间置入切割缝合器离断左上肺静脉是存在一定

风险的，切割缝合器容易因为角度受限而误伤前端的肺动脉。本节以左肺斜裂发育良好的情况为例，详细阐明左肺上叶切除的手术步骤。

（1）离断左上肺动脉：沿肺动脉浅表用马里兰双极镊（4号臂）游离叶间裂，CADIERE抓钳（2号臂）提起胸膜组织，裸化叶间肺动脉鞘膜，并顺便清扫第10、11组淋巴结（图3-3-49）；大部分情况下，如前肺裂发育良好，可以

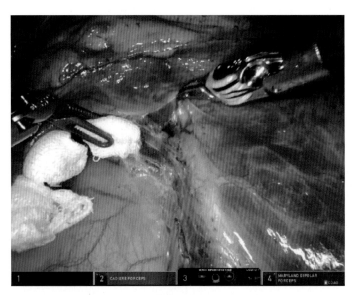

a. 游离叶间裂

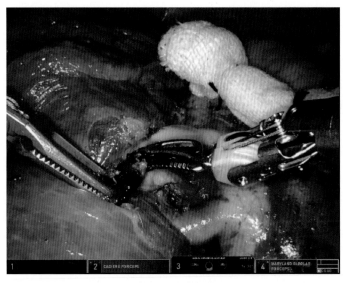

b. 清扫第11组淋巴结

图3-3-49 游离叶间裂并清扫第11组淋巴结

先处理舌段动脉；A^{4+5}单支或并排发出两分支，可予切割缝合器离断（图3-3-50）；助手用吸引器和纱布卷将肺组织往腹侧拨开以暴露后纵隔胸膜，CADIERE抓钳提起后纵隔胸膜，马里兰双极镊分离后肺裂，并沿主动脉生理弯曲贴近肺组织向上一路游离，注意辨识支气管动脉及迷走

神经，充分游离显露肺动脉主干，剥离肺动脉表面鞘膜进行鞘内操作；充分游离敞开后肺门结构，显露左肺动脉主干及分支，沿肺动脉主干游离上肺动脉各分支，在此过程中顺便清扫第10、11、12、13组淋巴结；A^{1+2}分支最多，可三分叉、两分叉或单分叉，常见的情况是后段动脉

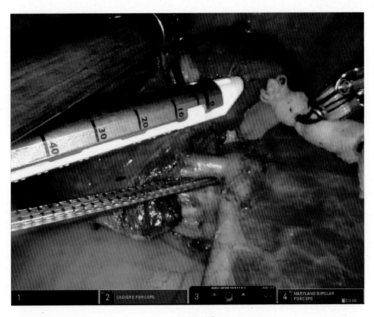

a. 离断A^{4+5}

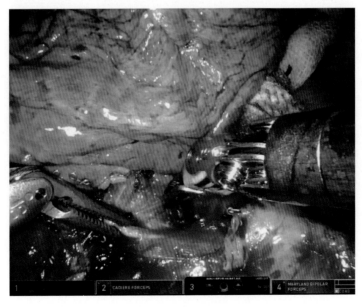

b. 清扫深部的第10组淋巴结

图3-3-50 离断A^{4+5}并清扫深部的第10组淋巴结

（A^{1+2}b+c）独立分叉，予线扎或切割缝合器离断（图3-3-51a）；A^{3}与A^{1+2}a通常合成肺动脉第一分支，该支最粗大，需予切割缝合器离断，必要时可带线牵引该支血管，以便于助手离断（图3-3-51b）。马里兰双极镊既可以作为能量器械切割凝闭组织，也可以胜任抓钳或分离钳

的作用。

（2）离断左上肺叶支气管：肺动脉离断后便可显露左上肺叶支气管，CADIERE抓钳将肺组织向腹侧方向牵拉，助手用吸引器协助暴露，马里兰双极镊游离肺静脉与上叶支气管间隙，在此过程中顺便清扫第10、12、13组淋巴结；马里

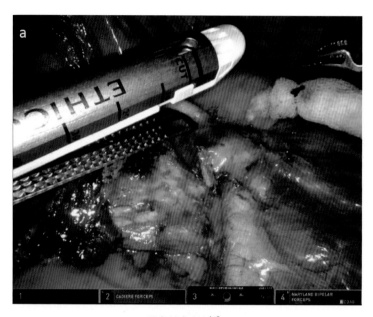

a. 游离并离断A^{1+2}b+c

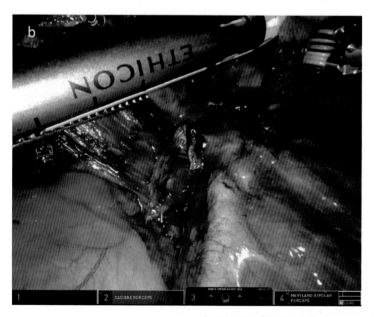

b. 游离并离断A^{3}与A^{1+2}a

图3-3-51　游离并离断A^{1+2}b+c和A^{3}与A^{1+2}a

兰双极镊潜行通过上肺静脉与支气管间隙，打通隧道，CADIERE抓钳向上提拉肺组织，充分暴露间隙，助手用切割缝合器离断左上肺叶支气管（图3-3-52）。

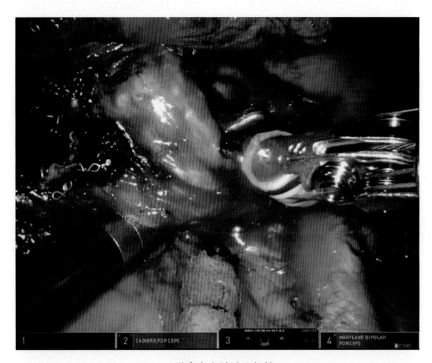

a. 游离左上肺叶支气管

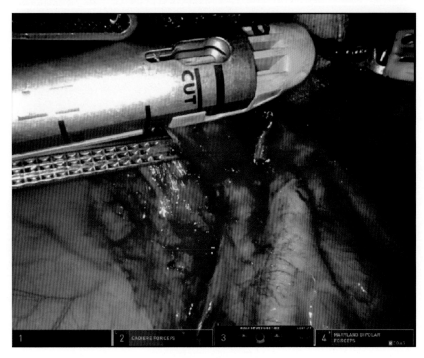

b. 离断左上肺叶支气管

图3-3-52　器械配合游离左上肺叶支气管并予离断

（3）离断左上肺静脉：离断肺动脉和支气管后只剩上肺静脉这一肺门结构。游离上肺静脉周围结缔组织以裸化血管，CADIERE抓钳和马里兰双极镊协助举起上肺组织，充分显露上肺静脉，助手用切割缝合器离断左上肺静脉（图3-3-53）。

3. 纵隔淋巴结清扫

肺内及肺门淋巴结清扫在左肺上叶切除过程中即可顺便完成，纵隔淋巴结清扫时可自下而上，依次清扫第9组、第8组、第7组、第4L组、第5组及第6组淋巴结；也可以根据术者习惯调整

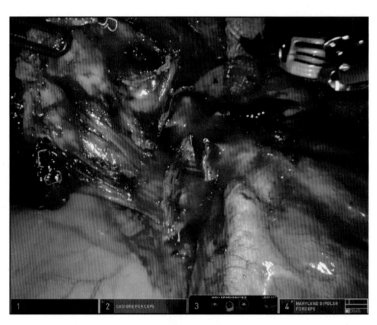

a. 游离左上肺静脉

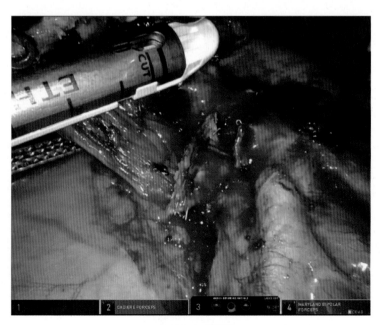

b. 离断左上肺静脉

图3-3-53　游离并离断左上肺静脉

顺序，原则上达到完整切除且能减少神经、血管损伤即可。

（1）清扫第8、9组淋巴结：CADIERE抓钳将左下肺往胸顶方向拨，助手协助暴露并使下肺韧带保持一定张力，马里兰镊松解下肺韧带。沿下肺韧带一路向上游离，清扫下肺韧带与食管之间的第9组淋巴结；继续向上游离，越过下肺静脉，注意不要误伤下肺静脉，同样方式清扫食管旁的第8组淋巴结。助手用长柄淋巴结钳协助取出第8、9组淋巴结（图3-3-54）。

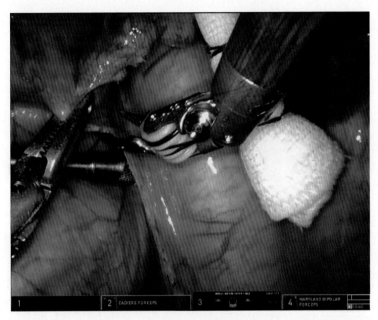

a. 清扫第9组淋巴结

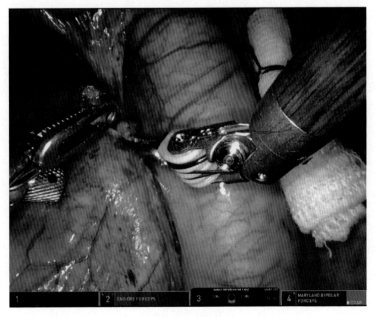

b. 清扫第8组淋巴结

图3-3-54　游离下肺韧带并清扫第8、9组淋巴结

（2）清扫第7组淋巴结：左侧第7组淋巴结的清扫具有一定难度，要求主刀医生和助手配合娴熟。第7组淋巴结位于左下肺静脉与左右主支气管之间，位置较深，较难有良好的暴露视野。马里兰镊越过下肺静脉继续向上游离，助手用吸引器插入气管隆嵴下将食管和主动脉向后上方的侧胸壁做顶压动作（注意动作轻柔），CADIERE抓钳钳夹纱布卷后经后纵隔将下肺和心包压向腹侧，充分显露气管隆嵴下结构。清扫第7组淋巴结时，注意对发自胸段主动脉来源的支气管动脉进行预凝，该处淋巴结滋养血管丰富，多为支气管动脉来源，在清扫时容易出血污染视野。马里兰双极镊沿左主支气管膜部清扫淋巴结，逐层递进，直至显露气管隆嵴尖部和右主支气管（图3-3-55）；完整切除第7组淋巴结，助手用长柄淋巴结钳协助取出第7组淋巴结。在清扫本组淋巴结时注意辨识和保留左侧迷走神经主干，肺丛神经如果发散呈片状分布，影响视野暴露可予离断。

（3）清扫第4L组淋巴结：该组淋巴结的清扫最为困难，其位于左侧主支气管与主动脉弓下间隙，操作时非常容易损伤经主动脉弓下绕行的左侧喉返神经起始部。CADIERE抓钳钳夹纱布卷将左肺动脉向下方压挡以显露主

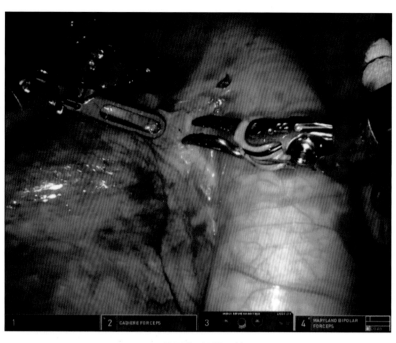

a. 暴露第7组淋巴结

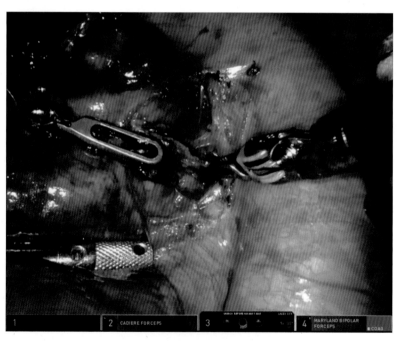

b. 清扫第7组淋巴结

图3-3-55　暴露并清扫第7组淋巴结

动脉弓下间隙，助手用吸引器辅助暴露，马里兰双极镊游离主动脉弓下结缔组织，注意能量器械不要紧贴主动脉弓，辨识左侧迷走神经与主动脉弓夹角处，必要时可主动暴露左侧喉返神经以免

误伤；马里兰双极镊此处以钝性分离为主，少量出血时用吸引器吸尽或用纱布擦拭，不宜多用电凝止血。完整切除第4L组淋巴结，助手用长柄淋巴结钳协助取出第4L组淋巴结（图3-3-56）。

（4）清扫第5、6组淋巴结：该处淋巴结清扫相对容易，需要注意的是不要误伤左侧膈神经和喉返神经。第5组淋巴结位于主肺动脉窗间隙，清扫完可以清晰辨识肺动脉韧带；第6组淋巴结位

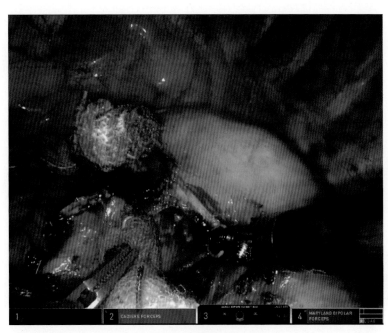

a. 暴露主动脉弓下间隙

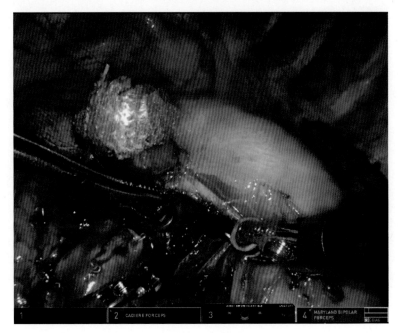

b. 清扫第4L组淋巴结

图3-3-56 暴露主动脉弓下间隙并清扫第4L组淋巴结

于膈神经深面、升主动脉弓旁，清扫时CADIERE抓钳将纵隔胸膜连同膈神经一并提拉，暴露深处结构，将心包外脂肪团连同淋巴结一并清扫，这样可以减少脂肪组织出血（图3-3-57）。此处清扫时如果不慎将心包损伤，在手术结束之前应在心包底部再开一小孔，防止术后心包填塞。

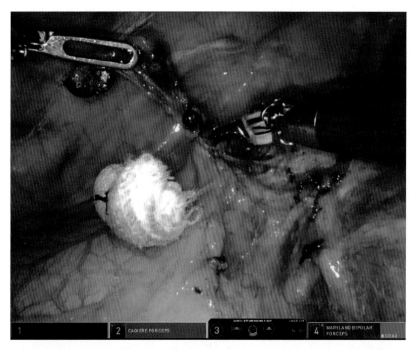

a. 清扫第5组淋巴结

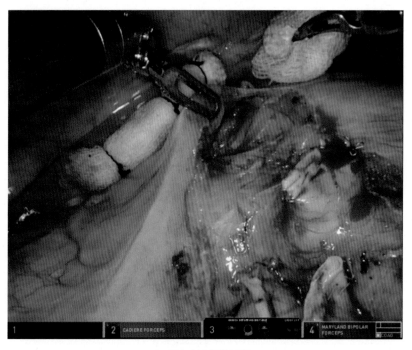

b. 清扫第6组淋巴结

图3-3-57   清扫第5、6组淋巴结

4. 取出标本及其他操作

（1）取出标本：经助手孔放入一次性标本袋或手套，CADIERE抓钳配合马里兰双极镊将标本放入袋中（图3-3-58）；如果标本过大或肺组织松脆，可适当延长切口取出标本。

（2）清理术野：冲洗胸腔，检查有无活动性出血。需全胸腔检查，因为曾出现机械臂损伤

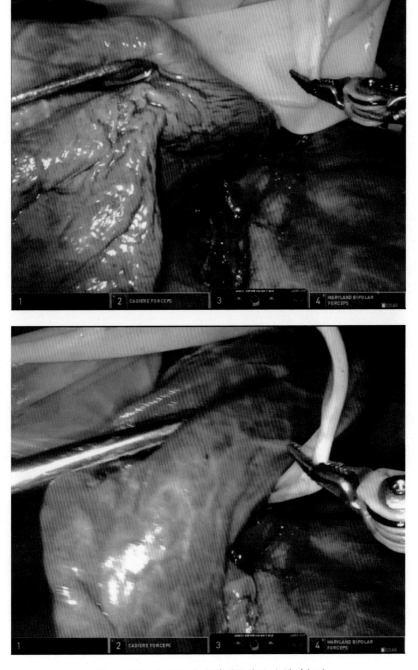

图3-3-58　主刀医生和助手取出左上肺叶标本

术野外胸壁而需要再次手术止血的病例；嘱麻醉医生膨肺，检查支气管残端或肺创面有无漏气。

（3）关闭手术切口：经镜孔置入28号胸腔引流管一根，依次缝合切口。

（李明　张帅）

参考文献

[1] NOMORI H, OKADA M. Illustrated anatomical segmentectomy for lung cancer[M]. Springer Tokyo, 2012.

第五节　全孔机器人左下肺癌根治术

一、手术适应证和禁忌证

1. 适应证

（1）左肺下叶非小细胞肺癌，肿瘤直径5cm以下。

（2）临床分期Ⅰ~Ⅱ期，部分ⅢA期患者[1]。

（3）经新辅助治疗降期，临床评估可手术切除者。

2. 禁忌证

（1）患者心、肺、肝、肾功能差，经过治疗后仍无明显好转，无法耐受肺叶切除；心功能检查提示Goldman指数分级Ⅲ~Ⅳ级；肺功能检查提示FEV_1术后预计值＜40%和/或DLCO术后预计值＜40%；总胆红素＞1.5倍正常值上限，谷丙转氨酶和谷草转氨酶＞2.5倍正常值上限；肌酐＞1.25倍正常值上限和/或肌酐清除率＜60mL/min。

（2）肺门淋巴结肿大、钙化，累及肺动脉，无法解剖肺门或血管分支。

（3）胸腔粘连严重，无法充分游离，无法置入trocar，无法提供游离空间。

二、术前准备

同一般胸外科手术。充分的术前准备有助于手术的安全实施，减少术后并发症的发生，加速患者术后康复。

（1）吸烟者应戒烟2周或以上。

（2）术前1周可行呼吸功能锻炼。

（3）控制血压、血糖等，改善全身营养状况。

（4）术前半小时可予抗生素预防感染。

三、体位与穿刺孔布局

1. 体位

本节病例为一中年男性患者，因"咳嗽1月余"行胸部CT检查发现左肺下叶有一大小为1.9cm的结节，临床诊断为周围型非小细胞肺癌（图3-3-59）。纵隔及肺门淋巴结未见明显肿大，临床分期为cT1bN0M0，ⅠA2期。采用达芬奇Si机器人系统为患者实施左下肺癌根治术。

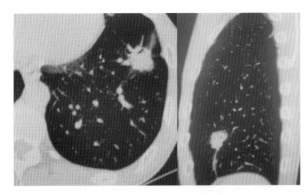

图3-3-59　胸部CT示左下肺结节

患者右侧卧位（90°），腋下垫软枕，上肢固定于托手架上，髋部及膝部以盆托及固定带固定；患者第5肋间隙对准手术台腰桥，可扩大肋间隙，有利于手术（图3-3-60）；患者取适当头高脚低位，以避免机械臂碰撞骨盆造成损伤。助手位于患者腹侧，洗手护士也在腹侧并紧邻助手，这一点与上肺叶切除术不同。

2. 穿刺孔布局

本例患者采用4臂全孔机器人左下肺癌根治术，另加一个助手孔。于腋后线第8肋间做12mm切口用作镜孔，并形成5~8mmHg的人工CO_2气胸，于腋前线第6肋间做8mm切口放置2号臂，于腋后线与肩胛下角线之间第8肋间、听诊三角区域分别做8mm切口放置1号臂、3号臂[2]。在镜孔前下方、沿第8肋间旁开8~10cm做12mm助手孔，这是与左肺上叶切除术不一样的地方。在手术结束时，视肿瘤大小适当扩大助手孔，以便于取出标本。

1号臂置入电钩，并接单极电凝系统，由主刀医生右手实时操控，用于锐性或钝性分离组织，基本可完成全部手术操作；有时候在分离肺门区域血管存在困难时，1号臂可换成马里兰钳；而有时欲完整切除较大的淋巴结，尤其是隆突下淋巴结时，可换用超声刀。2号臂接有孔双

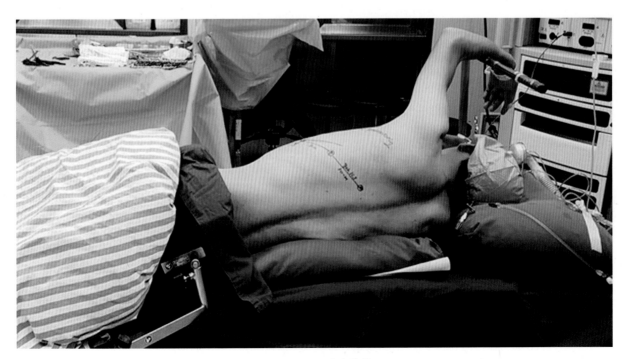

图3-3-60　患者体位

极钳，并连接双极电凝系统，由主刀医生左手操控，用于拨挡、夹持组织和电凝止血。3号臂置入有孔抓钳，无电凝功能，主要用于牵拉或拨挡肺组织，便于手术视野的暴露。助手使用直头吸引器用于吸血、吸烟及暴露手术视野，辅助主刀医生手术；同时，切割缝合器离断肺组织、血管及支气管的操作也经由辅助孔由助手完成。

四、手术切除范围

按照IASLC胸部肿瘤学分期手册第二版（2016）标准完成标准的解剖性左肺下叶切除术+系统性纵隔淋巴结清扫术[3]。系统性纵隔淋巴结清扫术标准如下：①纵隔淋巴结清扫范围至少应包括3组纵隔淋巴结，所有患者必须清扫隆突下淋巴结；②左肺肿瘤患者建议清扫第4L、5、6、7、8、9组淋巴结；③清扫纵隔淋巴结总个数必须在6枚以上，同时肺门、叶间、支气管旁淋巴结也必须清扫，要求完整切除解剖学标志范围内的所有淋巴结及其周围组织。

五、手术步骤

若术前未明确肿物性质，也可先行楔形切除术。待术中冰冻结果明确肿物为恶性后，再行纵隔淋巴结清扫及肺叶切除术。楔形切除肿瘤可避免术中翻动肺叶导致的潜在的肿瘤转移，这样也更加符合肿瘤外科学"避免接触"的原则。术者可根据自己的习惯选择是先行纵隔淋巴结清扫还是先行肺叶切除术。

1. 楔形切除肿物

（1）探查：先行胸腔探查，未见胸腔内转移，明确肿物位于左下肺前基底段，并可见胸膜凹陷。

（2）肿瘤术中冰冻病理检查：根据肿瘤位置，楔形切除左下肺组织。助手经由助手孔用一次性切割缝合器完成楔形切除，主刀医生用有孔抓钳（3号臂）及有孔双极钳（2号臂）辅助之。将肿瘤送术中冰冻病理检查，确诊为肺腺癌，遂行左下肺癌根治术。

2. 清扫纵隔淋巴结

为减少对肺叶的翻动，可自下而上依次清扫第9组淋巴结、隆突下淋巴结、第5/6组淋巴结及第4L组淋巴结。

（1）清扫第9组淋巴结：有孔抓钳（3号臂）夹持一纱布卷将左肺下叶往上推移，保持不动，暴露下肺韧带。有孔双极钳（2号臂）向上提起下肺韧带，电钩松解下肺韧带（图3-3-61）。显露第9组淋巴结后，电钩清扫之。用无菌手套制作一个指套，将清扫的第9组淋巴结放入指套中，由助手将其取出，这样可避免挤压淋

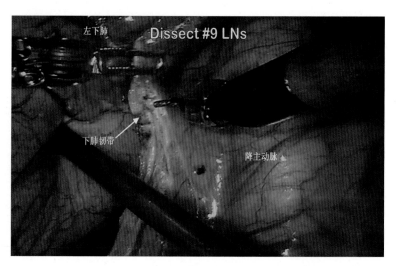

图3-3-61　松解左下肺韧带并清扫第9组淋巴结

巴结造成潜在的肿瘤播散。继续往上打开后纵隔胸膜，若见到第8组淋巴结，也将之清扫。

（2）清扫隆突下淋巴结：有孔抓钳（3号臂）夹持一纱布卷将左肺拨向前方，充分暴露气管隆嵴下区域。有孔双极钳（2号臂）在气管隆嵴水平提起后纵隔胸膜，电钩（1号臂）打开之。显露隆突下淋巴结后，助手持吸引器将主动脉连同食管往后外侧拨，有孔双极钳轻轻钳住淋巴结或者其周围组织，电钩清扫之（图3-3-62）。

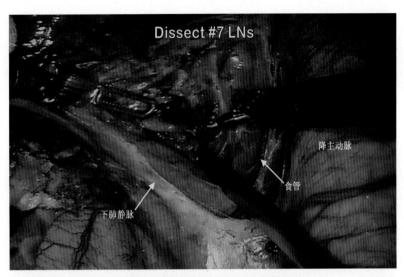
图3-3-62　清扫隆突下淋巴结

（3）清扫第5/6组淋巴结：有孔抓钳（3号臂）夹持一纱布卷将左肺上叶拨往下后方，显露主肺动脉窗；有孔双极钳（2号臂）提起主肺动脉窗纵隔胸膜，电钩（1号臂）打开之。显露第5组淋巴结后，有孔双极钳轻轻钳住淋巴结或者其周围组织，电钩清扫之（图3-3-63）。同样的方法清扫第6组淋巴结。

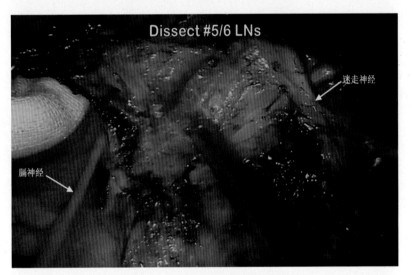
图3-3-63　清扫第5组淋巴结

（4）清扫第4L组淋巴结：有孔抓钳（3号臂）夹持一纱布卷将左上肺拨向前下方，在肺动脉圆锥处打开纵隔胸膜；显露第4L组淋巴结后，有孔双极钳轻轻钳住淋巴结或者其周围组织，电钩清扫之，注意保护喉返神经（图3-3-64）。

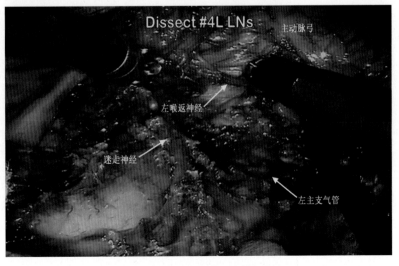
图3-3-64　清扫第4L组淋巴结

3. 左肺下叶切除

左肺下叶切除在肺裂发育完全时比较容易，而在肺裂融合时较困难。在肺裂发育好时，手术顺序往往是依次离断左下肺动脉、左下肺静脉、支气管。主刀医生可根据术中情况及个人习惯选择离断顺序，以保证手术的安全实施。

（1）离断左下肺动脉：有孔抓钳（3号臂）将左肺下叶肺组织往下后方向牵拉，电钩打开叶间裂，助手持吸引器辅助暴露，游离过程中顺便

清扫叶间淋巴结。若肺裂发育不佳，可用隧道游离法前后贯通肺裂，用一次性切割缝合器处理后充分打开肺裂，暴露左下肺动脉（左下肺背段动脉及基底段动脉）（图3-3-65a）。充分游离左下肺动脉后，过血管吊带，双极钳提拉血管吊带将左下肺动脉往侧上方提拉协助暴露，助手经由助手孔用一次性切割缝合器离断左下肺背段动脉及基底段动脉（图3-3-65b）；注意勿损伤左舌段动脉。

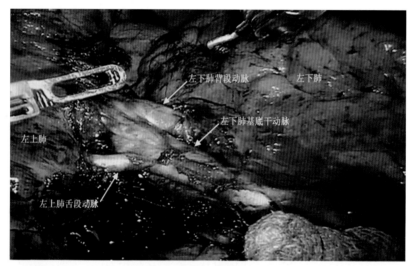

a. 暴露左下肺背段动脉及基底段动脉

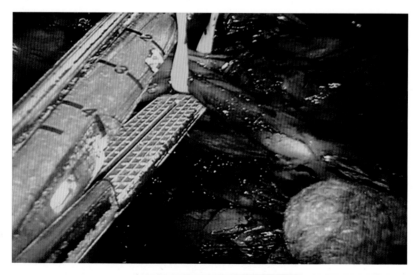

b. 离断左下肺背段动脉及基底段动脉

图3-3-65　暴露并离断左下肺背段动脉及基底段动脉

（2）离断左下肺静脉：有孔抓钳（3号臂）夹持一纱布卷将左下肺向上托起。因为下肺韧带已经游离，第9组淋巴结及隆突下淋巴结已经清扫完毕，所以下肺静脉已经清楚暴露。同样用血管吊带绕过下肺静脉并牵拉暴露，为助手用切割缝合器处理下肺静脉提供足够空间；助手可用吸引器试探穿过下肺静脉来判断空间是否足够（图3-3-66）。助手经由助手孔用一次性切割缝合器离断左下肺静脉。

（3）离断左肺下叶支气管：进一步清扫左肺下叶支气管旁淋巴结，充分游离左肺下叶支气管。主刀医生利用有孔抓钳（3号臂）及有孔双极钳（2号臂）将左下肺向侧后方提拉，助手经由助手孔用一次性切割缝合器离断左肺下叶支气管（图3-3-67）。

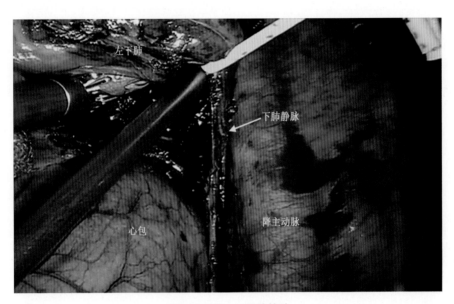

图3-3-66　左下肺静脉

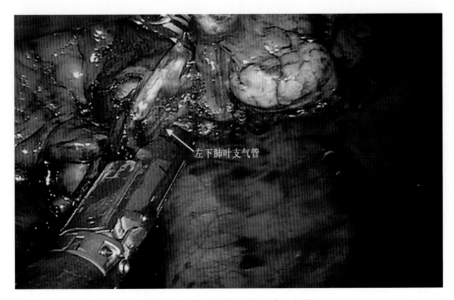

图3-3-67　离断左肺下叶支气管

4. 取出标本及其他操作

（1）取出标本：经由助手孔放入一次性标本袋，有孔抓钳（3号臂）配合双极钳（2号臂）将标本放入标本袋中并收紧。适当扩大助手孔，取出标本。

（2）清理术野：检查有无活动性出血，必要时进行止血。冲洗胸腔，嘱麻醉医生膨肺，检查支气管残端或肺创面有无漏气。进一步检查有无活动性出血点，必要时再次止血。

（3）关闭手术切口：经镜孔置入24或28号胸腔引流管，依次缝合各个操作孔。

（杨洁　杨浩贤）

参考文献

[1] National Comprehensive Cancer Network（NCCN）. Clinical Practice Guidelines in Oncology: Non-Small Cell Lung Cancer, Version 5. 2021.

[2] YANG M Z, LAI R C, ABBAS A E, et al. Learning curve of robotic portal lobectomy for pulmonary neoplasms: a prospective observational study[J]. Thorac Cancer, 2021, 12（9）: 1431-1440.

[3] DARLING G E, ALLEN M S, DECKER P A, et al. Randomized trial of mediastinal lymph node sampling versus complete lymphadenectomy during pulmonary resection in the patient with N0 or N1（less than hilar）non-small cell carcinoma: results of the American College of Surgery Oncology Group Z0030 Trial[J]. J Thorac Cardiovasc Surg, 2011, 141（3）: 662-670.

第四章

机器人肺段切除术

第一节　机器人右上肺叶的肺段切除术

一、全孔机器人右上肺尖段（S^1）切除术

（一）手术适应证和禁忌证

1. 适应证

（1）影像学为右上肺尖段（S^1）结节，临床诊断为非小细胞肺癌。

（2）肿瘤长径≤2cm，位于肺外1/3区域，并且与段支气管分叉处距离＞2cm。

（3）无淋巴结转移，无胸膜侵犯，临床分期为$cT_1N_0M_0$[1]。

（4）术前影像学评估考虑结节为需要手术治疗的良性结节或转移瘤，病灶位于右上肺S^1内，因靠近肺门而无法行楔形切除。

（5）因高龄、心肺功能差等原因不能耐受肺叶切除术的右上肺S^1段肺癌患者，可行妥协性肺段切除。

2. 禁忌证

（1）患者心、肺、肝、肾等主要器官功能差，无法耐受肺切除术：心功能检查提示Goldman指数分级Ⅲ～Ⅳ级；肺功能检查提示术后预计值FEV_1＜40%和/或DLCO＜40%；总胆红素＞1.5倍正常值上限；谷丙转氨酶和谷草转氨酶＞2.5倍正常值上限；肌酐＞1.25倍正常值上限和/或肌酐清除率＜60mL/min。

（2）肺门淋巴结肿大、钙化，累及肺动脉，无法解剖肺门或血管分支。

（3）胸腔粘连严重，无法充分游离，无法置入trocar，无法提供游离空间。

（4）结节位置距段间平面≤2cm。

（二）术前准备

同一般胸外科手术。充分的术前准备有助于手术的安全实施，减少术后并发症的发生，加速患者术后康复。

（1）吸烟者应戒烟2周或以上。

（2）术前1周可行呼吸功能锻炼。

（3）控制血压、血糖等，改善全身营养状况。

（4）术前半小时可予抗生素预防感染。

（5）术前建议行胸部CT计算机三维重建，确定结节所属肺段及其邻近肺段血管、支气管解剖结构，为肺段切除提供精确规划[2]。

（三）体位与穿刺孔布局

1. 体位

本例患者为中年女性，因"体检发现右上肺

结节1年"复查行胸部CT示右上肺尖段有一大小为8mm磨玻璃样结节，较前稍增大，临床诊断为周围型非小细胞肺癌（图3-4-1）；纵隔及肺门淋巴结未见明显肿大，临床分期为cT1aN0M0，ⅠA1期。采用达芬奇Si机器人系统为患者实施右上肺尖段切除术。

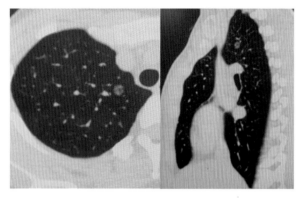

图3-4-1　胸部CT示右上肺尖段磨玻璃样结节

患者左侧卧位（90°），腋下垫软枕，上肢固定于托手架上，髋部及膝部以盆托及固定带固定；患者第5肋间隙对准手术台腰桥，以扩大肋间隙，利于手术；患者取适当头高脚低位，以避免机械臂碰撞患者骨盆造成损伤（图3-4-2）。助手位于患者背侧，洗手护士紧邻助手。麻醉方式采用双腔管插管静吸复合全麻，术中健侧单肺通气。

2. 穿刺孔布局

本例患者采用4臂全孔机器人肺段切除法，另加一个助手孔。于腋后线第8肋间做12mm切口用作镜孔并形成5~8mmHg人工CO_2气胸，于腋前线第5或第6肋间做8mm孔放置1号臂（主刀医生右手：单极电钩/超声刀/马里兰钳），于腋后线与肩胛下角线之间第8肋间、听诊三角区域分别做8mm切口放置2号臂（主刀医生左手：有孔双极钳）、3号臂（辅助机械手臂：有孔抓钳）。另于镜孔与2号臂孔之间的第10肋间做12mm助手孔，辅助主刀医生手术。在手术结束时，标本由助手孔取出，视肿瘤大小可适当扩大助手孔。各个孔之间相距8~10cm以避免机械臂相互碰撞阻碍，根据患者的性别、体形及肿瘤位置可适当调整机械臂的放置位置。对于体形偏胖的女性患者，1号臂可置于腋前线第6肋间，以避免损伤患者乳房。

1号臂置入电钩，并接单极电凝系统，由主刀医生右手实时操控，用于锐性或钝性地分离组织；在处理细小血管时，可换用超声刀；在钝性分离肺段的血管或支气管时，1号臂可换成马里兰钳。2号臂接有孔双极钳，并连接双极电凝系统，可抓持肺组织及血管，由主刀医生左手操控，用于实时暴露及止血。3号臂置入有孔抓钳，无电凝功能，主要用于牵拉、拨动、提拉等动作，帮助暴露

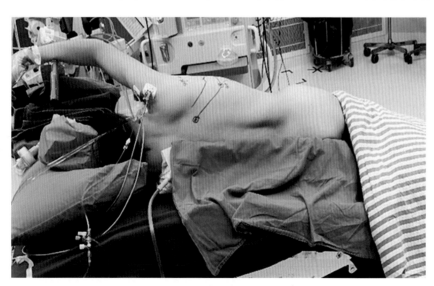

图3-4-2　患者体位

手术视野。助手使用直头吸引器吸血、吸烟及暴露手术视野，辅助主刀医生手术；同时，切割缝合器离断肺组织、血管及支气管的操作也经由助手孔由第一助手完成。

（四）手术切除范围

2021年美国国立综合癌症网（National Comprehensive Cancer Network，NCCN）指南（Version 5.2021）强调，肺段切除术需保证切除肺组织切缘距离病变边缘≥2cm，或切缘距离≥肿瘤直径。肺段切除时在肺表面一般是无法直接找到解剖标志的，因此需要利用段间静脉来指示切除范围。右上肺尖段切除术中，有两个段间平面需要暴露（与后段、前段之间的分界面）。V^1b是尖段与前段之间的段间静脉，V^2a是尖段与后段之间的段间静脉，需要予以保留并按照静脉的走行方向切开肺组织[3]。切除尖段后要立即检查结节所在位置，确认结节距切缘距离≥2cm或≥肿瘤直径，若某一方向上的切缘不足，必须沿此方向进一步切除部分肺组织，或者将切缘送冰冻病理检查，保证切除范围足够。本例采取"膨胀萎陷法"确定段间平面，最后切除靶肺段。

对于行肺段切除术的小结节，可不进行系统性纵隔淋巴结清扫[4]，但应常规清扫肺门、叶间及叶支气管旁淋巴结并送检。若术前影像学检查提示某些区域的纵隔淋巴结较大，最好在术前进行超声支气管镜或者纵隔镜淋巴结活检。若确诊为淋巴结转移，则不推荐肺段切除。

（五）手术步骤

本例手术根据肿瘤外科"先静脉后动脉"的原则[5]，采用前肺门区入路，按照"静脉—动脉—支气管—肺组织"的单向式顺序完成右肺上叶尖段切除术。

1. 右上肺尖段各解剖结构的处理

（1）解剖前肺门：经助手孔置入纱布卷，有孔抓钳（3号臂）抓持纱布卷拨开右上肺叶并向后推移，保持固定位置，双极抓钳（2号臂）轻柔抓取并提拉组织，配合电钩（1号臂）进行游离。以电钩在右上肺静脉前方打开血管鞘膜，并与双极抓钳配合清扫肺门淋巴结（图3-4-3），充分暴露右上肺静脉。助手经由助手孔置入无菌手套制成的指套，将清扫的淋巴结置入指套中取出，以避免钳夹淋巴结造成的潜在肿瘤播散风险。

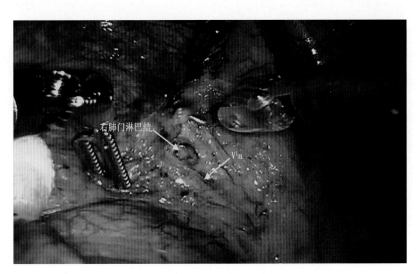

图3-4-3　解剖右前肺门并清扫肺门淋巴结

（2）离断右上肺尖段静脉（V¹a）：沿右上肺静脉向肺内游离，可见V¹a在肺叶表面走行并进入右上肺尖段（图3-4-4a）。由于V¹a较细，可以在V¹a两端分别施以血管夹，并用超声刀（1号臂）离断之，这样不仅节省费用，而且更加方便（图3-4-4b）。

（3）离断尖段动脉（A¹）：离断V¹a后，用电钩继续在前上肺门往背侧解剖，便可见A¹。

有孔抓钳（3号臂）抓持纱布卷拨开右上肺叶并向后向下推移，保持固定位置，双极抓钳（2号臂）轻柔抓取并提拉肺门处组织，配合电钩（1号臂）将A¹往肺内游离至A²返支动脉发出点远端，此时还可见A¹背侧的B¹支气管（图3-4-5a）。同理，因A¹并不粗，所以可在A¹两端分别施以血管夹，并用超声刀（1号臂）离断A¹（图3-4-5b）。注意勿损伤A²返支动脉。

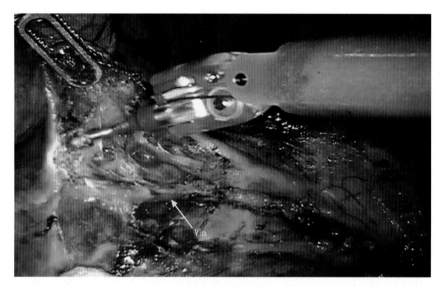

a. 显露V¹a

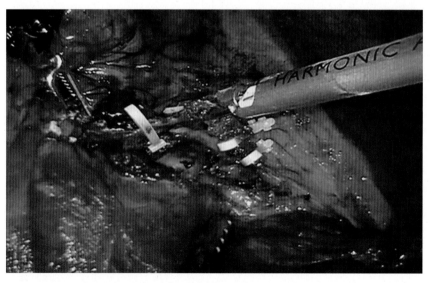

b. 超声刀离断V¹a

图3-4-4　显露并离断V¹a

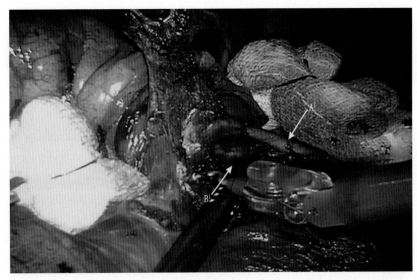

a. 显露A¹

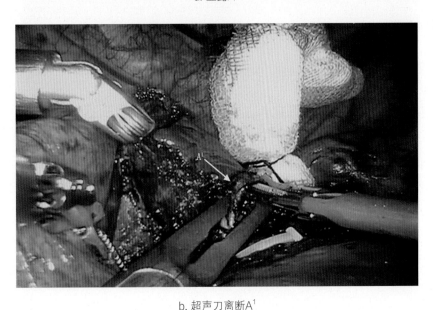

b. 超声刀离断A¹

图3-4-5　显露并离断A¹

（4）离断尖段支气管（B¹）：离断尖段动
脉后即可见B¹（图3-4-6a）。术者用有孔双极
钳（2号臂）轻轻夹持、牵拉B¹，电钩充分游离
B¹，必要时可将1号臂电钩更换为马里兰钳，钝
性分离B¹后方间隙；游离过程中清扫段支气管旁
淋巴结。充分游离B¹后有孔双极钳夹持血管吊带
至侧前方以悬吊B¹，助手经由助手孔使用切割缝
合器离断之（图3-4-6b）。

2. 段间平面的判断及尖段肺组织的切除

（1）荧光显色法：此法适用于达芬奇Xi机
器人系统，其自带荧光显色镜头。达芬奇Si系统
需要特别配置荧光内镜方可使用此法。荧光显
色法可方便快捷且较为准确地判断段间平面。
在离断尖段血管及支气管后由外周静脉注射
ICG，同时将镜头切换为荧光显色模式，15~20s
后可见除尖段外的肺组织被绿色荧光标记，而

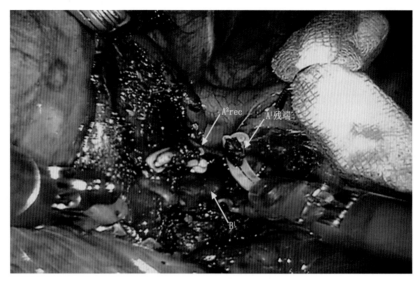

a. 游离B¹

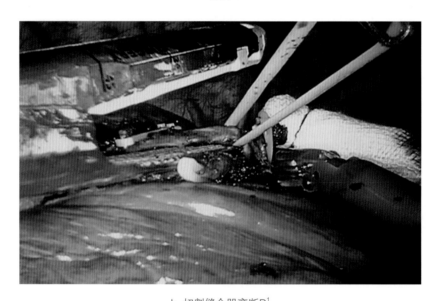

b. 切割缝合器离断B¹

图3-4-6　游离并离断B¹

尖段肺组织无荧光。一般在ICG注射后5min左右出现染色峰值，10min后染色消退。由于肺内侧支循环的存在，在染色峰值阶段，要切除的靶肺组织也会不同程度染色，因此术者需抓紧时间用电钩间断电凝的方式勾勒出段间平面的大体位置。

（2）膨胀萎陷法：这是目前最为常用的判断段间平面的方法。本例手术使用无荧光内镜的达芬奇Si机器人手术系统，采用膨胀萎陷法界定段间平面。离断尖段血管、支气管后，首先嘱麻醉医生双肺通气并以高频低潮气量进行正压通气使全肺膨胀，然后重新单肺通气，等待10~15min，可见术侧肺大部分萎陷，只有尖段肺组织仍处于膨胀状态，显示出清晰的段间平面。实际上，在手术过程当中离断血管及支气管后，尖段内的气体便很难再逸出，因此一般无须采用膨胀萎陷法也可看到部分肺组织始终处在充气状态，此即为尖段所在范围。使用电钩（1号臂）在该肺膨胀与萎陷的边界烧灼标记，之后助手经由助手孔使用一次性切割缝合器沿标记范围离断右上肺尖段肺组织，此时主刀医生用有孔双极钳（2号臂）和有孔抓钳（换至1号臂）提起肺组织，辅助助手进行离断（图3-4-7）。

3. 取出标本及其他操作

（1）取出标本：经由助手孔放入一次性标本袋，有孔抓钳（换至1号臂）配合双极抓钳（2号臂）将标本放入标本袋中并收紧。适当扩大助手孔，取出标本。

（2）清理术野：冲洗胸腔，检查有无活动性出血，必要时进行止血（图3-4-8）。

（3）关闭手术切口：于镜孔置入24号胸腔引流管，依次缝合各个操作孔。

（杨洁　杨浩贤）

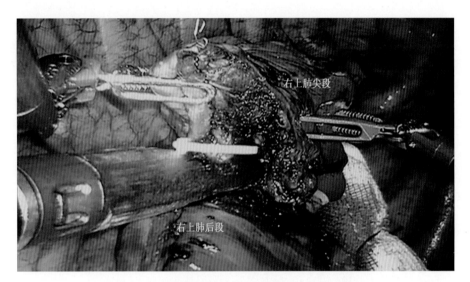

图3-4-7　切割缝合器沿着电钩标记离断尖段肺组织

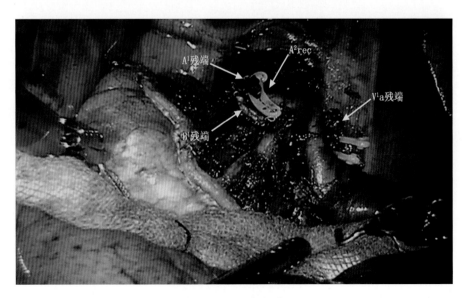

图3-4-8　清理术野

参考文献

[1] CHIANG X H, HSU H H, HSIEH M S, et al. Propensity-matched analysis comparing survival after sublobar resection and lobectomy for cT1N0 lung adenocarcinoma[J]. Ann Surg Oncol, 2020, 27(3): 703-715.

[2] 野守裕明, 冈田守人. 肺癌解剖性肺段切除图谱[M]. 葛棣, 译. 天津: 天津科技翻译出版有限公司, 2017: 26-34.

[3] ZHANG Y, FU F, CHEN H. Management of ground-glass opacities in the lung cancer spectrum [J]. Ann Thorac Surg, 2020, 110(6): 1796-1804.

[4] WEI S, GUO C, HE J, et al. Effect of vein-first vs artery-first surgical technique on circulating tumor cells and survival in patients with non-small cell lung cancer: a randomized clinical trial and registry-based propensity score matching analysis[J]. JAMA Surg, 2019, 154(7): e190972.

二、机器人辅助右上肺后段（S^2）切除术

（一）概述

右上肺S^2段切除术主要用于早期肺癌的根治性切除，也可作为心肺功能较差、不能耐受肺叶切除者的妥协性手术，或用于不适合行楔形切除的良性疾病、肺转移瘤等疾病。病灶的准确定位是成功实施精准S^2肺段切除的前提，3D重建有助于病灶准确定位和精准手术规划。术者可根据自己的操作习惯选择2个或3个机械臂以及合适的切口，目的是方便术野暴露和手术操作，避免机械臂之间的干扰。精准S^2段切除的关键是准确辨

认B^2支气管、A^2后升支和返支、V^2肺静脉。肺段血管分支细小，操作需尽量轻柔，避免暴力和误伤，少量出血可以压迫止血；离断血管可以根据血管粗细、走行及方便操作的需要，采用内镜切割缝合器离断、丝线结扎、超声刀、血管夹处理等方法。一般通过膨胀萎陷法确定段间平面，用内镜切割缝合器或联合能量器械剪裁段间平面。

（二）手术适应证和禁忌证

1. 适应证

（1）早期肺癌。CT提示周围型肺癌，一般位于肺实质外侧1/3，病变直径≤2cm，且具有下列特征之一：病理证实为单纯原位腺癌，影像学随诊病变倍增时间≥400天，CT提示磨玻璃成分≤50%。

（2）因患者肺功能较差或合并其他严重疾病，不能耐受根治性肺叶切除术的肺癌，若病变位于S^2段，可选择妥协性S^2肺段切除术。既往有肺部手术史，或肺内多发病灶需要同时切除，或有可能需要再次手术者，也可以选择S^2肺段切除术。

（3）肺部良性病变。良性病变较大、位置较深，无法行楔形切除，且病变局限于S^2段者，可行S^2肺段切除术，如结核瘤、硬化性血管瘤等。

（4）肺转移瘤。位于S^2段的肺转移瘤，若不适合行楔形切除，可以行S^2肺段切除术，以避免肺叶切除，保留更多的肺功能。

2. 禁忌证

（1）患者肝、肾、心、肺功能差，无法耐受手术。

（2）肺门淋巴结肿大、钙化，无法解剖游离肺段血管、支气管。

（3）胸腔粘连严重，无法充分游离，无法

置入trocar，无法提供游离空间。

（三）术前准备

同一般胸外科手术。充分的术前准备有助于手术的安全实施，减少术后并发症的发生，加速患者术后康复。

（1）吸烟者应戒烟2周或以上。

（2）术前1周可行呼吸功能锻炼。

（3）控制血压、血糖等，改善全身营养状况。

（4）术前半小时可予抗生素预防感染。

（5）拟行S^2肺段切除患者，术前行3D重建CT，标记好病变位置、安全切缘，辨别好支气管、血管的走行，做好术前规划（图3-4-9至图3-4-11）。

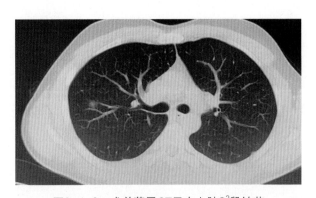

图3-4-9 术前薄层CT示右上肺S^2段结节

（四）体位与穿刺孔布局

1. 体位

以达芬奇Si机器人系统为例：患者取左侧卧位（90°），腋下垫软枕，上肢固定于托手架上，髋部及膝部以盆托及固定带固定；患者第5肋间隙对准手术台腰桥，以扩大肋间隙利于手术；患者取适当头高脚低位，以避免机械臂碰撞骨盆造成损伤。助手位于患者前侧，洗手护士紧邻助手。

2. 穿刺孔布局

本例患者采用3臂机器人辅助右上肺精准S^2段切除术。于腋中线第8肋间做12mm的切口用作镜孔，于腋前线第4肋间做8mm的切口放置1号臂，于第8肋间肩胛下角做8mm的切口放置2号臂。在镜孔与1号臂之间的第5肋间做4cm的切口用作助手孔，助手通过此孔协助术者暴露术野、放置切割缝合器（图3-4-12）。切口的设计应该方便术者操作、避免机械臂相互碰撞。1号臂切口尽量远离进镜孔，给助手留出足够的操作空间。在手术结束时，助手经由助手孔通过标本袋取出标本。

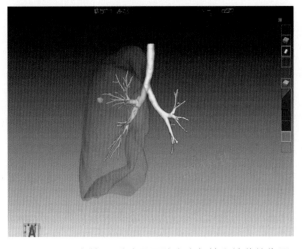

图3-4-10 术前3D重建显示肺内支气管和结节的位置

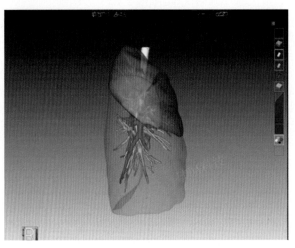

图3-4-11 术前3D重建显示肺内支气管、血管和结节的相对位置关系

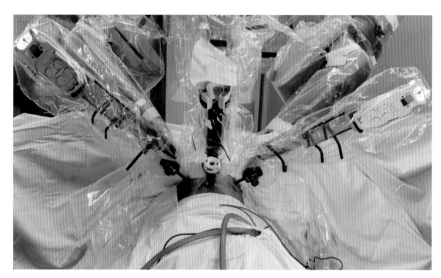

图3-4-12　切口及机械臂位置

1号臂置入电钩，并接单极电凝系统，由术者右手进行操控；在分离肺门区域血管时，1号臂可换成马里兰钳；根据术者的操作习惯和操作需要，也可使用超声刀。2号臂接双极抓钳，并连接双极电凝系统，可抓持肺组织及血管，由术者左手操控，用于实时暴露及止血。助手通过助手孔置入吸引器或夹着纱布卷的卵圆钳，用于牵拉、吸血、吸烟及暴露手术视野，协助主刀医生进行手术操作。助手通过助手孔放置切割缝合器离断肺组织、血管及支气管。

（五）手术切除范围

按照IASLC胸部肿瘤学分期手册第二版（2016）标准完成标准的解剖性右上肺精准S^2切除术+系统性纵隔淋巴结清扫（或采样）术。系统性纵隔淋巴结清扫术标准如下：①纵隔淋巴结清扫范围至少应包括3组纵隔淋巴结，所有患者必须清扫隆突下淋巴结；②右肺肿瘤患者建议清扫第2R、4R、7、8、9组淋巴结；③清扫纵隔淋巴结总个数必须在6枚以上，同时肺门、叶间、支气管旁淋巴结也必须清扫，要求完整切除解剖学标志范围内的所有淋巴结及其周围组织。

（六）手术步骤

右上肺B^2肺段支气管一般单独发出，少数情况下与B^1或B^3共干发出，向远端走行后分开。右上肺A^2肺动脉一般有2支，A^2a为发自肺动脉上干的A^2返支，A^2b为后升支动脉；少数情况下A^2a、A^2b均发自后升支动脉，也可以均发自返支动脉。肺段静脉分为尖段静脉（V^1）和中心静脉（V^2）。右上肺S^2段切除术实施前最好行CT的3D重建，明确病变位置及安全切缘，仔细辨别B^2的走行及变异情况，A^2肺动脉、V^2肺静脉的分支及走行，同时观察肺门区域淋巴结有无肿大、钙化，肺斜裂的发育情况，做好术前规划及手术难点预判。

1. 右上肺S^2段切除术

对于右上肺S^2段切除术，顺序往往是依次离断A^2后升支、V^2t肺静脉、B^2支气管、A^2返支，通过膨胀萎陷法确定段间平面，最后裁剪段平面。若斜裂发育不全，则应首先分离右上肺叶与右下肺叶之间的叶间裂。术者也可根据患者的具体解剖发育情况、个人操作习惯选择离断顺序，一般来说应先易后难、逐层推进，确保手术安全。

（1）打开右上肺与右下肺之间斜裂：助手通过助手孔用卵圆钳夹纱布卷向下轻压下肺，暴露叶间裂，术者用左手控制双极抓钳（2号臂）轻轻夹住、提起裂间胸膜，右手通过电凝钩（1号臂）离断叶间裂（图3-4-13）。如上、下叶间有交通小静脉，则根据血管粗细、术中习惯，采用结扎、超声刀或血管夹予以离断（图3-4-14）。若叶间裂发育不全，也可以先打通裂间隧道，用切割缝合器离断肺裂。在打开叶间裂的同时，摘除后肺门、叶间淋巴结（图3-4-15），根据需要淋巴结可以送术中冰冻。

（2）离断肺动脉A^2后升支：在完全打开上下叶间斜裂，摘除支气管周围及叶间裂的淋巴结后，可以充分显露A^2后升支动脉，术者用双极抓钳（2号臂）夹持、轻轻牵拉血管外膜，用电钩（1号臂）充分游离血管周围间隙。助手通过助手孔置入内镜切割缝合器，最好用鸟嘴钉仓，离断A^2后升支动脉。术者根据自己的习惯也可以采用血管夹夹闭或丝线结扎后超声刀离断（图3-4-16）。

（3）离断肺静脉V^2分支：

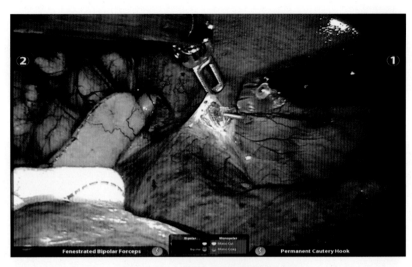

图3-4-13 使用电凝钩离断叶间裂

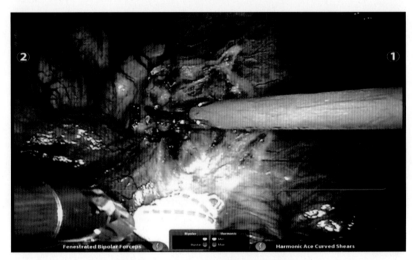

图3-4-14 以超声刀离断叶间静脉

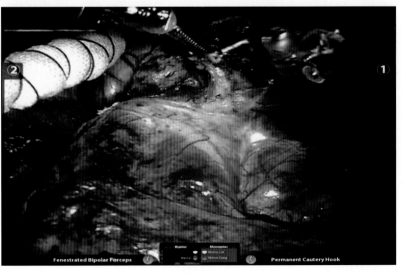

图3-4-15 摘除叶间淋巴结

术者左手用双极抓钳（2号臂）夹持、牵拉肺组织，右手用电钩（1号臂）充分暴露、游离V^2静脉及其分支。V^2t近端丝线结扎后，远端用超声刀离断（图3-4-17）。

（4）离断右肺上叶B^2支气管：离断A^2后升支动脉及清扫肺门淋巴结后，可以清楚显露B^2支气管。术者用双极抓钳（2号臂）夹持、轻轻牵

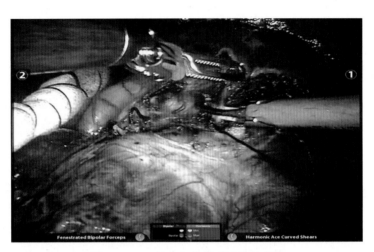

图3-4-16　超声刀离断A^2后升支动脉

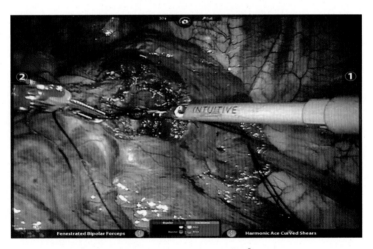

图3-4-17　超声刀离断V^2t

拉支气管周围肺组织，以较好地显露B^2支气管，用电钩或超声刀（1号臂）充分游离B^2支气管的下缘、后缘和上缘，游离上缘时注意勿伤及A^2返支肺动脉。一般在B^2、B^3之间有肺静脉V^2a+b走行。紧贴B^2支气管前壁钝性游离后套线牵拉。助手用一次性切割缝合器离断B^2支气管（图3-4-18、图3-4-19）。

（5）离断A^2返支肺动脉：离断右肺上叶B^2支气管后，位于其后上方的A^2返支肺动脉可清楚地暴露，术者用双极抓钳（2号臂）夹持、轻轻牵拉周围肺组织，调整好角度，由术者用马里兰钳或助手用分离钳，游离出A^2返支，由助手通过助手孔放置内镜切割缝合器，最好使用带鸟嘴钉仓离断血管（3-4-20）。

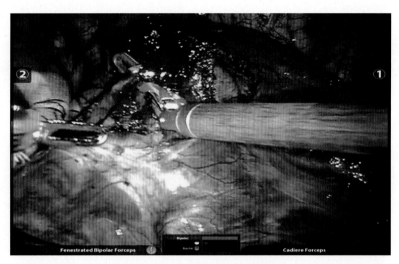

图3-4-18　使用有孔抓钳游离B^2

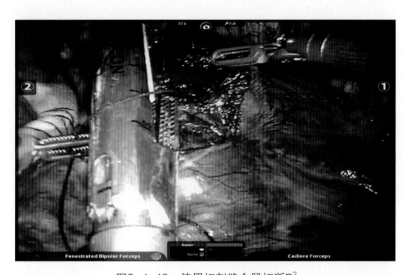

图3-4-19　使用切割缝合器切断B^2

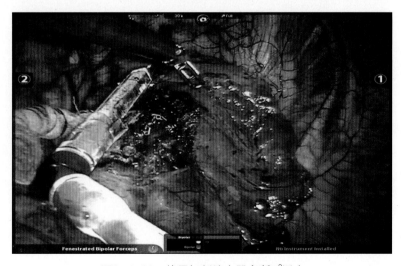

图3-4-20　使用切割缝合器离断A^{2}返支

（6）离断肺段组织：通过膨胀萎陷法确定段间平面，术者在1号臂置入有孔抓钳，配合双极抓钳（2号臂）提拉肺组织，助手用一次性切割缝合器沿肺段标记离断S²段间平面。（图3-4-21）。

2. 纵隔淋巴结清扫

纵隔淋巴结清扫可自下而上依次清扫第7组、第9组、第2R/4R组淋巴结。

（1）清扫第7组淋巴结：助手用卵圆钳夹纱布卷和吸引器经助手孔将肺叶向前牵拉，暴露右侧支气管下方隆突下淋巴结。术者用双极抓钳（2号臂）夹持、提起后纵隔胸膜，电钩（1号臂）打开胸膜，显露第7组淋巴结（图3-4-22）。再用双极抓钳（2号臂）提拉淋巴结周围组织，助手辅助暴露，用电钩（1号臂）将淋巴结及其周围脂肪组织完整切除（图3-4-23）。由助手经助手孔将切除的淋巴结取出，以避免挤压淋巴结造成潜在的肿瘤播散。

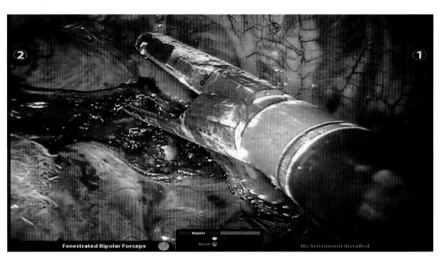

图3-4-21　使用切割缝合器离断S²

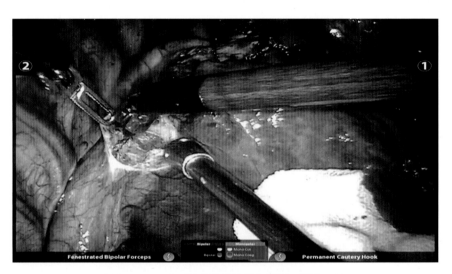

图3-4-22　打开后纵隔胸膜显露第7组淋巴结

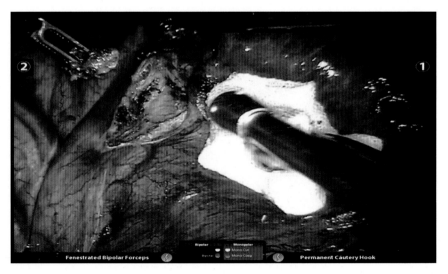

图3-4-23　清扫第7组淋巴结

（2）清扫第9组淋巴结：清扫完第7组淋巴结后，电钩继续往下打开后纵隔胸膜就能显露第9组淋巴结，清扫方式与第7组淋巴结相同。此时，助手利用直头吸引器将肺组织压向前纵隔，帮助暴露。

（3）清扫第2R/4R组淋巴结：助手用卵圆钳夹纱布卷和吸引器经助手孔将肺叶向后、向下牵拉，暴露奇静脉上方的第2R/4R组淋巴结区域。术者用双极抓钳（2号臂）夹持、提起纵隔胸膜，电钩（1号臂）沿奇静脉上缘、上腔静脉后缘打开胸膜，显露第2R/4R组淋巴结（图3-4-24）。再用双极抓钳（2号臂）提拉淋巴结周围组织，用电钩（1号臂）将淋巴结及其周围脂肪组织完整切除（图3-4-25）。助手经助手孔将切除的淋巴结取出，以避免挤压淋巴结造成潜在的肿瘤播散。注意勿损伤右锁骨下动脉、气管、奇静脉弓及上腔静脉。

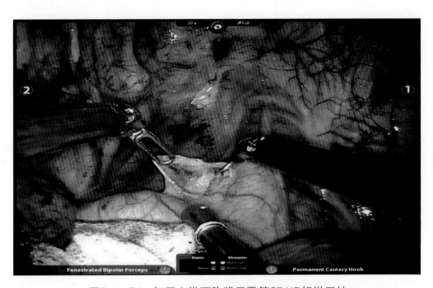

图3-4-24　打开上纵隔胸膜显露第2R/4R组淋巴结

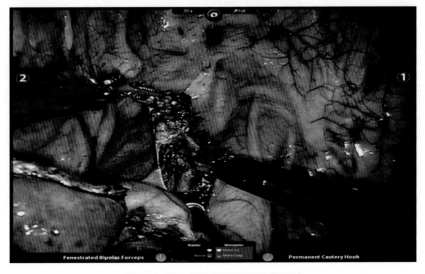

图3-4-25　清扫第2R/4R组淋巴结

3. 取出标本及其他操作

（1）取出标本：由助手经助手孔放置一次性标本袋，术者用有孔抓钳（1号臂）配合双极抓钳（2号臂）将标本放入标本袋中并收紧，取出标本。

（2）清理术野：冲洗胸腔，检查手术创面有无出血（图3-4-26）。嘱麻醉医生膨肺，检查支气管残端或肺创面有无漏气。手术创面放止血材料，以减少术后渗出。

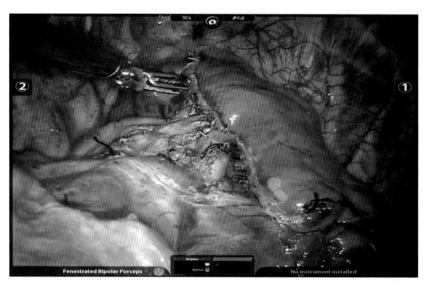

图3-4-26　术后切缘展示

（3）关闭手术切口：经镜孔置入24号胸腔引流管，依次缝合各个操作孔。

（薛志强　温佳新　蔡文涵）

三、全孔机器人右上肺前段（S³）切除术

（一）概述

肺癌是全世界范围内癌症病死率最高的恶性肿瘤。长期以来，肺叶切除加纵隔淋巴结清扫术是肺癌的标准术式。随着低剂量螺旋CT的普及和应用，早期肺癌的检出率显著提高。因此，可保留更多肺功能的肺段切除术成为研究热点[1]。1889年，Ewart首次在解剖学上提出了肺段的定义[2]。1939年，Churchill和Belsey实施了第一例肺段切除术，目的是治疗左肺上叶舌段支气管扩张[3]。1973年美国报道了肺段切除术在早期肺癌治疗中的长期随访数据，进一步证实肺段切除在早期肺癌中具有重要价值[4]。但因为当时CT尚未应用到临床，肺癌的早期诊断非常困难，所以肺段切除在肺癌外科治疗中的应用也受到很大限制。随着CT在肺癌诊断和分期中的应用，近年来多项研究显示肺段切除术可获得与肺叶切除术相似的远期生存率[5-7]。2021年美国胸外科协会（American Association for Thoracic Surgery，AATS）第101届学术年会上JCOG0802的研究者公布的长期随访结果显示，肺段切除组的5年总生存率甚至高于肺叶切除组[8]，这进一步奠定了肺段切除在早期肺癌外科治疗中的地位。

达芬奇机器人系统于21世纪初得到美国FDA

批准，并迅速在胸外科手术中得到应用。2003年Morgan等[9]首次报道了机器人辅助肺叶切除术，后Anderson等[10]在2007年报道了世界上首例机器人辅助肺段切除术。此后，机器人肺段切除逐渐用于早期肺癌手术。2016年Cerfolio等[11]报道的100例机器人肺段切除术中，平均术中出血量为20mL，中位手术时间为88min，中位住院天数为3d。仅2例患者发生术后并发症，且无术后30d及90d内死亡的病例，显示了机器人肺段切除术良好的安全性及可行性。目前机器人肺段切除术在越来越多的胸外科中心开展，有望成为日后机器人肺手术领域的常规术式。

（二）手术适应证和禁忌证

1. 适应证

（1）影像学显示为右上肺前段（S^3）结节，临床诊断为非小细胞肺癌。

（2）肿瘤长径≤2cm，位于肺外1/3区域，并且与段支气管分叉处距离＞2cm。

（3）无淋巴结转移，无胸膜侵犯。

（4）术前影像学评估考虑结节为需要手术治疗的良性结节或转移瘤，病灶位于右上肺S^3内，因靠近肺门而无法行楔形切除。

（5）因患者高龄、心肺功能差等原因不能耐受肺叶切除术的右上肺S^3段肺癌，可行妥协性肺段切除。

2. 禁忌证

（1）患者心、肺、肝、肾等主要器官功能差，无法耐受肺切除术：心功能检查提示Goldman指数分级Ⅲ～Ⅳ级；肺功能检查提示术后预计值FEV_1＜40%和/或DLCO＜40%；总胆红素＞1.5倍正常值上限；谷丙转氨酶和谷草转氨酶＞2.5倍正常值上限；肌酐＞1.25倍正常值上限和/或肌酐清除率＜60mL/min。

（2）肺门淋巴结肿大、钙化，累及肺动脉，无法解剖肺门或血管分支。

（3）胸腔粘连严重，无法充分游离，无法置入trocar，无法提供游离空间者。

（4）结节位置距段间平面≤2cm。

（三）术前准备

同一般胸外科手术。充分的术前准备有助于手术的安全实施，减少术后并发症的发生，加速患者术后康复。

（1）吸烟者应戒烟2周或以上。

（2）术前1周可行呼吸功能锻炼。

（3）控制血压、血糖等，改善全身营养状况。

（4）术前半小时可予抗生素预防感染。

（5）术前可行胸部CT计算机三维重建，确定结节所属肺段及结节与邻近肺段血管、气管的关系，为肺段切除提供精确规划。

（四）体位与穿刺孔布局

1. 体位

本节以达芬奇Xi机器人手术系统为例。患者左侧卧位（90°），腋下垫软枕，上肢固定于托手架上，髋部及膝部以盆托及固定带固定；患者第5肋间隙对准手术台腰桥，以扩大肋间隙利于手术；患者取适当头高脚低位，以避免机械臂碰撞骨盆造成损伤（图3-4-27）。助手位于患者背侧，洗手护士紧邻助手。

2. 穿刺孔布局

本例患者采用4臂全孔机器人辅助肺段切除法，另加一个助手孔。于腋后线第7或第8肋间做8mm切口用作镜孔（3号臂）并形成6~8mmHg的人工CO_2气胸，于腋前线第5或第6肋间做8mm孔放置4号臂（主刀医生右手）；与观察孔（镜

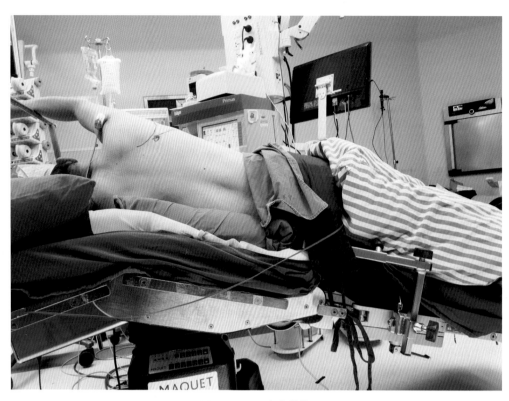

图3-4-27　患者体位

孔）同一肋间隙向后旁开8~10cm做8mm孔放置
2号臂（主刀医生左手）；同一肋间隙再向后延
伸8~10cm做一8mm孔放置1号臂（辅助机械手
术）。在镜孔（3号臂）与2号臂之间第9或第10
肋间做12mm切口用作助手孔，辅助主刀医生手
术。在手术结束时，标本由12mm助手孔取出，
必要时可适当扩大助手孔，以能够取出标本为原
则（图3-4-28）。

　　4号臂置入电凝钩，并接单极电凝系统，由主
刀医生右手实时操控；在分离肺门区域血管时，4
号臂可换成马里兰钳；在处理细小血管时，也可
换用超声刀。3号臂接有孔双极钳，并连接双极电
凝系统，可抓持肺组织及血管，由主刀医生左手
操控，用于实时暴露及止血。1号臂置入有孔抓
钳，无电凝功能，主要用于牵拉、拨动、提拉等
动作，帮助暴露手术视野。助手使用直头吸引器

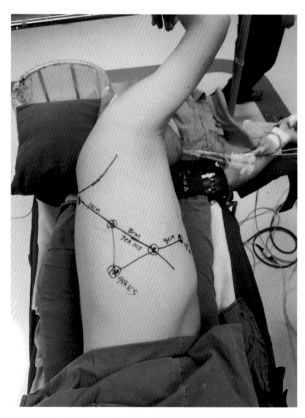

图3-4-28　穿刺孔布局

吸血、吸烟雾及暴露手术视野，辅助主刀医生手术；同时，切割缝合器离断肺组织、血管及支气管的操作也经由助手孔由第一助手完成。

根据患者的性别、体形及肿瘤位置可适当调整机械臂的放置位置。对于体形偏胖的女性患者，4号臂可置于腋前线第6肋间，以避免损伤患者乳房。而对于体形较瘦小的患者，镜孔、1号臂和2号臂可置于第8肋间，以减少机械臂之间的碰撞，此时助手孔置于第10肋间。

（五）手术切除范围

2021年美国国立综合癌症网（National Comprehensive Cancer Network，NCCN）指南（Version 5.2021）强调，肺段切除术需保证肺组织切缘距离病变边缘≥2cm，或切缘距离≥肿瘤直径。肺段切除术在不显著增加手术风险的情况下还应对肺门和纵隔淋巴结进行采样，除非在技术上没有可行性[12]。

（六）手术步骤

本节按照"叶裂—静脉—动脉—支气管"的顺序进行离断，在此过程中取样肺门和纵隔淋巴结，应用吲哚菁绿荧光法明确段间平面，最后切除靶肺段。

1. 处理静脉属支

V^3有三支属支，分别为V^3a、V^3b和V^3c。V^3a自叶间裂的中间位置由中心静脉垂直发出，走行于S^3a和S^3b之间，需与V^2c鉴别。V^3b是靠前的分支，走行于S^3b的下方，需与V^1鉴别。V^3c走行于S^3b内。

术者使用有孔抓钳（1号臂）抓持纱布卷将右肺上叶往后上方提拨，保持不动，暴露前上肺门。助手用吸引器将右中肺叶往后下方拨，进一步暴露术野。术者用有孔双极钳（2号臂）

实时配合电凝钩（4号臂）打开叶间裂（图3-4-29）。显露第11组淋巴结后，用有孔双极钳轻轻提起淋巴结，使用电凝钩进行游离清扫（图3-4-30）。用无菌手套制作一个指套，将清扫的淋巴结放入指套中，由助手将其取出，这样可避免挤压淋巴结造成的潜在肿瘤播散。

在肺门前上方打开纵隔胸膜，游离清扫第10组淋巴结后，解剖游离右肺上叶静脉及其属支、尖前支动脉及其属支。打开水平裂处纵隔胸膜，解剖显露中心静脉（central vein，CV），并向远心端分离，游离显露V^3a、V^3b后（图3-4-31），分别过血管吊带后用一次性切割缝合器离断。

2. 处理动脉分支

该患者叶间裂发育不全，打通叶裂间"隧道"后，用切割缝合器离断肺裂。

进一步游离显露位于V^3a、V^3b残端后方的A^3。A^3通常位于V^1后方，二者形成交叉。助手用直头吸引器拨开V^1，术者解剖尖前支动脉，游离显露A^3及A^1（图3-4-32）。在此过程中术者用有孔双极钳（2号臂）轻轻夹持、牵拉血管外膜，用电凝钩（4号臂）充分游离血管周围间隙。过血管吊带后用一次性切割缝合器离断A^3。

3. 处理B^3支气管

游离显露A^3残端后方的B^3。在4号臂置入马里兰钳，进一步分离B^3（图3-4-33），过血管吊带帮助提拉暴露。马里兰钳提拉血管吊带，助手用一次性切割缝合器离断B^3。

4. 荧光染色明确肺段组织

于患者外周静脉缓慢注射吲哚菁绿25mg，开启机器人荧光镜模式，可见右上肺前段以外肺组织被染色（图3-4-34）（正常肺组织因其血管内灌注含有吲哚菁绿的血液而呈绿色荧光；靶段肺

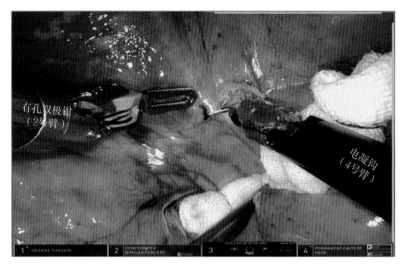

图3-4-29　打开叶间裂

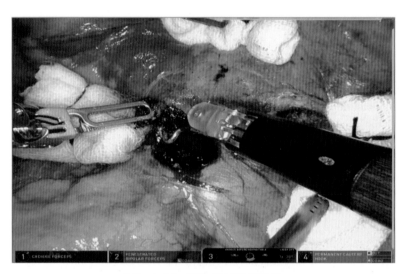

图3-4-30　清扫第11组淋巴结

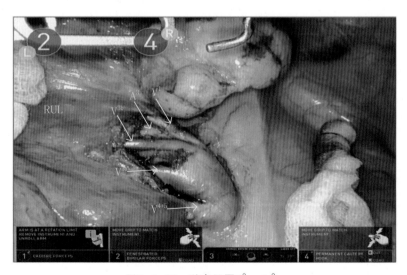

图3-4-31　游离显露V^3a、V^3b

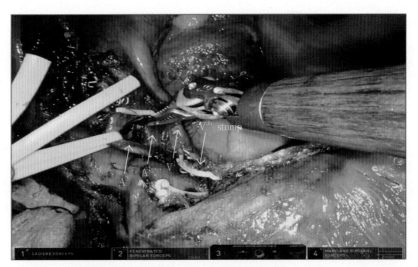

图3-4-32　游离显露A³、A¹

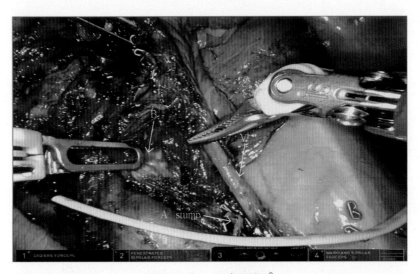

图3-4-33　游离显露B³

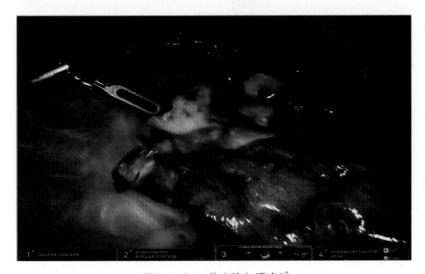

图3-4-34　荧光染色明确S³

组织无血供，不显示荧光，从而可得到清晰分界线），使用电凝钩烧灼标记肺表面的段间平面分界线。确定段间平面后，使用一次性切割缝合器切除右上肺S3。应用吲哚菁绿荧光法明确肺段组织，充分发挥达芬奇机器人的设备优势，不仅减少了手术等待时间，加快了手术速度，而且避免了肺膨胀萎陷法对肺组织造成的气压伤。

5. 取出标本及其他操作

（1）取出标本：经由助手孔放入一次性标本袋，有孔抓钳（1号臂）配合双极抓钳（2号臂）将标本放入标本袋中并收紧；适当扩大助手孔，取出标本。

（2）清理术野：冲洗胸腔，检查有无活动性出血；嘱麻醉医生膨肺，检查支气管残端或肺创面有无漏气。

（3）关闭手术切口：经镜孔置入24号胸腔引流管，依次缝合各个操作孔（图3-4-35）。

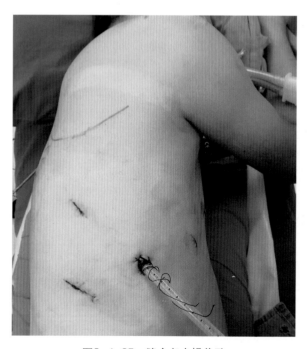

图3-4-35　缝合各个操作孔

（谢楚龙　杨浩贤）

参考文献

[1] WATANABE A, OHORI S, NAKASHIMA S, et al. Feasibility of video-assisted thoracoscopic surgery segmentectomy for selected peripheral lung carcinomas[J]. European journal of cardio-thoracic surgery, 2009, 35(5): 775-780.

[2] EWART W. The bronchi and pulmonary blood-vessels[M]. Bailliere, Tindall & Cox, 1889.

[3] CHURCHILL E D, BELSEY R. Segmental pneumonectomy in bronchiectasis: the lingula segment of the left upper lobe[J]. Annals of surgery, 1939, 109(4): 481.

[4] JENSIK R J, FABER L P, MILLOY F J, et al. Segmental resection for lung cancer: a fifteen-year experience[J]. The Journal of thoracic and cardiovascular surgery, 1973, 66(4): 563-572.

[5] YAMASHITA S, TOKUISHI K, ANAMI K, et al. Thoracoscopic segmentectomy for T1 classification of non-small cell lung cancer: a single center experience[J]. European journal of cardio-thoracic surgery, 2012, 42(1): 83-88.

[6] ZHONG C, FANG W, MAO T, et al. Comparison of thoracoscopic segmentectomy and thoracoscopic lobectomy for small-sized stage IA lung cancer[J]. The Annals of thoracic surgery, 2012, 94(2): 362-367.

[7] SUGI K, KOBAYASHI S, SUDOU M, et al. Long-term prognosis of video-assisted limited surgery for early lung cancer[J]. European journal of cardio-thoracic surgery, 2010, 37(2): 456-460.

[8] 陈栋，金子贤，徐聪聪，等. 2021年美国胸外科协会第101届年会普胸外科最新进展[J]. 中华胸部外科电子杂志，2021，8（2）：

13033-13133.

[9] MORGAN J A, GINSBURG M E, SONETT J R, et al. Advanced thoracoscopic procedures are facilitated by computer-aided robotic technology[J]. European journal of cardio-thoracic surgery, 2003, 23(6): 883-887.

[10] ANDERSON C A, HELLAN M, FALEBELLA A, et al. Robotic-assisted lung resection for malignant disease[J]. Innovations, 2007, 2(5): 254-258.

[11] CERFOLIO R J, WATSON C, MINNICH D J, et al. One hundred planned robotic segmentectomies: early results, technical details, and preferred port placement[J]. The Annals of thoracic surgery, 2016, 101(3): 1089-1096.

[12] National Comprehensive Cancer Network. Clinical practice guidelines in oncology: non-small cell lung cancer(Version 5.2021)[J/OL]. https://www.nccn.org/professionals/physician_gls/pdf/nscl.pdf, 2021.

第二节　机器人右下肺叶各肺段切除术

一、全孔机器人右下肺背段（S^6）切除术

（一）手术适应证和禁忌证

1. 适应证

（1）右肺下叶背段结节（诊断为非小细胞肺癌），长径≤2cm，结节距离段间平面≥2cm或≥结节长径，实性成分≤50%。

（2）影像学未见可疑阳性纵隔/肺门淋巴结，临床分期cT1N0M0。

（3）对于病灶直径≥2cm，但患者高龄、术前心肺功能较差、多发肺结节或有肺部手术史等时，可考虑行妥协性肺段切除术。

（4）肺部转移瘤。

2. 禁忌证

（1）患者肝、肾、心、肺功能差，无法耐受胸部手术。

（2）影像学见可疑阳性纵隔淋巴结，或肺门淋巴结肿大、钙化，无法解剖游离肺段血管、支气管。

（3）胸腔粘连严重，无法充分游离，无法置入trocar，无法提供游离空间。

（二）术前准备

术前准备同一般胸外科手术。充分的准备有助于手术的安全实施，减少术后并发症的发生，加速患者术后康复。

（1）吸烟者应戒烟2周或以上。

（2）术前1周开始行呼吸功能锻炼。

（3）控制血压、血糖等，改善全身营养状况。

（4）术前半小时可给予抗生素预防感染。

（三）体位与穿刺孔布局

这里以杨浩贤教授团队用达芬奇Xi系统行全孔机器人右肺下叶背段切除为例。

1. 体位

患者左侧卧位（90°），腋下垫软枕，上肢固定于托手架上，髋部及膝部以盆托及固定带固定；患者第5肋间隙对准手术台腰桥，以扩大肋间隙利于手术。助手位于患者腹侧，洗手护士位于患者足端，与助手同一侧。

2. 穿刺孔布局

以达芬奇Xi机器人系统4臂全孔机器人肺段切除法为例。于腋后线第8肋间做8mm镜孔（3号臂），置入镜头，检查胸腔内是否粘连。建立人工气胸，压力为5~8mmHg。在可视条件下于腋前线第5~6肋间做8mm切口放置4号臂，接单极电钩，由主刀医生右手控制，可根据术中情况需要更换为马里兰钳或超声刀；在肩胛下角线第8肋间做8mm切口放置2号臂，接有孔双极钳；在脊柱与肩胛下角线之间的听诊三角区做8mm切口放置1号臂，接Cadiere钳协助牵拉肺组织，暴露术野。各机械臂间距离8~10cm以避免术中相互碰撞，干扰操作。另于镜孔与第8肋间隙4号臂前下方做12mm辅助孔，以利于助手使用按压式吸引器吸血、吸烟雾及协助暴露手术视野，并通过该孔置入一次性切割缝合器离断血管、支气管及肺组织。右下肺背段大体标本离断后，可视其大小适当扩大辅助孔取出（图3-4-36）。

（四）淋巴结清扫范围

对于早期肺癌手术，尤其是适合肺段切除的患者，淋巴结清扫的最佳范围是有争议的，缺乏循证医学证据。但从肺癌的生物学行为来看，对有实性成分的肺癌病灶，术中行淋巴结清扫是必要的。这里介绍的是实性肿瘤患者系统性淋巴结清扫要求，是否适合肺段切除的早期病灶有待进一步研究。按照国际肺癌研究协会（IASLC）

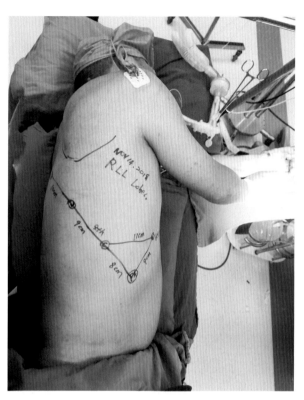

图3-4-36　穿刺孔布局

胸部肿瘤学分期手册第二版（2016）标准，系统性纵隔淋巴结清扫术标准如下：①纵隔淋巴结清扫范围至少应包括3组纵隔淋巴结，所有患者必须清扫隆突下淋巴结；②左肺肿瘤患者建议清扫第5、6、7、8、9组淋巴结；③清扫纵隔淋巴结总个数必须在6枚以上，同时肺门、叶间、支气管旁淋巴结也必须清扫，要求完整切除解剖学标志范围内的所有淋巴结及其周围组织。对于影像学表现为纯磨玻璃密度结节的患者，由于纵隔淋巴结转移少见且系统性淋巴结清扫并未提高生存率，可考虑仅行系统性淋巴结采样。

（五）手术步骤

关于肺段的切除顺序，不同的医疗单位有不同的习惯。此处以"动脉—静脉—支气管—肺组织"的顺序为例，叙述右肺下叶背段切除术的操作步骤。靶肺段的标记可采取吲哚菁绿

（indocyanine green，ICG）荧光标记或膨胀萎陷法确定段间平面，最后切除靶肺段。

1. 右肺下叶背段切除

（1）游离背段肺动脉。经辅助孔置入纱布卷，Cadiere钳抓持纱布卷拨开肺组织，助手持吸引器协同将右下肺叶向下向后牵拉，保持固定位置，有孔双极钳实时抓持肺组织，配合电钩进行游离。以电钩打开叶间裂纵隔胸膜（图3-4-37），充分游离右下肺背段动脉，注意辨认和保护基底段动脉，并与有孔双极钳配合完整清扫叶间淋巴结和背段支气管旁淋巴结（图3-4-38）。助手经由辅助孔置入无菌手套制成的指套，将清扫下来的淋巴结置入指套中取出（图3-4-39），以避免钳夹淋巴结造成潜在的肿瘤播散。背段动脉充分游离后可用血管吻合器或者血管夹处理（图3-4-40）。

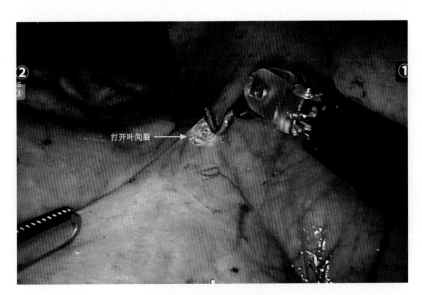

图3-4-37　打开叶间裂

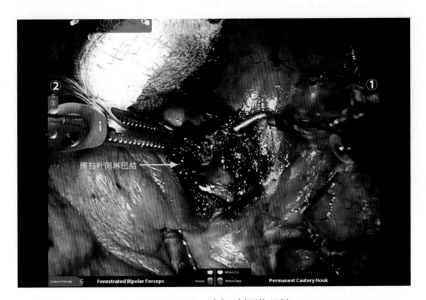

图3-4-38　清扫叶间淋巴结

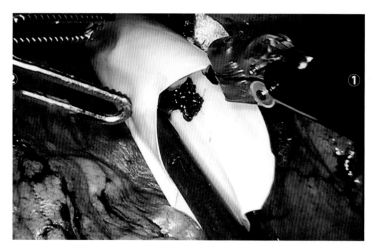

图3-4-39 置入指套

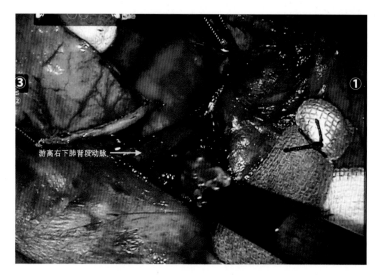

游离右下肺背段动脉 ➝

图3-4-40 游离右下肺背段动脉

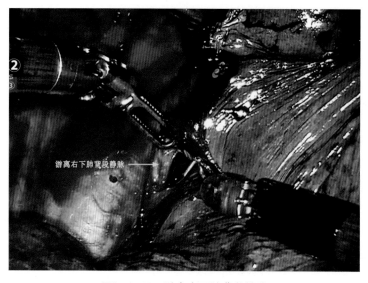

游离右下肺背段静脉 ➝

图3-4-41 游离右下肺背段静脉

（2）游离背段静脉（图3-4-41）。用Cadiere钳抓持纱布卷往前往上拨下肺组织，助手持吸引器协同暴露，有孔双极钳提起下肺韧带，电钩离断之，清扫下肺韧带淋巴结。助手将清扫下来的淋巴结置入指套取出。继续打开后纵隔胸膜，显露下肺静脉，打开静脉血管鞘，充分暴露背段静脉，注意保护基底段静脉。继续往上游离左主支气管，清扫隆突下淋巴结。笔者团队认为，充分暴露后肺门区有助于辨认肺门结构及清扫区域淋巴结。精准解剖性右肺下叶背段切除需要离断V^6a静脉，保留V^6b和V^6c静脉。以有孔双极钳提起背段V^6a静脉，通过马里兰钳充分游离背段静脉间隙，置入血管吊带。有孔双极钳利用血管吊带向上提起背段V^6a静脉，制造操作空间，助手使用一次性切割缝合器离断之。在此过程中顺势清扫第13组淋巴结。

（3）游离背段支气管（图3-4-42）。以有孔双极钳及电钩充分游离支气管，清扫其周围淋巴结或让淋巴结附着在标本远端，同法以血管吊带悬吊并离断之。

2. 段间平面的判断

在装备有荧光内镜的医院，可应用荧光显色法来确定段间平面，此法方便、快捷且较为准确。在离断背段血管及支气管后可由中心静脉注射吲哚菁绿，随即将镜头切换为荧光显色

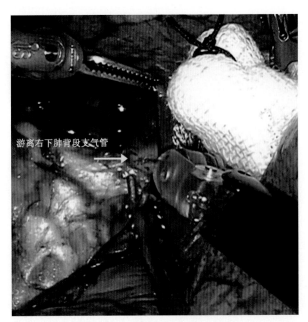

图3-4-42 游离右下肺背段支气管

模式即可见基底段肺组织被荧光染色，而背段肺组织未见荧光显像。由于荧光标记消退较快，因此需尽快以电钩烧灼标记出段间平面位置。

此外，亦可应用膨胀萎陷法。离断背段血管、支气管后，嘱麻醉医生以纯氧充分膨肺，随后单肺通气。基底段肺组织逐渐出现萎陷，而背段肺组织由于血管已离断，血流-气体无法及时交换，肺组织保持膨胀，10~30min后将显现出清晰的段间平面。助手以一次性切割缝合器沿段间平面离断左下肺背段。部分学者为让段间平面更为舒展，选择使用超声刀或电钩裁剪或劈开段间平面，但耗时较长，且术后容易漏气，导致患者住院时间延长。

3. 取出标本及其他操作

（1）取出标本：经由辅助孔放入一次性标本袋，将标本放入袋中并收紧袋口，由助手将标本袋从辅助孔取出。

（2）清理术野：冲洗胸腔，检查有无活动性出血；嘱麻醉医生膨肺，检查支气管残端或肺

创面有无漏气。无出血及漏气后，吸净胸腔残留液体，并嘱麻醉医生再次膨肺，剩余肺叶保持复张良好方可关胸。

（3）关闭手术切口：于镜孔置入24号胸腔引流管，依次缝合各个操作孔。

（谭子辉 杨浩贤）

参考文献

[1] ASAMURA H, HISHIDA T, SUZUKI K, et al. Radiographically determined noninvasive adenocarcinoma of the lung: survival outcomes of Japan Clinical Oncology Group 0201[J]. J Thorac Cardiovasc Surg, 2013, 146（1）: 24-30.

[2] CHO J H, CHOI Y S, KIM J, et al. Long-term outcomes of wedge resection for pulmonary ground-glass opacity nodules[J]. Ann Thorac Surg, 2015, 99（1）: 218-222.

[3] MOON Y, LEE K Y, PARK J K. The prognosis of invasive adenocarcinoma presenting as ground-glass opacity on chest computed tomography after sublobar resection[J]. J Thorac Dis, 2017, 9（10）: 3782-3792.

[4] HATTORI A, MATSUNAGA T, TAKAMOCHI K, et al. Neither Maximum Tumor Size nor Solid Component Size Is Prognostic in Part-Solid Lung Cancer: Impact of Tumor Size Should Be Applied Exclusively to Solid Lung Cancer[J]. Ann Thorac Surg, 2016, 102（2）: 407-415.

[5] CHURCHILL E D, BELSEY R. segmental pneumonectomy in bronchiectasis: the lingula segment of the left upper lobe[J]. Ann Surg, 1939,

109（4）：481-499.

[6] BRAY F, FERLAY J, SOERJOMATARAM I, et al. Global cancer statistics 2018: GLOBOCAN estimates of incidence and mortality worldwide for 36 cancers in 185 countries[J]. CA Cancer J Clin, 2018, 68（6）：394-424.

[7] 吴卫兵，朱全，闻伟，等. 应用改良膨胀萎陷法行锥式肺段切除术146例[J]. 中华胸心血管外科杂志，2017，33（9）：517-521.

[8] TARUMI S, YOKOMISE H. [Video-assisted Thoracoscopic Segmentectomy Using Infrared Thoracoscopy with Indocyanine Green][J]. Kyobu Geka, 2016, 69（8）：671-675.

[9] WANG J, XU X, WE W, et al. Modified method for distinguishing the intersegmental border for lung segmentectomy[J]. Thorac Cancer, 2018, 9（2）：330-333.

二、全孔机器人右下肺前基底段（S^8）切除术

（一）手术适应证和禁忌证

1. 适应证

（1）影像学表现为右下肺前基底段（S^8）结节，第一诊断为非小细胞肺癌。

（2）肿瘤长径≤2cm，位于肺外1/3区域，并且与段支气管分叉处的距离＞2cm。

（3）无淋巴结转移，无胸膜侵犯。

（4）肺功能较差的右下肺S^{8}段肺癌患者，若无法耐受肺叶切除术，可行妥协性S^{8}肺段切除。

2. 禁忌证

（1）结节位置距段间平面≤2cm[1]。

（2）影像学提示肺门或纵隔淋巴结肿大。

（3）右侧胸腔严重粘连或曾有右侧开胸手术史。

（4）患者心、肺、肝、肾等脏器功能障碍，无法耐受手术。

（二）术前准备

同一般胸外科手术。充分的术前准备有助于手术的安全实施，减少术后并发症的发生，加速患者术后康复。

（1）吸烟者应戒烟2周或以上。

（2）术前1周可行呼吸功能锻炼。

（3）控制血压、血糖等，改善全身营养状况。

（4）术前半小时可予抗生素预防感染。

（5）术前建议根据薄层CT进行术侧肺组织的计算机三维重建[2]。

（三）体位与穿刺孔布局

1. 体位

本节以达芬奇Si机器人手术系统为例。患者左侧卧位（90°），腋下垫软枕，上肢固定于托手架上，髋部及膝部以盆托及固定带固定；患者第5肋间隙对准手术台腰桥，以扩大肋间隙利于手术；患者取适当头高脚低位，以避免机械臂碰撞骨盆造成损伤（图3-4-43）。助手位于患者腹侧，洗手护士紧邻助手。麻醉方式采用双腔管插管静吸复合全麻，术中健侧单肺通气。

2. 穿刺孔布局

采用4臂全孔机器人辅助肺段切除法，另加一个助手孔[3-5]。具体打孔位置类似于右肺下叶切除[6]。于腋后线第8肋间做12mm切口用作镜孔并形成5~8mmHg的人工CO_2气胸，于腋前线第5~6肋间做8mm切口放置1号臂（主刀医生右手：单

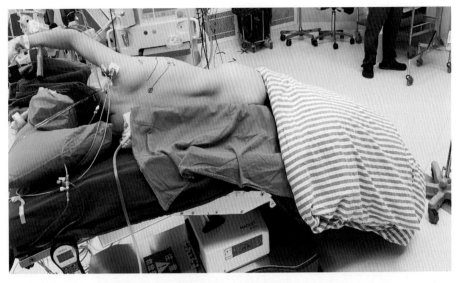

图3-4-43　患者体位

极电钩/超声刀/马里兰钳），于第8肋间肩胛下角线与腋后线之间、听诊三角区域分别做8mm切口放置2号臂（主刀医生左手：双极抓钳）、3号臂（辅助机械手臂：有孔抓钳）。在腋前线第8肋间做12mm切口用作助手孔，辅助主刀医生手术；在手术结束时，可视肿瘤大小适当扩大助手孔，用于取出标本（图3-4-44）[6]。各个孔之间相距8~10cm以避免机械臂相互碰撞阻碍。根据患者的性别、体形及肿瘤位置，可适当调整机械臂的放置位置。完成套管布局后，沿腋后线方向将机器人操作台自患者头侧推至手术床旁并定泊。

（四）手术切除范围

肺段切除时在肺表面一般是无法直接找到解剖标志的，因此需要利用段间静脉来指示需切除的范围。前基底段有三个段间平面需要暴露（与背段、内基底段、外基底段之间的分界面），其中前基底段与外基底段之间的分界面最为重要。前基底段的静脉有两个分支，其中V^8b就是前基底段与外基底段之间的段间静脉，需要予以保留并按照该静脉的走行方向切开肺组织。

当然在离断前基底段的血管及支气管后可采用吲哚菁绿（ICG）荧光显像标记法或膨胀萎陷法确定前基底段范围，按照标记边界使用一次性切割缝合器切除右下肺前基底段肺组织。

对于行肺段切除术的小结节，没有必要进行系统性纵隔淋巴结清扫，但会常规清扫肺门、叶间及叶支气管旁淋巴结送检。若术前影像学检查提示有某些区域的纵隔淋巴结较大，最好在术前进行超声支气管镜或者纵隔镜淋巴结活检，若确诊为淋巴结转移，则不推荐肺段切除。

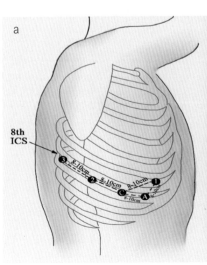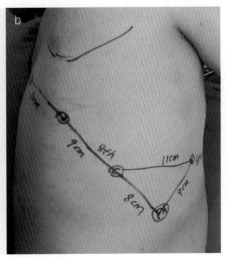

a. 示意图，b. 实际打孔图。

图3-4-44　穿刺孔布局

（五）手术步骤

1. 处理前基底段动脉（A^8）

（1）打开斜裂处胸膜：3号臂有孔抓钳夹持一块纱布条将上肺向上向前推移，同时助手持腔镜吸引器压住另一块纱布条将下肺向下牵拉以充分暴露叶间裂，2号臂双极抓钳配合1号臂电钩于右肺三叶交界处逐层打开斜裂处胸膜，直至充分暴露叶间动脉干（图3-4-45）。

（2）暴露前基底段动脉（A^8）：暴露叶间动脉干后，进一步向右下肺内游离，暴露基底段动脉，3号臂继续向上向前牵拉上肺，2号臂双极抓钳可直接夹持基底段动脉，同时助手使用腔镜吸引器轻柔拨开基底段动脉旁肺组织，与2号臂对抗，此时使用1号臂电钩将动脉干与近旁肺组织充分分离（图3-4-46）。在分离过程中，电钩打开肺动脉鞘膜后，可轻柔推移基底段动

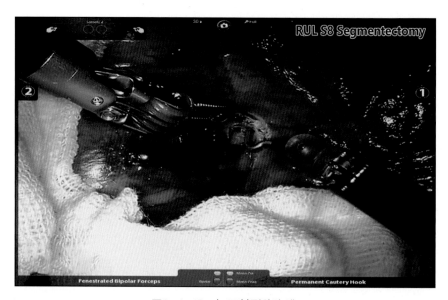

图3-4-45　打开斜裂处胸膜

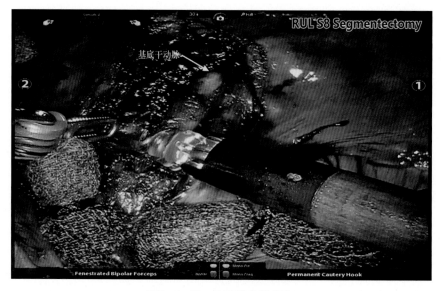

图3-4-46　暴露基底段动脉

脉，使血管更加充分暴露。进一步沿基底段动脉打开肺组织，辨清前基底段动脉。一般可以从内基底段动脉开始寻找，因为内基底段动脉位置较为固定，其一般从基底段动脉发出后折向下方，辨清内基底段动脉后，在其上方的血管即为前基底段动脉，再上方的血管即为后基底段与外基底段的动脉总干（图3-4-47）。

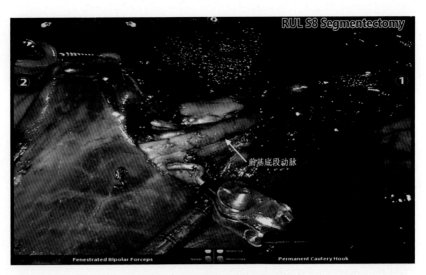

图3-4-47 暴露前基底段动脉

（3）离断前基底段动脉：2号臂双极抓钳轻柔提起前基底段动脉，1号臂电钩在其下方分离肺组织（图3-4-48），然后进一步沿前基底段动脉向肺内游离，1号臂电钩可提起前基底段动脉，使其下方空间更充裕，此时助手使用结扎夹于近心端双重结扎，远心端单重结扎后主刀医生使用超声刀离断前基底段动脉（图3-4-49）。

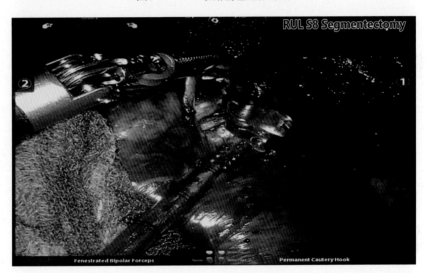

图3-4-48 游离前基底段动脉

2. 处理前基底段支气管（B⁸）

（1）显露并游离前基底段支气管：离断前基底段动脉后进一步向肺内游离，A⁸动脉下方即可见B⁸支气管。2号臂双极抓钳轻柔提起前基底段支气管，1号臂电钩于其

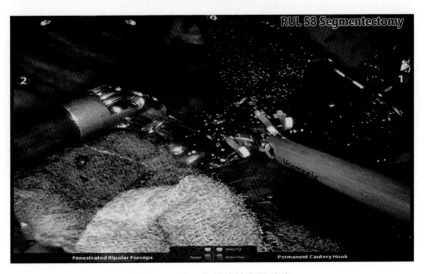

图3-4-49 离断前基底段动脉

下方分离肺组织并清扫段支气管旁淋巴结，充分游离前基底段支气管（3-4-50）。

（2）离断前基底段支气管：1号臂电钩游离前基底段支气管下方组织，使其下空间更充裕，2号臂双极抓钳夹持血管吊带向上提起前基底段支气管，此时助手使用一次性切割缝合器顺畅通过支气管下方，之后离断前基底段支气管（图3-4-51）。

3. 处理前基底段静脉（V^8a）

（1）显露前基底段静脉：2号臂双极抓钳提起前基底段支气管残端，助手使用腔镜吸引器拨开其下肺组织，1号臂电钩逐层仔细打开支气管残端下肺组织，向肺内游离（图3-4-52）。向深部打开肺组织后即可见有血管与B^8支气管伴行，向远端进入S^8段肺组织，此即为前基底段静脉分支V^8a。2号臂双极抓钳轻柔提起V^8a，1号臂电钩于其下方分离肺组织，充分游离V^8a（图3-4-53）。注意V^8b为段间静脉，一般情况下应予以保留。

（2）离断前基底段静脉：助手使用结扎夹于V^8a远心端及近心端分别单重结扎，然后

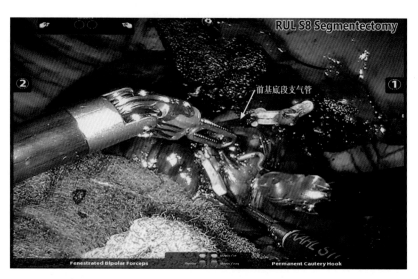

图3-4-50　游离前基底段支气管

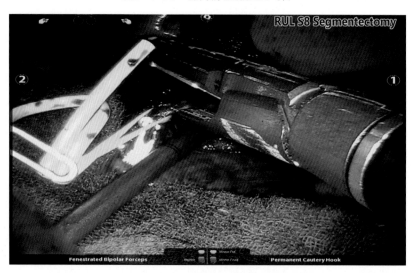

图3-4-51　离断前基底段支气管

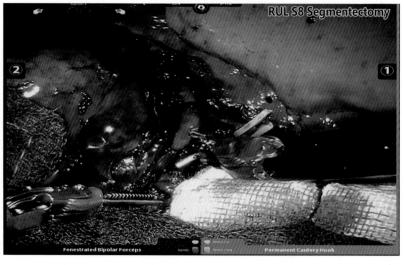

图3-4-52　提起支气管残端向肺内游离

主刀医生使用超声刀离断V⁸a（图3-4-54）。

4. 离断右下肺前基底段肺组织

为了更加清晰地辨认前基底段范围，可使用吲哚菁绿标记法和膨胀萎陷法界定段间平面。实际上，在手术过程当中，离断血管及支气管后，前基底段内的气体便很难再逸出，因此一般无须用膨胀萎陷法即可看到部分肺组织始终处在充气状态，此即为前基底段所在范围（图3-4-55）。使用1号臂电钩在该肺膨胀萎陷边界烧灼标记，之后使用一次性切割缝合器沿标记范围离断右下肺前基底段肺组织。

5. 取出标本及其他操作

（1）取出标本：经由助手孔放入一次性标本袋，有孔抓钳（1号臂）配合双极抓钳（2号臂）将标本放入标本袋中并收紧；适当扩大助手孔，取出标本。

（2）清理术野：检查有无活动性出血，必要时进行止血。冲洗胸腔，嘱麻醉医生膨肺，检查支气管残端或肺创面有无漏气；进一步检查有无活动性出血点，必要时再次止血。

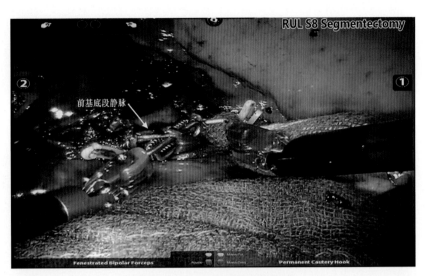

图3-4-53　游离前基底段静脉

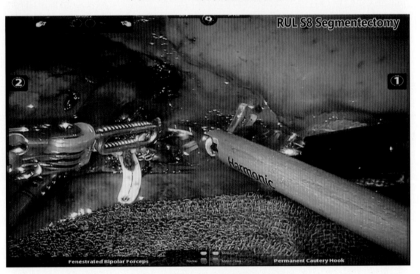

图3-4-54　离断前基底段静脉

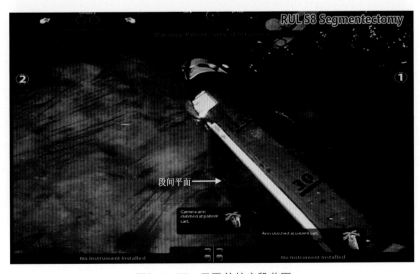

图3-4-55　显露前基底段范围

（3）关闭手术切口：经镜孔置入24号胸腔引流管，依次缝合各个操作孔。

（杨沐籽　杨浩贤）

参考文献

[1] DEMIR A, AYALP K, OZKAN B, et al. Robotic and video-assisted thoracic surgery lung segmentectomy for malignant and benign lesions [J]. Interact Cardiovasc Thorac Surg, 2015, 20 (3)：304-309.

[2] OIZUMI H, KANAUCHI N, KATO H, et al. Anatomic thoracoscopic pulmonary segmentectomy under 3-dimensional multidetector computed tomography simulation: a report of 52 consecutive cases[J]. J Thorac Cardiovasc Surg, 2011, 141 (3)：678-682.

[3] CERFOLIO R J, WATSON C, MINNICH D J, et al. One hundred planned robotic segmentectomies: early results, technical details, and preferred port placement[J]. Ann Thorac Surg, 2016, 101 (3)：1089-1095.

[4] PARDOLESI A, VERONESI G. Robot-assisted lung anatomic segmentectomy: technical aspects [J]. Thorac Surg Clin, 2014, 24 (2)：163-168, vi.

[5] YANG C F, D'AMICO T A. Open, thoracoscopic and robotic segmentectomy for lung cancer[J]. Ann Cardiothorac Surg, 2014, 3 (2)：142-152.

[6] YANG M Z, LAI R C, ABBAS A E, et al. Learning curve of robotic portal lobectomy for pulmonary neoplasms: a prospective observational study[J]. Thorac Cancer, 2021, 12 (9)：1431-1440.

三、机器人辅助右下肺后基底段（S^{10}）切除术

（一）手术适应证和禁忌证

1. 适应证

（1）周围型结节，直径≤2cm，磨玻璃成分≥50%，影像学倍增时间≥400天。

（2）临床考虑为转移性癌结节，位置深，紧邻段血管、段支气管，不宜行楔形切除。

（3）心肺功能差、合并多种基础疾病、不能耐受肺叶切除术的患者，或既往有肺切除史、肺功能受损的患者，或多发肺内病变同期切除的患者，可采用妥协性肺段切除术。

2. 禁忌证

（1）临床或活检考虑淋巴结转移者。

（2）恶性程度较高的肿瘤病变，如肺浸润性腺癌。

（3）结节位于肺野内1/3，靠近肺门，肺段切除无法保障足够切缘者。

（二）术前准备

同一般胸外科手术。充分的术前准备有助于手术的安全实施，减少术后并发症的发生，加速患者术后康复。尤其对于高龄、长期吸烟、患慢阻肺等气道高风险的患者，术前应严格进行气道管理。

（1）吸烟者应严格戒烟2周或以上。

（2）术前1周可行呼吸功能锻炼，指导患者正确地咳嗽、深呼吸、腹式呼吸，练习拍背。

（3）控制血压、血糖等，改善全身营养状况，必要时给予吸入支气管扩张剂和/或糖皮质激素，调整患者呼吸状态。

（4）术前常规禁食水，术前半小时可予抗生素预防感染。

（5）术前根据薄层增强CT或支气管血管三维重建规划手术方案。

（三）体位与穿刺孔布局

1. 体位

患者左侧卧位（90°），腋下垫软枕；左上肢固定于托手架上，双臂间放抱枕，右上肢放于抱枕上，双臂环抱抱枕；髋部及膝部以肾托及固定带固定；体形瘦小者或女性患者，第5肋间隙对准手术台腰桥，取折刀位以扩大肋间隙利于手术；女性患者应避免机械臂碰撞骨盆造成损伤（图3-4-56）。助手位于患者腹侧，洗手护士紧邻助手。

2. 穿刺孔布局和器械选择

该手术采用3臂法或4臂法均可，主要取决于主刀医生的手术习惯。

本节主要介绍3臂法肺段切除手术。手术切口包括镜孔、左手操作孔、右手操作孔和助手孔。镜孔为腋中线第8肋间1cm穿刺孔，用于放置机器人胸腔镜；左手操作孔为肩胛线第8肋间0.8cm穿刺孔，用于放置机器人圆头双极钳；右手操作孔为腋前线前1.5cm第5肋间0.8cm穿刺孔，用于放置机器人电凝钩；助手孔为腋前线—腋中线间第6肋间，靠近腋前线的2.5~3cm切口（视肋间宽窄和标本大小调整）（图3-4-57）。Xi系统3臂建议选用2、3、4号臂，闲置的1号臂可移出并远离手术区，避免干扰助手和机械臂的手术操作。

机器人常规肺手术中可仅使用电凝钩和圆头双极钳两把器械，这两把器械足够完成手术，并且可以减少术中更换器械的时间，也可降低手术经济成本。右手控制的电凝钩解剖精细，再加上机械臂7个活动自由度的先天优势，其在解剖血管鞘膜的过程中，游离细小血管、支气管十分便利。圆头双极钳对组织损伤小，操作者经过一定时间的训练后可以用其来钳夹淋巴结包膜和血管等脆弱组织，其用于双极电凝时也可以取得很好

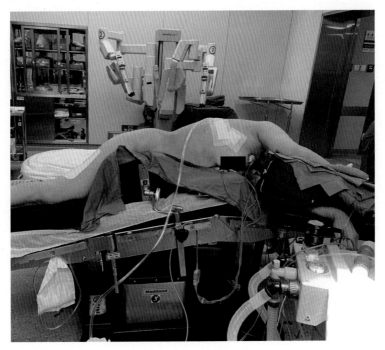

图3-4-56 患者体位

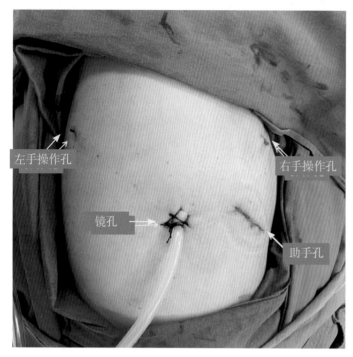

图3-4-57　切口布局

的止血效果。助手孔与常规胸腔镜切口相似，有经验的医生可通过该切口便利地配合手术。3cm的切口可以同时进入多个器械协助手术，常规使用1把无损伤卵圆钳或者纱布钳牵拉肺组织，再使用1把弯头吸引器用于吸烟雾、吸血，协助显露。切割缝合器也由此切口进出。最后取标本也经由此切口完成。

（四）手术切除范围

肺段切除的范围是以肿瘤为参考中心的，在保障距离肿瘤边缘2cm以上切缘的条件下，可根据术前三维重建，规划所需切除的肺段或肺亚段区域。

（五）手术步骤

右侧S^{10}肺段切除有不同的手术入路。部分术者习惯于从肺裂开始，以解剖肺动脉为起始进行手术。近年来，更多的术者倾向于从下肺韧带开始，以解剖肺静脉为起始进行手术。在此主要阐述下肺韧带入路的手术方式。手术进行前需根

据患者CT仔细辨别患者目标肺段的动静脉和支气管解剖毗邻关系，明确有无变异，设计解剖步骤，规划手术离断顺序。最好在术前进行三维重建，用于术前规划和术中解剖结构比对辨认，以降低手术出错率，减少手术时间。

（1）松解下肺韧带，清扫第9组淋巴结：助手以卵圆钳夹持腔镜纱布，置于肺底部，将肺向头端牵起，显露下肺韧带。双极钳轻轻提起下肺韧带，电凝钩松解，显露第9组淋巴结后，以双极钳钳夹其包膜（注意不可直接钳夹淋巴结，容易碎裂），以电凝钩清扫淋巴结。清扫下来的淋巴结由助手自助手孔直接取出。

（2）解剖下肺静脉，处理目标段静脉：根据常见解剖，右侧S^{10}切除以V^6c（走行于S^6c和$S^{10}a$之间）和V^9b（走行于S^9b和$S^{10}b$之间）为段间静脉，$V^{10}a$（走行于$S^{10}a$和$S^{10}c$之间）、$V^{10}b$（走行于$S^{10}b$和$S^{10}c$之间）、$V^{10}c$（走行于$S^{10}c$内）均为后基底段内静脉，均需离断。松解下肺韧带后，先将肺静脉周围鞘膜充分打开，显露下肺静脉各主要属支，同时活检第10组淋巴结送检。对比患者CT或三维重建，辨认需离断的V^{10}属支，依次分离解剖、结扎离断。肺静脉属支存在一定变异，处理时的次序应根据实际解剖决策。本例患者$V^{10}a$和$V^{10}b$均为细小属支，汇于V^9b和肺静脉主干，可弱化处理，仅$V^{10}c$较为粗大，并直接汇入下肺静脉（图3-4-58）。充分游离$V^{10}c$，两端结扎后离断。

（3）解剖段间静脉，段门预处理：离断$V^{10}c$后，继续沿肺静脉向远端解剖，分别显露向后上方走行的V^6c和向前下方走行的V^9b（图3-4-

59)，并沿着两支静脉的鞘膜切开部分肺组织。这样做可以将段门区域充分展开，利于动脉和支气管的显露及处理，也有利于最后段间平面的处理，使残肺组织更加舒展。

（4）解剖、处理段支气管：充分展开段门后，于V⁶c和V¹⁰b之间向肺组织深面解剖，先看到的是支气管，用电凝钩将肺组织和筋膜打开，分别从支气管两侧游离，尽可能充分游离支气管。因支气管深面即是伴行的肺动脉（图3-4-60），在未充分游离的情况下以血管钳通过易伤及后方的肺动脉。电凝钩在游离细小支气管、血管时可充当微型直角钳进行初步的分离，并引导血管钳通过，降低副损伤风险。解剖出的B¹⁰以切割缝合器（蓝钉）离断。

（5）解剖、处理肺段动脉：提起离断的支气管远端，稍作游离，充分显露深面的肺动脉分支。充分游离后两端结扎、离断（图3-4-61、图3-4-62）。提起段门结构，沿

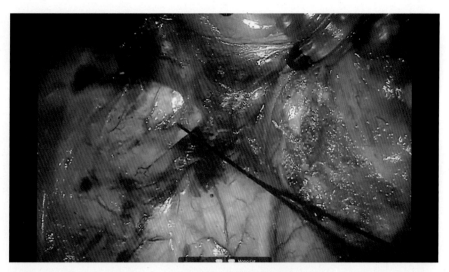

图3-4-58　处理V¹⁰c静脉

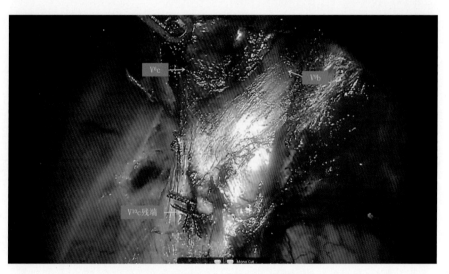

图3-4-59　解剖V⁶c、V⁹b静脉

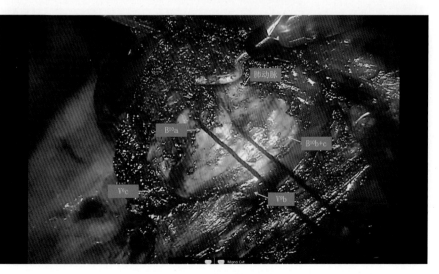

图3-4-60　解剖B¹⁰气管分支

段间静脉向远端再次稍作游离，充分展开段门区域。肺创面止血。

（6）显露段间平面：段间平面的显示常用纯氧膨胀萎陷法和荧光染色法。因机器人荧光系统无法与明场视野同时显示，应用不便，故笔者多采用纯氧膨胀萎陷法。气道充分吸痰清理后，纯氧膨肺将病肺完全膨起。开放患侧肺气道，等待约15min可获得清晰的段间平面，如显示不佳可再观察5min。

（7）段间平面处理：前期段门预处理做得越充分，处理段间平面就越便利。以切割缝合器沿段间平面界线，先将肺底部的肺组织裁切开至肺下缘，再从肺下缘沿着肺肋骨面的段间平面界线向上裁切肺组织，移除标本。标本装入标本袋，由助手从助手孔取出，不宜直接取出，以免污染切口和胸腔。

（8）清理术野：冲洗胸腔，检查有无活动性出血，检查段门结构（图3-4-63）；嘱麻醉医生膨肺，检查支气管残端或肺创面有无漏气。

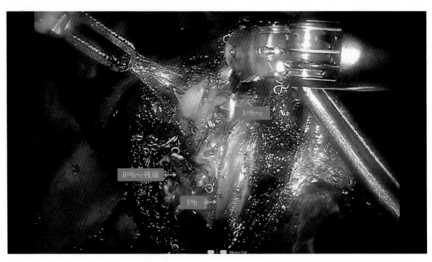

图3-4-61　解剖处理A¹⁰b+c动脉

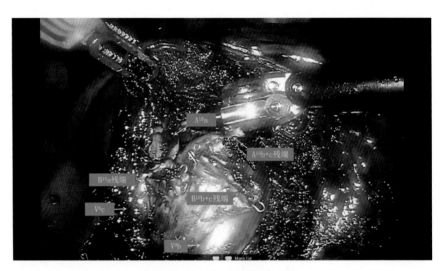

图3-4-62　解剖处理A¹⁰a动脉

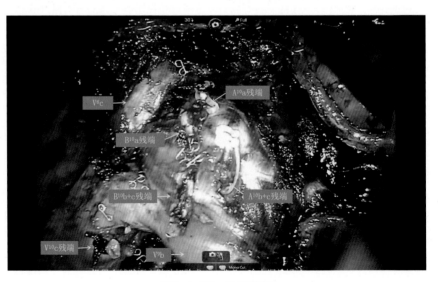

图3-4-63　段门结构

（9）关闭手术切口：经镜孔置入24号胸腔引流管，依次缝合各个操作孔。

（喻本桐 蒋磊）

四、全孔机器人右下肺背段+星段（S⁶+S*）切除术

星段（S*）比较罕见，属于无命名的变异肺段，发生率为4%左右，通常位于右肺下叶，临近右肺下叶背段（S⁶）和后基底段（S¹⁰）。对于位于S*的肺部恶性小结节，在符合肿瘤切除原则、保证手术切缘安全的情况下，也可以单独行S*切除。若结节位于S*但靠近段间平面，手术切缘达不到安全要求，则可考虑联合段切除术。下面介绍一例右肺下叶S⁶+S*切除术。

（一）手术适应证和禁忌证

1. 适应证

（1）影像学表现为右下肺S⁶段或S*段结节，临床诊断为非小细胞肺癌，位置靠近两者之间的段间平面，单纯一个段的切除无法保证切缘安全。

（2）肿瘤长径≤2cm，位于肺外1/3区域，并且与段支气管分叉处距离＞2cm。

（3）无淋巴结转移，无胸膜侵犯。

（4）患者肺功能较差的右下肺S⁶段与S*段之间的肺癌，若无法耐受肺叶切除术，可行妥协性S⁶+S*肺段切除。

2. 禁忌证

（1）结节位置距段间平面≤2cm[1]。

（2）影像学提示肺门或纵隔淋巴结肿大。

（3）右侧胸腔严重粘连或曾有右侧开胸手术史。

（4）患者心、肺、肝、肾等脏器功能障碍，无法耐受手术。

（二）术前准备

同一般胸外科手术。充分的术前准备有助于手术的安全实施，减少术后并发症的发生，加速患者术后康复。

（1）吸烟者应戒烟2周或以上。

（2）术前1周可行呼吸功能锻炼。

（3）控制血压、血糖等，改善全身营养状况。

（4）术前半小时可予抗生素预防感染。

（5）术前需要根据薄层CT进行术侧肺组织的计算机三维重建[2]。

（三）体位与穿刺孔布局

1. 体位

本节以达芬奇Si机器人手术系统为例。患者左侧卧位（90°），腋下垫软枕，上肢固定于托手架上，髋部及膝部以盆托及固定带固定；患者第5肋间隙对准手术台腰桥，以扩大肋间隙利于手术；患者取适当头高脚低位，以避免机械臂碰撞骨盆造成损伤（图3-4-64）。助手位于患者腹侧，洗手护士紧邻助手。麻醉方式采用双腔管插管静吸复合全麻，术中健侧单肺通气。

2. 穿刺孔布局

本例患者采用4臂全孔机器人辅助肺段切除法，另加一个助手孔[3]，具体位置类似于右下肺叶切除术[4]。于腋后线第8肋间做12mm切口用作镜孔并形成5~8mmHg的人工CO_2气胸，取腋前线第5~6肋间做8mm切口放置1号臂（主刀医生右手：单极电钩/超声刀/马里兰钳），于第8肋间肩胛下角线与腋后线之间、听诊三角区域分别做8mm切口放置2号臂（主刀医生左手：双极抓钳）、3号

臂（辅助机械手臂：有孔抓钳）。在腋前线第8肋间做12mm切口用作助手孔，辅助主刀医生手术。在手术结束时，视肿瘤大小适当扩大助手孔，用于取出标本（图3-4-65）[4]。各个孔之间相距8~10cm以避免机械臂相互碰撞阻碍，根据患者的性别、体形及肿瘤位置可适当调整机械臂的放置位置。完成套管布局后，沿腋后线方向将机器人操作台自患者头侧推至手术床旁并定泊。

（四）手术切除范围

右肺一般是有10个肺段，如果在这10个肺段之外出现另外的无法定义的肺段，则命名为星段（S*）。根据解剖学惯例，肺段的命名与该肺段支气管的命名一致，因为肺血管的变异较为常见[5]，而支气管的变异则较为少见，所以出现无法定义的肺段即出现了无法定义的段支气管。一般来说，S*的出现很难在普通的薄层CT上直接由

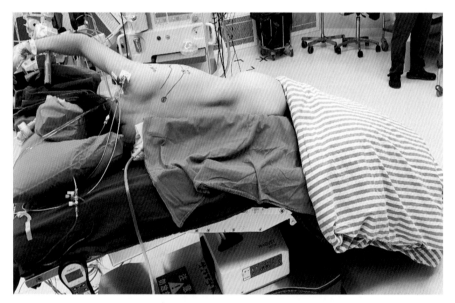

图3-4-64　患者体位

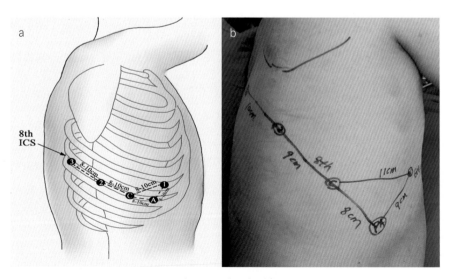

a.示意图，b.实际打孔图。

图3-4-65　穿刺孔布局

临床医生发现，所以这就更加强调了术前进行三维重建的重要性。

本例患者为一中年男性，因体检发现右下肺结节2月余就诊，胸部CT发现右肺下叶背段一磨玻璃样结节，大小约10mm，其内未见明确实性成分（图3-4-66），但三维重建发现背段支气管下方有一孤立的支气管分支，与背段支气管并无明显关系，故可以认为其供应的肺组织是独立于其他肺段的孤立一段，即S*。继续观察动脉及静脉的重建图像，未见明显单独供应该星段的动静脉（图3-4-67）。最后观察结节位置，因为结节位于右下肺S6与S*之间，靠单纯切除S6或者S*段难以确保安全的切缘距离，所以需行右肺下叶S6+S*切除术（图3-4-68）。

对于切除小结节的意向性肺段切除术，没有必要进行系统性纵隔淋巴结清扫，但会常规清扫肺门、叶间及叶支

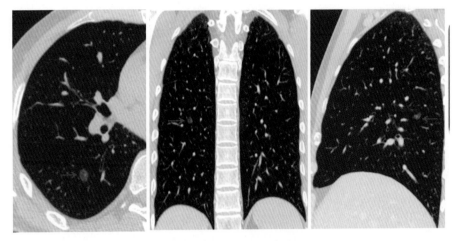

图3-4-66　患者术前胸部CT

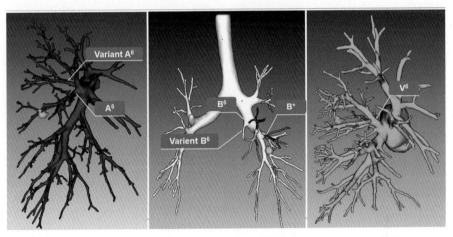

图3-4-67　术前三维重建

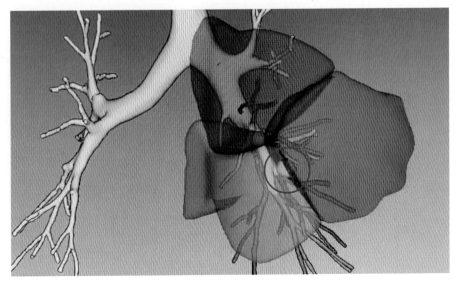

图3-4-68　结节位置

气管旁淋巴结送检。若术前影像学检查提示有某些区域的纵隔淋巴结较大,最好在术前进行超声支气管镜或者纵隔镜淋巴结活检,若确诊为淋巴结转移,则不推荐肺段切除。

(五)手术步骤

1. 处理背段静脉(V^6)

(1)显露背段静脉:3号臂有孔抓钳夹持一块纱布条将下肺向前推移,显露后肺门,2号臂双极抓钳提起后肺门处纵隔胸膜,助手使用腔镜吸引器拨开其前方肺门组织,与2号臂对抗,1号臂电钩逐层仔细打开后肺门处纵隔胸膜,向肺内游离(图3-4-69)。向深部打开肺组织后即可见血管,此即为背段静脉,2号臂双极抓钳轻柔提起V^6,1号臂电钩于其下方分离肺组织,充分游离V^6(图3-4-70)。

(2)离断背段静脉:2号臂双极抓钳轻柔提起背段动脉,1号臂电钩在其下分离肺组织,使其下空间更充裕,此时助手使用一次性切割缝合器顺畅通过背段静脉下方空间,离断

背段静脉(图3-4-71)。

2. 处理背段动脉(A^6)

(1)打开斜裂处胸膜:3号臂有孔抓钳夹持一块纱布条将上肺向上向前推移,同时助手持腔镜吸引器压住另一块纱布条将下肺向下牵拉,充分暴露叶间裂,2号臂双极抓钳配合1号臂电钩于右肺三叶交界处逐层打开斜裂处胸膜,直至充分暴露叶间动脉干(图3-4-72)。

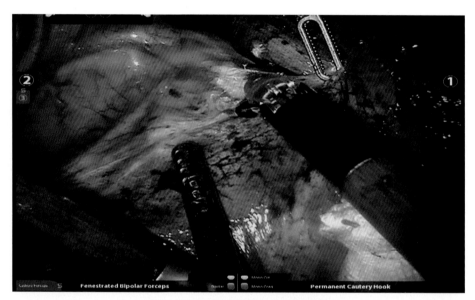

图3-4-69　打开后肺门处纵隔胸膜

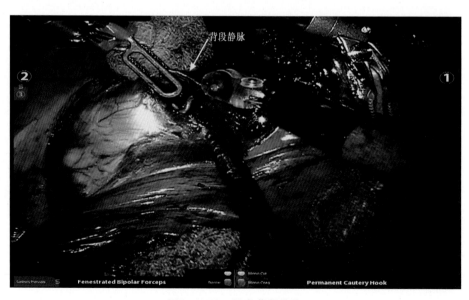

图3-4-70　游离背段静脉

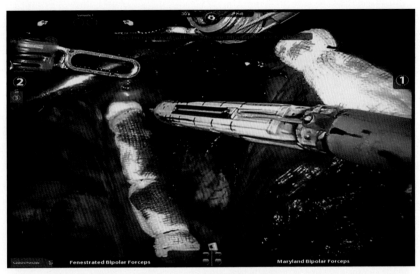

图3-4-71　离断背段静脉

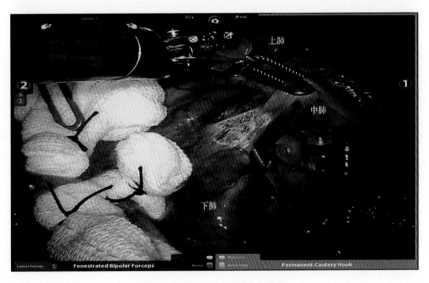

图3-4-72　打开斜裂处胸膜

（2）显露背段动脉（A⁶）：暴露叶间动脉干后，进一步沿斜裂向上游离，暴露背段动脉及基底段动脉，3号臂继续向上向前牵拉上肺，2号臂双极抓钳可直接夹持背段动脉，同时助手使用腔镜吸引器轻柔拨开背段动脉旁肺组织，与2号臂对抗，此时使用1号臂电钩将背段动脉与近旁肺组织充分分离（图3-4-73）。在分离过程中，电钩可轻柔推移背段动脉，使血管更加充分暴露。充分游离斜裂处胸膜并游离背段动脉后，

可见一变异的肺动脉由右上肺的后升支动脉发出拐向下方供应背段（图3-4-74），此变异肺动脉也需要与背段动脉一并离断。

（3）离断背段动脉及变异动脉：2号臂双极抓钳轻柔提起背段动脉，1号臂电钩在其下分离肺组织，使其下空间更充裕，此时助手使用一次性切割缝合器离断背段动脉及变异动脉（图3-4-75）。

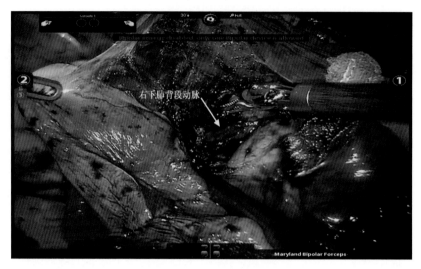

图3-4-73　游离背段动脉

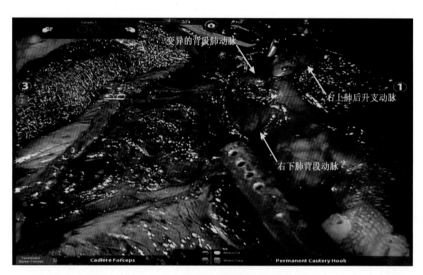

图3-4-74　背段肺动脉及其变异动脉

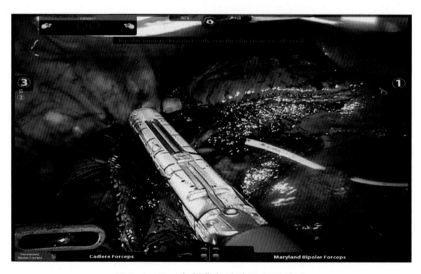

图3-4-75　离断背段动脉及变异动脉

3. 处理背段支气管 (B⁶)

（1）显露并游离背段支气管：离断背段动脉后进一步向肺内游离，A^6动脉下方即可见B^6支气管，2号臂双极抓钳轻柔提起背段支气管，1号臂电钩于其下方分离肺组织并清扫段支气管旁淋巴结，充分暴露背段支气管（图3-4-76），1号臂电钩更换为马里兰钳，钝性游离背段支气管下方组织，使其下空间更充裕，充分游离背段支气管（图3-4-77）。

（2）离断背段支气管：2号臂双极抓钳夹持血管吊带向上提起背段支气管，此时助手使用一次性切割缝合器顺畅通过支气管下方，之后离断背段支气管（图3-4-78）。

4. 处理星段支气管 (B[*])

（1）显露并游离星段支气管：离断背段支气管后进一步向肺内游离，向深部打开肺组织后即可见一孤立支气管，此即为B^*支气管，2号臂双极抓钳轻柔提起星段支气管，1

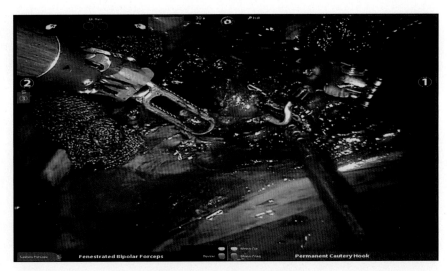

图3-4-76 暴露背段支气管

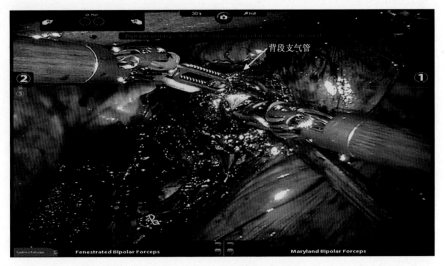

图3-4-77 游离背段支气管

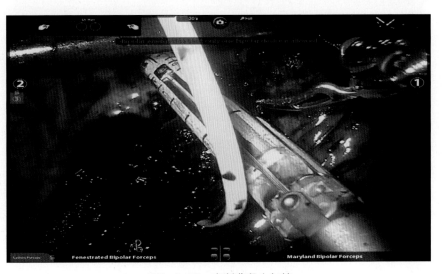

图3-4-78 离断背段支气管

号臂电钩于其下方分离肺组织,充分暴露星段支气管,1号臂电钩更换为马里兰钳,钝性游离星段支气管下方组织,使其下空间更充裕,充分游离星段支气管(图3-4-79)。

(2)离断星段支气管:2号臂双极抓钳夹持血管吊带向上提起星段支气管,此时助手使用一次性切割缝合器顺畅通过支气管下方,之后离断星段支气管(图3-4-80)。离断B*后可见B*残端靠近B⁶残端(图3-4-81)。

5. 离断右下肺背段及星段肺组织

为了更加清晰地辨认待切除肺段的范围,有多种方法可供选择,例如吲哚菁绿标记法[6],在达芬奇Xi手术机器人平台可直接使用,装有荧光内镜的达芬奇Si机器人平台也可以使用。无荧光内镜的机器人手术设备,可用膨胀萎陷法界定段间平面[7-8]。实际上,在手术过程当中离断血管及支气管后,待切除肺段内的气体便很难再逸出,因此一般无须进

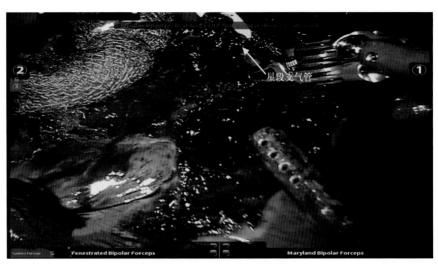

图3-4-79　游离星段支气管

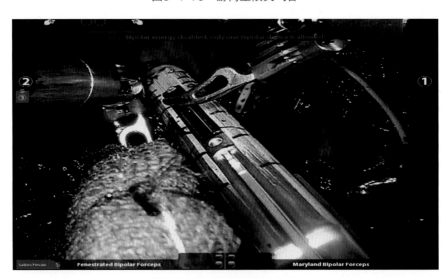

图3-4-80　离断星段支气管

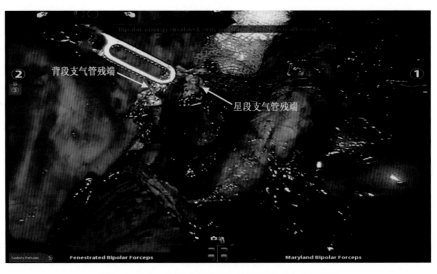

图3-4-81　星段支气管残端与背段支气管残端

行膨胀萎陷法即可看到部分肺组织始终处在充气状态，此即为待切除肺段所在范围。使用1号臂电钩在该肺膨胀萎陷边界烧灼标记，之后使用一次性切割缝合器沿标记范围离断右下肺背段及星段肺组织。

6. 取出标本及其他操作

（1）取出标本：经由助手孔放入一次性标本袋，有孔抓钳（1号臂）配合双极抓钳（2号臂）将标本放入标本袋中并收紧；适当扩大助手孔，取出标本。

（2）清理术野：检查有无活动性出血，必要时进行止血。冲洗胸腔，嘱麻醉医生膨肺，检查支气管残端或肺创面有无漏气；进一步检查有无活动性出血点，必要时再次止血。

（3）关闭手术切口：经镜孔置入24号胸腔引流管，依次缝合各个操作孔。

（杨沐籽　杨浩贤）

参考文献

[1] CERFOLIO R J, WATSON C, MINNICH D J, et al. One hundred planned robotic segmentectomies: early results, technical details, and preferred port placement[J]. Ann Thorac Surg, 2016, 101（3）: 1089-1095.

[2] HAMADA A, OIZUMI H, KATO H, et al. Outcome of thoracoscopic anatomical sublobar resection under 3-dimensional computed tomography simulation[J/OL]. Surg Endosc, 2021, http: //doi. org/10.1007/s00464-021-08506-x.

[3] ZHANG Y, LIU S, HAN Y, et al. Robotic anatomical segmentectomy: an analysis of the learning curve[J]. Ann Thorac Surg, 2019, 107（5）: 1515-1522.

[4] YANG M Z, LAI R C, ABBAS A E, et al. Learning curve of robotic portal lobectomy for pulmonary neoplasms: a prospective observational study[J]. Thorac Cancer, 2021, 12（9）: 1431-1440.

[5] HASSANI C, SAREMI F. Comprehensive cross-sectional imaging of the pulmonary veins[J]. Radiographics, 2017, 37（7）: 1928-1954.

[6] SEKINE Y, KO E, OISHI H, et al. A simple and effective technique for identification of intersegmental planes by infrared thoracoscopy after transbronchial injection of indocyanine green[J]. J Thorac Cardiovasc Surg, 2012, 143（6）: 1330-1335.

[7] YAJIMA T, SHIMIZU K, MOGI A, et al. Pulmonary artery compression facilitates intersegmental border visualization[J]. Ann Thorac Surg, 2019, 108（2）: e141-e143.

[8] GOSSOT D, SEGUIN-GIVELET A. Anatomical variations and pitfalls to know during thoracoscopic segmentectomies[J]. J Thorac Dis, 2018, 10（Suppl 10）: S1134-S1144.

第三节　机器人左上肺叶的肺段切除术

一、单操作孔机器人辅助左上肺尖后段（S^{1+2}）切除术

（一）概述

目前肺叶切除术仍是治疗肺癌的首选[1]，但亚肺叶切除在磨玻璃结节治疗中的应用得到了越来越广泛的关注。多数回顾性研究表明，对于磨玻璃成分为主的结节，亚肺叶切除可以取得同肺叶切除相似的预后[2-4]，而对于实性成分较多的磨玻璃结节行亚肺叶切除仍存在争议[5]。对比肺段切除和肺叶切除的前瞻性随机对照临床试验JCOG0802已经公布初步结果，除了失血量略多（50.0mL vs 44.5mL）、重置胸腔引流管率较高（3.8% vs 1.4%）、肺泡胸膜瘘发生率略高（9% vs 7%）外，肺段切除与肺叶切除的术后短期效果相似。近几年国内对于肺段切除的热情在不断增长，手术方式也多种多样，并且多以微创为主，包括胸腔镜以及目前国内快速发展的达芬奇机器人辅助技术。

达芬奇手术机器人装备有内窥镜系统，能提供放大5~10倍的3D高清影像，有利于术者判断空间距离，这对于肺段切除时针对血管、气管进行的精细操作尤其重要，同时机器人的机械臂关节能做540°自由旋转，在狭小空间里的操作游刃有余，还能自动过滤来自术者手部的轻微颤抖，使操作更加精准平稳，术中患者出血更少，术后恢复更快。

单操作孔机器人辅助手术是近年来国内外新开展的机器人微创术式，也是目前国际前沿的微创技术。传统的达芬奇机器人胸腔镜手术需要一个手术切口，以及三个辅助孔放置3条机械臂，虽然器械之间不容易相互干扰，但由于切口多，较传统的单孔胸腔镜手术而言，微创优势不足，而单操作孔机器人辅助手术则仅需在一个常规手术切口的基础上再加一个约8mm的辅助孔，这样不仅操作起来更为方便，而且在切口方面与传统的胸腔镜手术类似，使原本机器人手术多孔的劣势得到根本转变，手术创伤进一步降低，且兼顾美观，有望成为日后机器人手术领域的常规术式。

（二）手术适应证和禁忌证

1. 适应证

（1）左肺上叶尖后段磨玻璃样结节，一般来说结节直径需≥8mm且≤2cm，实性成分占比<50%[6-7]；结节距离段间平面≥2cm，或者大于结节自身长径[8]；结节体积的倍增时间>400天。

（2）cTNM分期为cT1N0M0，临床评估可手术切除。

（3）对于高龄、多发结节或既往有肺切除病史等无法耐受肺叶切除术的患者，也可采用妥协性肺段切除[9]。

2. 禁忌证

（1）患者肝、肾、心、肺功能差，无法耐受手术。

（2）胸腔粘连严重，无法充分游离，无法置入trocar，无法提供游离空间。

（三）术前准备

术者必须对肺段的解剖和常见变异有一定理论基础，建议术前进行胸部薄层CT检查，仔细阅读CT以确定结节位于左肺上叶尖后段，了解肺段支气管、动脉、静脉的走向和解剖变异。术前应依据CT检查结果做好手术方案的规划，若是先行楔形切除，再行肺段切除，则直线切割缝合器的金属钉会影响肺段的解剖；若行肺段切除后再行肺叶切除，则会给患者增加不必要的费用。如果有条件建议患者进行三维重建，以便能更直观地了解各种解剖结构的走向[10]（图3-4-82）。三维重建能帮助医生在术前明确肿物位置是否完全位于尖后段内，且与段间平面存在足够安全距离，同时帮助医生提前掌握解剖变异，节约术中辨认结构的时间，利于术中的判断及操作[11-12]。但是应当注意，三维重建的制作和阅读也需要一定的学习曲线，并且仅仅是"地图"，而非"实时导航"，一些解剖结构的辨认仍需要依靠经验。

其余术前准备同一般胸外科手术。充分的准

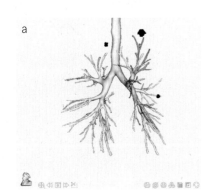
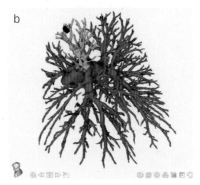
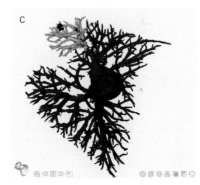

a. 气管；b. 动脉；c. 静脉。

图3-4-82　薄层CT三维重建

备有助于手术的安全实施，减少术后并发症的发生，加速患者术后康复。

（1）吸烟者应戒烟2周或以上。

（2）术前1周可行呼吸功能锻炼。

（3）控制血压、血糖等，改善全身营养状况。

（4）术前半小时可给予抗生素预防感染。

（四）体位与穿刺孔布局

1. 体位

以达芬奇Xi机器人系统为例：患者右侧卧位（90°），腋下垫软枕，上肢固定于托手架上，髋部及膝部以盆托及固定带固定；患者第5肋间隙对准手术台腰桥，以扩大肋间隙利于手术（图3-4-83）。助手位于患者腹侧，洗手护士位于患者足端，与助手同一侧。

2. 穿刺孔布局

由于是采用单操作孔进行手术，故本例患者应用3臂法进行肺段切除。于第8肋间腋后线与肩胛下角间做约8mm切口放置3号臂，取第5肋间腋中线与腋前线间做3~5cm切口用作镜孔，与腋后线切口距离8~10cm（图3-4-84a）。该镜孔除了放置1号臂、2号臂外，亦同时用作助手孔，

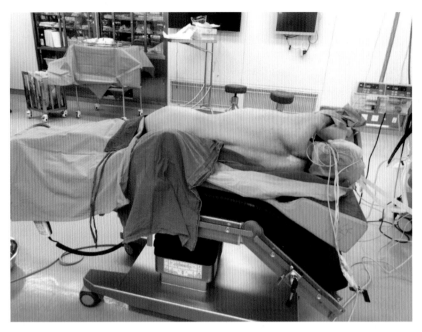

图3-4-83　患者体位

助手通过此孔辅助主刀医生手术。在手术结束时，撤出镜孔中所有机械臂，即可取出标本（图3-4-84b）。

1号臂接双极抓钳，并连接双极电凝系统，可抓持肺组织及血管，由主刀医生左手操控，用于实时暴露及止血；2号臂接镜头；3号臂置入电钩，并接单极电凝系统，由主刀医生右手操

控；在分离肺门区域血管时，3号臂可换成马里兰钳；而欲完整切除较大的淋巴结时，可换用超声刀（图3-4-85）。助手在手术过程中可使用弯头吸引器用于吸血、吸烟雾及暴露手术视野，辅助主刀医生手术；同时，切割缝合器离断肺组织、血管及支气管的操作也可通过助手孔由助手完成。由于只有单个操作孔，且孔径较小，同时

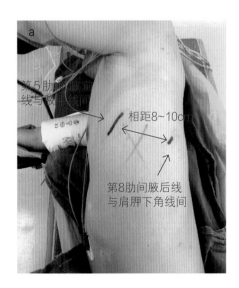

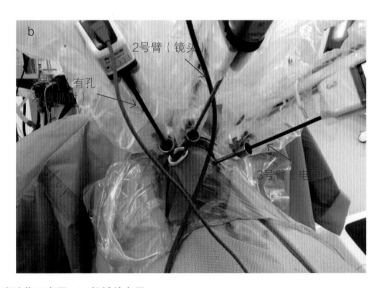

a. 体表孔位示意图；b. 机械臂布局。

图3-4-84　穿刺孔布局

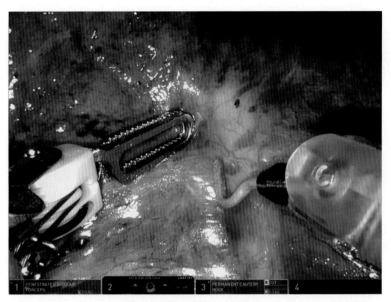

图3-4-85　置入手术器械

还需要置入2个机械臂以及吸引器，难免会出现机械臂及器械"打架"情况，特别是手术过程中助手操作切割缝合器时，建议此时取出1号臂，并将3号臂换上双极抓钳，由术者应用双极抓钳与助手配合完成离断过程。

（五）手术切除范围

本例患者采用左肺上叶尖后段切除及淋巴结取样的手术方式，淋巴结常规取第10、11、12组，将术中取到的淋巴结送快速冰冻病理，回报若为阴性，则可继续行肺段切除；回报若为阳性，则术式改为左肺上叶癌根治术（左肺上叶切除淋巴结清扫术）[8]。

术前未明确肿物性质的患者，术中将靶肺段切除取出后送快速冰冻病理，若病理回报为良性、原位癌、恶性（贴壁为主或微浸润）之一，则可止血关胸；若病理回报为浸润性癌，则扩大手术范围，改行左肺上叶癌根治术。

（六）手术步骤

建议进行解剖式切除，即按叶裂—血管—气管的整体顺序进行离断，这样手术过程组织结构

更加清晰，切除范围明确，可减少术中组织的副损伤。首先打开左肺后斜裂，游离纵隔胸膜、左上叶尖后段血管及气管，完整取样第10、11、12组淋巴结，待术中快速冰冻病理回报阴性后，按顺序游离尖后段动脉、静脉及气管，之后采取荧光显色法或者肺叶膨胀萎陷法确定段间平面，最后切除靶肺段。

1. 打开叶间裂

由于患者个体的叶间裂发育情况存在较大差异，一些患者叶间裂自然分开，手术分离难度相对较小；而一些患者叶间裂发育不良，或存在较重的粘连，甚至有上下叶融合、出现无叶间裂的情况，此类患者游离叶间裂难度较大，建议术中采用"凿隧道"的方式打开叶间裂。

（1）用双极抓钳（1号臂）将左肺上叶往上拨，保持不动。电钩（3号臂）游离斜裂，游离至斜裂下方发白的肺动脉显露出来，形成叶间裂"隧道"的入口（图3-4-86a）。同时在显露叶间第11组淋巴结后，双极抓钳轻轻钳住淋巴结，用电钩进行游离（图3-4-86b），游离时尽量完整取样，这样不仅可以减少淋巴结切面渗血造成术野不清，还能避免淋巴结挤压破损造成的潜在肿瘤播散。取到的第11组淋巴结用双极抓钳传递给助手操作的卵圆钳，并由助手通过操作孔取出。

（2）利用双极抓钳以及电钩的配合，将左肺上下叶往患者腹侧拨，暴露主动脉弓，用双极抓钳固定左肺上叶，电钩游离主动脉弓下方与肺门之间的后纵隔胸膜，形成叶间裂"隧道"的出口（图3-4-87）。同时暴露此处的第10组淋巴

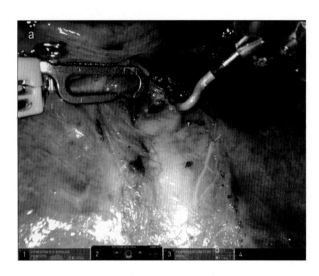
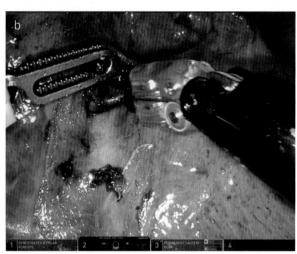

a. 打开"隧道"入口；b. 取样。

图3-4-86   第11组淋巴结取样

结，取样方式与第11组淋巴结相同。游离期间，助手可利用弯头吸引器将肺组织压向前纵隔，帮助暴露。

（3）此时"隧道"的入口以及出口都已形成，术者可用双极抓钳试探通过，该过程存在一定的风险，需要有较丰富的临床操作经验。若抓钳无法顺利通过，切不可强行蛮力突破，而需要对"隧道"的出入口再次充分游离，直至抓钳顺利通过（图3-4-88a）。撤出1号臂，助手应用一次性切割缝合器通过调整角度由"隧道"入口而入、出口而出，配合吸引器切割打开叶间裂（图3-4-88b）。

（4）打开叶间裂后，暴露下方肺动脉干及其分支，以及段间第12组淋巴结，助手用弯头吸引器固定上叶，术者用双极抓钳和电钩配合对第12组淋巴结进行取样，取样方式同前（图3-4-89）。将取到的第10、11、12组淋巴结送检，待病理回报阴性后，继续后续的手术。

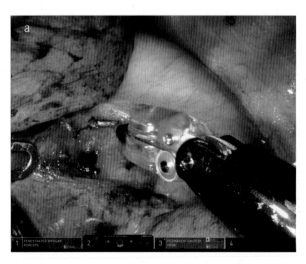
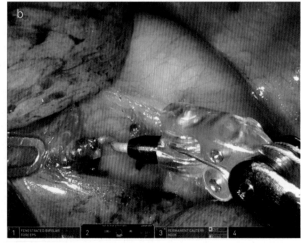

a. 打开"隧道"出口；b. 取样。

图3-4-87   第10组淋巴结取样

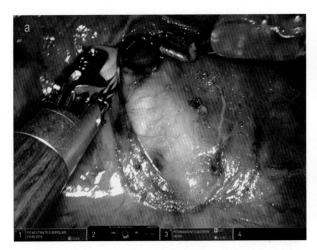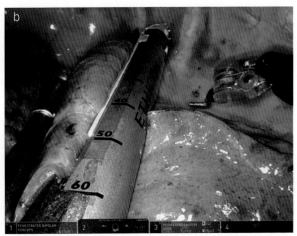

a. 双极抓钳穿透叶裂"隧道"；b. 切割缝合器打开叶间裂。

图3-4-88 打开叶间裂

2. 左肺上叶尖后段血管、气管离断

行左肺上叶尖后段切除术前，需要明确有无支气管、肺动脉及肺静脉的变异或畸形，这对手术至关重要。基于薄层增强CT的三维重建可以在术前明确可能的支气管、肺动脉及肺静脉变异或畸形。

对于左肺上叶尖后段切除术，由于尖后段血管及气管存在较大的变异可能，主刀医生可根据术前三维重建的结果结合术中情况，以及个人习

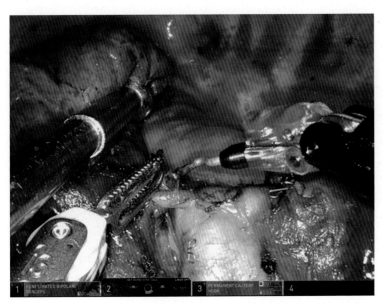

图3-4-89 第12组淋巴结取样

惯选择离断顺序，以保证手术的安全实施。

左肺上叶尖后段动脉（A^{1+2}）变异相对常见且类型较多：A^{1+2}a+b亚段共干，A^{1+2}c亚段单独发出，约占31%；A^{1+2}a、A^{1+2}b、A^{1+2}c亚段各自单独发出，约占28%；A^{1+2}b+c亚段共干，A^{1+2}a亚段单独发出，约占26%；A^{1+2}a、A^{1+2}b、A^{1+2}c亚段共干，约占15%。尖后段的亚段动脉存在多支，通常需要沿肺动脉干解剖各支再分别处理，由于可能出现变异，在处理由A^{1+2}发出的分支时需要仔细辨认，避免误将前段动脉（A^3）和纵隔型舌段动脉（A^{4+5}）离断。通常可将尖后段提起，根据动脉分支的走行进行判断。左肺动脉干绕左肺上叶支气管走行，支气管周围淋巴结可能影响对动脉分支的解剖及对其走行的判断，在条件允许的情况下最好能切除该区域淋巴结，以方便结构辨认。

尖后段静脉（V^{1+2}）的变异相对少见，绝大多数情况下，V^{1+2}多形成最靠头侧的一支再汇入左肺上叶静脉，约占98%；极少情况下，V^{1+2}和

前段静脉（V³）共干进入肺组织。静脉的处理可从肺门前方进行，也可以从肺门的后方进行，术者可根据术中情况及自身习惯自行判断。多数情况下，建议从肺门前方处理，以便于清晰辨识和操作。

左肺上叶尖后段气管（B¹⁺²）的B¹⁺²a+b亚段通常共干，B¹⁺²c可与B¹⁺²a+b亚段共干或单独发出，术前应通过CT或者三维重建确认。在确认支气管时应将肺动脉与支气管后壁游离，同时清除该区域的淋巴结，以方便辨认。若不能明确辨认，建议在夹闭支气管后通气，以确定夹闭的支气管是否为靶段支气管。

（1）离断左肺上叶尖后段动脉：利用双极抓钳与电钩的配合对叶间裂下的肺动脉干及其分支充分游离、裸化，最好做到血管骨骼化，以便于之后的离断。本例患者的A¹⁺²分为独立的a、b、c三支，用电钩游离A¹⁺²b和A¹⁺²c周围组织及淋巴结，使b、c亚段充分暴露（图3-4-90a），因为两支动脉亚段位置相距较近，角度合适，助手用一次性切割缝合器即可同时离断b和c亚段（图3-4-90b）；若亚段之间距离较远或角度较差，可单独分次离断。术者用双极抓钳和电钩将左肺

上叶向下翻，沿着肺动脉干寻找A¹⁺²a亚段，由于之前已游离清扫了第12组淋巴结，a亚段已得到较好的暴露，双极抓钳固定肺叶尖后段，电钩再次游离A¹⁺²a亚段，充分游离后，过血管吊带（可用手套边作为血管吊带，其不仅取材方便、价格便宜，而且具有张力，对于操作机器人时无力反馈的主刀医生具有一定的目视效果，利于手术的安全实施）（图3-4-90c），撤出1号臂，3号臂换上双极抓钳，提拉血管吊带，将A¹⁺²a亚段向上方适当提拉，助手用一次性切割缝合器顺势穿过A¹⁺²a亚段下方空隙（图3-4-90d），待取走血管吊带后，助手离断A¹⁺²a亚段。

（2）离断左肺上叶尖后段静脉：双极抓钳（1号臂）将上肺组织往后纵隔方向牵拉，助手用吸引器将下肺组织往下方拨，双极抓钳配合电钩打开前肺门，游离左肺上叶静脉。本例患者的V¹⁺²和V³从纵隔发出，较早就分支走行，手术中如遇这种情况，为进一步明确辨别，避免误伤，建议尽量充分游离左肺上叶静脉各分支，游离过程中可顺势再次清扫第12组淋巴结，这样有利于血管暴露，并可为之后的离断静脉留出尽可能大的空间（图3-4-91a）。在明确V¹⁺²、V³以及舌段

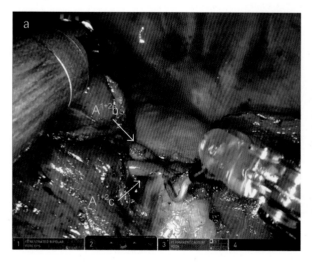

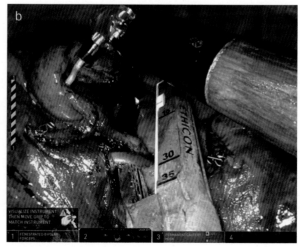

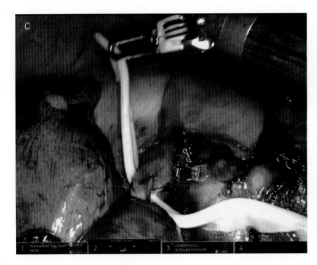
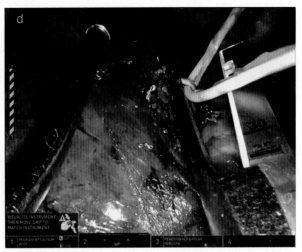

a. 暴露A^{1+2}b和A^{1+2}c；b. 离断A^{1+2}b和A^{1+2}c；c. 游离A^{1+2}a，过血管吊带；d. 离断A^{1+2}a。

图3-4-90　离断左肺上叶尖后段动脉

静脉（V^{4+5}）的位置关系后，可保留段间静脉，V^{1+2}过血管吊带，撤出1号臂，3号臂换上双极抓钳，提拉血管吊带，将V^{1+2}往后侧方向提拉，助手用一次性切割缝合器穿过V^{1+2}下方空隙（图3-4-91b），术者用抓钳撤走血管吊带，助手离断V^{1+2}。

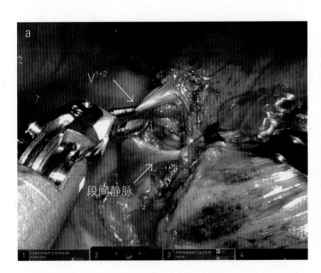
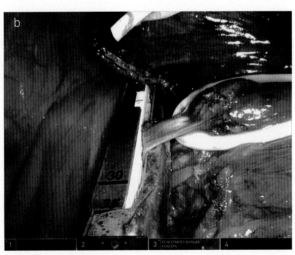

a. 游离暴露V^{1+2}；b. V^{1+2}过血管吊带，助手协助暴露并离断之。

图3-4-91　离断左肺上叶尖后段静脉

（3）离断左肺上叶尖后段支气管：离断段动静脉并清扫段门淋巴结后，B^{1+2}就已基本暴露。在充分游离段门后，助手用弯头吸引器将肺叶推向前侧方，术者可用双极抓钳试探通过段支气管间隙（图3-4-92a），同样过血管吊带，抓钳往前侧方提拉，助手用一次性切割缝合器离断B^{1+2}（图3-4-92b）。

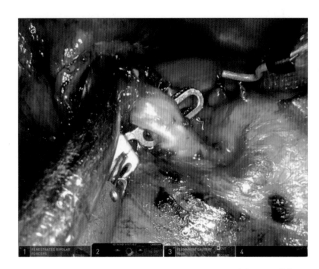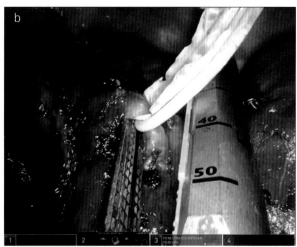

a. 双极抓钳通过B^{1+2}；b. B^{1+2}过血管吊带，助手协助暴露并离断之。

图3-4-92　离断左肺上叶尖后段支气管

3. 段间平面的判断

段间平面的判断方法有多种，最常见的是改良式膨胀萎陷法[13]：肺段的动脉、支气管离断后，以纯氧膨肺，氧气通过Kohn孔将要切除的肺段完全膨胀，随后单肺通气。保留肺动脉的肺组织中氧气被吸收，肺组织萎陷，而肺动脉已经离断的肺组织中氧气无法吸收，肺组织无法萎陷，故10~30min后，会出现膨胀肺组织和萎陷肺组织的清晰界线，此即需要切割的段间平面[14]。但要注意的是，如果肺段动脉离断得不精准，膨胀萎陷界线就会不准确或不清晰。除此之外，还有高频通气法[15]，此法需要在离断靶段支气管前由麻醉医生将支气管镜伸入靶段支气管内进行高频通气，将靶段组织鼓起，这对麻醉医生的操作有一定要求。也可离断靶段支气管后由外科医生用细针穿刺进入远端支气管残端，连接高频通气后将靶段组织鼓起，操作过程切忌将细针穿入血管，故操作需要极其仔细。

推荐在机器人手术中应用荧光显色法来确定段间平面[16]。有赖于达芬奇机器人自带荧光显色镜头的先天优势，此法更加方便快捷，可节约大量手术时间，且较为准确。在离断尖后段血管及支气管后由外周静脉注射吲哚菁绿（indocyanine green，ICG），一般30s后将机器人镜头切换为荧光显色模式便可看到，需要保留的肺组织被荧光染色，而左肺上叶尖后段肺组织无荧光（图3-4-93a）。一般在ICG注射后5min左右出现染色峰值，10min后染色消退。因此在染色未消退期间为了之后更好地显示段间平面，术者需抓紧时间用电钩间断电凝的方式勾勒出段间平面的大体位置（图3-4-93b）。

4. 段间平面的处理

段间平面的切割可以使用切割缝合器，也可以使用能量器械（电刀或超声刀）[17]。使用切割缝合器方便快捷，并且不容易漏气，但是会造成部分肺组织复张受限。使用能量器械切割能使肺复张得更好，但是耗时较长，且术后漏气时间延长，风险高，尤其不适用于肺气肿的患者[18-19]。术者可根据术中患者的个体情况结合自身操作经验、习惯选择不同的处理方式。

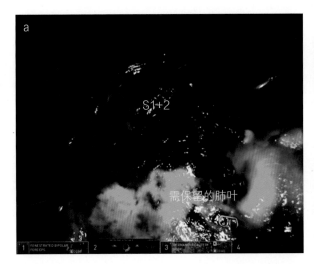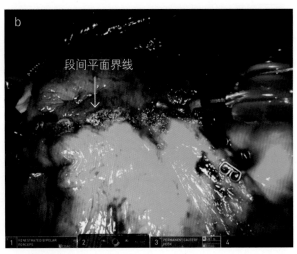

a. 注射ICG后荧光镜头下肺叶；b. 勾勒段间平面界线。

图3-4-93　荧光显色法确定段间平面

对于左肺上叶尖后段段间平面的处理，推荐使用切割缝合器的处理方式，因为该肺段不如上肺前段和下肺部分基底段等的段间平面面积大，使用直线切割缝合器非常困难，需要使用能量器械分离全部的或部分的段间平面后再进行切割缝合。尖后段切除时，只需用双极抓钳将尖后段向前上方提起，电钩稍加松解游离段门，将本身三维立体的肺叶处理为便于切割的二维平面结构。将1号臂撤出，3号臂换成双极抓钳，将靶肺段向上方提起，助手应用一次性切割缝合器，配合弯

头吸引器，沿之前确定的段间平面将左肺上叶尖后段切除（图3-4-94）。

5. 取出标本及其他操作

（1）取出标本：经由操作孔放入无菌手套作为一次性标本袋，助手双手各拿一把卵圆钳，其中一把配合双极抓钳撑开套口，另一把将标本放入手套中，之后用两把卵圆钳收拢手套口（图3-4-95），撤出操作孔中所有机械臂，助手将标本袋由操作孔拉出。

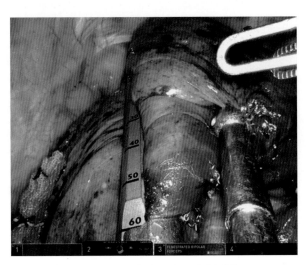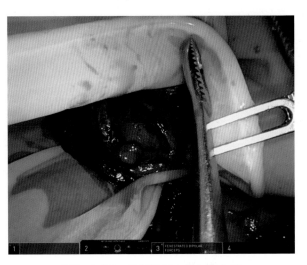

图3-4-94　切割闭合，离断S^{1+2}　　　　　图3-4-95　将组织标本放入标本袋

（2）清理术野：冲洗胸腔，检查有无活动性出血；嘱麻醉医生膨肺，检查支气管残端或肺创面有无漏气。无出血及漏气后，吸净胸腔残留液体，并嘱麻醉医生再次膨肺，剩余肺叶保持复张良好方可关胸。

（3）关闭手术切口：于第7肋间腋后线置入6号微细胸腔引流管，并视胸腔内残腔大小选择是否于第2或第3肋间腋前线置入6号微细胸腔引流管（主要用于术后引流气体），随后依次缝合各个操作孔（图3-4-96）。

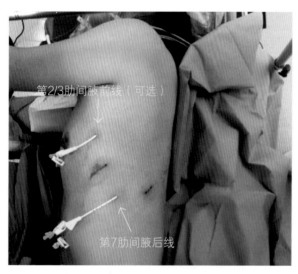

第2/3肋间腋前线（可选）

第7肋间腋后线

图3-4-96　引流管位置示意图

（徐世东）

参考文献

[1] BRAY F, FERLAY J, SOERJOMATARAM I, et al. Global cancer statistics 2018: GLOBOCAN estimates of incidence and mortality worldwide for 36 cancers in 185 countries[J]. CA Cancer J Clin, 2018, 68（6）: 394-424.

[2] CHO J H, CHOI Y S, KIM J, et al. Long-term outcomes of wedge resection for pulmonary ground-glass opacity nodules[J]. Ann Thorac Surg, 2015, 99（1）: 218-22.

[3] MOON Y, LEE K Y, PARK J K. The prognosis of invasive adenocarcinoma presenting as ground-glass opacity on chest computed tomography after sublobar resection[J]. J Thorac Dis, 2017, 9（10）: 3782-92.

[4] SAGAWA M, OIZUMI H, SUZUKI H, et al. A prospective 5-year follow-up study after limited resection for lung cancer with ground-glass opacity[J]. Eur J Cardiothorac Surg, 2018, 53（4）: 849-856.

[5] NISHIO W, YOSHIMURA M, MANIWA Y, et al. Re-assessment of intentional extended segmentectomy for clinical T1aN0 non-small cell lung cancer[J]. Ann Thorac Surg, 2016, 102（5）: 1702-1710.

[6] ASAMURA H, HISHIDA T, SUZUKI K, et al. Radiographically determined noninvasive adenocarcinoma of the lung: survival outcomes of Japan Clinical Oncology Group 0201[J]. J Thorac Cardiovasc Surg, 2013, 146（1）: 24-30.

[7] HATTORI A, MATSUNAGA T, TAKAMOCHI K, et al. Neither maximum tumor size nor solid component size is prognostic in part-solid lung cancer: impact of tumor size should be applied exclusively to solid lung cancer[J]. Annals of Thoracic Surgery, 2016, 102（2）: 407-415.

[8] 陈亮，吴卫兵. 胸腔镜解剖性肺段切除术技术要点[J]. 中国肺癌杂志，2016，19（6）: 377-381.

[9] CHURCHILL E D, BELSEY R. Segmental pneumonectomy in bronchiectasis: the lingula

segment of the left upper lobe[J]. Ann Surg, 1939, 109（4）：481-499.

[10] WU W B, XU X F, WEN W, et al. Thoracoscopic pulmonary sub-subsegmentectomy based on three-dimensional images[J]. Ann Thorac Surg, 2016, 102（5）：e389-e391.

[11] 吴卫兵，唐立钧，朱全，等. 3D-CTA重建肺血管、支气管在胸腔镜复杂肺段切除中应用[J]. 中华胸心血管外科杂志，2015，31（11）：649-652.

[12] WU W B, XU X F, WEN W, et al. Three-dimensional computed tomography bronchography and angiography in the preoperative evaluation of thoracoscopic segmentectomy and subsegmentectomy[J]. J Thorac Dis, 2016, 8（Suppl 9）：S710-S715.

[13] 吴卫兵，朱全，闻伟，等. 应用改良膨胀萎陷法行胸腔镜锥式肺段切除术146例[J]. 中华胸心血管外科杂志，2017，33（9）：517-521.

[14] 翟荣，徐心峰，王俊，等. 肺段切除术中改良膨胀萎陷法影响因素研究[J]. 南京医科大学学报（自然科学版），2018，38（8）：1136-1139.

[15] WANG J, XU X, WEN W, et al. Modified method for distinguishing the intersegmental border for lung segmentectomy[J]. Thorac Cancer, 2018, 9（2）：330-333.

[16] TARUMI S, YOKOMISE H. [Video-assisted Thoracoscopic Segmentectomy Using Infrared Thoracoscopy with Indocyanine Green] [J]. Kyobu Geka, 2016, 69（8）：671-675.

[17] TAO H, TANAKA T, HAYASHI T, et al. Influence of stapling the intersegmental planes on lung volume and function after segmentectomy[J]. Interact Cardiovasc Thorac Surg, 2016, 23（4）：548-552.

[18] SAITO H, KONNO H, ATARI M, et al. Management of intersegmental plane on pulmonary segmentectomy concerning postoperative complications[J]. Ann Thorac Surg, 2017, 103（6）：1773-1780.

[19] TAKAGI K, HATA Y, SASAMOTO S, et al. Late onset postoperative pulmonary fistula following a pulmonary segmentectomy using electrocautery or a harmonic scalpel[J]. Ann Thorac Cardiovasc Surg, 2010, 16（1）：21-25.

二、全孔机器人左上肺前段（S^3）切除术

（一）手术适应证和禁忌证

1. 适应证

（1）影像学表现为左上肺前段（S^3）结节，临床诊断为非小细胞肺癌。

（2）肿瘤长径≤2cm，位于肺外1/3区域，并且与段支气管分叉处距离>2cm。

（3）无淋巴结转移，无胸膜侵犯，临床分期cT1N0M0[1]。

（4）术前影像学评估考虑结节为需要手术治疗的良性结节或转移瘤，病灶位于左上肺S^3内，因靠近肺门而无法行楔形切除。

（5）因高龄、心肺功能差等原因不能耐受肺叶切除术的左上肺S^3段肺癌，可行妥协性肺段切除。

2. 禁忌证

（1）患者心、肺、肝、肾等主要器官功

能差，无法耐受肺切除术；心功能检查提示Goldman指数分级Ⅲ~Ⅳ级；肺功能检查提示FEV$_1$术后预计值＜40%和/或DLCO术后预计值＜40%；总胆红素＞1.5倍正常值上限，谷丙转氨酶和谷草转氨酶＞2.5倍正常值上限；肌酐＞1.25倍正常值上限和/或肌酐清除率＜60mL/min。

（2）肺门淋巴结肿大、钙化，累及肺动脉，无法解剖肺门或血管分支。

（3）胸腔粘连严重，无法充分游离，无法置入trocar，无法提供游离空间。

（4）结节位置距段间平面≤2cm。

（二）术前准备

同一般胸外科手术。充分的术前准备有助于手术的安全实施，减少术后并发症的发生，加速患者术后康复。

（1）吸烟者应戒烟2周或以上。

（2）术前1周可行呼吸功能锻炼。

（3）控制血压、血糖等，改善全身营养状况。

（4）术前半小时可予抗生素预防感染。

（5）术前建议行胸部CT计算机三维重建，确定结节所属肺段及其邻近肺段血管、支气管解剖结构，为肺段切除提供精确规划[2]。

（三）体位与穿刺孔布局

1. 体位

本节病例为一中年男性患者，因"体检发现左上肺结节6个月"复查行胸部CT示左肺上叶前段见一大小为9mm磨玻璃样结节，密度较前稍增高，临床诊断为周围型非小细胞肺癌（图3-4-97）；纵隔及肺门淋巴结未见明显肿大，临床分期

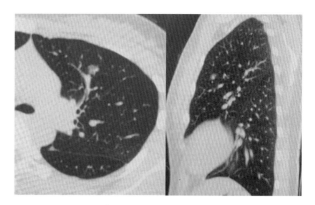

图3-4-97　胸部CT示左上肺前段磨玻璃样结节

为cT1aN0M0，ⅠA1期。采用达芬奇Xi机器人系统为该患者实施左上肺前段切除术。

患者右侧卧位（90°），腋下垫软枕，上肢固定于托手架上，髋部及膝部以盆托及固定带固定；患者第5肋间隙对准手术台腰桥，以扩大肋间隙，利于手术（图3-4-98）。患者取适当头高脚低位，以避免机械臂碰撞骨盆造成损伤。助手位于患者背侧，洗手护士紧邻助手。麻醉方式采用双腔管插管静吸复合全麻，术中健侧单肺通气。

2. 穿刺孔布局

该患者采用4臂全孔机器人左上肺前段切除术，另加一个助手孔。于腋后线第8肋间做8mm切口用作镜孔（2号臂）并形成5~8mmHg的人工

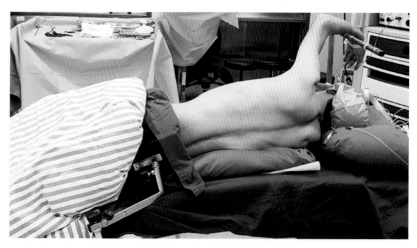

图3-4-98　患者体位

CO_2气胸，于腋前线第5或第6肋间做8mm孔放置1号臂（主刀医生左手：有孔双极钳），于腋后线与肩胛下角线之间第8肋间、听诊三角区域分别做8mm切口放置3号臂（主刀医生右手：单极电钩/超声刀/马里兰钳）、4号臂（辅助机械手臂：有孔抓钳）。另于镜孔与3号臂间第9或第10肋间做12mm辅助孔，用于辅助主刀医生手术。在手术结束时，标本由助手孔取出，视肿瘤大小可适当扩大助手孔。各个孔之间相距8~10cm以避免机械臂相互碰撞阻碍，根据患者的性别、体形及肿瘤位置可适当调整机械臂的放置位置。对于体形偏胖的女性患者，1号臂可置于腋前线第6肋间，以避免损伤患者乳房。

3号臂置入电钩，并接单极电凝系统，由主刀医生右手实时操控，用于锐性或钝性地分离组织。在处理细小血管时，可换用超声刀。1号臂接有孔双极钳，并连接双极电凝系统，用于抓持肺组织及血管，由主刀医生左手操控，还可用于实时暴露及止血。4号臂置入有孔抓钳，无电凝功能，主要用于牵拉、拨动、提拉等操作，帮助暴露手术视野。助手使用直头吸引器吸血、吸烟雾及暴露手术视野，辅助主刀医生手术。同时，切割缝合器离断肺组织、血管及支气管的操作也由第一助手经由助手孔完成。

（四）手术切除范围

2021年美国国立综合癌症网（National Comprehensive Cancer Network，NCCN）指南（Version 5.2021）强调，肺段切除术需保证切除肺组织切缘距离病变边缘≥2cm，或切缘距离≥肿瘤直径。肺段切除时在肺表面一般是无法直接找到解剖标志的，因此需要利用段间静脉来指示需切除的范围。精准左上肺S^3段切除术需要

保留3条段间静脉：其中$V^{1+2}a$和$V^{1+2}d$是前段与尖后段之间的段间静脉，V^3b是前段与舌段之间的段间静脉[3]。术中按照静脉的走行方向切开肺组织。切除S^3段后要立即检查结节所在位置，确认结节距切缘距离≥2cm或≥肿瘤直径，若某一方向上的切缘不足，必须沿此方向进一步切除部分肺组织，或者将切缘送冰冻病理检查，以保证切除范围符合要求。本例手术使用达芬奇Xi手术机器人平台，采用吲哚菁绿（indocyanine green，ICG）荧光法简便且清晰地辨认左上肺前段的范围，为手术带来了便利。

对于行肺段切除术的小结节，可不进行系统性纵隔淋巴结清扫[4]，但应常规清扫肺门、叶间及叶支气管旁淋巴结并送检。若术前影像学检查提示有某些区域的纵隔淋巴结较大，则最好在术前进行超声支气管镜或者纵隔镜淋巴结活检，若确诊为淋巴结转移，则不推荐肺段切除。

（五）手术步骤

本例手术根据肿瘤外科"先静脉后动脉"的原则[5]，采用前肺门区入路，按照"静脉—动脉—支气管—肺组织"的单向式顺序完成左肺上叶前段切除术。

1. 左肺上叶前段各解剖结构的处理

（1）解剖前肺门：经辅助孔置入纱布卷，有孔抓钳（4号臂）抓持纱布卷拨开左上肺叶并向后向上推移，保持固定位置，双极抓钳（1号臂）轻柔抓取并提拉组织，配合电钩（3号臂）游离前上肺门，并与双极抓钳配合清扫肺门淋巴结（图3-4-99），暴露左上肺静脉。以电钩自左上肺静脉前方打开血管鞘膜，充分暴露左上肺静脉属支。助手经由辅助孔置入无菌手套制成的指套，将清扫下的淋巴结置入指套中取出，以避

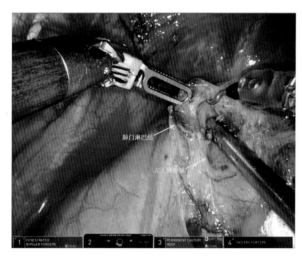

图3-4-99　解剖前肺门并清扫肺门淋巴结

免钳夹淋巴结造成的潜在肿瘤播散风险。

（2）离断左上肺前段静脉（V^3c）：沿左上肺静脉向远心端稍作游离，本例中可见V^3c在V^{1+2}及V^3a+b之间汇入左上肺静脉（图3-4-100a）。由于V^3c较细，可以在V^3c两端分别施以血管夹，再用超声刀（3号臂）离断，这样不仅节省费用，而且更加方便（图3-4-100b）。

（3）离断前段动脉（A^3）：离断V^3c后，用电钩继续往深面解剖。清扫段间淋巴结后，便可见V^3c深面的A^3（图3-4-101a）。同理，因A^3并

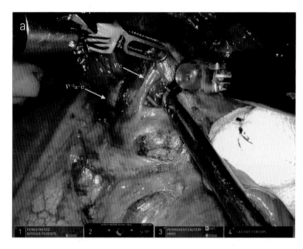

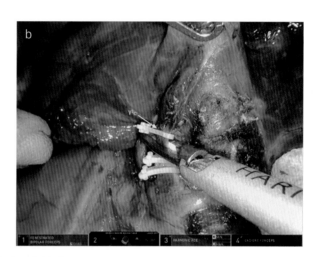

a. 显露V^3c；b. 超声刀离断V^3c。

图3-4-100　离断左上肺前段静脉

不粗，所以可在A^3两端分别施以血管夹，并用超声刀（3号臂）离断（图3-4-101b）。

（4）离断前段支气管：离断前段动脉后进一步向肺内游离，A^3动脉下方即可见B^3。术者用有孔双极钳（1号臂）轻轻夹持、牵拉B^3，电钩游离B^3，必要时可将3号臂电钩更换为马里兰钳，钝性分离B^3后方间隙（图3-4-102a）。游离充分后以血管吊带悬吊B^3，由助手经助手孔使用切割缝合器离断之（图3-4-102b）。

2. 段间平面的判断及前段肺组织的切除

本例手术使用达芬奇Xi手术机器人系统，可以采用ICG荧光法简便且清晰地辨认左上肺前段的范围。由外周静脉注射吲哚菁绿，同时将镜头切换为荧光显色模式，15~20s后可见除前段外的肺组织被绿色荧光标记，而前段肺组织无荧光，以电钩烧灼勾勒出段间平面的精确位置（图3-4-103a）。将镜头切换为普通模式，主刀医生用有孔双极钳（1号臂）和有孔抓钳（4号臂）辅助，助手经由助手孔用一次性切割缝合器沿着电钩标记点精准离断左上肺前段肺组织（图3-4-103b）。

3. 取出标本及其他操作

（1）取出标本：经由助手孔放入一次性标

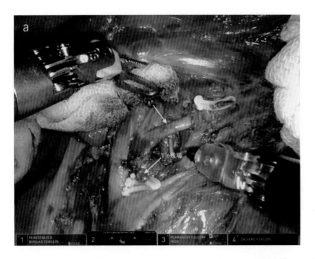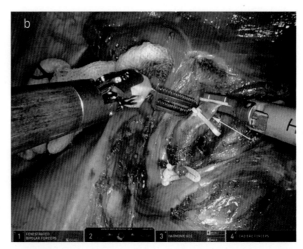

a. 显露A³；b. 超声刀离断A³。

图3-4-101　离断前段动脉

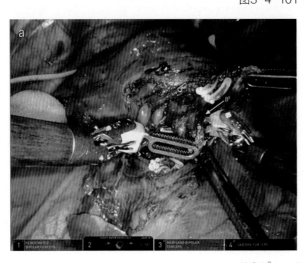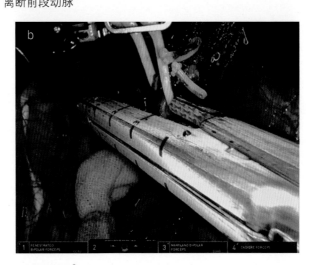

a. 游离B³；b. 切割缝合器离断B³。

图3-4-102　离断前段支气管

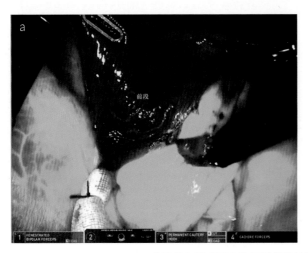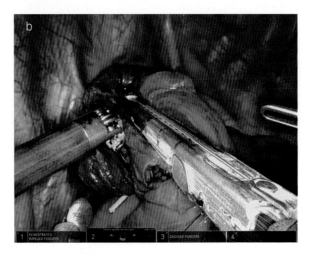

a. 荧光显色模式下电钩标记前段边界；b. 切割缝合器离断前段肺组织。

图3-4-103　段间平面的判断及前段肺组织的切除

本袋，有孔抓钳（4号臂）配合双极抓钳（1号臂）将标本放入标本袋中并收紧；适当扩大助手孔，取出标本。

（2）清理术野：冲洗胸腔，检查有无活动性出血，必要时进行止血（图3-4-104）。

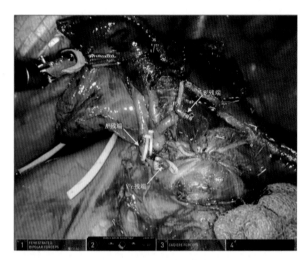

图3-4-104　清理术野

（3）关闭手术切口：于镜孔置入24号胸腔引流管，依次缝合各个操作孔。

（杨洁　杨浩贤）

参考文献

[1] CHIANG X H, HSU H H, HSIEH M S, et al. Propensity-matched analysis comparing survival after sublobar resection and lobectomy for cT1N0 lung adenocarcinoma[J]. Ann Surg Oncol, 2020, 27（3）：703-715.

[2] OIZUMI H, KANAUCHI N, KATO H, et al. Anatomic thoracoscopic pulmonary segmentectomy under 3-dimensional multidetector computed tomography simulation：a report of 52 consecutive cases[J]. J Thorac Cardiovasc Surg, 2011, 141

（3）：678-682.

[3] 野守裕明，冈田守人. 肺癌解剖性肺段切除图谱[M]. 葛棣，译. 天津：天津科技翻译出版有限公司，2017：153-159.

[4] ZHANG Y, FU F, CHEN H. Management of ground-glass opacities in the lung cancer spectrum[J]. Ann Thorac Surg, 2020, 110（6）：1796-1804.

[5] WEI S, GUO C, HE J, et al. Effect of vein-first vs artery-first surgical technique on circulating tumor cells and survival in patients with non-small cell lung cancer：a randomized clinical trial and registry-based propensity score matching analysis[J]. JAMA Surg, 2019, 154（7）：676.

三、全孔机器人左上肺舌段（S^4+S^5）切除术

（一）手术适应证和禁忌证

1. 适应证

（1）术前影像学表现为原发性肺癌的左肺上叶舌段结节，长径≤2cm。

（2）结节距离段间平面及段支气管分叉处均≥2cm，或≥结节长径。

（3）无胸膜侵犯，无淋巴结转移，临床分期cT1N0M0[1]。

（4）对于病灶直径≥2cm，但患者高龄、术前评估肺功能较差、不同肺叶内同时性多发结节或有肺部手术史时，可考虑行妥协性舌段切除术[2]。

（5）需要手术治疗的舌段良性结节，或肺部转移瘤的姑息性切除。

2. 禁忌证

（1）患者心、肺、肝、肾功能差，无法耐受手术：心功能检查提示Goldman指数分级Ⅲ～Ⅳ级，肺功能检查提示FEV_1术后预计值＜术前值的40%和/或DLCO术后预计值＜术前值的40%，总胆红素＞1.5倍正常值上限，谷丙转氨酶和谷草转氨酶＞2.5倍正常值上限，肌酐＞1.25倍正常值上限和/或肌酐清除率＜60mL/min。

（2）术前评估示可疑阳性或阳性纵隔淋巴结[3]，或肺门淋巴结肿大、钙化，无法解剖游离肺段血管、支气管。

（3）曾有左侧开胸手术史；进胸后发现胸腔粘连严重，机器人辅助条件下难以充分松解粘连。

（4）病变位置靠近肺叶边缘，楔形切除即可满足安全切缘要求的磨玻璃样结节（ground glass opacity，GGO）患者，如需手术治疗，首选楔形切除，不建议创伤更大的肺段切除。

（二）术前准备

同一般胸外科手术。充分的准备有助于手术的安全实施，减少术后并发症的发生，加速患者术后康复。

（1）吸烟者应戒烟2周或以上。

（2）术前1周可行呼吸功能锻炼。

（3）控制血压、血糖等，改善全身营养状况。

（4）术前进行沐浴清洁有助于预防术后感染[4]。

（5）术前半小时可给予抗生素预防感染。

（三）体位与穿刺孔布局

1. 体位

以达芬奇Si机器人系统为例：患者右侧卧位（90°），腋下垫软枕，上肢固定于托手架上，髋部及膝部以盆托及固定带固定；患者第5肋间隙对准手术台腰桥，以扩大肋间隙利于手术；患者取适当头高脚低位，以避免机械臂碰撞骨盆造成损伤（图3-4-105）。助手位于患者背侧，洗手护士紧邻助手，或在助手对面（患者腹侧）。

2. 穿刺孔布局

以4臂全孔机器人肺段切除法进行手术[5]。于腋后线第7或第8肋间做12mm镜孔，置入镜

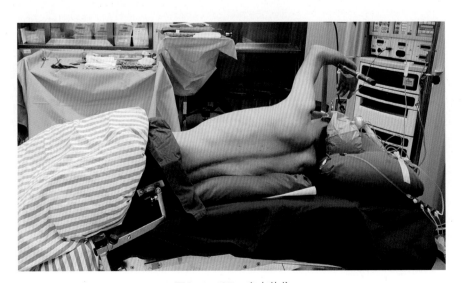

图3-4-105 患者体位

头，检查胸腔内是否存在广泛粘连。通过镜孔建立人工CO_2气胸，压力为6~8mmHg。在可视条件下于镜孔同一肋间向后旁开8~10cm做8mm孔放置1号臂，接单极电钩，可根据术中需要更换为马里兰钳或超声刀；沿该肋间继续向后延伸至听诊三角区，距后正中线旁开至少2横指处做8mm切口放置3号臂，接有孔抓钳协助牵引、拨动肺组织，暴露术野。1号、3号臂均由主刀医生右手控制，可灵活切换。在腋前线第5或第6肋间做8mm孔放置2号臂，由主刀医生左手控制，接双极抓钳；各机械臂间距离8~10cm以避免术中相互碰撞，干扰操作。另于镜孔与1号臂间第9或第10肋间做12mm助手孔，将人工CO_2气胸转接至此孔，助手可通过此孔使用按压式吸引器吸血、吸烟雾及协助暴露手术视野，或置入一次性切割缝合器离断血管、支气管及肺组织。标本自左上肺离断后，可适当扩大助手孔，通过该孔取出标本（图3-4-106）。

（四）手术切除范围

一般来说，舌段切除仅需处理与固有段间的一个段间平面，段间静脉为V^3b，因此术中需要保留V^3b并沿V^3b的方向切开肺组织，移除舌段标本。切除舌段后要立即检查结节所在位置，确认结节距切缘距离≥2cm，若某一方向上的切缘不足2cm，必须沿此方向进一步切除部分肺组织，或将切缘送冰冻病理检查，确保切除范围足够。由于本例中使用无荧光镜头的达芬奇Si机器人系统进行手术，不便

采用吲哚菁绿（indocyanine green，ICG）荧光法标记舌段，故而采取膨胀萎陷法确定段间平面，最后切除靶肺段。对于大小≤2cm，影像学表现为GGO且未见可疑阳性肺门或纵隔淋巴结的肺小结节，系统性淋巴结清扫并无法提高生存率[6]。因此除行左肺上叶舌段切除术外，可不常规行纵隔淋巴结清扫，但宜常规清扫肺门、叶间及叶支气管旁淋巴结并送检，纵隔淋巴结可采样切除。若术前影像学检查提示某些区域的纵隔淋巴结较大，则需结合PET/CT、超声支气管镜、纵隔镜等检查对淋巴结转移情况做更准确的评估，必要

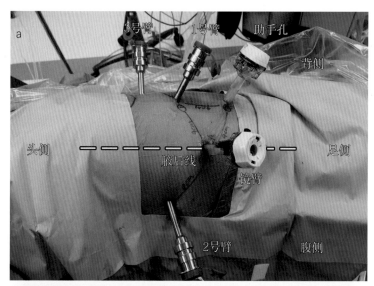

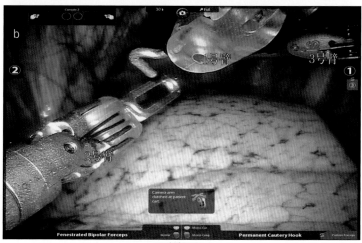

a. 各机械臂及助手孔相应trocar位置；b. 置入器械。

图3-4-106　穿刺孔布局

时需在术中针对相应区域淋巴结进行采样并送冰冻病理检查，根据术前各项检查及术中冰冻病理检查结果决定手术切除范围。

（五）手术步骤

本例手术根据肿瘤外科"先静脉后动脉"的操作原则，采用前肺门区入路，按照"静脉—支气管—动脉—肺组织"的单向式顺序完成左肺上叶舌段切除术。

1. 左肺上叶舌段各解剖结构的处理

（1）解剖前肺门：助手经助手孔置入纱布卷，有孔抓钳（3号臂）抓持纱布卷拨开左上肺叶并向后向上推移，保持固定位置，双极抓钳（2号臂）轻柔抓取并提拉组织，配合电钩（1号臂）进行游离。以电钩自左上肺静脉前方打开血管鞘膜，并与双极抓钳配合清扫肺门淋巴结（图3-4-107），充分暴露左上肺静脉。助手经助手孔置入无菌手套制成的指套，将清扫下的淋巴结置入指套中取出，以避免钳夹淋巴结造成的潜在肿瘤播散风险。

（2）离断下舌段静脉（V^5）：沿左上肺静脉向远心端稍作游离，本例中可见V^4及V^5在V^3b下方分别汇入左上肺静脉（图3-4-108），故予以分别解剖并离断。以双极抓钳轻柔提拉V^5，电钩自其上下两侧锐性及钝性充分游离后

置入血管吊带。双极抓钳利用血管吊带向前提起V^5，充分扩大血管下方间隙，助手经助手孔使用一次性切割缝合器顺畅通过V^5下方并离断之（图3-4-109）。由于切割缝合器尖端通过平面与V^3b所处平面接近，离断前应仔细确认目标静脉，避免误伤。

（3）离断上舌段静脉（V^4）：V^5离断后即可清晰显露位于其后上方的V^4（图3-4-110），以双极抓钳夹持纱布卷拨开邻近肺组织，同法使用电钩充分游离V^4，以血管吊带通过其下方间隙

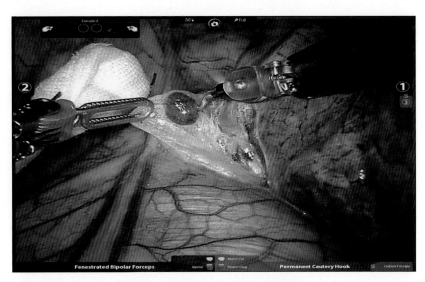

图3-4-107　清扫左前肺门淋巴结

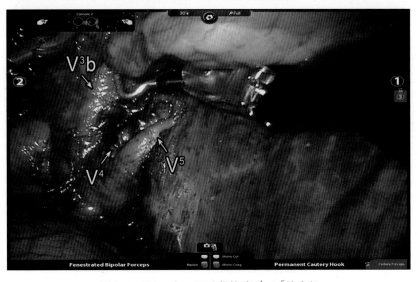

图3-4-108　上、下舌段静脉V^4、V^5的走行

并向前向外牵拉，充分扩大该间隙，以利于助手
使用切割缝合器离断V⁴（图3-4-111）。

（4）离断舌段支气管（B⁴⁺⁵）：以双极抓
钳轻柔提拉V⁴远心端残端并向后牵拉，电钩游

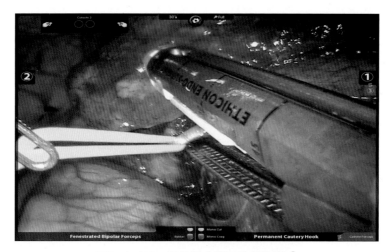

图3-4-109　悬吊并离断下舌段静脉V⁵

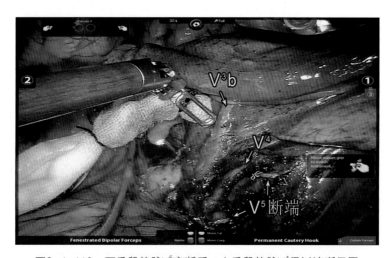

图3-4-110　下舌段静脉V⁵离断后，上舌段静脉V⁴得以清晰显露

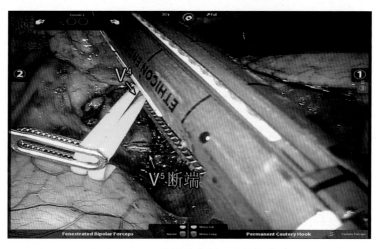

图3-4-111　悬吊并离断上舌段静脉V⁴

离后方的B^{4+5}，必要时可将1号臂电钩更换为马里兰钳进行钝性分离（图3-4-112）。游离充分后同样以血管吊带悬吊B^{4+5}，由助手经助手孔使用切割缝合器离断（图3-4-113）。

（5）离断舌段动脉（A^{4+5}）：以有孔抓钳牵拉B^{4+5}远心端残端，双极抓钳配合电钩继续向后方解剖出A^{4+5}至可辨清其分支。游离充分后同样以血管吊带过其下方间隙进行牵拉，切割缝合器离断A^{4+5}（图3-4-114）。

2. 段间平面的判断及舌段肺组织的切除

（1）荧光显色法：使用装备了荧光镜头的达芬奇Xi系统进行手术时，可运用荧光显色法判断段间平面，方便快捷且较为准确。在离断舌段血管及支气管后由中心静脉注射吲哚菁绿，同时将镜头切换为荧光显色模式，5~10s后可见除舌段外的肺组织被绿色荧光标记，而舌段肺组织无荧光。由于荧光标记在1~2min后消退，因此需尽快以电钩烧灼勾勒出段间平面的大致位置。

（2）膨胀萎陷法：离断舌段血管、支气管后，嘱麻醉医生双肺纯氧通气使全肺膨胀，然后重新单肺通气，等待10~15min，可见术侧肺大部分萎陷，只有

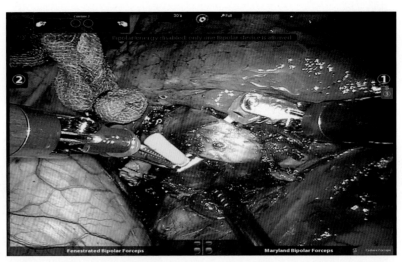

图3-4-112 主刀左手双极抓钳与右手马里兰钳配合游离舌段支气管B^{4+5}

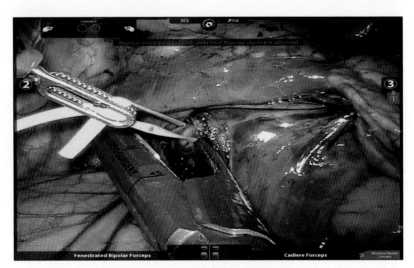

图3-4-113 悬吊并离断舌段支气管B^{4+5}

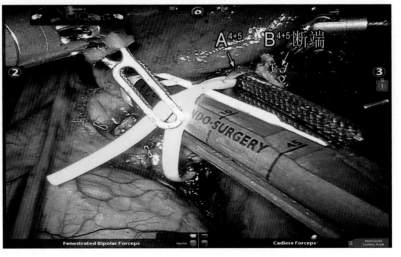

图3-4-114 悬吊并离断舌段动脉A^{4+5}

舌段肺组织仍处于膨胀状态，显示出清晰的段间平面。助手以一次性切割缝合器沿段间平面切下左上肺舌段。亦可由术者使用电钩或超声刀切除舌段。使用能量器械切除靶肺段可得到较为舒展的段间平面，术后肺组织复张较好，但手术时间较长，且会增加术后漏气的风险。此外，在应用膨胀萎陷法时，高频正压通气所带来的肺部气压伤风险不容忽视，在高龄或重度吸烟等肺顺应性较差的患者中，这类损伤将可能造成严重后果。在实际手术中，靶肺段组织在相应血管及支气管均离断后即可维持一定程度的膨胀状态，而其余肺组织保持萎陷，以此时显现出的段间平面分界为参照进行靶肺段的切除，可规避潜在的气压伤风险（图3-4-115）。

3. 取出标本及其他操作

（1）取出标本：由助手经助手孔放入一次性标本袋，将标本放入袋中并收紧袋口，再自该孔取出标本，在此过程中可适当扩大孔的尺寸（图3-4-116）。

（2）清理术野：冲洗胸腔，检查有无活动性出血；嘱麻醉医生膨肺，检查支气管残端或肺创面有无漏气。确认无出血及漏气后，吸净胸腔残留液体，并嘱麻醉医生再次膨肺，剩余肺叶保持复张良好方可关胸。

（3）关闭手术切口：于镜孔置入24号胸腔引流管，依次缝合各个操作孔。

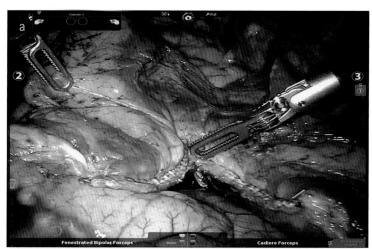

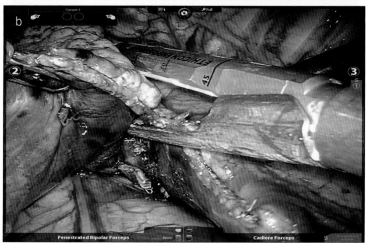

a. 离断舌段动静脉及支气管后可见清晰的段间分界线；b. 沿段间分界线切除左上肺舌段。

图3-4-115　舌段肺组织的切除

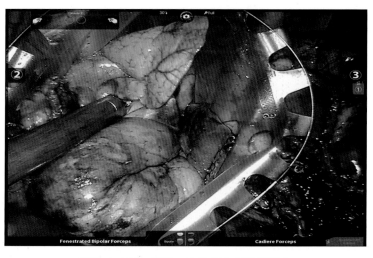

图3-4-116　通过一次性标本袋取出标本

（孙天宇　杨浩贤）

参考文献

[1] CHIANG X H, HSU H H, HSIEH M S, et al. Propensity-Matched Analysis Comparing Survival After Sublobar Resection and Lobectomy for cT1N0 Lung Adenocarcinoma[J]. Ann Surg Oncol, 2020, 27（3）: 703-715.

[2] YOSHIMOTO K, NOMORI H, MORI T, et al. Combined subsegmentectomy: postoperative pulmonary function compared to multiple segmental resection [J]. J Cardiothorac Surg, 2011, 6（1）: 17.

[3] DEMIR A, AYALP K, OZKAN B, et al. Robotic and video-assisted thoracic surgery lung segmentectomy for malignant and benign lesions [J]. Interact Cardiovasc Thorac Surg, 2015, 20（3）: 304-309.

[4] WHO Guideline Development Group. WHO Guidelines Approved by the Guidelines Review Committee[M]//Global Guidelines for the Prevention of Surgical Site Infection. Geneva: World Health Organization Copyright © World Health Organization, 2016.

[5] CERFOLIO R J, WATSON C, MINNICH D J, et al. One Hundred Planned Robotic Segmentectomies: Early Results, Technical Details, and Preferred Port Placement[J]. Ann Thorac Surg, 2016, 101（3）: 1089-1095; Discussion 95-96.

[6] ZHANG Y, FU F, CHEN H. Management of Ground-Glass Opacities in the Lung Cancer Spectrum[J]. Ann Thorac Surg, 2020, 110（6）: 1796-1804.

四、机器人辅助左上肺固有段（S^{1+2}+S^3）切除术

（一）手术适应证和禁忌证

1. 适应证

（1）左肺上叶固有段非小细胞肺癌，肿瘤直径3cm以下。

（2）临床分期Ⅰ期患者。

2. 禁忌证

（1）患者肝、肾、心、肺功能差，无法耐受肺段切除。

（2）肺门淋巴结肿大、钙化，累及肺动脉，无法解剖肺门或血管分支。

（3）胸腔粘连严重，无法充分游离，无法置入trocar，无法提供游离空间。

（4）肿瘤直径较大，应予肺叶切除者。

（二）术前准备

同一般胸外科手术。充分的术前准备有助于手术的安全实施，减少术后并发症的发生，加速患者术后康复。

（1）吸烟者应戒烟2周或以上。

（2）术前1周可行呼吸功能锻炼。

（3）控制血压、血糖等，改善全身营养状况。

（4）术前半小时可予抗生素预防感染。

（三）体位与穿刺孔布局

1. 体位

以达芬奇Xi机器人系统为例：患者右侧卧位（90°），腋下垫软枕，上肢固定于托手架上，髋部及膝部以盆托及固定带固定；患者第5肋间隙对准手术台腰桥，以扩大肋间隙利于手术；患者取适当头高脚低位，以避免机械臂碰撞骨盆造

成损伤（图3-4-117）。助手位于患者腹侧，洗手护士紧邻助手。

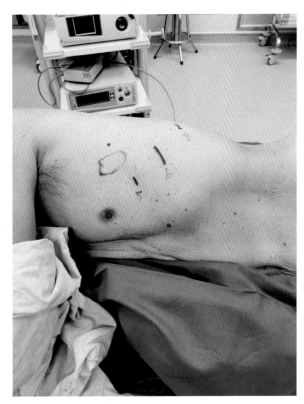

图3-4-117　患者卧位侧面观

2. 穿刺孔布局

作者曾采用四孔3臂机器人辅助法、三孔3臂机器人辅助法、单孔3臂机器人辅助法行该手术。三孔法于左腋中线第8肋间做8mm切口放置2号臂装载镜头；于左第8肋间肩胛下角线做8mm切口放置3号臂，装载马里兰钳双极电凝或单极电凝钩；于左侧腋前线第6肋间做3cm切口作为助手孔，辅助主刀医生手术，同时该孔放置1号臂，装载心包抓钳。四孔法时另于左侧腋前线第5肋间做8mm切口，并将1号臂移至该孔（图3-4-118）。单孔法时所有器械均从辅助切口进入，并将1号臂、3号臂器械交换，前端弯曲交叉。

第一助手使用加长弯头吸引器吸血、吸烟雾

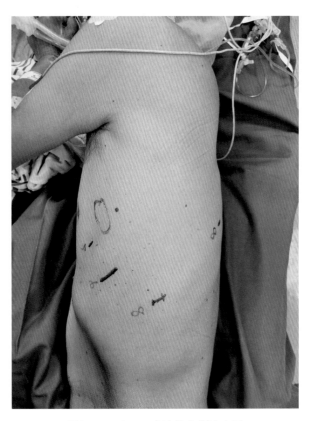

图3-4-118　四孔法的穿刺孔布局

及暴露手术视野，辅助主刀医生手术；同时，切割缝合器离断肺组织、血管及支气管的操作也经由助手孔由第一助手完成。

根据患者的性别、体形及肿瘤位置可适当调整机械臂的放置位置。但应尽量保证各机械臂孔之间的身体长轴方向距离大于5指，以减少机械臂"打架"；如患者身材较矮小，应优先保证各机械臂孔间的距离，适当扩大调整肋间及体表定位线（如第5肋间调整为第4肋间以增大与助手孔、2号臂孔的距离）。

（四）手术切除范围

按照IASLC胸部肿瘤学分期手册第二版（2016）标准完成标准的解剖性左上肺固有段切除术+系统性纵隔淋巴结清扫术。系统性纵隔淋巴结清扫范围至：①纵隔淋巴结清扫范围至少应包括3组纵隔淋巴结,所有患者必须清扫隆突下淋巴结;②左上肺肿瘤患者建议清扫第4L、5、6、7组淋巴结;③清扫纵隔淋巴结总个数必须在6枚以上,同时肺门、叶间、段支气管旁淋巴结也必须清扫,要求完整切除解剖学标志范围内的所有淋巴结及其周围组织。

(五)手术步骤

根据肿瘤外科学"由远及近"的原则,左上肺癌手术可先行纵隔淋巴结清扫,再行左上肺固有段切除术。此外,清扫完纵隔淋巴结及肺门淋巴结也有利于肺段的血管及支气管等肺门结构的充分暴露和显示,此时进行肺段切除更为简便、安全。若术前未明确肿物性质,也可先行楔形切除或肺段切除术;待术中冰冻结果明确肿物为恶性后,再行纵隔淋巴结清扫。

1. 纵隔淋巴结清扫

推荐先行清扫第7组淋巴结,然后向上清扫支气管根部的第10组淋巴结,再向深面肺动脉、左主支气管、主动脉弓的三角窝内清扫第4L组淋巴结,再向前上清扫第5、6组淋巴结。

(1)清扫第7组淋巴结:第二助手使用双关节无齿卵圆钳钳夹左下肺并向前牵拉,第一助手使用弯头吸引器将肺门结构向前推移,使用双关节淋巴结钳将降主动脉及食道床向后推移,以充分暴露隆突下区。以心包抓钳抓持腔镜纱布卷向前上方推移左主支气管,以进一步暴露隆突下区,以马里兰钳双极电凝或单极电凝钩从淋巴结后侧面开始离断淋巴结与周围组织。当淋巴结周径游离2/3~3/4时,心包抓钳可放弃腔镜纱布卷并抓持大部分游离之淋巴结做适当提拉,以利于马里兰钳双极电凝或单极电凝钩离断淋巴结。用无菌手套制作一个指套,

将清扫的第7组淋巴结放入指套中,由助手将其取出,这样可避免挤压淋巴结造成潜在的肿瘤播散(图3-4-119)。

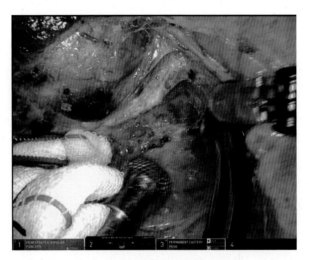

图3-4-119 清扫第7组淋巴结

(2)清扫第10组淋巴结:清扫完第7组淋巴结后,马里兰钳双极电凝或单极电凝钩继续往上,在肺动脉主干及左主支气管之间打开淋巴结表面胸膜,使用心包抓钳提拉第10组淋巴结并将其完整清扫(图3-4-120)。此时,助手使用双关节无齿卵圆钳钳夹左下肺并向前牵拉,保持此位置不变。

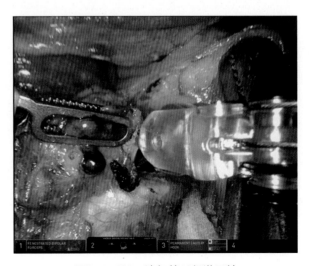

图3-4-120 清扫第10组淋巴结

（3）清扫第4L组淋巴结：清扫完第10组后，助手使用弯头吸引器抵于已被清扫的左主支气管第10组淋巴结所在位置并向前内推移，另使用淋巴结钳抵于主动脉弓并向后上推移，以充分暴露肺动脉、左主支气管、主动脉弓的三角窝。使用前述相同的方法清扫第4L组淋巴结（图3-4-121）。

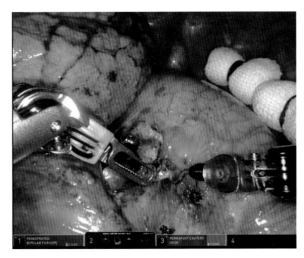

图3-4-121　清扫4L组淋巴结

（4）清扫第5、6组淋巴结：助手使用双关节无齿卵圆钳钳夹左上肺叶并向后下方牵拉，以充分暴露第5、6组淋巴结范围；马里兰钳双极电凝或单极电凝钩在膈神经、主动脉弓、肺动脉主干之间的三角区域打开纵隔胸膜。显露淋巴结后，心包抓钳提拉淋巴结，马里兰钳双极电凝或单极电凝钩清扫淋巴结及其周围脂肪组织。注意勿损伤膈神经、主动脉外膜、喉返神经（图3-4-122）。

2. 左上肺固有段切除

对于左上肺固有段切除术，往往是依次离断左上肺固有段静脉、动脉、支气管，最后离断肺组织，这也符合肿瘤外科学"先静脉后动脉"的原则。主刀医生可根据术中情况及个人习惯选择

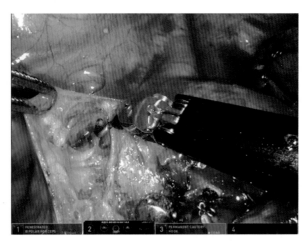

图3-4-122　清扫5、6组淋巴结

离断顺序，以保证手术的安全实施，尤其是要根据后叶间裂发育的好坏来选择离断顺序，因为后叶间裂发育的好坏对于暴露$A^{1+2}c$支及A^3a支影响较大。

行肺段切除术前，需要明确有无支气管、肺动脉及肺静脉的变异或畸形，这对手术安全至关重要。基于薄层CT的三维重建可以在术前明确可能的支气管、肺动脉及肺静脉变异或畸形，对肺段切除手术具有非常重要的指导意义。

左上肺固有段切除时应注意判别是否存在纵隔型舌段动脉，切不可将其误认为A^3动脉分支予以切断。在叶间裂发育不理想的患者中，$A^{1+2}c$支及A^3a支动脉变异较多，辨认有一定困难。由于个别患者B^{1+2}较粗，B^3较细且开口较低，因此有可能出现把B^{1+2}当作固有段支气管处理的情况，导致切除范围不够。以上这些变异都需要术前三维重建来预先辨别，以利于手术。

左上肺静脉的变异相对少见。绝大多数情况下，V^{1-5}各分支辨别相对容易。但是通过三维重建，可以更清晰地辨认各种变异，对于一些处于段间的静脉分支可以不做处理。

（1）离断左上肺V^{1+2}静脉，保留段间静脉

分支：助手使用双关节无齿卵圆钳钳夹左上肺叶并向后方牵拉，马里兰钳双极电凝或单极电凝钩打开前肺门，游离左上肺V^{1+2}静脉后，过血管吊带，心包抓钳提拉血管吊带将左上肺V^{1+2}静脉往前侧方向提拉，助手用一次性切割缝合器离断左上肺V^{1+2}静脉（图3-4-123）。

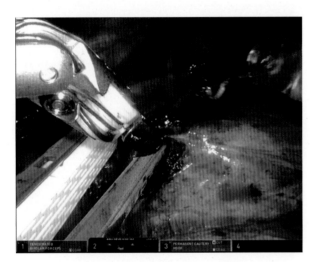

图3-4-123　离断左上肺V^{1+2}静脉

（2）离断左上肺A^{1-3}动脉各分支：离断过程与静脉类似。可从后肺门后斜裂向前游离，也可从前肺门肺动脉主干开始向后游离，还可两者分别进行，前后会合。助手使用双关节无齿卵圆钳钳夹左上肺叶肺组织往前（后）牵拉，心包抓钳实时配合马里兰钳双极电凝或单极电凝钩游离左上肺A^{1-3}动脉各分支（这些分支变异较多，可能存在A^{1+2}a+b共干、A^{1+2}c支单独或与A^3a共干、A^3a支单独或与A^4共干等变异），游离过程中顺势清扫段门及段间淋巴结。充分游离各动脉分支后，较粗的分支过血管吊带，心包抓钳提拉血管吊带将动脉往前侧方牵拉，助手用一次性切割缝合器离断（图3-4-124）；较细的分支过4号丝线，近端结扎，远端以超声刀低能量防洪堤式离断。

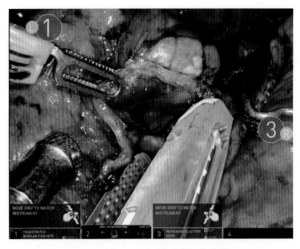

图3-4-124　离断A^{1-3}各支动脉

（3）离断左上肺固有段支气管：离断动静脉及清扫段门淋巴结后，左上肺固有段支气管也基本游离。可使用心包抓钳进一步越过段支气管，过血管吊带；并向前侧方提拉血管吊带，助手用一次性切割缝合器离断左上肺固有段支气管（图3-4-125）。

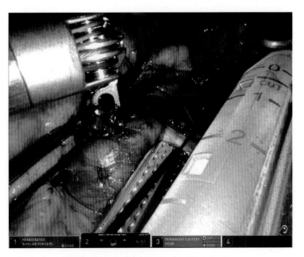

图3-4-125　离断固有段支气管

（4）离断肺组织：静脉推注吲哚菁绿，切换为荧光镜头模式并根据显影以电凝在肺表面标记段间平面（图3-4-126）。助手根据标记的段间平面以一次性切割缝合器离断段间平面（图3-4-127），切割段间平面时保留段间静脉。

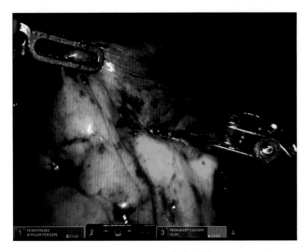

图3-4-126　荧光显影

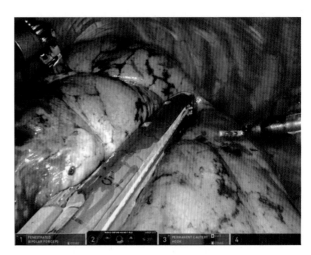

图3-4-127　离断段间平面

3. 取出标本及其他操作

（1）取出标本：经由助手孔放入一次性标本袋，心包抓钳（1号臂）配合助手双关节无齿卵圆钳将标本放入标本袋中并收紧，取出标本。

（2）清理术野：冲洗胸腔，检查有无活动性出血；嘱麻醉医生膨肺，检查段支气管残端或肺创面有无漏气。

（3）关闭手术切口：经观察孔置入24号胸腔引流管，依次缝合各个操作孔。

（范军强　赵鲁峰）

第四节　机器人左下肺叶的肺段切除术

一、全孔机器人左下肺背段（S^6）切除术

（一）手术适应证和禁忌证

1. 适应证

（1）左肺下叶背段结节（诊断为非小细胞肺癌），长径≤2cm，结节距离段间平面≥2cm或≥结节长径，实性成分≤50%。

（2）影像学未见可疑阳性纵隔/肺门淋巴结，临床分期cT1N0M0。

（3）对于病灶直径≥2cm的肺癌，若患者有高龄、术前心肺功能较差、多发肺结节或有肺部手术史等情况时，可考虑行妥协性肺段切除术。

（4）肺部转移瘤。

2. 禁忌证

（1）患者肝、肾、心、肺功能差，无法耐受胸部手术。

（2）影像学见可疑阳性纵隔淋巴结，或肺门淋巴结肿大、钙化，无法解剖游离肺段血管、支气管。

（3）胸腔粘连严重，无法充分游离，无法置入trocar，无法提供游离空间。

（二）术前准备

术前准备同一般胸外科手术。充分的准备有助于手术的安全实施，减少术后并发症的发生，加速患者术后康复。

（1）吸烟者应戒烟2周或以上。

（2）术前1周开始行呼吸功能锻炼。

（3）控制血压、血糖等，改善全身营养状况。

（4）术前半小时可给予抗生素预防感染。

（三）体位与穿刺孔布局

这里以杨浩贤教授团队用达芬奇Xi系统行全孔机器人左肺下叶背段切除为例。

1. 体位

患者右侧卧位（90°），腋下垫软枕，上肢固定于托手架上，髋部及膝部以盆托及固定带固定；患者第5肋间隙对准手术台腰桥，以扩大肋间隙利于手术。助手位于患者腹侧，洗手护士位于患者足端，与助手同一侧。

2. 穿刺孔布局

以达芬奇Xi机器人系统4臂全孔机器人肺段切除法为例（图3-4-128）。于腋后线第8肋间做8mm镜孔（2号臂），置入镜头，检查胸腔内是否有粘连。建立人工气胸，压力为5~8mmHg。在可视条件下于腋前线第5~6肋间做8mm切口放置1号臂，接有孔双极钳；在肩胛下角线第8肋间做8mm切口放置3号臂，接单极电钩，由主刀医生右手控制，可根据术中情况需要更换为马里兰钳或超声刀；在脊柱与肩胛下角线之间的听诊三角区做8mm切口放置4号臂，接Cadiere钳协助牵拉

肺组织，暴露术野。各机械臂间距离8~10cm以避免术中相互碰撞，干扰操作。另于镜孔与第8肋间隙1号臂前下方做12mm辅助孔，以利于助手使用按压式吸引器吸血、吸烟雾、协助暴露手术视野，并通过该孔置入一次性切割缝合器离断血管、支气管及肺组织，左下肺背段大体标本自离断后，可视肿瘤大小适当扩大辅助孔取出标本。

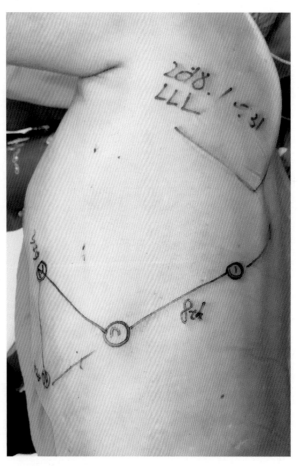

图3-4-128　穿刺孔布局

（四）淋巴结清扫范围

对于早期肺癌手术，尤其是适合肺段切除的患者，淋巴结清扫的最佳范围是有争议的，缺乏循证医学证据。但从肺癌的生物学行为来看，对有实性成分的肺癌病灶，术中行淋巴结清扫是必要的。这里介绍的是实性肿瘤患者系统性淋巴

结清扫要求，是否适合肺段切除的早期病灶有待进一步研究。按照国际肺癌研究协会（IASLC）胸部肿瘤学分期手册第二版（2016）标准，系统性纵隔淋巴结清扫术标准如下：①纵隔淋巴结清扫范围至少应包括3组纵隔淋巴结，所有患者必须清扫隆突下淋巴结；②左肺肿瘤患者建议清扫第5、6、7、8、9组淋巴结；③清扫纵隔淋巴结总个数必须在6枚以上，同时肺门、叶间、支气管旁淋巴结也必须清扫，要求完整切除解剖学标志范围内的所有淋巴结及其周围组织。对于影像学表现为纯磨玻璃密度结节的患者，由于纵隔淋巴结转移少见且系统性淋巴结清扫并未提高其生存率，可考虑仅行系统性淋巴结采样。

（五）手术步骤

肺段的切除顺序，不同的医疗单位有不同的顺序习惯。此处以"动脉—静脉—支气管—肺组织"的顺序为例，叙述左肺下叶背段切除术的操作步骤。靶肺段的标记可采取吲哚菁绿（indocyanine green，ICG）荧光标记或膨胀萎陷法确定段间平面，最后切除靶肺段。

1. 左肺下叶背段切除

（1）游离背段肺动脉。经辅助孔置入纱布卷，Cadiere钳抓持纱布卷拨开肺组织，助手持吸引器协同将左下肺叶向下向后牵拉，保持固定位置，有孔双极钳实时抓持肺组织配合

电钩进行游离。以电钩打开叶间裂纵隔胸膜（图3-4-129），充分游离左下肺背段动脉，注意辨认和保护基底段动脉，并与有孔双极钳配合完整清扫叶间淋巴结和背段支气管旁淋巴结（图3-4-130）。助手经由辅助孔置入无菌手套制成的指套，将清扫下的淋巴结置入指套中取出，以避免钳夹淋巴结造成潜在的肿瘤播散。背段动脉充分游离后可用血管吻合器或者血管夹处理（图3-4-131）。

（2）游离背段静脉。Cadiere钳抓持纱布卷

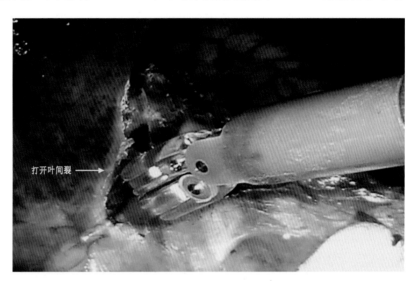

图3-4-129　打开叶间裂

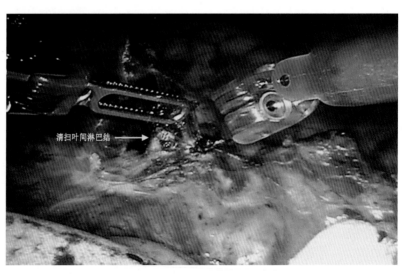

图3-4-130　清扫叶间淋巴结

往前往上拨下肺组织，助手持吸引器协同暴露，有孔双极钳提起下肺韧带，电钩离断下肺韧带，清扫下肺韧带淋巴结（图3-4-132）。助手置入指套，取出淋巴结。继续打开后纵隔胸膜，显露下肺静脉，打开静脉血管鞘，充分暴露背段静脉（图3-4-133），注意保护基底段静脉。继续往上游离左主支气管，清扫隆突下淋巴结（图3-4-134）。笔者团队认为充分暴露后肺门区结构，有助于辨认段门结构、清扫区域淋巴结。精准解剖

性右肺下叶背段切除需要离断V^6a静脉，保留V^6b和V^6c静脉。以有孔双极钳提起背段V^6a静脉，通过马里兰钳充分游离背段静脉间隙，置入血管吊带。有孔双极钳利用血管吊带向上提起背段V^6a静脉，制造操作空间，助手使用一次性切割缝合器离断之。在此过程中顺势清扫第13组淋巴结。

（3）游离背段支气管（图3-4-135）。以有孔双极钳及电钩充分游离支气管，清扫其周围淋巴结或让淋巴结附着在标本远端，同法以血管

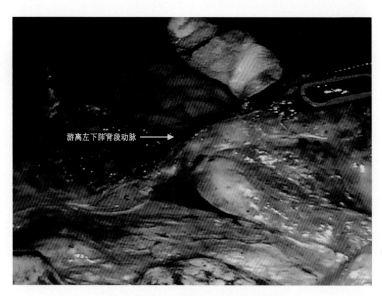

图3-4-131 游离左下肺背段动脉

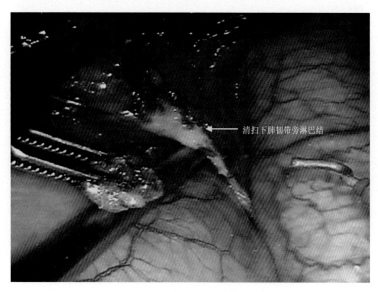

图3-4-132 清扫下肺韧带旁淋巴结

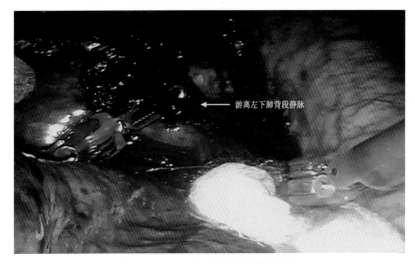

图3-4-133　游离左下肺背段静脉

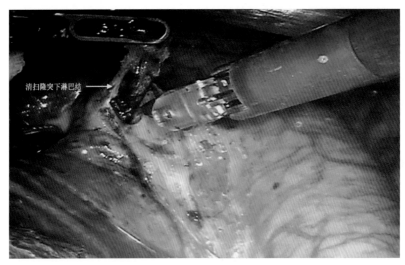

图3-4-134　清扫隆突下淋巴结

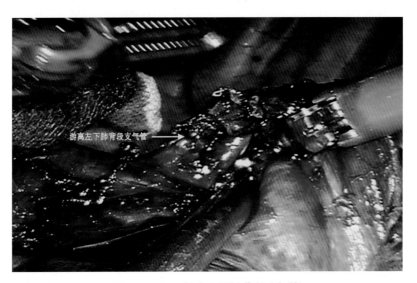

图3-4-135　游离左下肺背段支气管

吊带悬吊并离断之。

2. 段间平面的判断

在装备有荧光内镜的医院，可应用荧光显色法来确定段间平面，此法方便快捷且较为准确。在离断背段血管及支气管后可由中心静脉注射吲哚菁绿，随即将镜头切换为荧光显色模式，可见基底段肺组织被荧光染色，而背段肺组织未见荧光显像。由于荧光标记消退较快，因此需尽快以电钩烧灼标记出段间平面位置。

此外，亦可应用膨胀萎陷法。离断背段血管、支气管后，嘱麻醉医生以纯氧充分膨肺，随后单肺通气。基底段肺组织逐渐出现萎陷，而背段中由于血管已离断，血流-气体无法及时交换，肺组织保持膨胀，10~30min后将显现出清晰的段间平面。助手以一次性切割缝合器沿段间平面离断左下肺背段。部分学者为让段间平面更为舒展，选择使用超声刀或电钩裁剪或劈开段间平面，但手术时间较长，且术后容易漏气，造成住院时间延长。

3. 取出标本及其他操作

（1）取出标本：经由辅助孔放入一次性标本袋，将标本放入袋中并收紧袋口，由助手将标本袋从辅助孔取出。

（2）清理术野：冲洗胸腔，检查有无活动性出血；嘱麻醉医生膨肺，检查支气管残端或肺创面有无漏气。无出血及漏气后，吸净胸腔残留液体，并嘱麻醉医生再次膨肺，剩余肺叶保持复张良好方可关胸。

（3）关闭手术切口：于镜孔置入24号胸腔引流管，依次缝合各个操作孔。

（谭子辉　杨浩贤）

参考文献

[1] SAGAWA M, OIZUMI H, SUZUKI H, et al. A prospective 5-year follow-up study after limited resection for lung cancer with ground-glass opacity[J]. Eur J Cardiothorac Surg, 2018, 53(4): 849-856.

[2] NISHIO W, YOSHIMURA M, MANIWA Y, et al. Re-assessment of intentional extended segmentectomy for clinical T1aN0 non-small cell lung cancer[J] Ann Thorac Surg, 2016, 102(5): 1702-1710.

[3] WU W B, XU X F, WEN W, et al. Thoracoscopic pulmonary sub-subsegmentectomy under the guidance of 3D images[J].Ann Thorac sug, 2016, 102(5): e389-e391.

[4] 陈亮，吴卫兵. 胸腔镜解剖性肺段切除术技术要点[J]. 中国肺癌杂志, 2016, 19（6）: 377-381.

[5] WU W B, XU X F, WEN W, et al. Three-dimensional computed tomography bronchography and angiography in the preoperative evaluation of thoracoscopic segmentectomy and subsegmentectomy[J]. J Thorac Dis, 2016, 8(Suppl 9): S710-S715.

[6] TAKAGI K, HATA Y, SASAMOTO S, et al. Late onset postoperative pulmonary fistula following a pulmonary segmentectomy using electrocautery or a harmonic scalpel[J]. Ann Thorac Cardiovasc Surg, 2010, 16(1): 21-25.

[7] 翟荣，徐心峰，王俊，等. 肺段切除术中改良膨胀萎陷法影响因素研究[J]. 南京医科大学学报（自然科学版）, 2018, 38（8）: 1136-1139.

[8] TAO H, TANAKA T, HAYASHI T, et al. Influence

of stapling the intersegmental planes on lung volume and function after segmentectomy[J]. Interact Cardiovasc Thorac Surg, 2016, 23（4）：548-552.

[9] SAITO H, KONNO H, ATARI M, et al. Management of intersegmental plane on pulmonary segmentectomy concerning postoperative complications[J]. Ann Thorac Surg, 2017, 103（6）：1773-1780.

二、全孔机器人左下肺前内基底段（S^8）切除术

（一）手术适应证和禁忌证

1. 适应证

（1）左肺下叶前内基底段结节（诊断为非小细胞肺癌），长径≤2cm，结节距离段间平面≥2cm，或≥结节长径，实性成分≤50%。

（2）影像学检查未见可疑阳性纵隔/肺门淋巴结，临床分期为cT1N0M0。

（3）对于病灶直径≥2cm的肺癌，当患者有高龄、术前心肺功能较差、多发肺结节或肺部手术史等情况时，可考虑行妥协性肺段切除术。

（4）肺部转移瘤。

2. 禁忌证

（1）患者肝、肾、心、肺功能差，无法耐受胸部手术。

（2）影像学检查见可疑阳性纵隔淋巴结，或肺门淋巴结肿大、钙化，无法解剖游离肺段血管、支气管。

（3）胸腔粘连严重，无法充分游离，无法置入trocar，无法提供游离空间。

（二）术前准备

术前准备同一般胸外科手术。充分的准备有助于手术的安全实施，减少术后并发症的发生，加速患者术后康复。

（1）吸烟者应戒烟2周或以上。

（2）术前1周开始行呼吸功能锻炼。

（3）控制血压、血糖等，改善全身营养状况。

（4）术前半小时可给予抗生素预防感染。

（三）体位与穿刺孔布局

这里以杨浩贤教授团队用达芬奇Xi系统行全孔机器人左下肺前内基底段切除术为例。

1. 体位

患者右侧卧位（90°），腋下垫软枕，上肢固定于托手架上，髋部及膝部以盆托及固定带固定；患者第5肋间隙对准手术台腰桥，以扩大肋间隙利于手术。助手位于患者腹侧，洗手护士位于患者足端，与助手同一侧。

2. 穿刺孔布局

以达芬奇Xi机器人系统4臂法全孔机器人肺段切除术为例。于腋后线第8肋间做8mm镜孔（2号臂），置入镜头，检查胸腔内是否有粘连。建立人工气胸，压力为5~8mmHg。在可视条件下于腋前线第5~6肋间做8mm切口放置1号臂，接有孔双极钳；在肩胛下角线第8肋间做8mm切口放置3号臂，接单极电钩，由主刀医生右手控制，可根据术中情况更换为马里兰钳或超声刀；在脊柱与肩胛下角线之间的听诊三角区做8mm切口放置4号臂，接Cadiere钳协助牵拉肺组织，暴露术野。各机械臂间距离8~10cm以避免术中相互碰撞，干扰操作。另于镜孔与第8肋间隙1号臂前下方做12mm辅助孔，以利于助手使用按压式吸引器吸血、吸烟雾及协助暴露手术视野，并通过该孔入一次性切割缝合器离断血管、支气管及肺组织，左下肺前内基底段大体标本自离断后，视

肿瘤大小适当扩大辅助孔取出标本。

（四）淋巴结清扫范围

对于早期肺癌手术，尤其是适合肺段切除的患者，淋巴结清扫的最佳范围是有争议的，缺乏循证医学证据。但从肺癌的生物学行为来看，对有实性成分的肺癌病灶，术中行淋巴结清扫是必要的。这里介绍的是实性肿瘤系统性淋巴结清扫要求，是否适合肺段切除的早期病灶采用有待进一步研究。按照国际肺癌研究协会（IASLC）胸部肿瘤学分期手册第二版（2016）的要求，系统性纵隔淋巴结清扫术标准如下：①纵隔淋巴结清扫范围至少应包括3组纵隔淋巴结，所有患者必须清扫隆突下淋巴结；②左肺肿瘤患者建议清扫第5、6、7、8、9组淋巴结；③清扫纵隔淋巴结总个数必须在6枚以上，同时肺门、叶间、支气管旁淋巴结也必须清扫，要求完整切除解剖学标志范围内的所有淋巴结及其周围组织。对于影像学表现为纯磨玻璃密度结节的患者，由于纵隔淋巴结转移少见且系统性淋巴结清扫并未提高其生存率，可考虑仅行系统性淋巴结采样。

（五）手术步骤

肺段的切除顺序，不同的医疗单位有不同的顺序习惯。此处以"动脉—支气管—静脉—肺组织"的顺序为例，叙述左肺下叶前内基底段切除术的操作步骤。靶肺段的标记可采取吲哚菁绿（indocyanine green，ICG）荧光标记或膨胀萎陷法确定段间平面，最后切除靶肺段。

1. 左肺下叶前内基底段切除

（1）游离前内基底段肺动脉（图3-4-136）。经辅助孔置入纱布卷，Cadiere钳抓持纱布卷拨开肺组织，助手持吸引器协同将左下肺叶向下向后牵拉，保持固定位置，有孔双极钳实时抓持肺组织配合电钩进行游离。以电钩打开叶间裂纵隔胸膜，充分游离左下肺前内基底段动脉，注意辨认和保护后外基底段动脉，并与有孔双极钳配合完整清扫叶间淋巴结和前内基底段支气管旁淋巴结。助手经由辅助孔置入无菌手套制成的指套，将清扫下来的淋巴结置入指套中取出，以避免钳夹淋巴结造成潜在的肿瘤播散。前内基底段动脉充分游离后可用血管吻合器或者血管夹处理。

（2）游离前内基底段支气管（图3-4-137）。以有孔双极钳及电钩充分游离支气管，清扫其周围淋巴结或让淋巴结附着在标本远端，同法以血管吊带悬吊并离断之。

（3）游离前内基底段静脉。Cadiere钳抓持纱布卷往前往上拨下肺组织，助手持吸引器协同暴露，有孔双极钳提起下肺韧带，电钩离断下肺韧带（图3-4-138），清扫下肺韧带淋巴结（图3-4-139）。助手置入指套，取出淋巴结。继续

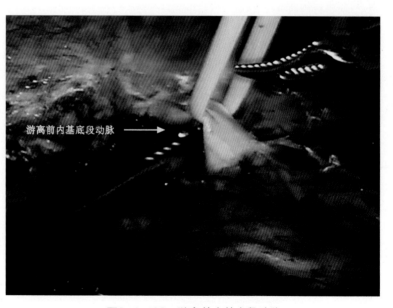

图3-4-136　游离前内基底段动脉

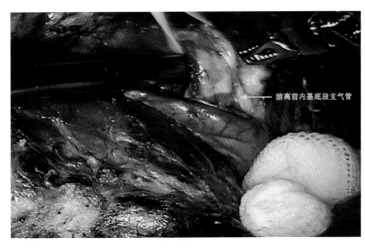

图3-4-137　游离前内基底段支气管

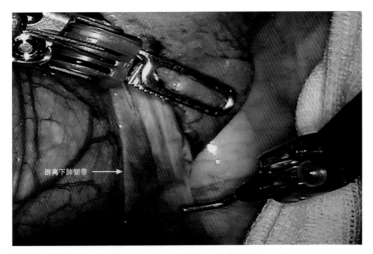

图3-4-138　游离前下肺韧带

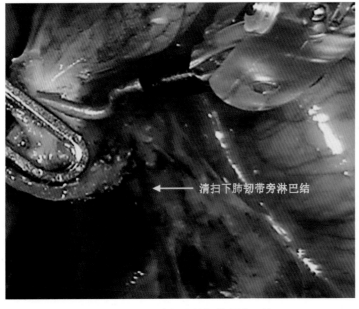

图3-4-139　清扫下肺韧带旁淋巴结

打开后纵隔胸膜，显露下肺静脉，打开静脉血管鞘，充分暴露前内基底段静脉（图3-4-140），注意保护后外基底段及背段静脉。以有孔双极钳提起前内基底段静脉，通过马里兰钳充分游离前内基底段静脉间隙，置入血管吊带。有孔双极钳利用血管吊带向上提起前内基底段静脉，制造操作空间，助手使用一次性切割缝合器离断之。在此过程中顺势清扫第13组淋巴结。笔者团队认为，由于基底段血管变异较多，术前为更好地辨认结构，建议尽量进行三维重建。

2. 段间平面的判断

在装备有荧光内镜的医院，可应用荧光显色法来确定段间平面，此法方便快捷且较为准确。在离断前内基底段血管及支气管后可由中心静脉注射吲哚菁绿，随即将镜头切换为荧光显色模式，可见背段及后外基底段肺组织被荧光染色，而前内基底段肺组织未见荧光显像。由于荧光标记消退较快，因此需尽快以电钩烧灼标记出段间平面位置。

此外，亦可应用膨胀萎陷法。离断前内基底段血管、支气管后，嘱麻醉医生以纯氧充分膨肺，随后单肺通气。背段和后外基底段肺组织逐渐出现萎陷，而前内基底段中由于血管已离断，血流-气体无法及时交换，肺组织保持膨胀，10~30min后将显现出清晰的段间平面。助手以一次性切割缝合器沿段间平面离断左下肺前内基底段。部分学者为让段间平面更为舒展，选择使用超

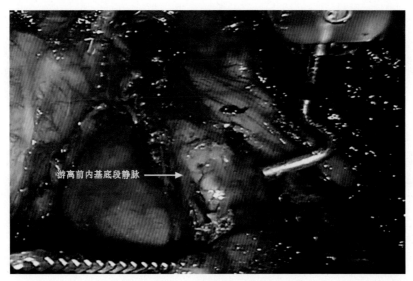

图3-4-140　游离前内基底段静脉

声刀或电钩裁剪或劈开段间平面，但手术时间较长，且术后容易漏气，导致住院时间延长。

3. 取出标本及其他操作

（1）取出标本：经由辅助孔放入一次性标本袋，将标本放入袋中并收紧袋口，由助手将标本袋从辅助孔取出。

（2）清理术野：冲洗胸腔，检查有无活动性出血；嘱麻醉医生膨肺，检查支气管残端或肺创面有无漏气。无出血及漏气后，吸净胸腔残留液体，并嘱麻醉医生再次膨肺，剩余肺叶保持复张良好方可关胸。

（3）关闭手术切口：于镜孔置入24号胸腔引流管，依次缝合各个操作孔。

（谭子辉　杨浩贤）

参考文献

[1] MOON Y, LEE K Y, PARK J K. The prognosis of invasive adenocarcinoma presenting as ground-glass opacity on chest computed tomography after sublobar resection[J]. J Thorac Dis, 2017, 9（10）: 3782-3792.

[2] TAO H, TANAKA T, HAYASHI T, et al. Influence of stapling the intersegmental planes on lung volume and function after segmentectomy[J]. Interact Cardiovasc Thorac Surg, 2016, 23（4）: 548-552.

[3] WU W B, XU X F, WEN W, et al. Three-dimensional computed tomography bronchography and angiography in the preoperative evaluation of thoracoscopic segmentectomy and subsegmentectomy[J]. J Thorac Dis, 2016, 8（Suppl 9）: S710-S715.

[4] CHURCHILL E D, BELSEY R. segmental pneumonectomy in bronchiectasis: the lingula segment of the left upper lobe[J]. Ann Surg, 1939, 109（4）: 481-499.

[5] TARUMI S, YOKOMISE H. [Video-assisted thoracoscopic segmentectomy using infrared thoracoscopy with indocyanine green][J]. Kyobu Geka, 2016, 69（8）: 671-675.

[6] 吴卫兵，唐立钧，朱全，等.3D-CTA重建肺血管、支气管在胸腔镜复杂肺段切除中应用[J].中华胸心血管外科杂志，2015，31（11）：649-652.

三、全孔机器人左下肺外基底段（S^9）切除术

（一）手术适应证和禁忌证

1. 适应证

（1）影像学显示为左下肺外基底段（S^9）结节，临床诊断为非小细胞肺癌。

（2）肿瘤长径≤2cm，位于肺外1/3区域，并且与段支气管分叉处距离＞2cm。

（3）无淋巴结转移，无胸膜侵犯。

（4）术前影像学评估考虑结节为需要手术治疗的良性结节或转移瘤，病灶位于左下肺S^{9}内，因靠近肺门而无法行楔形切除。

（5）患者因高龄、心肺功能差等原因不能耐受肺叶切除术，可行妥协性肺段切除。

2. 禁忌证

（1）患者心、肺、肝、肾等主要器官功能差，无法耐受肺切除术：心功能检查提示Goldman指数分级Ⅲ～Ⅳ级；肺功能检查提示术后预计值FEV$_1$＜40%和/或DLCO＜40%；总胆红素＞1.5倍正常值上限；谷丙转氨酶和谷草转氨酶＞2.5倍正常值上限；肌酐＞1.25倍正常值上限和/或肌酐清除率＜60mL/min。

（2）肺门淋巴结肿大、钙化，累及肺动脉，无法解剖肺门或血管分支。

（3）胸腔粘连严重，无法充分游离，无法置入trocar，无法提供游离空间者。

（4）结节位置距段间平面≤2cm。

（二）术前准备

同一般胸外科手术。充分的术前准备有助于手术的安全实施，减少术后并发症的发生，加速患者术后康复。

（1）吸烟者应戒烟2周或以上。

（2）术前1周可行呼吸功能锻炼。

（3）控制血压、血糖等，改善全身营养状况。

（4）术前半小时可予抗生素预防感染。

（5）术前可行胸部CT计算机三维重建，确定结节所属肺段及其邻近肺段血管、支气管解剖结构，为肺段切除提供精确规划。

（三）体位与穿刺孔布局

1. 体位

以达芬奇Si机器人手术系统为例。患者右侧卧位（90°），腋下垫软枕，上肢固定于托手架上，髋部及膝部以盆托及固定带固定；患者第5肋间隙对准手术台腰桥，以扩大肋间隙利于手术；患者取适当头高脚低位，以避免机械臂碰撞骨盆造成损伤（图3-4-141）。助手位于患者腹侧，洗手护士紧邻助手，或者在助手对面（患者背侧）。麻醉方式采用双腔管插管静吸复合全麻，术中健侧单肺通气。

2. 穿刺孔布局

本例患者采用4臂法行全孔机器人辅助肺段切除术，另加一个助手孔。于腋后线第7或第8肋间做12mm切口用作镜孔并形成5~8mmHg人工CO$_2$气胸，于镜孔同一肋间向后旁开8~10cm做8mm孔放置1号臂（主刀医生右手：单极电钩/超声刀/马里兰钳）；沿该肋间继续向后延伸至听诊三角区，距后正中线旁开至少2横指处做8mm

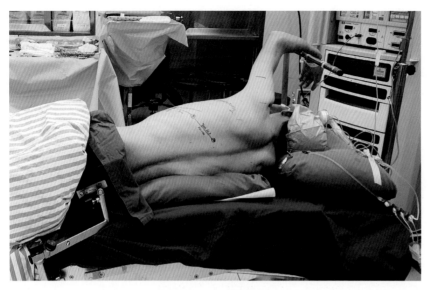

图3-4-141　患者体位

切口放置3号臂（辅助机械手臂：有孔抓钳）；于腋前线第5或第6肋间做8mm孔放置2号臂（主刀医生左手：有孔双极钳）；在第7或第8肋间，沿着镜孔向前延伸8~10cm做12mm切口用作助手孔，辅助主刀医生手术。在手术结束时，标本由12mm助手孔取出，视肿瘤大小可适当扩大助手孔（图3-4-142）。各个孔之间相距8~10cm以避免机械臂相互碰撞阻碍。根据患者的性别、体形及肿瘤位置可适当调整机械臂的放置位置。

对于体形偏胖的女性患者，2号臂可置于腋前线第6肋间，以避免损伤患者乳房。

1号臂置入电钩，并接单极电凝系统，由主刀医生右手实时操控；在分离肺门区域血管时，1号臂可换成马里兰钳；在处理细小血管时，也可换用超声刀。2号臂接有孔双极钳，并连接双极电凝系统，可抓持肺组织及血管，由主刀医生左手操控，用于实时暴露及止血。3号臂置入有孔抓钳，无电凝功能，主要用于牵拉、拨动、提拉等动作，帮助暴露手术视野。助手使用直头吸引器吸血、吸烟雾及暴露手术视野，辅助主刀医生手术；同时，切割缝合器离断肺组织、血管及支气管的操作也经由助手孔由第一助手完成。

（四）手术切除范围

2021年美国国立综合癌症网（National Comprehensive Cancer Network，NCCN）指南（Version 5.2021）强调，肺段切除术需保证肺组织切缘距离病变边缘≥2cm，或切缘距离≥肿瘤直径。肺段切除时在肺表面一般是无法直接找到解剖标志的，因此需要利用段间静脉来指示需切除的范围。外基底段有三个段间平面（与背段、前内基底段、后基底段之间的分界面）需要暴露。V^8b是外基底

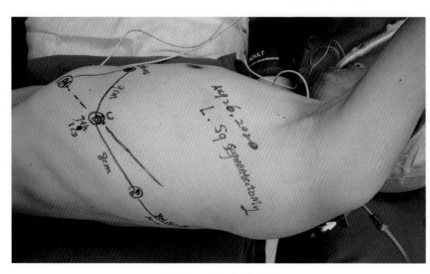

图3-4-142　打孔位置

段与前内基底段之间的段间静脉，V⁹b是外基底段与后基底段之间的段间静脉，需要予以保留并按照静脉的走行方向切开肺组织。

对于行肺段切除术的小结节，没有必要进行系统性纵隔淋巴结清扫，但应常规清扫肺门、叶间及叶支气管旁淋巴结送检。若术前影像学检查提示有某些区域的纵隔淋巴结较大，最好在术前进行超声支气管镜或者纵隔镜淋巴结活检，若确诊为淋巴结转移，则不推荐肺段切除。

（五）手术步骤

1. 处理外基底段动脉（A⁹）

术者使用有孔抓钳（3号臂）抓持纱布卷将左肺下叶向下牵拉，保持不动，充分暴露叶间裂。术者使用有孔双极钳（2号臂）实时配合电钩（1号臂）打开叶间裂。显露第11组淋巴结后，用有孔双极钳轻轻提起淋巴结，使用电钩进行游离清扫（图3-4-143）。用无菌手套制作一个指套，将清扫的淋巴结放入指套中，由助手将其取出，这样可避免挤压淋巴结造成的潜在肿瘤播散。

充分游离显露左下肺动脉，辨清背段动脉和基底段动脉。左下肺基底段动脉通常分为A⁸和A⁹⁺¹⁰，游离显露A⁹⁺¹⁰至远端后，显示A⁹和A¹⁰分别进入侧面和背面（图3-4-144）。术者用有孔双

极钳（2号臂）轻轻夹持、牵拉A⁹，用电钩（1号臂）充分游离血管周围间隙。A⁹过血管吊带后，助手通过助手孔用一次性切割缝合器离断之（图3-4-145）。

2. 处理外基底段支气管（B⁹）

离断外基底段动脉后进一步向肺内游离，A⁹动脉下方即可见B⁹。术者用有孔双极钳（2号臂）轻轻夹持、牵拉B⁹，用电钩（1号臂）充分游离B⁹周围间隙（图3-4-146）。过血管吊带帮助提拉暴露B⁹，有孔双极钳（2号臂）提拉血管吊带，助手通过助手孔用一次性切割缝合器离

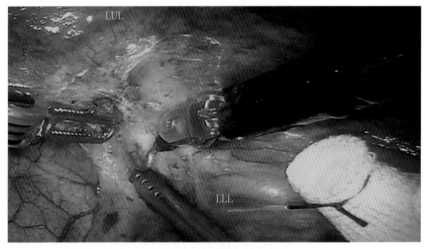

图3-4-143　清扫第11组淋巴结

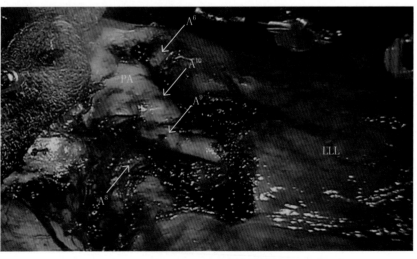

图3-4-144　游离显露A⁹

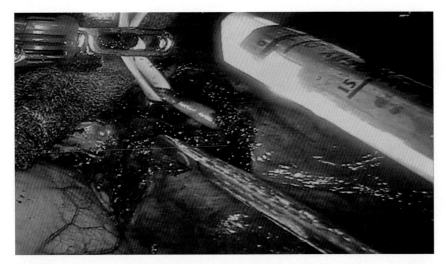

图3-4-145　离断A^9

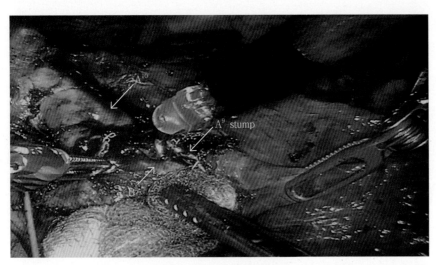

图3-4-146　游离显露B^9

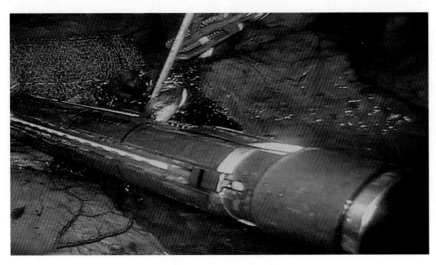

图3-4-147　离断B^9

断B^9（图3-4-147）。由于B^{9}支气管普遍比较细小，切割缝合器选用蓝钉或者白钉均可。

3. 离断左下肺S^9

肺段切除可分为经典法和简化法。经典法是将肺段动脉、肺段支气管、段内静脉离断，而保留段间静脉。简化法是将肺段动脉、肺段支气管离断后，沿肺段间交界用切割缝合器直接分离靶段（段内静脉和段间静脉不进行精准解剖）。经典法完全按照肺段解剖标志进行手术，是真正意义上的解剖性肺段切除。但经典法对肺段和肺亚段的解剖要求较高，虽然术后余肺更加舒展，但术后肺漏气等并发症比较常见。与经典法相比，简化法重点关注肿瘤与切缘的安全距离，在保证肺实质切缘距肿瘤边缘的最短距离大于2cm后，以切割缝合器处理肺实质。简化法不拘泥于实际的肺段间平面，术后余肺的舒展性在短期内可能会受到一定程度的影响，但它简化了手术操作，减少了肺漏气等并发症的发生，也是可接受的肺段切除方法。

本例患者采用简化法离断左下肺S^9。为了更加清晰地辨认外基底段范围，有多种方法可供选择，例如吲哚菁绿标记法，在达芬奇Xi手术机器人平台上可直接使用，装有荧光内镜的达芬奇Si机器人平台也可以使用。无荧光内镜的机器人手术设备，可用膨胀萎陷法界定段间平面。实际上，在手术过程当中离断血管及支气管后，外基底段内的气体便很难再逸出，因此一般无须采用膨胀萎陷法即可看到部分肺组织始终处在充气状态，此即为外基底段所在范围。使用1号臂电钩在该肺膨胀萎陷边界烧灼标记，之后使用一次性切割缝合器沿标记范围离断左下肺外基底段肺组织。

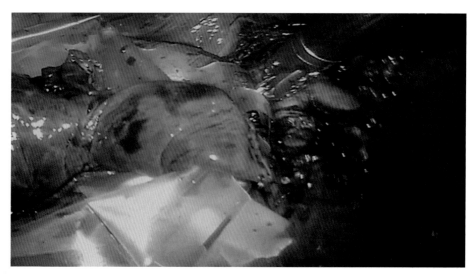

图3-4-148　取出标本

4. 取出标本及其他操作

（1）取出标本：经由助手孔放入一次性标本袋，有孔抓钳（1号臂）配合双极抓钳（2号臂）将标本放入标本袋中并收紧（图3-4-148）；适当扩大助手孔，取出标本。

（2）清理术野：冲洗胸腔，检查有无活动性出血；嘱麻醉医生膨肺，检查支气管残端或肺创面有无漏气。

（3）关闭手术切口：经镜孔置入24号胸腔引流管，依次缝合各个操作孔（图3-4-149）。

（谢楚龙　杨浩贤）

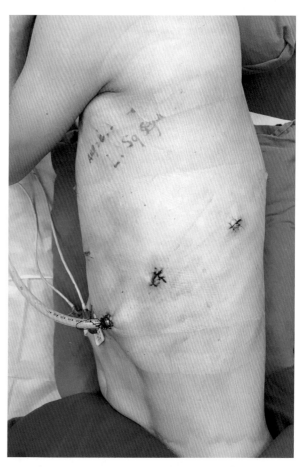

图3-4-149　缝合各个操作孔

四、机器人辅助左下肺后基底段（S^{10}）切除术

（一）手术适应证和禁忌证

1. 适应证

（1）术前影像学评估考虑良性结节或转移性肿瘤，结节位于左下肺S^{10}内，因靠近肺门而无法行楔形切除。

（2）术前影像学评估考虑结节为原发性肺癌，结节位于左下肺S^{10}内，且结节的2cm直径切缘球亦位于左下肺S^{10}内。实性成分比例（CTR）≤0.5的结节，结节直径≤3cm[1]；CTR＞0.5的结节，结节直径≤2cm[2]。

（3）病灶较大且位于左下肺S^{10}内，但因心肺功能或其他情况无法耐受肺叶切除。

2. 禁忌证

（1）术前怀疑有淋巴结转移。

（2）患者心肺功能或全身情况无法耐受全麻肺段切除手术。

（3）肺门淋巴结钙化、肿大，无法解剖肺门和血管。

（4）胸腔致密粘连，无法置入机器人trocar、镜头和机械臂，或机器人下无法充分松解粘连。

（二）术前评估与准备

1. 影像学及纤支镜评估

（1）胸部HRCT：随着胸部CT在体检中的普及，肺部小结节和微小结节的检出率逐渐升高。高分辨率CT（high resolution CT，HRCT）的图像层厚为1~2mm，远小于普通CT 5~8mm的层厚，有助于肺部小结节和微小结节的评估。并且HRCT图像较普通CT图像更为锐利（图3-4-150），可用于精准测量肺磨玻璃结节（ground glass opacity，GGO）的直径、CT值以及内部实性成分的比例（consolidation-to-tumor ratio，CTR），这些也是决定手术方式和切除范围的重

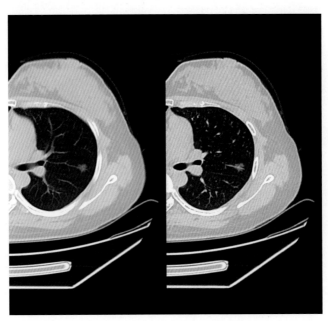

图3-4-150 普通CT与HRCT的图像比较

左侧为层厚5mm的普通CT，右侧为层厚1.25mm的HRCT，后者图像更为锐利，细节更为丰富。

要指标。另外在HRCT图像中叶间裂的发育状况更为清晰（图3-4-151），有时甚至能发现发育良好的段间裂（图3-4-152），有助于术者在术前即对手术解剖路径进行一定的规划。

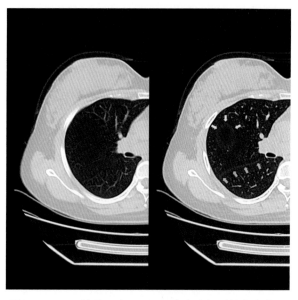

图3-4-151　普通CT与HRCT图像中叶间裂的发育状况

左侧普通CT图像中肺裂显示不明显，右侧HRCT图像中可以清晰分辨出斜裂（绿色箭头）和水平裂（黄色箭头）。

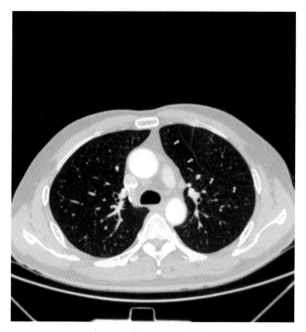

图3-4-152　左上肺S$^{1-3}$和左上肺S^{4+5}之间发育良好的段间裂（绿色箭头）

（2）纤支镜：术前纤支镜检查可用于评估肿瘤是否侵犯支气管以及靶肺叶支气管变异情况（图3-4-153）[3]。有时也能意外发现尚位于气管黏膜的早期中央型鳞状细胞癌。

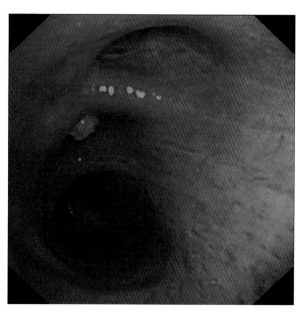

图3-4-153　纤支镜检查发现的支气管变异情况

纤支镜检查发现右上叶支气管开口变异，尖前段支气管和后段支气管分别开口于右主支气管。

2. 肿瘤状况评估

对于伴有N1或N2淋巴结肿大的肺部结节，术前需进行正电子发射计算机断层显像（PET/CT）或超声支气管镜引导针吸活检术（EBUS-TBNA）来评估淋巴结转移情况，从而确定N分期（图3-4-154）[3]。PET/CT还有助于了解全身转移情况，对于未进行PET/CT检查的患者，术前需补充头颅MRI及肝胆脾胰、肾上腺、颈部淋巴结B超等检查。

3. 重要脏器功能评估和基础疾病控制

随着社会的发展和医学的进步，社会老龄化问题逐渐浮现。高龄患者及伴发多种合并症的患者越来越多。尤其对于因身体原因无法耐受肺叶

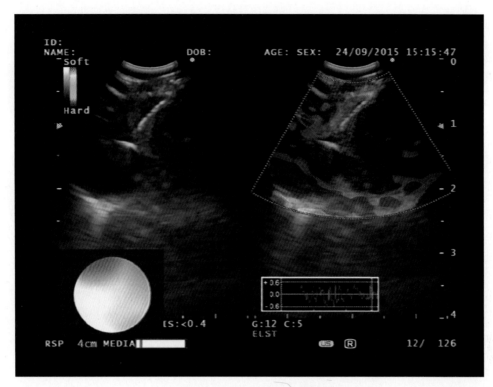

图3-4-154　肿瘤状况评估

第7组肿大淋巴结行EBUS-TBNA，病理证实为腺癌。右边彩色图像为淋巴结内超声弹性显像，蓝
色区域淋巴结组织质地较硬、弹性差，考虑为转移至淋巴结的肿瘤组织，穿刺此区域阳性率较高。

切除而选择妥协性肺段切除的患者，充分的术前评估和准备显得尤为重要。

（1）肺功能评估：评估患者肺功能储备情况，可以判断患者是否能耐受术中单肺通气和肺组织的切除。肺功能评估一般通过肺功能检查、动脉血气分析和爬楼试验来进行。肺功能不佳的患者，可考虑暂缓手术，进行2~4周的术前呼吸道准备。可根据患者的不同状况，采取戒烟、控制肺部感染、雾化吸入、呼吸功能锻炼、正确咳嗽方法宣教等手段进行肺功能的改善，然后重新评估，直到满足手术要求。

（2）心功能评估：可通过心电图、动态心电图、超声心动图、冠脉CT血管成像（CTA）、冠脉造影等手段进行评估，并且术前需控制高血压和心律失常。一般认为半年内发生心肌梗死或心衰的患者，围术期风险较大，不适合接受全麻手术。对于因心脏原因进行口服抗凝药物治疗的患者，需将口服抗凝药物治疗转换为皮下注射低分子肝素治疗，但术前24h需停止低分子肝素注射。

（3）其他基础疾病评估：例如糖尿病、脑梗死、下肢深静脉血栓（DVT）、肝肾功能不全等，术前也应行相应的检查、专科或多学科会诊评估以及治疗。

4. 术前三维重建及手术规划

少数经验丰富的胸外科医生，可以通过浏览患者的HRCT来了解患者肺部段乃至亚段支气管、动脉和静脉的走行以及变异情况。但是，对于大多数胸外科医生来说这是相当困难的。因此，强烈推荐在肺段切除手术前进行三维重建。手术医生可通过将HRCT原始图像导入Minics软件来进行术前三维重建，也有一些商业公司提供术前三维重建的收费服务，可以得到十分精确、美观的重建模型（图3-4-155），并提供浏览软件。术者在术前或术中可以通过浏览软件导入三维重建模型，并可以在软件中自由拖拽、缩放肺组织，显示或隐藏各个肺叶、肺段和其他解剖结构，从而确定肺结节所属的肺段、切缘距离，并可以从各个角度观察气管、动脉、静脉、肿块的位置和走行以及上述结构的相互关系，从而为手术切除提供精确的规划。

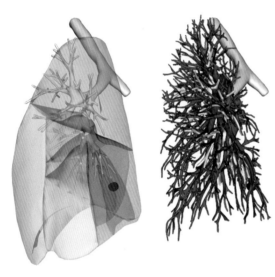

图3-4-155　术前三维重建有助于确定肺结节所属的肺段、切缘距离，并可明确血管和气管的分支及走行情况

5. 其他术前准备

（1）术前沐浴：术前沐浴或淋浴有助于预防手术部位感染，使用普通肥皂或消毒肥皂即可，并不推荐使用氯己定清洗手术区域[4]。

（2）清除毛发：传统的术前剃毛后细菌会在表皮创面上定植，从而成倍地增加手术部位感染的机会。应使用剪刀或电动剃刀去除毛发[4]。

（3）术前预防性应用抗生素：肺部手术预防性使用的抗生素可选择头孢唑啉、头孢拉定、头孢呋辛、头孢曲松。对青霉素过敏不宜使用头孢菌素时，可考虑使用克林霉素。氨基糖苷类、万古霉素和喹诺酮类抗生素一般不宜用于预防性抗感染治疗。预防性使用抗生素的时机极为关键，一般应在切皮前30min静脉给药。手术时间超过3h或出血量超过1000mL时应再给予一剂抗生素[5]。

（4）有助于快速康复的术前准备：随着近年来加速康复外科理念的兴起，合理、完善的术前准备与加速康复外科手段[6]互相配合，有助于减少患者术中和术后并发症，加快患者的康复。例如减少术前禁食禁饮时间、术前4h口服轻饮有助于减少患者的胰岛素抵抗，并改善患者等待手术时的不适感。

（三）体位与手术切口

1. 体位

以达芬奇Si机器人系统为例。患者麻醉完毕后，复位手术床角度，并调整患者位置使乳头水平对准手术床腰桥位置。再改右侧卧位（90°），腋下垫难以被压缩的软垫，头部也垫头枕，使右肩膀与手术床呈疏松接触，而无明显挤压，避免右侧肩膀长时间受压所导致的神经损伤。此时在患者臀部使用固定带固定患者。再调整腰桥使患者呈折刀位，以扩大左侧肋间隙利于手术，并降低骨盆避免机械臂碰撞损伤（图3-4-156）。患者双上肢使用托手架固定，左上肢上举使左上肢与腋中线夹角大于90°，以充分暴露腋窝（图3-4-157）。助手位于患者腹侧。

2. 手术切口

采用3臂法行机器人辅助肺段切除术，另加一个助手辅助孔。镜头臂位于第8肋间腋后线位置，于此处做12mm小切口。于第9肋间肩胛下角线位置做8mm切口放置1号臂。于第7肋间腋前线位置做8mm切口放置2号臂。于第4或第5肋间腋前线位置做2~3cm切口用作助手辅助孔，并套切口保护套，避免组织损伤和肿瘤种植。鉴于左下肺S^{10}解剖位置较低，一般建议辅助孔位于第5肋间腋前线位置（图3-4-157）。

机器人主机沿患者头侧定泊（图3-4-157）。1号臂置入电钩，接单极电凝，由主刀医生右手控制，术中可根据需要更换为超声刀或针持。2号臂置入双极抓钳，接双极电凝，由主刀医生左手控制。助手通过辅助孔一手持卵圆钳牵拉暴露肺叶，另一手持带弧度的吸引器吸血、吸烟雾及暴露手术视野。同时，使用切割缝合器、取出淋巴结、传递缝针缝线等工作也经由辅助孔由助手完成。

（四）手术切除范围

手术需完整切除左下肺后基底段。按照IASLC胸部肿瘤学分期手册第二版（2016）标准，应至少清扫3组纵隔淋巴结，且必须清扫隆突下淋巴结。对于左肺肿瘤患者，建议清扫第5、6、7、8、9组纵隔淋巴结。同时第10~13组

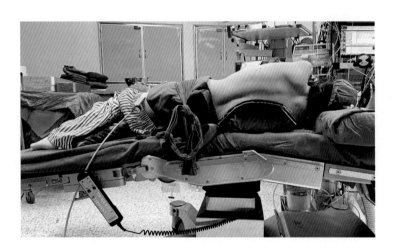

图3-4-156　手术体位

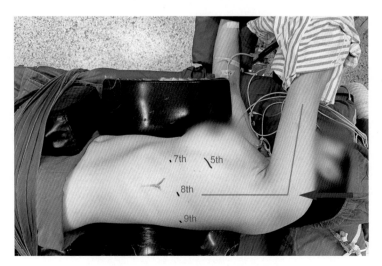

图3-4-157　手术体位与切口位置

患者左上肢与腋中线夹角（蓝色夹角）大于90°，机器人
主机沿患者头侧定泊（红色箭头方向）。

淋巴结也必须清扫。有条件的医疗中心应对第12、13组淋巴结行术中冰冻切片，若证实为阳性则需改为肺叶切除。但近年来随着肺部磨玻璃结节所占比重的提升，且病理类型多半以原位腺癌（AIS）或微浸润性腺癌（MIA）以及贴壁型腺癌为主型，一般很少出现纵隔淋巴结转移，对此类患者进行系统性淋巴结清扫也并不能进一步提高其生存率[7]。故对于影像学表现为磨玻璃样结节为主的患者，可考虑改为系统性淋巴结采样。

（五）手术步骤

1. 肺门和段门的解剖

左下肺后基底段血管分布相对简单。肺段动脉一般从左下肺基底段动脉发出一支。肺段静脉也多为单支汇入下肺静脉，需要保留的段间静脉多位于相邻肺段，无须特别处理。故处理顺序一般为依次离断V^{10}、A^{10}和B^{10}，最后处理段间平面，这也比较符合肿瘤学原则。一般从下肺静脉处开始解剖，先游离V^{10}，然后从V^{8-10}与V^6的间隙向深部解剖，可游离出B^{10}和A^{10}（图3-4-158）。但主刀医生仍可根据实际情况灵活决定解剖顺序，以保证手术安全实施。例如患者斜裂发育良好时，可从斜裂处开始解剖肺动脉，这样更容易

辨别A^{10}，避免错误离断相邻肺段的动脉。

在离断肺段的血管和气管前，应充分游离目标肺段血管、气管以及相邻的段血管和气管，并把游离出来的血管、气管与术前三维重建图像中的血管、气管进行比对以一一对应起来，这样才能最大限度地避免错误离断血管和气管。

另外值得注意的是，术前三维重建结果并不可能做到百分之百准确，如反复核对发现实际血管走行与三维重建结果无法准确对应时，也应当考虑到三维重建结果不准确的可能性。

在处理A^{10}和V^{10}时，建议先移除肺段内及段间淋巴结并且充分游离血管，然后丝线结扎血管近心端，远心端使用超声刀慢挡离断。慎重使用血管夹，因其体积较大，影响后续解剖和处理肺段平面时切割缝合器的使用。

在处理B^{10}时，若切割缝合器置入困难，切勿蛮力突破，可灵活变通处置：发挥机器人手术优势，使用机器人电剪锐性离断B^{10}后，残端使用滑线连续缝合。

2. 段间平面的标记处理

肺段切除术中一个特征性的步骤就是段间平面的标记和处理。段间平面的确定有多种方法，较为普遍的有两种：膨胀萎陷法和吲哚菁绿荧光法。

（1）膨胀萎陷法：离断靶段气管、动脉和段内静脉后，纯氧加压膨肺，使全肺复张，再次改健侧肺单肺通气。等待10~20min后，正常肺组织因持续不断的肺循环血流将肺泡中的氧气带走，肺泡呈完全塌陷状态（紫红色），而

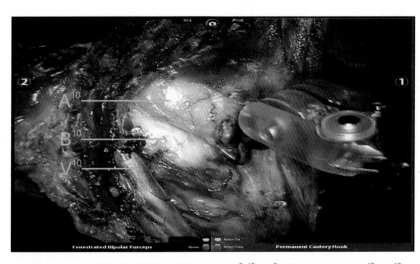

图3-4-158　从下肺静脉处开始解剖，在V^{8-10}与V^6的间隙可游离出B^{10}和A^{10}

靶段肺组织因血供中断，肺泡无法完全塌陷（粉红色），从而可以看到仍然膨胀的靶段肺组织与萎陷的周围肺组织之间形成的清晰分界线（图3-4-159）。

（2）吲哚菁绿荧光法：离断靶段气管、动脉和段内静脉后，将机器人系统切换为荧光显影状态。于患者外周静脉缓慢注射吲哚菁绿25mg。20~30s后肺组织即开始显影。正常肺组织因其血管内灌注含有吲哚菁绿的血液而呈绿色荧光；靶段肺组织无血供，不显示荧光，从而得到清晰分界线（图3-4-160）。荧光显示持续约1min，此时应使用电烧灼迅速标记肺表面的段间平面分界线。此方法原理等同于膨胀萎陷法，亦是通过血供的有无来鉴别段间平面，并且此方法充分发挥了达芬奇机器人的设备优势，减少了等待时间，加快了手术速度。

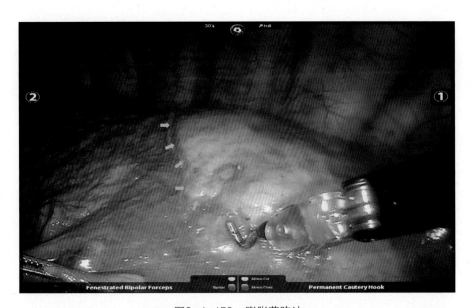

图3-4-159　膨胀萎陷法

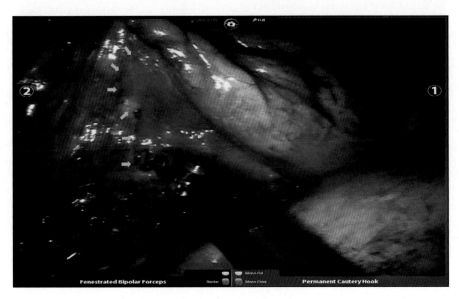

图3-4-160　吲哚菁绿荧光法

确定段间平面后就可进行段间平面的处理。段间平面可直接采用直线切割缝合器处理，其优点是快速、便捷、闭合严密、不易漏气，缺点是切缘附近肺功能损失较多，易损伤段间静脉，且遇到较为复杂的段间平面时无法处理。也可使用电刀或超声刀直接沿段间静脉切开段间平面。此法解剖精确，段间静脉保留完好，且余肺边缘呈"面状"，有利于肺功能的保留。缺点是手术时间长，术后易漏气。上述两种方法可结合使用，近肺门端先沿段间静脉切开，远端使用切割缝合器处理，兼顾二者优点。

以直接采用直线切割缝合器处理S^{10}段间平面为例。在离断V^{10}、A^{10}和B^{10}后，左下叶会出现一个从V^{10}位置通向斜裂方向的隧道。置入切割缝合器后，切割缝合器钉砧插入上述隧道，即可分别裁剪S^{10}与S^{6}之间、S^{10}与S^{9}之间的段间平面，从而完成S^{10}的切除。切下的手术标本应通过标本袋取出。

3. 纵隔淋巴结清扫

切除S^{10}后，根据前文手术切除范围所述，选择纵隔淋巴结系统性清扫或系统性采样。若使用系统性采样，在采样第7组淋巴结时应尽量避免损伤迷走神经主干和肺支，以减少术后对正常生理功能的影响。

4. 其他

如使用电刀或超声刀直接切开段间平面，可在手术结束前使用蛋白黏合剂覆盖段间平面，以减少漏气。使用罗哌卡因针进行直视下椎旁阻滞镇痛，可减少术后疼痛。如胸腔无明显粘连，肺组织无明显漏气，可选择较细的18号或16号胸腔引流管，以提高患者舒适度。

（六）术后注意事项

术后注意事项同一般肺切除手术。术后预防性使用抗生素，辅以化痰、雾化吸入、应用止痛药物和适当补液。手术次日患者可恢复正常饮食，鼓励患者咳嗽、早日下床活动。对于静脉血栓栓塞（VTE）评分较高的患者，可于手术次日排除活动性出血的情况下给予低分子肝素抗凝治疗。

（胡坚　何哲浩）

参考文献

[1] NAKAMURA K, SAJI H, NAKAJIMA R, et al. A phase III randomized trial of lobectomy versus limited resection for small-sized peripheral non-small cell lung cancer（JCOG0802/WJOG4607L）[J]. Jpn J Clin Oncol, 2010, 40（3）：271-274.

[2] AOKAGE K, SAJI H, SUZUKI K, et al. A non-randomized confirmatory trial of segmentectomy for clinical T1N0 lung cancer with dominant ground glass opacity based on thin-section computed tomography（JCOG1211）[J]. Gen Thorac Cardiovasc Surg, 2017, 65（5）：267-272.

[3] 胡坚. 微创肺段手术学[M]. 杭州：浙江大学出版社，2019.

[4] WHO Guideline Development Group. WHO Guidelines Approved by the Guidelines Review Committee[M]//Global Guidelines for the Prevention of Surgical Site Infection. Geneva: World Health Organization Copyright © World Health Organization, 2016.

[5] 中华医学会外科学分会，中华外科杂志编辑委员会. 围手术期预防应用抗菌药物指南

[J]. 中华外科杂志，2006，44（23）：1594-1596.

[6] BATCHELOR T J P, RASBURN N J, ABDELNOUR-BERCHTOLD E, et al. Guidelines for enhanced recovery after lung surgery: recommendations of the Enhanced Recovery After Surgery（ERAS®）

Society and the European Society of Thoracic Surgeons（ESTS）[J]. Eur J Cardiothorac Surg, 2019, 55（1）: 91-115.

[7] ZHANG Y, FU F, CHEN H. Management of ground-glass opacities in the lung cancer spectrum[J]. Ann Thorac Surg, 2020, 110（6）: 1796-1804.

第五节　机器人联合亚段切除术

一、全孔机器人右上肺联合亚段（S^3a+S^2b）切除术

（一）概述

解剖性肺叶切除联合系统性淋巴结清扫是治疗早期非小细胞肺癌（non-small cell lung cancer，NSCLC）的标准术式。近年来，随着胸部薄层CT筛查的普及，早期肺癌的检出率显著增高，解剖性肺段切除术也越来越多地应用于早期肺癌的治疗。基于目前的循证依据，机器人辅助解剖性肺叶切除术和肺段切除术用于早期NSCLC治疗均安全、可行[1-2]，并被NCCN指南所认可。多项研究表明，机器人辅助肺癌根治术治疗早期NSCLC的围术期并发症发生率和死亡率较低[3]，而在长期生存结果方面不劣于电视辅助胸腔镜手术（video-assisted thoracoscopic surgery，VATS）和传统开胸手术[1-2]。另外，部分研究表明，机器人辅助肺癌根治术在淋巴结清扫方面较开放和传统腔镜手术更具优势。

近年来，随着手术技术和微创器械的发展，机器人手术系统逐渐在肺癌根治术、食管癌根治术和胸腺肿瘤切除术[4-7]等胸外科领域得到应用。机器人手术系统具有高清的3D视野、操作精确灵活的机械腕，在保证肿瘤学根治效果的同时，具有减少患者创伤、缩短住院时间和减少术后并发症等优势。2002年，机器人辅助肺部手术首次被报道，术式包括肺叶切除、楔形切除等[5]。现在国内外开展的机器人辅助肺癌手术，根据肿瘤大小及位置的不同，结合患者的自身情况，有从简单到复杂的多种不同术式可选择，包括机器人辅助肺叶切除术、机器人辅助肺段切除术、机器人辅助肺楔形切除术及机器人辅助肺袖式切除术等。

（二）手术适应证和禁忌证

1. 适应证

（1）肺功能差或有其他严重并发症，不能耐受肺叶切除术。

（2）有肺切除术史或肺内多发病变需同时切除。

（3）临床ⅠA期非小细胞肺癌，结节长径≤2cm，磨玻璃样结节（ground glass opacity，GGO）实性成分≥50%，血清学肿瘤标志物正常。

2. 禁忌证

（1）病变恶性程度高，怀疑有淋巴结转移。

（2）结节靠近肺门，无法保证足够的切缘，需行肺叶切除术。

（三）术前准备

同一般胸外科手术。充分的术前准备有助于手术的安全实施，减少术后并发症的发生，加速患者术后康复。

（1）吸烟者应戒烟2周或以上。

（2）术前1周可行呼吸功能锻炼。

（3）控制血压、血糖等，改善全身营养状况。

（4）术前半小时可予抗生素预防感染。

（四）体位与穿刺孔布局

1. 体位

以达芬奇Si机器人系统为例。患者左侧卧位（90°），腋下垫软枕，上肢固定于托手架上，髋部及膝部以盆托及固定带固定；患者第5肋间隙对准手术台腰桥，以扩大肋间隙利于手术；患者取适当头高脚低位，以避免机械臂碰撞骨盆造成损伤（图3-4-161）。助手位于患者背侧，洗手护士紧邻助手。

2. 穿刺孔布局

采用3臂法行全孔机器人右上肺S^3a+S^2b联合亚段切除术，另加一个助手孔。于腋后线第7肋间做12mm切口用作镜孔，并形成6~8mmHg人工CO_2气

胸，于腋前线第4肋间做8mm切口放置1号臂，于第8肋间肩胛下角做8mm切口放置2号臂。在镜孔与2号臂之间第6肋间做12mm切口用作助手孔，辅助主刀医生手术；在手术结束时，适当扩大助手孔，可用于取出标本（图3-4-162）。

1号臂置入超声刀，由主刀医生右手实时操控；2号臂接双极抓钳，并连接双极电凝系统，可抓持肺组织及血管，由主刀医生左手操控，用于实时暴露及止血（图3-4-163）。第一助手使用直头吸引器吸血、吸烟雾及暴露手术视

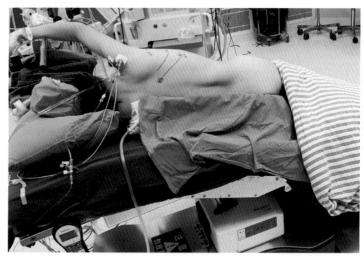

图3-4-161　患者体位

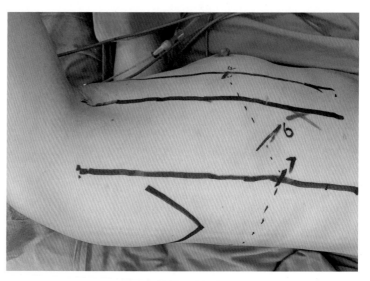

图3-4-162　穿刺孔布局

野，辅助主刀医生手术；同时，切割缝合器离断肺组织、血管及支气管的操作也经由助手孔由第一助手完成。

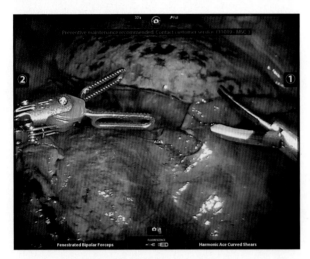

图3-4-163　置入手术器械

（五）手术切除范围

通常而言，右上肺S²及S³均可被进一步划分为两个亚段，其中S²a为后亚段，S²b为水平亚段，S³a为外亚段，S³b为内亚段。其中，S²b以V²b所标示的段间平面与S²a相邻，而S³a以V³a所标示的段间平面与S³b相邻。因此，右上肺S³a+S²b的切除范围为V²b与V³a之间的肺组织。V²c是S²b与S³a亚段间的静脉，术中需结扎切断。标本移除后需立即检查结节所在位置，确认结节距切缘距离≥2cm，若某一方向上的切缘不足2cm，必须沿此方向进一步切除部分肺组织，或将切缘送冰冻病理检查，确保切除范围足够。术程中需对所见第12至第14组淋巴结进行清扫，但通常无须对纵隔淋巴结行系统性清扫。术者可根据术中具体情况对第2R、4R、7、8、9组淋巴结择区行采样术。

（六）手术步骤

行右上肺S³a+S²b联合亚段切除术前，需要明确有无支气管、肺动脉及肺静脉的变异或畸

形，这对手术至关重要。基于薄层增强CT的三维重建可以在术前明确可能的支气管、肺动脉及肺静脉变异或畸形。

在本节图示中，右肺上叶段支气管、动脉及静脉的主要解剖结构如下：段支气管从右主支气管发出，分成尖段（B¹）、后段（B²）及前段（B³）支气管。A¹和A³分支来自肺动脉上干，A²a和A²b均来自肺动脉升支，肺段静脉分支最常见的是尖段静脉及中心静脉。

1. 右上肺S³a+S²b切除

（1）助手用吸引器将下肺组织往下方拨以显露斜裂，主刀医生用双极抓钳实时配合超声刀打开水平裂，在三叶交汇处切开纵隔胸膜（图3-4-164），清扫第11组淋巴结（图3-4-165）。解剖、暴露中心静脉（CV），并向远侧分离，显露其各段间静脉分支V²a、V²b、V²c、V³a、V³b。超声刀切开叶间动脉干鞘膜，解剖、暴露位于CV后方的后升动脉（图3-4-166）。

（2）双极抓钳将右上肺向头侧方向提拉，超声刀沿CV游离后段段间静脉V²c至足够长度，结扎后切断（图3-4-167）。双极抓钳提起V²c远

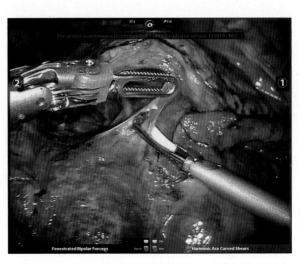

图3-4-164　显露斜裂、水平裂，在三叶交汇处切开纵隔胸膜

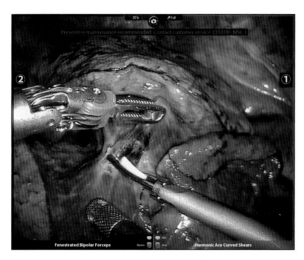

图3-4-165　清扫第11组淋巴结

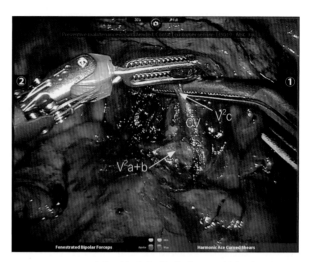

图3-4-167　游离后段段间静脉V²c至足够长度，结扎
后切断

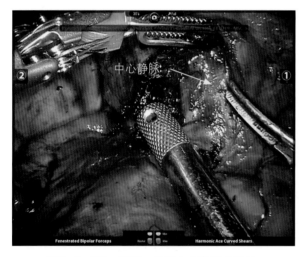

图3-4-166　解剖、暴露中心静脉（CV）

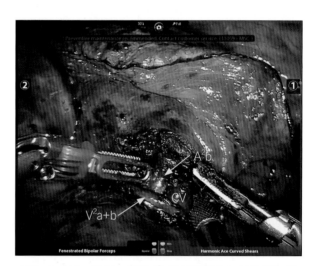

图3-4-168　解剖、暴露A²b至足够长度，结扎后切断

侧残端，超声刀继续游离CV远端，在V^{1+2}与CV交叉处，解剖、暴露A²及其分支。继续向远侧分离A²b至足够长度，结扎后切断（图3-4-168）。

（3）双极抓钳提起A²b远侧残端，沿CV解剖、暴露位于其后方的后段支气管（B²），继续向远侧游离B²b至足够长度，助手用一次性切割缝合器离断（图3-4-169）。

（4）超声刀沿CV另一侧继续向远侧分离显露B³，其分支即外亚段支气管（B³a）及外亚段动脉（A³a）。继续向远侧分离B³a至足够长度，

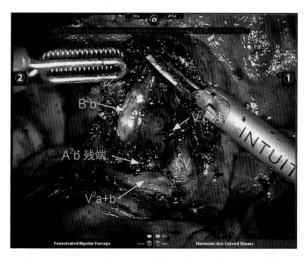

图3-4-169　解剖、暴露B²b至足够长度，结扎后切断

助手用一次性切割缝合器离断（图3-4-170），注意勿伤及位于其后方的A^3a。

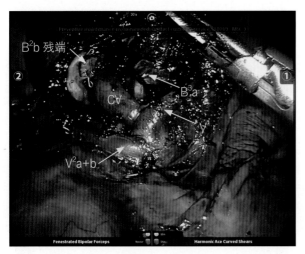

图3-4-170 解剖、暴露B^3a至足够长度，结扎后切断

（5）双极抓钳提起B^3a远侧残端，解剖、暴露位于其后方的A^3a，继续向远侧分离至足够长度，结扎后切断（图3-4-171）。

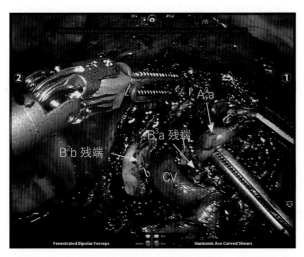

图3-4-171 解剖、暴露A^3a至足够长度，结扎后切断

（6）离断肺组织，膨肺至右上肺完全膨胀，单肺通气等待尖段肺组织（S^1）、后段后亚段肺组织（S^2a）、前段内亚段肺组织（S^3b）塌陷，与膨胀的后段外亚段肺组织（S^2b）、前段外亚段肺组织（S^3a）之间形成的界限即为S^3a+S^2b与S^1、S^2a、S^3b之间的分界线（图3-4-172）。使用直线切割缝合器沿S^3a+S^2b与S^1、S^2a、S^3b之间的分界线切开，切除S^3a+S^2b。

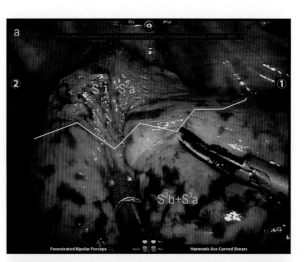

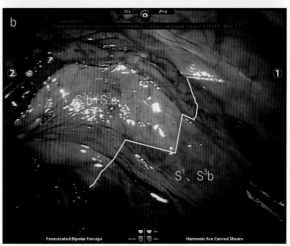

a. 塌陷的S^1、S^2a与膨胀的S^2b之间形成的界限即为S^1、S^2a与S^3a+S^2b之间的分界线；b. 塌陷的S^1、S^3b与膨胀的S^3a之间形成的界限即为S^1、S^3b与S^3a+S^2b之间的分界线。

图3-4-172 肺段界限

2. 取出标本及其他操作

（1）取出标本：经由助手孔放入一次性标本袋，有孔抓钳（1号臂）配合双极抓钳（2号臂）将标本放入标本袋中并收紧；适当扩大助手孔，取出标本。

（2）清理术野：冲洗胸腔，检查有无活动性出血；嘱麻醉医生膨肺，检查支气管残端或肺创面有无漏气。

（3）关闭手术切口：经助手孔置入胸腔引流管，依次缝合各个操作孔。

（齐宇）

参考文献

[1] SPAGGIARI L, SEDDA G, MAISONNEUVE P, et al. A brief report on survival after robotic lobectomy for early-stage lung cancer[J]. J Thorac Oncol, 2019, 14 (12): 2176-2180.

[2] ZHOU Q, HUANG J, PAN F, et al. Operative outcomes and long-term survival of robotic-assisted segmentectomy for stage IA lung cancer compared with video-assisted thoracoscopic segmentectomy[J]. Transl Lung Cancer Res, 2020, 9 (2): 306-315.

[3] KNEUERTZ P J, SINGER E, D'SOUZA D M, et al. Hospital cost and clinical effectiveness of robotic-assisted versus video-assisted thoracoscopic and open lobectomy: A propensity score-weighted comparison[J]. J Thorac Cardiovasc Surg, 2019, 157 (5): 2018-2026, e2.

[4] YOSHINO I, HASHIZUME M, SHIMADA M, et al. Video-assisted thoracoscopic extirpation of a posterior mediastinal mass using the da Vinci computer enhanced surgical system[J]. Ann Thorac Surg, 2002, 74 (4): 1235-1237.

[5] MELFI F M, MENCONI G F, MARIANI A M, et al. Early experience with robotic technology for thoracoscopic surgery[J]. Eur J Cardiothorac Surg, 2002, 21 (5): 864-868.

[6] HORGAN S, BERGER R A, ELLI E F, et al. Robotic-assisted minimally invasive transhiatal esophagectomy[J]. Am Surg, 2003, 69 (7): 624-626.

[7] WEI B, ELDAIF S M, CERFOLIO R J. Robotic lung resection for non-small cell lung cancer[J]. Surg Oncol Clin N Am, 2016, 25 (3): 515-531.

二、机器人辅助劈裂式左上肺联合亚段（S^3+S^{1+2}c+S^{1+2}a+b^i）切除术

（一）手术适应证和禁忌证

1. 适应证

（1）符合NCCN指南对于亚肺叶切除术的规定。

（2）三维重建后，需要切除病灶肺叶中央的肺组织，正常的肺组织被劈裂开并分成两半。

（3）在三维重建指导下可完成联合亚段手术即"劈裂式"的肺段切除术，同时在任何方向的手术切缘都能满足≥2cm或肿瘤直径。

2. 禁忌证

（1）肺结节楔形切除能够满足安全切缘的要求。

（2）三维重建后不需要进行"劈裂式"的手术方法。

（3）肺门淋巴结肿大、钙化，累及肺动脉，无法解剖肺门或血管分支。

（4）胸腔粘连严重，无法充分游离，无法置入trocar，无法提供游离空间。

（二）术前准备

大部分的术前准备等同于常规胸腔镜手术，重点为以下几点。

1. 患者准备

（1）吸烟者应戒烟2周或以上，术前1周可行呼吸功能锻炼。

（2）控制血压、血糖等，改善全身营养状况。

（3）完善术前检查，CT建议采用胸部薄层CT平扫+增强，层厚建议0.625~1.3mm。

（4）围手术期注意术前锻炼排痰，术后多咳嗽、双下肢多活动、避免误吸等，以减少并发症的发生概率。

（5）术前半小时可予抗生素预防感染。

2. 三维重建

福建医科大学附属协和医院采用EDDA科技公司的IQQA®-3D（Intelligent/Interactive Qualitative and Quantitative 3D），其他软件如Mimics、Deep Insight等均可根据习惯选择。建议选择良好的动脉期或静脉期CT影像进行重建，动脉、静脉及气管建议往更远端重建以划分好流域。IQQA的系统以气管的分布作为流域的分区，所以建议在人工进行气管重建时气管应该重建至肺外周1/3以外，提高流域划分的准确性。动脉与支气管伴行，若CT重建的影像质量不高，远端的支气管重建可根据肺动脉的走行进行。静脉及动脉常常出现靶段近端小分支，重建时需仔细审核，避免术中误导术者。完成三维重建后，需要与有经验的主刀医生结合CT影像进行反复核对，标注好流域，规划好切除范围，拟订切除计划。

（三）体位与穿刺孔布局

1. 体位

以达芬奇Si机器人系统为例。患者右侧卧位（90°），腋下垫软枕，上肢固定于托手架上，髋部以固定带及长宽胶布固定，两侧膝部中间垫棉被，以避免压疮；患者胸部中心点对准手术台腰桥；不留置头架。助手位于患者腹侧，洗手护士紧邻助手。

2. 穿刺孔布局

以胸腔体表中点为镜孔（常为腋中线第7肋间），于锁骨中线第4肋间及肩胛下角线第7肋间做长约1cm切口为机械臂操作孔，于腋前线第6肋间做3.5cm人工辅助孔。穿刺孔布局原则为合理分布、操作舒展、避免机械臂外部互相干扰。手术结束时，以标本袋由辅助孔取出标本，必要时扩大辅助孔。

2号臂接双极抓钳，并连接双极电凝系统，可抓持肺组织及血管，由主刀医生左手操控，用于实时暴露及止血。1号臂置入电钩，并接单极电凝系统，由主刀医生右手实时操控。在分离肺门区域血管时，1号臂可换成马里兰钳；在游离段间平面时，可换用超声刀。第一助手左手使用弯头吸引器吸血、吸烟雾及暴露手术视野，右手拿中长卵圆钳夹纱布卷用于暴露，辅助主刀医生手术，必要时可用于压迫止血；同时，切割缝合器离断肺组织、血管及支气管的操作也经由辅助孔由第一助手完成。

（四）手术切除范围

对比三维重建的结果，术后标本解剖应在任何方向的手术切缘都能≥2cm，特别是底部与近肺门区的切缘。本例左上肺S^3+S^{1+2}c+S^{1+2}a+b^{i}联合亚段切除术（图3-4-173）中，左上肺被劈裂成两块肺组织，"劈裂式"肺段手术原则上要求剩余的肺组织能够顺利膨胀与萎陷，创面要舒展，建议保留的肺单位体量不小于亚肺段，以避免出现膨胀不全或扭转的情况。若模拟"劈裂式"手术时，一侧剩余的健康肺组织少或者可能造成潜在的并发症，建议重新评估切除方案。

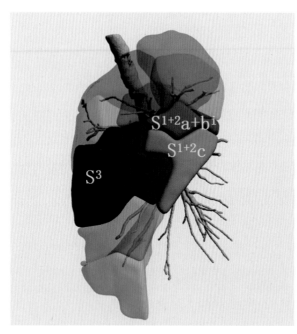

图3-4-173　三维重建模拟下切除病灶范围

（五）手术步骤

"劈裂式"联合亚段切除建议采用"联合降维法"[1]进行操作，根据术前的二维CT影像进行三维重建，以病灶为中心模拟手术切除，计划好需离断的血管、气管，做好统一的规划，由三维的结构再降维为二维的手术方案，例如列举经斜裂及经前纵隔面需要离断的结构，再确定离断的顺序，术中切除时要与三维重建进行对比，肺段任何结构离断前需耐心、谨慎地确认，最后处理段间平面前，靶段底部的隧道要

打通（图3-4-174）。

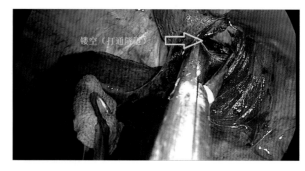

图3-4-174　靶段结构离断后底部在气管表面镂空处
（该图为RS²a+S³a+S¹劈裂式切除，仅供举例）

1. 左上肺S³+S¹⁺²c+S¹⁺²a+bⁱ "劈裂式"联合亚段切除术

该例手术计划处理的结构顺序为A¹⁺²a+bⁱ、A¹⁺²c、B¹⁺²a+bⁱ、B¹⁺²c、V³b+V³a+V¹⁺²d、B³、A³。每个"劈裂式"的联合亚段切除均无同样的结构，要把握好处理原则，根据三维重建的引导将复杂肺段简单化。

（1）离断左上肺A¹⁺²a+bⁱ：该患者斜裂发育良好。以单极电钩逐步游离A¹⁺²a+bⁱ、A¹⁺²c，助手以长弯钳游离，以白色切割缝合器离断A¹⁺²a+bⁱ（图3-4-175）。

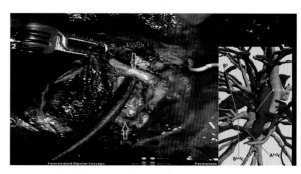

图3-4-175　离断左上肺A¹⁺²a+bⁱ

（2）离断左上肺A¹⁺²c：左上肺A¹⁺²c位于A¹⁺²a+bⁱ下方，以白色切割缝合器离断之（图3-4-176）。

（3）离断B¹⁺²a+bⁱ：动脉一般与支气管伴行，在A¹⁺²a+bⁱ的后方可见B¹⁺²a+bⁱ，2号臂使用双

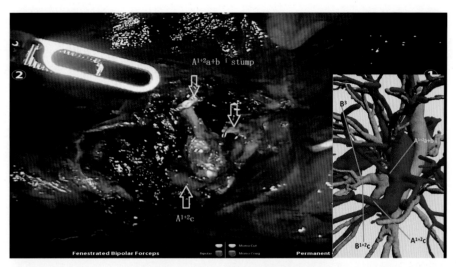

图3-4-176 离断左上肺A^{1+2}c

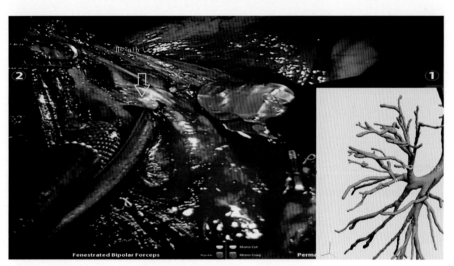

图3-4-177 离断左上肺B^{1+2}a+b^{i}

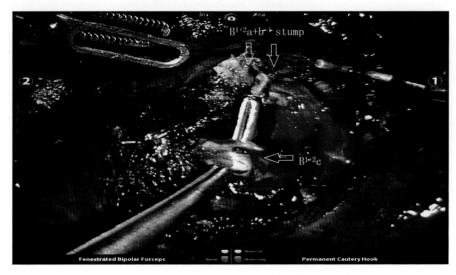

图3-4-178 离断左上肺B^{1+2}c

极钳轻微提拉$A^{1+2}a+b^i$的断端，电钩游离周围结缔组织，助手以长弯钳游离出$B^{1+2}a+b^i$，再以白色切割缝合器离断之（图3-4-177），也可使用丝线结扎，但最后收尾建议必要时以血管夹加固。

（4）离断$B^{1+2}c$：动脉一般与支气管伴行，在$A^{1+2}c$的后方可见$B^{1+2}c$，以白色切割缝合器离断之（图3-4-178）。

（5）离断$V^3b+V^3a+V^{1+2}d$：左上肺V^3b位于S^3b与S^4b之间，V^3a位于S^3a与S^3b之间，$V^{1+2}d$位于$S^{1+2}c$与S^3a之间，静脉变异较大。静脉两端以丝线结扎后用超声刀离断，不建议单纯结扎近端后用超声刀离断，因为焦痂脱落后易出血影响创面辨认（图3-4-179）。

（6）离断B^3：在$LS^{1+2}c+S^{1+2}a+b^i$的结构处理后，可继续单向式处理B^3、A^3，也可按前路静脉—动脉—气管的顺序处理，重点在于打通靶段

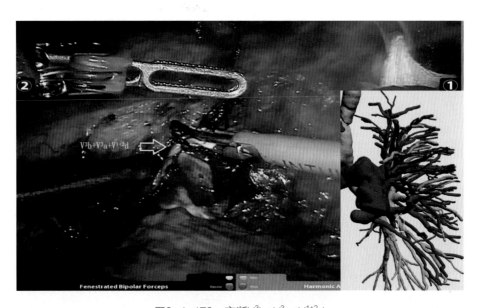

图3-4-179　离断$V^3b+V^3a+V^{1+2}d$

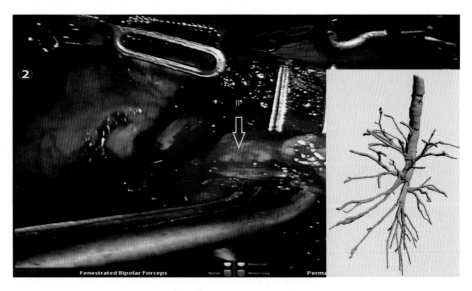

图3-4-180　离断左上肺B^3

隧道。以蓝色切割缝合器离断B^3（图3-4-180）。

（7）离断A^3：A^3以丝线结扎后用超声刀离断（图3-4-181）。

（8）镂空，建立靶段隧道：目标肺段的动脉、静脉及支气管均离断后，将左上肺S^3+S^{1+2}c+S^{1+2}a+b^i肺组织分离开，即在近肺门位置、目标肺段底部沿支气管表面打通一个隧道（图3-4-182）。游离靶段结构时不建议游离过多的、不必要的纵隔胸膜。

2. 段间平面的处理

处理肺段血管及直径小的支气管时，通常以丝线进行近端及远端结扎，粗的血管及直径大的支气管，通常以切割缝合器离断，不推荐在靶段肺组织切除前使用血管夹，其可能影响对段间平面的处理。以100%的纯氧及20~25cmH$_2$O的压力鼓起靶肺及非靶肺组织，单肺通气等待15min，利用膨胀萎陷法可见明显的段间平面。

左上肺S^3+S^{1+2}c+S^{1+2}a+b^i会形成多个复杂的段间平面，将底部结构镂空后，先以能量器械沿着段间平面进行分离，以双极钳提拉局部的支气管断端，将复杂的平面逐渐分离成舒展的二维线性平面。能量器械建议使用超声刀（图3-4-

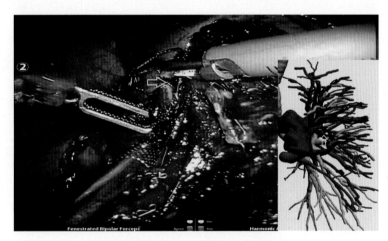

图3-4-181　离断左上肺A^3

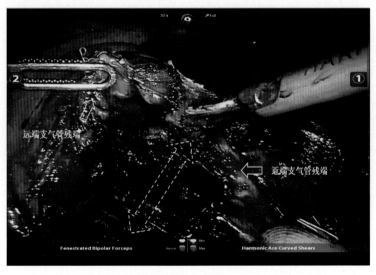

图3-4-182　在靶段底部支气管表面打通形成一个隧道

183），其不易形成黑色结痂，创面美观。不建议使用单极电钩。游离时超声刀工作面应更偏于靶段肺组织，以减少术后漏气。最后由助手利用直线切割缝合器经靶段隧道夹持段间平面，运用手腕转动灵活调整进枪角度；由近远端两侧分别进枪，确保肺段结构的良好显露，避免误伤深部结构。本例先处理与舌段的段间平面，接着将$S^3+S^{1+2}c+S^{1+2}a+b^i$翻往前上，再处理另一面的段间平面。利用标本袋取出标本，检查结节与周围切缘的距离。

3. 创面处理

以20cmH$_2$O的压力膨肺，观察创面有无漏气，助手配合主刀医生以25cmH$_2$O的气道压力进行支气管残端试漏，必要时缝合漏气点。检查创面是否舒展，膨肺及萎陷是否顺畅，残余肺组织是否可能出现扭转。对于B^{1+2}a+b^{i}一类的小的支气管断端，必要时可用血管夹闭合加固，以减少出现支气管胸膜瘘的风险。创面可以覆盖止血止

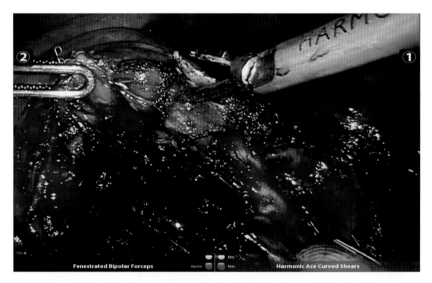

图3-4-183　超声刀处理段间平面

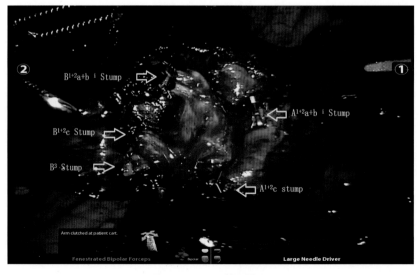

图3-4-184　创面展示

瘘材料，喷洒生物胶（图3-4-184）。

4. 淋巴结采样

在肺段及亚段切除术中，除在手术过程中对所见第12至第14组淋巴结进行清扫外，通常无须对纵隔淋巴结进行系统性清扫。术者可根据术中具体情况对第4L、5、6、7、9组淋巴结择区行采样术。

5. 关胸

机器人手术切口常常因机械臂的挤压而不易止血，需仔细止血。关胸前确认无出血，于镜孔留置22~24号引流管一根，肩胛下角线第8肋间留置超细胸腔引流管一根。

（郑斌　洪若鹏　陈椿）

参考文献

[1] ZHENG B，XU G，FU X，et al. Management of the inter-segmental plane using the "Combined Dimensional Reduction Method" is safe and viable in uniport video-assisted thoracoscopic pulmonary segmentectomy[J]. Transl Lung Cancer Res，2019，8（5）：658-666.

三、全孔机器人左下肺联合亚段（S^6b+c + $S^{10}a$）切除术

（一）手术适应证和禁忌证

1. 适应证

（1）影像学表现为左下肺背段的S^6b+c亚段和后基底段的$S^{10}a$亚段之间的结节，临床诊断为非小细胞肺癌。

（2）肿瘤直径≤2cm，位于肺外1/3区域，并且与S^6b+c亚段和$S^{10}a$亚段支气管分叉处距离＞2cm，或者大于肿瘤直径。

（3）无淋巴结转移，无胸膜侵犯。

（4）肺功能较差、肿瘤位于左下肺S^6与S^{10}之间的肺癌患者，若无法耐受肺叶切除术，可行妥协性S^6b+c + $S^{10}a$联合肺亚段切除[1]。

2. 禁忌证

（1）结节位置距段间平面≤2cm，或者小于肿瘤直径。

（2）存在肺门或纵隔淋巴结转移。

（3）左侧胸腔严重粘连，或曾有左侧开胸手术史。

（4）患者心、肺、肝、肾等脏器功能障碍，无法耐受手术。

（二）术前准备

同一般胸外科手术。充分的术前准备有助于手术的安全实施，减少术后并发症的发生，加速患者术后康复。

（1）吸烟者应戒烟2周或以上。

（2）术前一周可行呼吸功能锻炼。

（3）控制血压、血糖等，改善全身营养状况。

（4）术前半小时可予抗生素预防感染。

（5）术前建议根据薄层CT扫描进行解剖结构三维重建[2]。

（三）体位与穿刺孔布局

1. 体位

以达芬奇Si机器人手术系统为例，患者右侧卧位（90°），腋下垫软枕，上肢固定于托手架上，髋部及膝部以盆托及固定带固定；患者第5肋间隙对准手术台腰桥，以扩大肋间隙利于手

术；患者取适当头高脚低位，以避免机械臂碰撞骨盆造成损伤（图3-4-185）。助手位于患者腹侧，洗手护士紧邻助手。麻醉方式采用双腔管插管静吸复合全麻，术中健侧肺单侧通气。

2. 穿刺孔布局

采用4臂法行全孔机器人辅助肺段切除术，另加一个助手孔[3-4]，具体位置类似于左下肺叶切除术[5]。于腋后线第8肋间做12mm切口用作镜孔并形成5~8mmHg人工CO_2气胸，于腋前线第5~6肋间做8mm切口放置2号臂（主刀医生左手：双极抓钳），于第8肋间肩胛下角线与腋后线之间、听诊三角区域分别做8mm切口放置1号臂（主刀医生右手：单极电钩/超声刀/马里兰钳）、3号臂（辅助机械手臂：有孔抓钳）。在腋前线第8肋间做12mm切口用作助手孔，辅助主刀医生手术；在手术结束时，视肿瘤大小适当扩大助手孔，用于取出标本（图3-4-186）。各个孔之间相距8~10cm以避免机械臂相互碰撞阻碍。根据患者的性别、体形及肿瘤位置可适当调整机械臂的放置位置。完成套管布局后，沿腋后

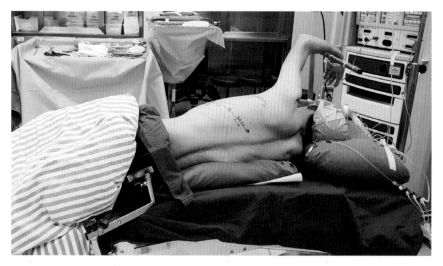

图3-4-185　患者体位

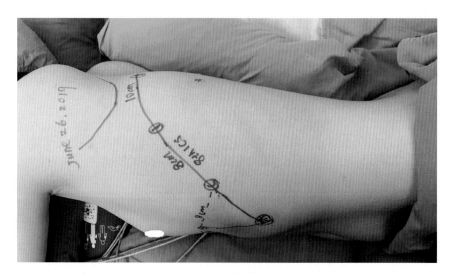

图3-4-186　穿刺孔布局

线方向将机器人操作台自患者头侧推至手术床旁并定泊。

（四）手术切除范围

下叶背段可以根据位置的不同进一步细分为三个亚段：最上方的为S^6a亚段，靠外侧的为S^6b亚段，靠内侧的为S^6c亚段。而后基底段也根据位置的不同进一步细分为三个亚段：靠背侧的为S^{10}a亚段，靠外侧的为S^{10}b亚段，靠内侧的为S^{10}c亚段。其中背段的S^6b+c两个亚段与后基底段的S^{10}a亚段是相邻的，S^6与S^{10}之间的静脉为V^6c，而S^6b+c与S^6a之间的静脉为V^6a，S^{10}a与S^{10}c之间的静脉为V^{10}a。因此，S^6b+c+S^{10}a联合亚段的切除范围应为V^6a与V^{10}a之间的肺组织[6-7]。S^6b+c亚段切除后，左下肺背段只剩下S^6a亚段，与左下肺基底段不再相连，所以术中保留S^6a亚段的肺动脉A^6a支和肺静脉V^6a支非常重要。

对于行肺段切除术的小结节，没有必要进行系统性纵隔淋巴结清扫，但应常规清扫肺门、叶间及叶支气管旁淋巴结送检[8]。若术前影像学检查提示有某些区域的纵隔淋巴结较大，最好在术前进行超声支气管镜或者纵隔镜淋巴结活检，若确诊为淋巴结转移，则不推荐亚肺叶切除。当然S^6b+c+S^{10}a联合亚段切除时一般需要松解下肺韧带并从后肺门处向肺内游离，所以如果遇到明显的第9组淋巴结应常规清扫。

（五）手术步骤

1. 处理V^6b+c

（1）松解下肺韧带：3号臂有孔抓钳夹持纱布条将左肺下叶向上拨，保持不动。2号臂双极抓钳向上提起左肺下叶近下肺韧带处，电钩松解下肺韧带（图3-4-187）。显露第9组淋巴结后，双极抓钳轻轻钳住淋巴结向上提起，电钩切除淋巴结（图3-4-188）。用无菌手套制作一个指套，将清扫的第9组淋巴结放入指套中，由助手将其取出，这样可避免挤压淋巴结造成潜在的肿瘤播散。

（2）暴露V^6b+c：松解下肺韧带直至显露下肺静脉，此时可沿下肺静脉充分打开血管鞘膜，

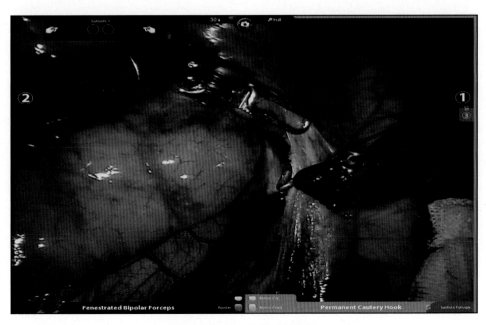

图3-4-187　松解下肺韧带

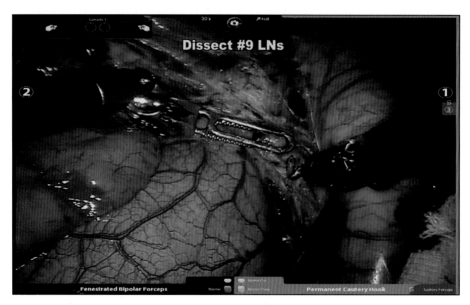

图3-4-188　清扫第9组淋巴结

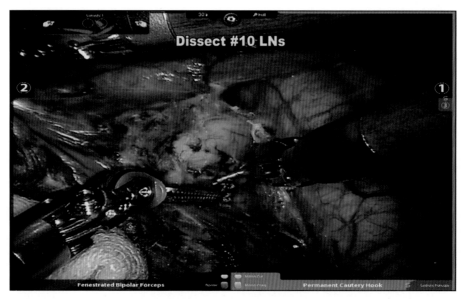

图3-4-189　清扫肺门淋巴结

同时清扫肺门淋巴结（图3-4-189），继续沿下肺静脉向肺内游离，辨清各支静脉，确认背段静脉的位置后，仔细打开背段静脉周围肺组织，逐步向肺内游离暴露，直至显露背段静脉的各支分支。一般来说，静脉属支中位于上部的为V^6a，位于下部的为V^6b+c（图3-4-190）。由于肺静脉变异较多，建议在术前行CT影像的三维重建以明确各静脉分支。辨清V^6b+c后进一步沿该支静脉向肺内充分游离，为之后离断该支静脉创造更多的空间（图3-4-190）。

（3）离断V^6b+c：由于V^6b+c一般直径较小，并不适合使用一次性切割缝合器直接离断，因此可用血管夹近心端双重夹闭、远心端单重夹闭的方式，由主刀医生使用超声刀离断（图

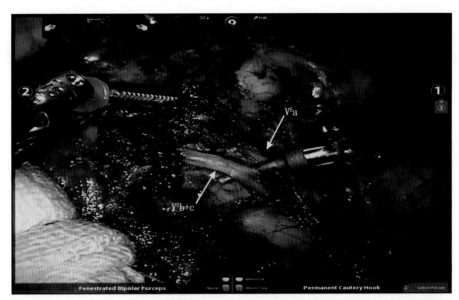

图3-4-190 显露V⁶b+c

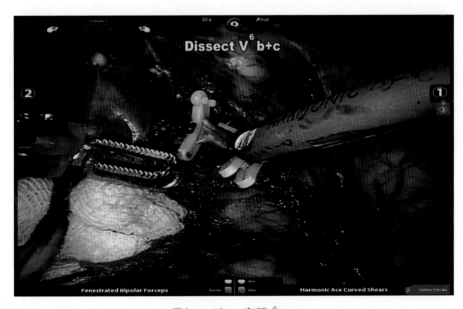

图3-4-191 离断V⁶b+c

3-4-191)。

2. 处理A⁶b+c

（1）打开斜裂处胸膜：3号臂有孔抓钳夹持一块纱布条将下肺叶拨向后下方，同时助手持腔镜吸引器压住另一条纱布条使叶间裂保持一定张力，充分暴露叶间裂。2号臂双极抓钳配合1号臂电钩于斜裂处打开胸膜，直至充分暴露叶间动脉

干（图3-4-192）。

（2）暴露A⁶b+c：暴露叶间动脉干后，为了暴露背段动脉，应该向上方继续游离，打开血管鞘膜。在游离时可利用1号臂电钩将血管鞘膜勾起，2号臂双极抓钳在其下方钝性分离肺动脉血管鞘膜与血管壁之间的间隙，然后使用1号臂电钩打开血管鞘膜（图3-4-193），逐步推进，

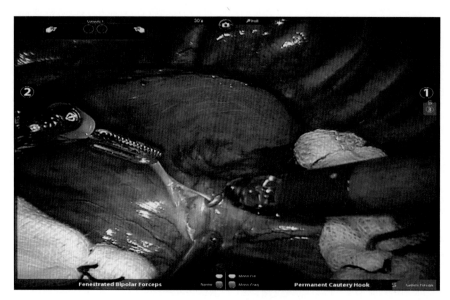

图3-4-192　打开叶间胸膜

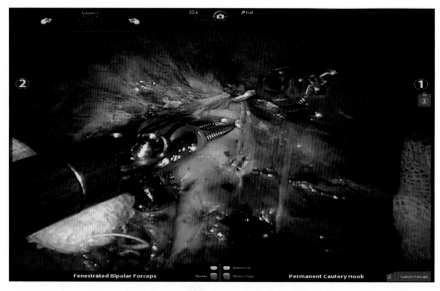

图3-4-193　打开叶间动脉血管鞘膜

循环该步骤几次后便可安全迅速地打开肺动脉鞘膜，打开血管鞘膜之后即可暴露背段动脉，然后继续沿背段动脉向肺内游离，暴露背段动脉各分支A^6a和A^6b+c（图3-4-194）。

（3）离断A^6b+c：辨清A^6b+c后，可以利用血管吊带将该支动脉悬吊，使其下空间更充裕，此时助手使用一次性切割缝合器顺畅通过动脉下方，之后离断A^6b+c（图3-4-195）。

3. 处理B^6b+c

（1）显露并游离B^6b+c：离断A^6b+c后进一步向肺内游离，A^6b+c下方即可见B^6b+c，2号臂双极抓钳轻柔提起B^6b+c，1号臂电钩于其下方分离肺组织并清扫段支气管旁淋巴结，充分游离B^6b+c（图3-4-196）。B^6b+c管腔细，缺乏足够的软骨环支撑，非常容易损伤，因此游离过程中动作要轻柔，注意保护。

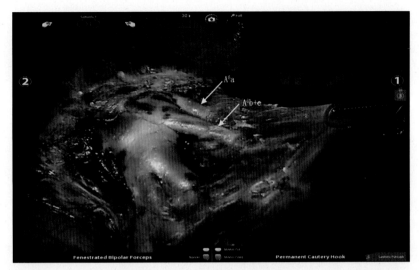

图3-4-194　显露背段动脉各分支

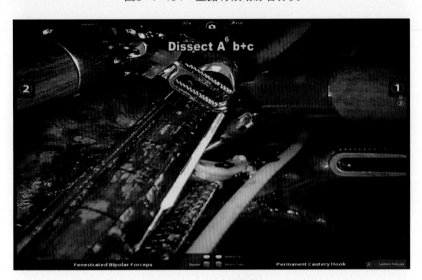

图3-4-195　离断A^6b+c

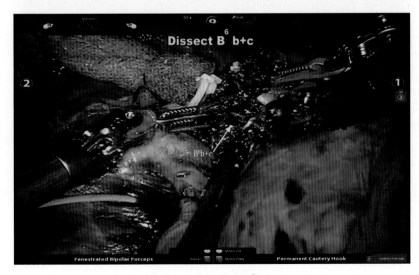

图3-4-196　游离B^6b+c

（2）离断B⁶b+c：1号臂电钩游离B⁶b+c下方肺组织，使其下空间更充裕，此时助手使用一次性切割缝合器顺畅通过支气管下方，之后离断B⁶b+c（图3-4-197）。由于B⁶b+c管腔细，建议使用白钉（血管吻合器）处理。

4. 处理B¹⁰a

（1）显露并游离B¹⁰a：由于后基底段的血管及支气管靠近后肺门，因此可选择从后肺门处向肺内游离。2号臂双极抓钳提起后肺门远心处肺组织，助手使用腔镜吸引器拨开术野的其他肺组织协助暴露，1号臂电钩逐层仔细解剖下叶支气管，将其向远心端游离（图3-4-198），显露最靠近后肺门处的支气管分支，此即为B¹⁰；进一步沿B¹⁰向肺内游离，暴露其分支支气管，其中位于上方的分支即B¹⁰a（图3-4-199）。

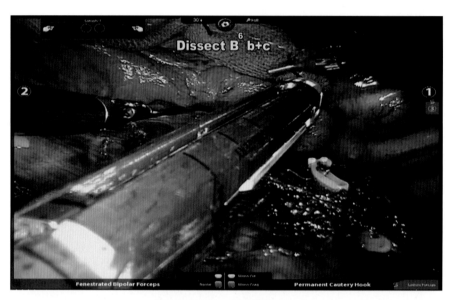

图3-4-197　离断B⁶b+c

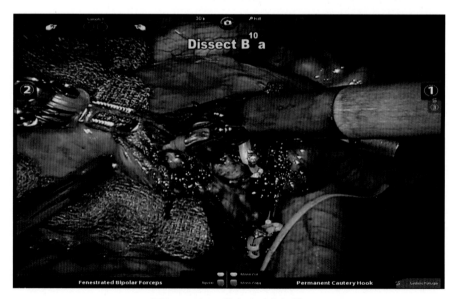

图3-4-198　游离下叶支气管

（2）离断B¹⁰a：1号臂电钩游离B¹⁰a下方肺组织，使其下空间更充裕，B¹⁰a管腔细，缺乏足够的软骨环支撑，非常容易损伤，因此可用血管夹近心端双重夹闭、远心端单重夹闭的方式，由主刀医生使用超声刀离断之（图3-4-200）。

5. 处理A¹⁰a

（1）显露并游离A¹⁰a：离断B¹⁰a后，于其解剖位置的上方，即视野下方可见与之伴行的肺动脉分支A¹⁰a。2号臂双极抓钳可轻柔提起A¹⁰a协助暴露，1号臂电钩于其下方分离肺组织，充分游离A¹⁰a（图3-4-201）。

（2）离断A¹⁰a：1号臂电钩游离A¹⁰a下方组织，使其下空间更充裕，2号臂双极抓钳夹持血管吊带向上提起A¹⁰a，采取血管夹近心端双重夹闭、远心端单重夹闭的方式，由主刀医生使用超声刀离断之（图3-4-202）。

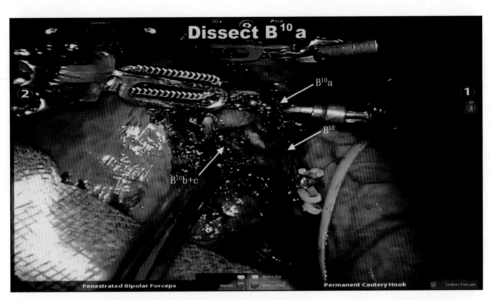

图3-4-199　显露B¹⁰a

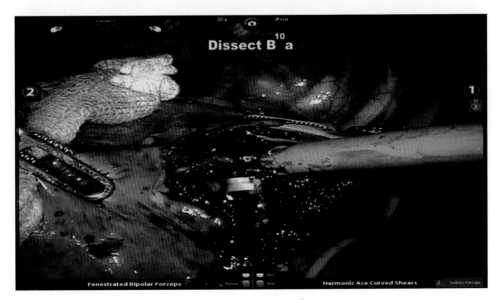

图3-4-200　离断B¹⁰a

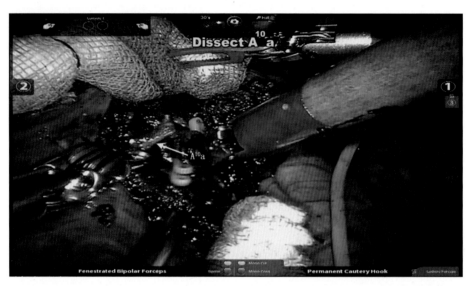

图3-4-201 显露A^{10}a

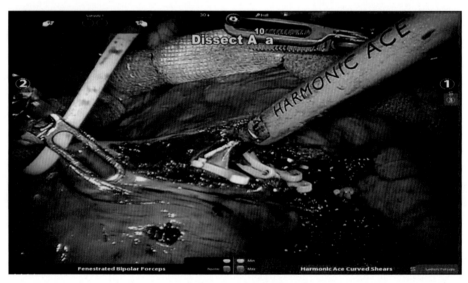

图3-4-202 离断A^{10}a

6. 离断S^{6}b+c+S^{10}a联合亚段肺组织

为了更加清晰地辨认前基底段范围，有多种方法可供选择，一是吲哚菁绿标记法，在达芬奇Xi机器人平台可直接使用，装有荧光内镜的达芬奇Si机器人平台也可以使用。无荧光内镜的机器人手术设备，可用膨胀萎陷法。首先嘱麻醉医生双肺通气并以高频低潮气量做正压通气使全肺膨胀，然后重新单肺通气，等待10~15min，可见术侧肺大部分萎陷，只有一部分肺仍处于膨胀状态，此即为应切除的肺组织范围[9]。实际上，在手术过程当中离断血管及支气管后，相应肺组织内的气体便很难再逸出，因此一般无须进行膨胀萎陷法即可看到部分肺组织始终处在充气状态，此即为应切除的范围。

7. 取出标本及其他操作

（1）取出标本：经由助手孔放入一次性标本袋，有孔抓钳（1号臂）配合双极抓钳（2号臂）将标本放入标本袋中并收紧；适当扩大助手孔，取出标本。

（2）清理术野：检查有无活动性出血，必要时进行止血。冲洗胸腔，嘱麻醉医生膨肺，检查支气管残端或肺创面有无漏气；进一步检查有无活动性出血点，必要时再次止血。

（3）关闭手术切口：经镜孔置入24号胸腔引流管，依次缝合各个操作孔。

（杨沐籽　杨浩贤）

参考文献

[1] YOSHIMOTO K, NOMORI H, MORI T, et al. Combined subsegmentectomy: postoperative pulmonary function compared to multiple segmental resection [J]. J Cardiothorac Surg, 2011, 6: 17.

[2] KANZAKI M, MAEDA H, WACHI N, et al. Complete video-assisted thoracoscopic multi-subsegmentectomy based on patients' specific virtual 3-D pulmonary models[J]. Asian J Endosc Surg, 2013, 6(2): 110-115.

[3] CERFOLIO R J, WATSON C, MINNICH D J, et al. One hundred planned robotic segmentectomies: early results, technical details, and preferred port placement[J]. Ann Thorac Surg, 2016, 101(3): 1089-1095.

[4] NOMORI H, MORI T, IKEDA K, et al. Segmentectomy for selected cT1N0M0 non-small cell lung cancer: a prospective study at a single institute[J]. J Thorac Cardiovasc Surg, 2012, 144(1): 87-93.

[5] YANG M Z, LAI R C, ABBAS A E, et al. Learning curve of robotic portal lobectomy for pulmonary neoplasms: a prospective observational study[J]. Thorac Cancer, 2021, 12(9): 1431-1440.

[6] OKUI M, KOHNO M, IZUMI Y, et al. Combined subsegmentectomy for S(2)(b)(horizontal subsegment of the posterior segment) and S(3)(a)(lateral subsegment of the anterior segment) in the right upper pulmonary lobe[J]. Gen Thorac Cardiovasc Surg, 2011, 59(9): 632-635.

[7] LI C, HAN Y, HAN D, et al. Robotic approach to combined anatomic pulmonary subsegmentectomy: technical aspects and early results[J]. Ann Thorac Surg, 2019, 107(5): 1480-1486.

[8] DEMIR A, AYALP K, OZKAN B, et al. Robotic and video-assisted thoracic surgery lung segmentectomy for malignant and benign lesions[J]. Interact Cardiovasc Thorac Surg, 2015, 20(3): 304-309.

[9] ASAKURA K, IZUMI Y, KOHNO M, et al. Effect of cutting technique at the intersegmental plane during segmentectomy on expansion of the preserved segment: comparison between staplers and scissors in ex vivo pig lung[J]. Eur J Cardiothorac Surg, 2011, 40(1): e34-e38.

第五章

机器人肺癌袖式切除术

第一节　机器人支气管袖式切除术

一、概况

肺癌袖式切除术根据切除方式的不同可分为袖式肺叶切除术（sleeve lobectomy）、袖式肺段切除术（sleeve segmentectomy）、扩大袖式肺叶切除术（extended sleeve lobectomy）、袖式全肺切除术（sleeve pneumonectomy）等多种术式。其中，袖式肺叶切除术根据吻合方式的不同可分为支气管袖式肺叶切除术（支气管单袖）、肺动脉袖式肺叶切除术（肺动脉单袖）、支气管肺动脉袖式肺叶切除术（双袖）。如果肿瘤位于一个肺叶内，但已侵及局部主支气管或中间支气管，为了保留正常的邻近肺叶，避免做一侧全肺切除术，可以切除病变的肺叶及受累的支气管，再吻合支气管上下残端，临床上称为支气管袖式肺叶切除术。如果肿瘤仅侵及肺动脉，需要做肺动脉切除并端端吻合，称为肺动脉袖式肺叶切除术。如果肿瘤同时侵及主支气管及伴行的肺动脉，需要同时做支气管和肺动脉的切除并端端吻合，称为支气管肺动脉袖式肺叶切除术。

越来越多的研究表明，袖式肺叶切除术既能有效切除肿瘤组织，又能最大限度地保留患者健康肺组织，使患者呼吸功能获得最大保障，且减少术后严重并发症的发生，提高患者术后生活质量[1-5]。美国国立综合癌症网络（National Comprehensive Cancer Network，NCCN）发布的《非小细胞肺癌临床实践指南》推荐：如解剖位置合适且能获得阴性切缘，保留肺组织的解剖性切除术（袖式切除术）优选于全肺切除术。

达芬奇机器人手术系统拥有突破人手极限的器械、三维高清立体且稳定的手术视野画面、人手震颤的过滤系统等，使其在高难度、高风险的胸外科手术中更具优势，降低了手术的难度，且让外科医生能更加舒适地完成手术。达芬奇机器人手术系统的三维成像系统，为术者提供了患者胸腔内三维立体高清影像，灵活的机械臂系统使术者能够在狭小的空间中进行精确的缝合和打结，其中，达芬奇机器人半连续缝合技术（half-continuous suture technique）能够降低支气管吻合的难度，提高吻合效率[6]。

二、手术适应证和禁忌证

（一）适应证

（1）肿瘤位于肺叶支气管开口及以上。

（2）肿瘤侵犯一侧主支气管或临近的转移性淋巴结侵及主支气管，但气管隆嵴无受累征象。

（3）常规肺叶切除后术中冰冻病理检查显示支气管切缘阳性，有肿瘤细胞残留，需要进一步扩大切除。

（4）患者高龄或心肺功能较差的中央型肺癌，无法耐受全肺切除。

（5）肿瘤或临近的转移性淋巴结侵及肺动脉。

（6）部分良性肿瘤、气道狭窄等疾病。

（二）禁忌证

（1）患者合并严重的器官功能障碍、恶病质或不耐受手术。

（2）手术后肺功能无法维持正常机体需要。

（3）肿瘤广泛或全身转移，无法根治切除。

（4）存在麻醉禁忌。

三、术前准备

（一）术前患者准备

术前患者准备主要指患者个人情况的准备，以有利于手术安全进行，减少术中或术后并发症，主要包括以下几点。

（1）吸烟者应戒烟2周或以上。

（2）患者长期服用抗凝药时，如阿司匹林、氯吡格雷等，在保证患者安全的前提下，根据具体情况，至少提前1周停服抗凝药或换用低分子肝素。

（3）合理控制血压、血糖、血脂等，如停用利血平，换用其他一线降压药物。

（4）育龄期女性患者应避免月经期手术。

（5）可进行呼吸训练或爬楼训练。

（二）术前检查评估

术前检查除了详细询问病史、体格检查、常规的血液检验之外，还要评估心肺功能和肿瘤进展情况，包括肺功能检查、血气分析、心脏超声、心电图、胸部增强CT、纤维支气管镜检查、颅脑CT/MR、上腹CT、颈部淋巴结超声、全身骨显像以及可选的PET/CT检查等。其中胸部增强CT和纤维支气管镜检查是制订手术方案的重要参考。

1. 胸部增强CT检查

对于中央型肺癌，应行胸部增强CT检查，利用血管造影剂，可清楚显示纵隔内有无肿大淋巴结，显示肺门周围血管有无被侵及的征象，同时显示纵隔结构，从而为评估施行袖式切除的可行性及手术方案提供参考。

2. 纤维支气管镜检查

纤维支气管镜检查可直观显示肿瘤在支气管腔内的基本信息，包括肿瘤的位置、大小、堵塞支气管口的情况、侵袭范围、基底宽度等，还可以正确显示肿瘤距离支气管开口或隆突的距离，为制订手术方案提供参考。最重要的是，纤维支气管镜可以获取病理活检，对肿瘤或疑似肿瘤侵犯的支气管黏膜进行活检，可以确定肿瘤的病理学类型，并可确定支气管有无被肿瘤侵犯。同时，也可对胸部增强CT检查出来的疑似隆突下肿大的淋巴结进行超声内镜引导下的经支气管针吸活检（EBUS-TBNA），以确定有无隆突下淋巴结肿瘤转移。

3. 术前手术准备

肺手术前需要进行呼吸道准备，患者术前可利用呼吸训练器锻炼深呼吸，并进行雾化吸入治疗促进排痰清洁气道。术前晚行胃肠道准备，予禁食、导泻。

四、体位与穿刺孔布局

（一）体位

取健侧侧卧折刀位，制作腰桥以充分扩展肋间隙，固定骨盆。上肢可固定于托手架上，也可自然屈曲于患者前侧并垫软枕，可使患者取适当头高脚低位并微向前倾，术中重力作用可使肺叶偏向患者前侧。

（二）机器人定泊

达芬奇机器人机械臂系统一般定泊在患者头侧，机械臂系统中线在患者腋中线上。也可微偏向患者前侧或背侧定泊。

（三）穿刺孔布局

机器人手术可分为全孔机器人入路（robotic portal procedures，RP）和机器人辅助入路（robotic-assisted procedures，RA）[7]，其中全孔机器人入路全部采用气密性套管，CO_2注入胸膜腔制作人工气胸，术中不扩大任何切口，通常仅在取出标本时需要稍微扩大切口。机器人辅助入路中采取辅助切口，胸膜腔与手术室环境的空气相通，取出标本时不需要进一步扩大切口。根据使用机器人机械臂数量又分为3臂操作和4臂操作。患者性别、胸腔形状及大小、肿瘤位置等不同，所需要的套管或是切口的数量及位置也会略有区别。

1. 全孔机器人入路

4臂全孔机器人入路袖式右肺下叶切除术所采用的套管定位（5孔）如下：

1号臂：右腋前线第4肋间，5mm套管，置入单极电凝钩、热剪或持针器。

辅助孔：右腋前线第6肋间，12mm套管，置入胸腔镜长器械，用于助手术中吸引、传递缝线或取出标本等。

镜头孔：右腋中线第7肋间，12mm套管，置入机器人专用镜头。

2号臂：右腋后线第8肋间，5mm套管，置入双极电凝钳。

3号臂：右肩胛下角线第9肋间，5mm套管，置入有孔长抓钳。

若行3臂全孔机器人入路袖式右肺下叶切除术，则去掉3号臂（4孔），即：

1号臂：右腋前线第4肋间，5mm套管，置入单极电凝钩、热剪或持针器。

辅助孔：右腋前线第6肋间，12mm套管，置入胸腔镜长器械，用于助手术中吸引、传递缝线或取出标本等。

镜头孔：右腋中线第7肋间，12mm套管，置入机器人专用镜头。

2号臂：右腋后线第8肋间，5mm套管，置入双极电凝钳。

2. 机器人辅助入路

若行4臂机器人辅助袖式右肺下叶切除术，其套管定位（4孔+1切口）如下：

1号臂：右腋前线第4肋间，5mm套管，置入单极电凝钩、热剪或持针器。

辅助切口：右腋前线第6肋间，长度3cm左右，放置切口保护套，置入胸腔镜常规器械，用于助手术中吸引、暴露术野、牵拉、传递缝线或取出标本等。

镜头孔：右腋中线第7肋间，12mm套管，置入机器人专用镜头。

2号臂：右腋后线第8肋间，5mm套管，置入双极电凝钳。

3号臂：右肩胛下角线第9肋间，5mm套管，置入有孔长抓钳。

若行3臂机器人辅助袖式右肺下叶切除术，其套管定位（3孔+1切口）如下：

1号臂：右腋前线第4肋间，5mm套管，置入单极电凝钩、热剪或持针器。

辅助切口：右腋前线第6肋间，长度3cm左右，放置切口保护套，置入胸腔镜常规器械，用于助手术中吸引、暴露术野、牵拉、传递缝线或取出标本等。

镜孔：右腋中线第7肋间，12mm套管，置入机器人专用镜头。

2号臂：右腋后线第8肋间，5mm套管，置入双极电凝钳。

也可以不采用额外的辅助切口，而将1号臂或2号臂开孔扩大成切口，置入切口保护套，并置入机器臂套管（2孔+1切口或1孔+2切口），在置入机器人器械的同时，助手辅助操作。另外，单切口进行机器人辅助手术也是可行的[8]。

五、切除范围

根据2021年NCCN最新版《非小细胞肺癌临床实践指南》和中国临床肿瘤学会（CSCO）发布的《非小细胞肺癌诊疗指南》，肺癌手术应做到完全性切除：①切缘阴性，包括支气管、动脉、静脉、支气管周围、肿瘤附近组织；②淋巴结切除至少6组，其中肺内淋巴结3组、纵隔淋巴

结3组（必须包括第7组淋巴结）[9]。

六、手术步骤

1. 达芬奇机器人袖式右肺上叶切除术

（1）探查未见胸腔积液、粘连，肿瘤位于右肺上叶，表面胸膜未见异常，叶裂发育差，壁层胸膜未见异常。助手经辅助孔将右肺下叶牵向前上方，游离下肺韧带，游离并使用闭合器切断上肺静脉，注意保护中叶静脉属支，游离叶裂，游离并使用hem-o-lok夹闭后升支动脉后切断；游离并切断发育不全的叶裂。游离过程中清扫各组淋巴结。

（2）将1号臂器械换为热剪，切断中间支气管及右主支气管，见肿瘤位于前段开口。移除标本，支气管切缘送快速冰冻病理检查，以明确上下切缘是否被肿瘤累及。1号臂器械换为持针器，用两根3-0 Prolene线半连续吻合支气管（图3-5-1）。

（3）冲洗胸腔，吸痰膨肺，检查支气管残端无漏气。于腋中线第7肋间放置引流管1根，接胸腔闭式引流。逐层关胸。

2. 达芬奇机器人袖式右肺中下叶切除术

（1）探查未见胸腔积液、粘连及胸膜侵犯，叶裂发育一般，淋巴结未见明显肿大。游离下肺韧带，充分游离下肺门，游离并切断下叶静脉，继续游离切断中叶静脉。电凝钩打开发育差的斜裂，充分游离暴露下叶动脉干，清扫各组淋巴结。游离并切断下叶动脉干及中叶动脉（图3-5-2）。

（2）充分游离右主支气管、中间干支气管、上叶支气管，使用热剪切开右主支气管及

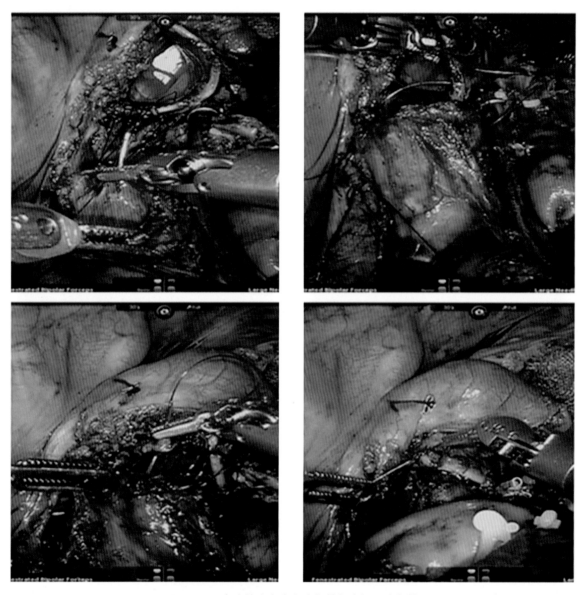

图3-5-1　半连续吻合右主支气管与中间干支气管

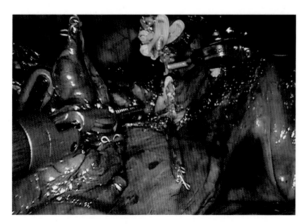

图3-5-2　切断右肺中下叶动脉

上叶支气管，移除右肺中下叶标本，支气管切缘送快速冰冻病理检查，以明确上下切缘是否被肿瘤累及。准备两根3-0 Prolene线，采用半连续缝合技术，吻合右主支气管和上叶支气管（图3-5-3）。若支气管切缘的冰冻病理检查回报支气管上下叶切缘其中任一切缘被肿瘤累及，则需拆除吻合进一步扩大切除并继续送检切缘，直到切缘未被肿瘤累及。

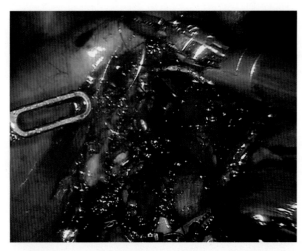

图3-5-3　半连续吻合右主支气管与上叶支气管

（3）冲洗胸腔，吸痰膨肺，观察支气管吻合口是否漏气，如无漏气，术毕。于观察孔放置胸腔引流管，接胸腔闭式引流。

3. 达芬奇机器人袖式右肺下叶切除术

（1）探查未见胸腔积液，胸顶见少量粘连，未见明显胸膜侵犯，叶裂发育一般，淋巴结未见明显肿大。游离下肺韧带，充分游离并使用切割缝合器离断下叶静脉（图3-5-4）。切割缝合器打开剩余斜裂，充分游离暴露并使用切割缝合器离断下叶动脉干，清扫各组淋巴结。

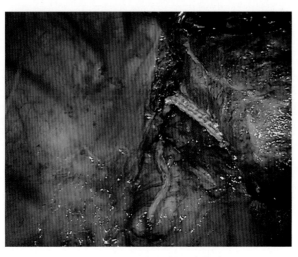

图3-5-4　闭合切断下叶静脉

（2）充分游离右中间干支气管及中叶支气管，使用热剪切开右中间干支气管及中叶支气管，移除右肺下叶标本，支气管切缘送快速冰冻病理检查显示未见肿瘤累及。1号臂更换针持准备吻合，准备两根3-0 Prolene线，采用半连续缝合技术吻合中间干支气管和中叶支气管（图3-5-5）。

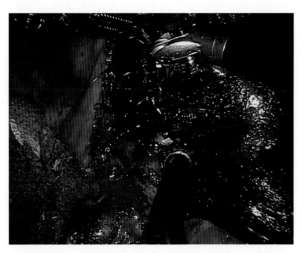

图3-5-5　半连续吻合中间干支气管与中叶支气管

（3）冲洗胸腔，吸痰膨肺，未见漏气。于观察孔放置胸腔引流管，接胸腔闭式引流。

4. 达芬奇机器人袖式左肺上叶切除术

（1）探查见肿物位于肺门。将左肺上叶压向上方，逐层打开叶间裂，清扫叶间淋巴结。打开血管鞘膜，充分游离叶间动脉，显露左肺动脉后升支。

（2）游离前肺门，清扫肺门及主肺动脉窗周围淋巴结（图3-5-6）。解剖上叶静脉，以切割缝合器离断上叶静脉。继续游离叶裂，切断左肺动脉舌段。于左肺支气管开口处远端用热剪剪断左肺下叶支气管。于左肺支气管开口处近端剪断左主支气管。切断支气管后充分显露肺动脉，以切割缝合器离断尖前支动脉，移除左肺上叶。

支气管切缘送检，确保切缘未被癌累及。

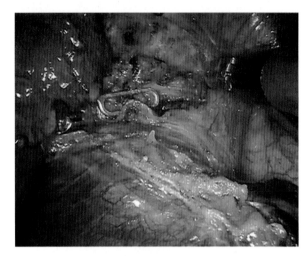

图3-5-6　清扫主肺动脉窗周围淋巴结

（3）修剪支气管切缘，以利于端端吻合。取两根3-0 Prolene线采用半连续缝合技术对左主支气管及下叶支气管进行吻合（图3-5-7）。左肺下叶支气管断端直径较左主支气管小，连续缝合时注意调节针距。

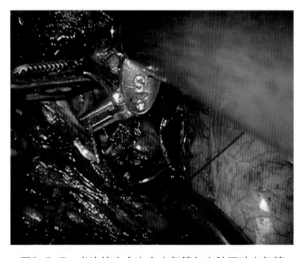

图3-5-7　半连续吻合左主支气管与左肺下叶支气管

（4）冲洗胸腔，膨肺检查支气管吻合口无漏气。彻底止血，于腋中线第7肋间放置引流管一根，清点纱布器械无误后，逐层关胸，术毕。

5. 达芬奇机器人袖式左肺下叶切除术

（1）探查胸膜腔无胸腔积液及肿瘤播散征象。游离下肺韧带，充分解剖并切断下叶静脉，充分游离左主支气管、左上叶支气管起始部及左下叶支气管。用热剪自左上叶支气管起始部垂直剪开左主支气管和左上叶支气管的管壁（图3-5-8）。支气管切缘做快速病理检查。

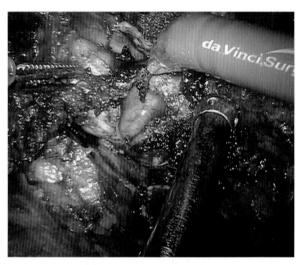

图3-5-8　热剪剪开支气管

（2）切割缝合器打开叶间裂，游离并切断下叶动脉各分支。将左肺下叶标本取出。对纵隔及肺门、叶间淋巴结进行系统性清扫。快速病理检查结果回报：送检主支气管及上叶支气管切缘均未见肿瘤累及。

（3）将右手器械臂更换为持针器。术者使用两根3-0 Prolene线采用半连续缝合技术将左肺上叶支气管与左主支气管进行端端吻合（图3-5-9）。

（4）冲洗胸腔，无漏气、渗血后关胸。经观察孔放置引流管。

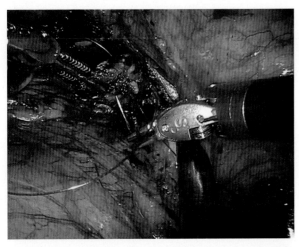

图3-5-9　开始半连续吻合左主支气管与左肺上叶支气管

七、术后处理

术后常规使用抗生素预防感染，同时给予抑酸、雾化、化痰、补液等支持治疗，嘱患者主动咳嗽咳痰，术后第一天开始给予抗凝治疗。术后观察胸腔引流管引流量、引流液性状、是否漏气等。复查床边胸片显示肺复张良好，胸腔引流管显示无漏气且引流液少于300mL/天时拔除胸腔引流管。患者出院前应常规行床边纤维支气管镜检查，确认支气管吻合口是否满意。出院1个月时行门诊复查，一般行胸部CT平扫，可根据情况选择性加做支气管镜检查。如果患者行肺动脉袖式切除术，应复查胸部增强CT检查确认动脉吻合口有无狭窄。

八、并发症及防治

手术并发症与外科手术操作相关，而又不仅仅是外科手术操作引起的。产生手术并发症的原因很多，包括患者的自身条件、疾病的性质和轻重程度、外科医生的水平、围手术期的管理以及护理等，这些在一定程度上都有可能成为决定性的影响因素。袖式肺叶切除术本是胸外科手术中难度较大的手术，术中涉及支气管成形，吻合支气管必然成为一个增加并发症发生概率的潜在危险因素。可能发生的并发症根据发生的时间大致有以下几种。

（一）术中并发症

术中并发症指手术进行过程中发生的并发症，导致发生术中并发症的原因很多，其可由手术意外导致，也可因手术技术导致。术中并发症包括麻醉相关并发症，最常见的有反流、误吸和吸入性肺炎，吸入性肺炎是严重的并发症。大出血、周围脏器或组织的损伤也是手术操作过程中常见的并发症。例如肺手术过程中肺血管、支气管的损伤，清扫隆突下淋巴结时对侧支气管的损伤等，造成此类并发症的原因主要是解剖畸形、病变复杂、手术技术水平不够以及手术操作意外等。袖式肺叶切除术中，吻合口出血及吻合口漏气属于特有并发症，吻合前应对吻合口彻底止血，如果吻合完成后吻合口出血，可以先行止血，止血不满意需先拆开吻合口彻底止血，后重新吻合。吻合完成后需冲洗胸腔，膨肺检查吻合口是否漏气，如吻合口漏气需加固缝合。中晚期肺癌患者，病变常已累及周围重要血管和支气管，导致组织脆性增加，手术游离过程中易造成损伤，导致肺动脉大出血、支气管壁损伤等。

（二）术后并发症

术后并发症按照并发症在术后出现时间的早晚可分为早期并发症和晚期并发症。

1. 早期并发症

一般指发生于术后1个月内的并发症。袖式肺叶切除术最常见的术后早期并发症如出血、早期吻合口瘘、乳糜胸、支气管残端胸膜瘘、因迷走神经损伤所致的声音嘶哑或饮水呛咳等，均与手术操作技术和手术的创伤有直接关系，其中支气管内吻合口出血是支气管成形术中的特殊并发症。袖式肺叶切除术后需行纤维支气管镜检查，检查吻合口是否满意，观察吻合口是否有持续性出血。支气管内吻合口出血可导致咯血或吸入性肺炎。

　　广泛的淋巴结清扫，或者为减轻吻合口张力而留的较长的远侧支气管残端，均会导致吻合口远侧支气管缺血，大多数远侧支气管缺血为暂时性改变，只有少数缺血会引起支气管狭窄或支气管胸膜瘘。当吻合口离肺动脉残端较近或累及肺动脉时，会发生支气管血管瘘，可术中包埋支气管以避免其发生。由于支气管成形术缩短了支气管，因此会造成肺动脉的扭曲和狭窄。还有的早期并发症与围手术期的处理不及时或不恰当有关，如术后拔除胸腔引流管过早引起的胸腔积气或胸腔积液，术后呼吸道管理不到位引起的肺不张等。有些并发症与手术本身无直接关系，而是因手术创伤、术后卧床等而使原有伴有症状加重造成的，也应属于早期并发症的范畴，比如手术创伤引起患者原有哮喘发作，术后卧床引起的下肢静脉血栓或静脉炎等。康复治疗、早期活动和锻炼有助于防止术后早期并发症的发生。

2. 晚期并发症

　　晚期并发症一般指手术后1个月以上发生的与手术有关的并发症。如袖式肺叶切除术后的吻合口狭窄等。最严重的晚期并发症为支气管胸膜瘘或支气管血管瘘，其主要原因为术前放疗、化疗和支气管动脉切除术后引起的缺血性改变，技术原因造成的瘘一般在术后数日内即可出现。当

瘘发生后再次行吻合口修补常常无济于事，应当行全肺切除术。袖式肺叶切除术另一常见的晚期并发症为吻合口狭窄，常见的原因为吻合不当，治疗可采用扩张方法，若狭窄由肉芽组织增生引起，可采用激光或电灼治疗，也可使用内支架。晚期并发症的种类很多，恶性肿瘤的复发不应归于晚期并发症之列，但如果是因为手术技术或操作过程中的无瘤原则观念不强而造成的复发、种植转移、血行播散，则应视为晚期并发症。

（矫文捷　刘傲）

参考文献

[1] MA Z, DONG A, FAN J, et al. Does sleeve lobectomy concomitant with or without pulmonary artery reconstruction (double sleeve) have favorable results for non-small cell lung cancer compared with pneumonectomy? A meta-analysis[J]. Eur J Cardiothorac Surg, 2007, 32 (1): 20-28.

[2] CHEN J, SOULTANIS K M, SUN F, et al. Outcomes of sleeve lobectomy versus pneumonectomy: a propensity score-matched study[J]. J Thorac Cardiovasc Surg, 2021, 162 (6): 1619-1628, e4.

[3] PAGÈS P B, MORDANT P, RENAUD S, et al. Sleeve lobectomy may provide better outcomes than pneumonectomy for non-small cell lung cancer. A decade in a nationwide study[J]. J Thorac Cardiovasc Surg, 2017, 153 (1): 184-195, e183.

[4] LI Z, CHEN W, XIA M, et al. Sleeve lobectomy compared with pneumonectomy for operable centrally located non-small cell lung cancer: a

meta-analysis[J]. Transl Lung Cancer Res, 2019, 8（6）：775-786.

[5] D'ANDRILLI A, MAURIZI G, CICCONE A M, et al. Long-segment pulmonary artery resection to avoid pneumonectomy: long-term results after prosthetic replacement[J]. Eur J Cardiothorac Surg, 2018, 53（2）：331-335.

[6] JIAO W, ZHAO Y, QIU T, et al. Robotic bronchial sleeve lobectomy for central lung tumors: technique and outcome[J]. Ann Thorac Surg, 2019, 108（1）：211-218.

[7] CERFOLIO R, LOUIE B E, FARIVAR A S, et al. Consensus statement on definitions and nomenclature for robotic thoracic surgery[J]. J Thorac Cardiovasc Surg, 2017, 154（3）：1065-1069.

[8] YANG Y, SONG L, HUANG J, et al. A uniportal right upper lobectomy by three-arm robotic-assisted thoracoscopic surgery using the da Vinci （Xi）Surgical System in the treatment of early-stage lung cancer[J]. Transl Lung Cancer Res, 2021, 10（3）：1571-1575.

[9] LARDINOIS D, DE LEYN P, VAN SCHIL P, et al. ESTS guidelines for intraoperative lymph node staging in non-small cell lung cancer[J]. Eur J Cardiothorac Surg, 2006, 30（5）：787-792.

第二节　　全孔机器人右上肺癌支气管袖式肺叶切除术

一、概述

支气管袖式肺叶切除术适合治疗位于支气管开口位置的肿瘤，其在完整切除肿瘤的同时能够最大限度保留患者术后肺功能，使患者术后生活质量得到改善，但其手术操作较常规肺叶切除更为复杂[1]。传统支气管袖式切除以开胸手术为主，但开胸手术创伤大，近年来随着胸腔镜技术的发展，一些有丰富经验的术者开始尝试胸腔镜袖式肺叶切除术。行胸腔镜下支气管吻合时会遇到以下困难：①持针器没有可活动的关节，进针的方向、角度不好把握，吻合的精准度受影响；②2D视野下夹针、进针、取针动作的连贯性受

到明显影响；③镜下缝合易绕线。这些困难限制了胸腔镜袖式肺叶切除术在临床工作中的开展[2-3]。

目前涉及支气管重建的中央型肺癌切除术通常被认为是胸腔镜手术的相对禁忌证，仅在部分有条件的大型医疗中心探索性开展，并且目前仍缺乏胸腔镜支气管袖式成形术的远期预后资料，因而胸腔镜支气管袖式切除术的应用仍存在争议，不作为临床常规术式。笔者团队利用机器人270°可旋手腕手臂、3D高清视野的优势，创新性地发展出机器人辅助下1/2圆弧定位、双螺旋快速支气管吻合技术，使得镜下支气管吻合过程变得简便流畅。本节介绍运用这一技术完成的右

上肺袖式切除术[4]。

二、手术适应证和禁忌证

1. 适应证

（1）肿瘤累及右上肺支气管开口处，单纯行肺叶切除不能完整切除肿瘤。

（2）累及支气管开口的炎性狭窄，比如结核性狭窄、吸入异物长期刺激所致狭窄。

2. 禁忌证

除了一般的肺叶切除禁忌证以外，肿瘤局部浸润较严重、病变累及长度过长、无法达到R0切除亦是此术式的禁忌证。另外服用大剂量皮质激素、活动性支气管炎和大剂量放疗的患者选择此术式应当慎重。

三、术前准备

术前准备基本与肺叶切除的术前准备相似。此外，还有一些附加注意事项，术者在术前应再次确认能否根治性切除病变并综合评估进行气道重建的安全性。术前需要详细地询问病史、进行体格检查，并根据术前检查评估肿瘤累及气管的长度，靶器官旁血管的情况，淋巴结有无增大、转移及肿瘤的恶性程度。术前的气管镜检查尤为重要，在有条件的医院，术者最好能亲自完成术前气管镜检查，仔细评估受累气道的长度以及有无黏膜下延伸的肿瘤，从而更好地确定需切除的靶器官区域。

四、体位与穿刺孔布局

1. 体位

患者左侧卧位（90°），腋下垫软枕，上肢固定于托手架上，髋部及膝部以盆托及固定带固定；患者剑突对准手术台腰桥，抬高腰桥，呈折刀位。机器人手术平台位于患者头侧，助手位于患者腹侧，洗手护士紧邻助手。

2. 穿刺孔布局

采用五孔法。于腋中线第9肋间做12mm切口用作镜孔，并形成8mmHg人工CO_2气胸；于第7肋间近肋弓处做1号臂操作孔；于腋后线第9肋间做2号臂操作孔；于肩胛下线第8肋间做3号臂操作孔；于腋前线第4肋间做12mm切口作为助手孔，用于辅助主刀医生手术。在手术结束时，可适当扩大助手孔，用于取出标本。

1号臂置入电凝钩，并接单极电凝系统，由主刀医生右手实时操控，术中根据需要可换用超声刀；2号臂接马里兰钳，并连接双极电凝系统；3号臂置入有孔抓钳，无电凝功能，主要用于牵拉，便于手术视野的暴露。第一助手使用直头吸引器吸血、吸烟雾及暴露手术视野，辅助主刀医生手术；同时，切割缝合器离断肺组织、血管及支气管的操作也经由助手孔由第一助手完成。

五、手术切除范围

手术切除范围同一般肺叶手术。此外，需要特别注意的是，术中需将支气管残端送术中冰冻病理检查，检查结果回报阴性后才能行支气管吻合术。

六、手术步骤

手术总体操作思路遵循"镂空"流程，即在手术中先对病变侧肺门血管、支气管周围淋巴结及纵隔淋巴结进行清扫，将肺动脉、肺静脉、主支气管及叶间支气管周围全部镂空，其后再行病变肺叶切除及支气管重建。"镂空"流程设计中先进行淋巴结清扫，既可使肺门结构得到很好的显露，又可避免吻合完成后再清扫淋巴结时对吻合口造成牵拉。

支气管吻合的难点是主支气管断端口径大，而远端叶支气管断端口径小，两者口径不匹配，需要合理且均匀地分配针间距才能通过缝线的应力调整将两者严密整齐地缝合在一起[5-7]。这就要求外科医生术中依据特定标志物进行估算，而在电视胸腔镜呈现的二维视野中完成对三维结构的估算具有一定的难度和误差[8-9]。得益于机器人平台的3D高清视野，我们可以看到立体的支气管结构，使得估算更为准确；另外在吻合之初，在两个支气管断端开口的3点和9点位置先缝线标记，将圆形的支气管开口等分为两个1/2圆弧，有利于医生术中对两个口径不一致的支气管开口进行估算，更加均匀地分配进针间距。

1. 游离肺门，清扫纵隔淋巴结，袖式切除右上肺叶

胸内探查后切开纵隔胸膜，清扫第7组及第4R、2R组淋巴结；离断奇静脉弓，使右主支气管的暴露更充分；游离并处理右上肺静脉；电凝钩劈开水平裂，处理右上叶各动脉分支；游离右中间支气管，清扫第11组淋巴结；游离并裸化右上叶支气管，清扫第10组淋巴结；用尖刀片及剪刀在上叶支气管开口远端切断右中间支气管，在上叶支气管开口近端切断右主支气管，完整移除病变肺叶；支气管断端送术中冰冻切片，病理检查结果回报阴性后开始吻合。

2. 支气管吻合（1/2圆弧定位、双螺旋快速支气管吻合法）

（1）定位：将右侧中间支气管开口和右侧主支气管开口视为两个不同直径的弹性圆圈（图3-5-10），在近端1/2圆弧处（3点钟位置）用全长3-0 Prolene线缝一针定位线，经助手孔引出体外，牵拉（图3-5-11）。

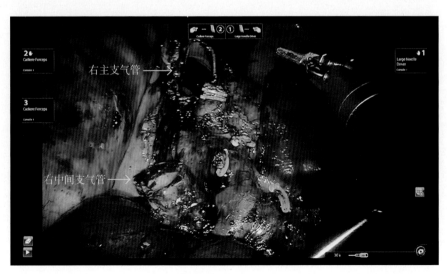

图3-5-10　定位

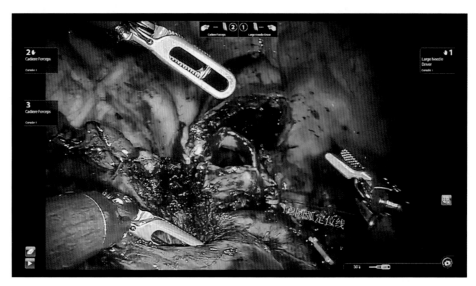

图3-5-11　圆弧定位线

（2）吻合后壁：用3-0 Prolene线（20cm）吻合后壁，第一针起始于远端1/2圆弧处（9点钟位置），由远及近连续缝合后壁形成第一个螺旋线圈，终止于近端定位线处，抽走定位线，机械臂与助手配合从远、近两端同时收紧第一个螺旋线圈（图3-5-12）。

（3）吻合前壁：用另一根3-0 Prolene线（20cm）吻合前壁，第一针起始于近端1/2圆弧处（3点钟位置），由近及远连续缝合前壁形成第二个螺旋线圈，终止于远端1/2圆弧处（9点钟位置），机械臂与助手配合从远、近两端同时收紧第二个螺旋线圈（图3-5-13）。

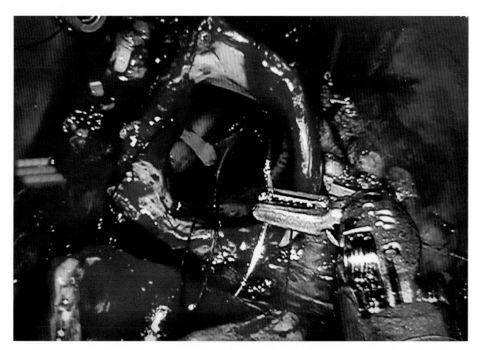

图3-5-12　吻合后壁

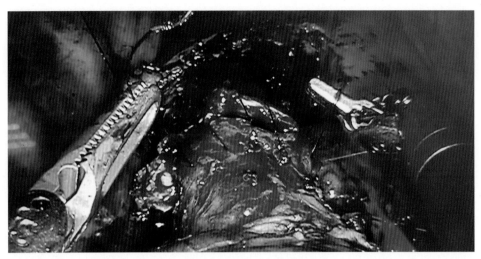

图3-5-13 吻合前壁

（4）双螺旋线圈分别在远端、近端相互打结；膨肺试水，检查吻合口有无漏气，如有漏气，必要时可采用8字缝合予以加固。

（5）冲洗胸腔并仔细止血，经镜孔置入24号胸腔引流管，依次缝合各个操作孔。

（林一丹　徐智杰）

参考文献

[1] WASEDA R, IWASAKI A. Extended sleeve lobectomy: its place in surgical therapy for centrally located non-small cell lung cancer and a review of technical aspects[J]. Journal of thoracic disease, 2018, 10 (Suppl 26): S3103-S3108.

[2] YANG D S, ZHOU Y, WANG W X. Total thoracoscopic high-position sleeve lobectomy of the right upper lobe of the lung[J]. Journal of thoracic disease, 2018, 10 (7): 4490-4497.

[3] ZHANG Z, HUANG Q F, LIAO Y D, et al. Application of the "continuous suture dividing and equal suture tightening" method in video-assisted thoracoscopic surgery sleeve lobectomy[J]. Journal of thoracic disease, 2018, 10 (9): 5199-5207.

[4] 徐智杰，李刚，林一丹. 机器人辅助下1/2圆弧定位行双螺旋快速支气管吻合术一例报道[J]. 机器人外科学杂志（中英文），2021，2（4）：330-333.

[5] PALADE E, HOLDT H, PASSLICK B. Bronchus anastomosis after sleeve resection for lung cancer: does the suture technique have an impact on postoperative complication rate?[J]. Interactive cardiovascular and thoracic surgery, 2015, 20 (6): 798-804.

[6] SHANAHAN B, O' SULLIVAN K E, REDMOND K C. Robotic sleeve lobectomy-recent advances[J]. Journal of thoracic disease, 2019, 11 (4): 1074.

[7] QIU T, ZHAO Y, XUAN Y, et al. Robotic sleeve lobectomy for centrally located non-small cell lung cancer: A propensity score-weighted comparison with thoracoscopic and open surgery[J]. The Journal of thoracic and cardiovascular surgery, 2020, 160 (3): 838-846. e2.

[8] CEYLAN K C, ACAR A, ÖRS KAYA Ş. The initial experience on thoracoscopic sleeve lobectomy: continuous suturing technique of the bronchial anastomosis in 12 cases[J]. Surgical Laparoscopy, Endoscopy & Percutaneous Techniques, 2020, 30(5): 476-479.

[9] GONZALEZ-RIVAS D, GARCIA A, CHEN C, et al. Technical aspects of uniportal video-assisted thoracoscopic double sleeve bronchovascular resections[J]. European Journal of Cardio-Thoracic Surgery, 2020, 58(Supplement_1): i14-i22.

第三节　机器人辅助左上肺癌支气管、肺动脉双袖式切除术

一、概述

部分肺癌患者癌变位于一个肺叶内，但已侵及局部主支气管或中间支气管，为了保留正常的邻近肺叶，避免做一侧全肺切除术，可以切除病变的肺叶及一段受累的支气管，再吻合支气管上下切端，临床上称为支气管袖状肺叶切除术[1]。必要时应注意在切断结扎血管前切断支气管，使肺门延展性增加，降低肺门血管的处理难度，以利于手术进行。而肺叶袖式切除联合肺动脉袖式切除术（双袖）则适用于肿瘤已经侵犯肺动脉干、累及叶支气管近端，肿瘤已发生肺门或纵隔淋巴结转移及肺上叶的原发瘤与肺动脉干浸润粘连特别严重时。

在支气管端端吻合时，应向上悬吊下端支气管周围软组织，可适当游离气管、支气管以减少吻合口张力，但不宜超过上下缘各1cm，以免影响吻合口血供。若支气管两端内径不相称，可在吻合膜部时适当调整针距，若内径相差较大，可在小口径的支气管膜部纵向剪一小口再吻合。

肺动脉袖切时，要保证支气管切缘有足够的血液供应，阻断时间应控制在15～30min。为保证血管吻合后不扭曲、吻合口无张力、血流通畅，肺动脉干切除时切缘距肿瘤边缘一般为0.5cm，肺动脉侧壁部分切除时切缘距肿瘤边缘一般为0.3cm，肉眼观察无切端癌残留。若吻合时张力过大，可通过松解下肺韧带使其得以纠正。行支气管和肺动脉双袖式切除前，要先清扫肺门及纵隔淋巴结，以预防吻合口损伤，甚至继而发生支气管或肺动脉吻合口瘘。

笔者单位开展达芬奇机器人手术初期，主要借鉴王述民教授等[2]的"8857切口"经验及刘伦旭教授等[3]的"单向式肺叶切除"经验，后来通过临床经验总结，将胸腔镜手术的"双微孔技术"经验[4]应用于达芬奇机器人手术，上叶切除采用"8857切口"，下叶切除采用"8864切口"，中叶切除采用"8863切口"，手术流程也基本固定为后下至前上的"切线单向式"肺叶切除，遇到肺裂发育极差的患者时才选择单向式切除（经1号臂置入1.2cm套管，切除顺序为静脉—

支气管—动脉），总体效果良好。本节以左肺上叶中央型肺癌为例，介绍机器人辅助下支气管、肺动脉双袖式切除术。

二、手术适应证和禁忌证

1. 适应证

（1）患者一般身体情况良好，PS评分≤2，能耐受全麻手术。

（2）肺功能检查FEV_1≥2L，MVV≥预计值的40%。

（3）中央型非小细胞肺癌，肿瘤直径5cm以下，临床分期Ⅰ~Ⅱ期及部分Ⅲa期。

（4）部分Ⅲa、Ⅲb期患者经新辅助治疗降期，临床评估可手术切除。

2. 禁忌证

（1）患者一般状况差，PS评分≥3，不能耐受全麻手术。

（2）患者合并全身性疾病如严重糖尿病、高血压、心脏病、肝肾功能不全及凝血功能障碍。

（3）胸膜腔粘连严重、封闭，无法充分游离，无法置入trocar，无法提供游离空间。

（4）肿瘤直径＞5cm，病变距离气管隆嵴＜1cm，或出现远处、多发转移。

三、术前准备

术前常规检查（如血常规、血生化、凝血系列、胸部增强CT、头颅MRI、全身PET/CT、气管镜）排除手术禁忌证。吸烟患者应戒烟至少2周，并于术前1周开始进行呼吸功能锻炼。有高血压者，需经药物治疗，使血压下降至正常范围。对于糖尿病患者，术前应用药物控制血糖。对于高脂血症患者，给予低脂饮食和抗高血脂药物。如已用阿司匹林、华法林、波立维等抗凝剂，术前5~7日停药。进行术前谈话，签署手术知情同意书，进行抗生素皮试，备血。

四、体位与穿刺孔布局

1. 麻醉

给予气管内双腔插管，全身静脉麻醉，术中健侧肺通气。

2. 体位

患者取右侧卧位（90°），左侧朝上，适当头高脚低；腋下垫软枕，呈折刀位以增加肋间隙；左上肢前举并妥善固定于托手板上。机器人操作臂经手术床正上方于患者头侧连接，常规消毒、铺单。助手位于患者腹侧，台上护士位于患者背侧。

3. 切口

采用"8864"切口（图3-5-14），一般取腋前线第4肋间为辅助孔（长2~4cm，切口保护器撑开皮肤及肌肉组织，用于吸引器、加长环钳、切割缝合器等的出入），取腋后线第8肋间为观察孔（直径12mm，trocar直接经肋间隙插入），在腋前线第6肋间、肩胛下角线第8肋间皮肤分别切长约0.8cm的小切口，置入金属trocar（2号臂放置双极抓钳，1号臂放置单极电钩、心包抓钳、持针器）。

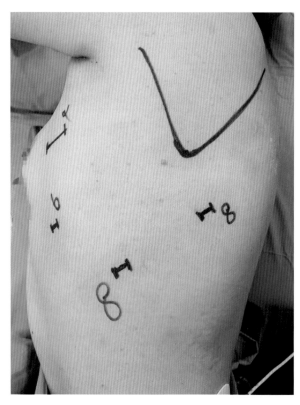

图3-5-14　患者手术切口

1号臂置入电钩，并接单极电凝系统，由主刀医生右手实时操控；在分离肺门区域血管时，1号臂可换成马里兰钳；而欲完整切除较大的淋巴结时，可换用超声刀；缝合时可换成持针器。2号臂接双极钳，并连接双极电凝系统，可抓持肺组织及血管，由主刀医生左手操控，用于实时暴露、牵拉或止血。第一助手使用吸引器吸血、吸烟雾及暴露手术视野，辅助主刀医生手术；同时，切割缝合器离断肺组织、血管及支气管的操作也经由辅助孔完成。

五、手术切除范围

依据NCCN指南要求，目前肺癌手术标准强调肺癌的完全切除（R0切除）应达到：①切缘阴性，包括支气管、动脉、静脉、支气管周围、肿瘤附近组织；②淋巴结清扫至少6组，其中肺内3组，纵隔3组（必须包括7区）；③切除的最高淋巴结镜下阴性；④淋巴结无结外侵犯。

按照《原发性肺癌诊疗规范（2018版）》标准完成标准的解剖性左肺上叶切除+系统性纵隔淋巴结清扫术。系统性纵隔淋巴结清扫术标准如下：①纵隔淋巴结清扫范围至少应包括3组纵隔淋巴结，所有患者必须清扫隆突下淋巴结；②左肺肿瘤患者建议清扫第4L、5、6、7、8、9组淋巴结，右肺肿瘤患者建议清扫第2R、3A、4R、7、8、9组淋巴结；③清扫纵隔淋巴结总个数必须在6枚以上，同时肺门、叶间、支气管旁淋巴结也必须清扫，要求完整切除解剖学标志范围内的所有淋巴结及其周围组织。注意保护迷走神经、喉返神经、膈神经，游离上述神经周围淋巴结时要避免使用电刀、超声刀等能量器械，以防止热损伤。

六、手术步骤

肺癌双袖式手术时应遵守"最大限度切除肿瘤，最大限度保留健康肺组织"的原则。术中应尽可能依次结扎肺静脉、肺动脉、支气管，最大限度减少癌细胞播散。同时需遵循"无瘤操作"技术，术中尽量不用手和手术器械去挤压肿瘤组织，尽量使用电凝和电切，切除淋巴结时须完整地摘除，手术结束时应以无菌水冲洗胸腔，最大限度地减少医源性癌细胞的播散和种植；手术应仔细操作，减少术中和围手术期的出血和输血，避免副损伤。

1. 探查

经观察孔进镜，观察胸膜腔有无封闭、粘连、积液；确定肺部病变位置及纵隔淋巴结有无异常肿大，了解病变有无侵犯心脏或大血管。同时，根据术前胸部增强CT及支气管镜检查结果，明确是否可行袖式切除。

2. 左肺上叶切除

笔者认为，在所有肺叶切除手术中，微创环境下左肺上叶切除手术难度最大，原因如下：①绝大多数术者为右利手，更习惯于右手操作主要器械，所以在左侧进行手术时相对不熟练；②左肺上叶动脉分为3~5条短小分支，较右肺上叶动脉多，同时动脉分支变异如分裂、跨段较多[5]，左肺动脉主干较右肺动脉短，且呈半环状包绕左肺上叶支气管，故左肺动脉更易受中央型肿瘤或支气管旁肿大淋巴结侵犯，在置入气管或血管闭合器时容易发生血管壁撕裂导致大出血；③胸主动脉的存在使得左主支气管普遍较长，故清扫第7组隆突下淋巴结时位置更深。许世广、王述民等[6]总结206例达芬奇机器人肺叶切除术经验发现，有3例患者因"肺动脉破裂出血"中转开胸，均

为左肺上叶切除。同样，在传统开胸手术[7]和胸腔镜手术[8]中，左肺上叶也被认为是最难切除的肺叶。因此，在遇到左肺上叶支气管与肺动脉尖前支周围淋巴结较多、不宜分离时，我们选择先在固有上叶和舌叶支气管分叉处用电凝钩切断，残留较长的支气管可起到保护肺动脉的作用，待处理完尖前支动脉及静脉后行"二次离断"支气管，从而有效避免因强行分离致肺动脉出血，该方法也在达芬奇机器人辅助下左全肺切除时用到[9]。

（1）游离下肺韧带（图3-5-15）：助手经辅助孔用肺叶抓钳将肺组织往上牵拉，部分患者膈肌较高时可用吸引器压住膈肌；电钩松解下肺韧带，显露第9组淋巴结后，有孔双极抓钳轻轻钳住淋巴结周围组织，电钩清扫。

（2）游离肺门周围纵隔胸膜：助手经辅助孔用肺叶抓钳牵拉肺组织，依次暴露肺门前、后、上方，电钩游离纵隔胸膜，同时清扫第10组淋巴结（图3-5-16）。

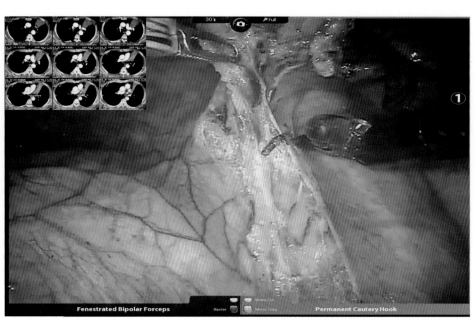

图3-5-15　游离下肺韧带并清扫第9组淋巴结

（3）打开斜裂：首先，在斜裂中间部位由外向内用电钩游离，显露基底段动脉；其次，直线切割缝合器夹闭并切断前1/3斜裂，清扫第11组淋巴结（图3-5-17）；然后，助手将左肺上叶向后上牵拉，辨清上下叶静脉后，在其之间向深部游离，于上下叶支气管间淋巴结上方以双极钳向后贯通（图3-5-18），置直线切割缝合器夹闭并切断中间1/3斜裂；最后，左手用双极抓

钳提起动脉鞘，右手电钩分离，以双极钳向后下贯通，置直线切割缝合器夹闭并切断后1/3斜裂（图3-5-19）。

（4）离断左肺上叶舌段动脉：助手将左肺上叶向上牵拉，电钩清扫第11组淋巴结，同时显露并游离出左肺上叶舌段动脉，血管闭合器夹闭后离断（图3-5-20）。

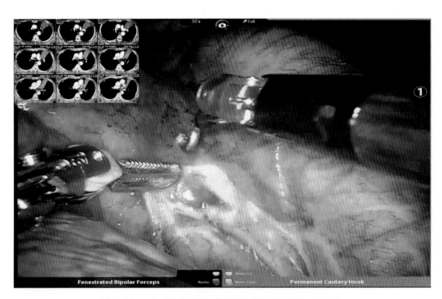

图3-5-16　游离纵隔胸膜并清扫第10组淋巴结

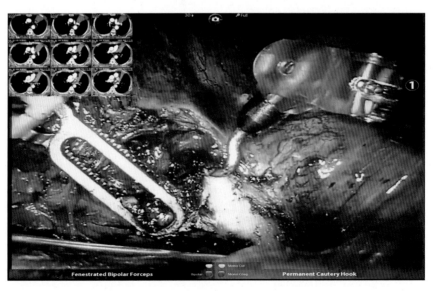

图3-5-17　游离斜裂并清扫第11组淋巴结

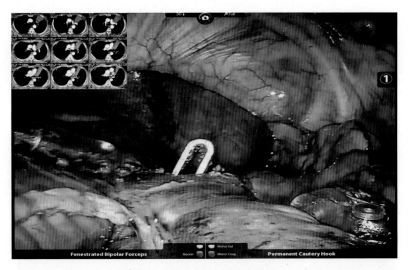

图3-5-18 贯通中间2/3斜裂

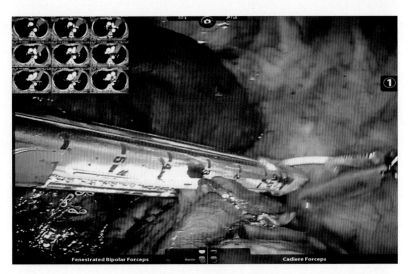

图3-5-19 离断后1/3斜裂

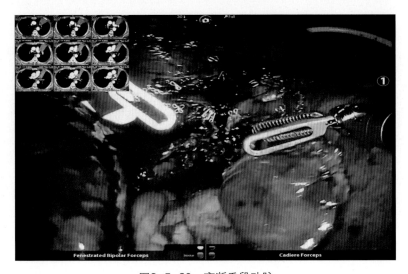

图3-5-20 离断舌段动脉

（5）离断左上肺静脉：助手用肺叶钳将上肺组织往后纵隔方向牵拉，用吸引器将下肺组织往下方拨，双极抓钳实时配合电钩打开心包，在心包内游离左上肺静脉根部（图3-5-21）。充分游离后，过血管吊带（无菌手套制作），双极抓钳提拉血管吊带将左上肺静脉往前方提拉，助手用血管闭合器离断左上肺静脉（图3-5-22）。

（6）离断左肺上叶支气管：助手用肺叶钳将上肺组织往后纵隔方向牵拉，电钩游离上叶支气管旁组织，发现上叶支气管与肺动脉干紧密粘连。电钩经上叶支气管开口处由前向后打开支气管壁直至上叶支气管完全离断（图3-5-23），注意防止术野渗血灌入气管残端。

（7）阻断肺动脉：左肺上叶支气管离断后便可显露左肺动脉干，充分游离左肺动脉干后，在其近心端过10号丝线提拉动脉干，然后将丝线头穿过14号红尿管，将丝线向外牵拉并向内收紧红尿管、血管钳夹闭，阻断肺动脉干（图3-5-24）；于背

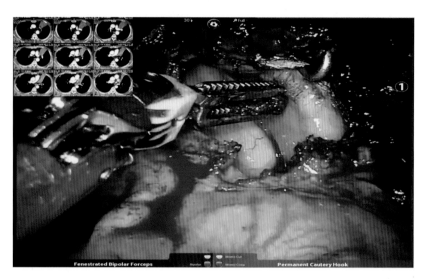

图3-5-21　打开心包并游离上肺静脉

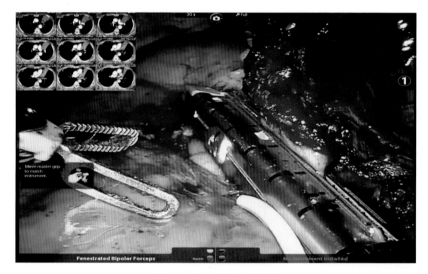

图3-5-22　离断上肺静脉

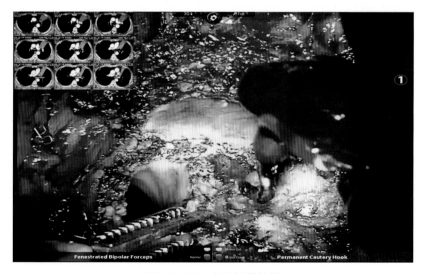

图3-5-23　电钩切断气管

段动脉近心端游离基底段动脉，同样方法阻断下叶基底段动脉（图3-5-25）。

（8）离断肺组织：在1号臂置入双极抓钳，助手配合用肺叶钳提拉肺组织，2号臂用电剪刀沿肺动脉由前向后剪开病变肺组织直至左肺上叶完全离断。

3. 支气管袖式成形

经1号臂用双极抓钳提拉气管残端，2号臂用电剪刀修剪气管，上方修剪至距气管隆嵴1.0cm处，下方修剪至下叶支气管开口处（图3-5-26）。剪下气管残端送冰冻活检病理，确保残端阴性。用3-0 Prolene线自视野最远处的前后壁转折处开始缝合，第1针为间断缝合并打结于支气管腔外（图3-5-27）；缝针进入管腔内，按照常规的缝合方法顺时针缝合支气管后壁至气管近侧前后交叉处，收紧后壁缝线；将缝针由近端腔

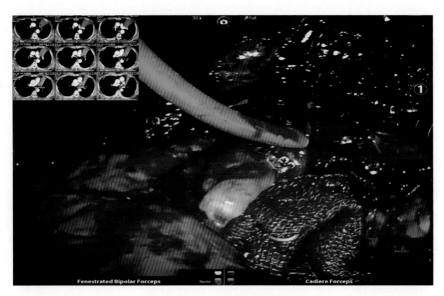

图3-5-24　阻断肺动脉近心端

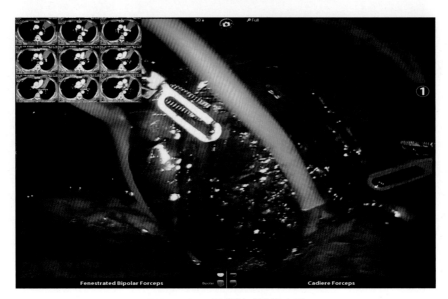

图3-5-25　阻断肺动脉远心端

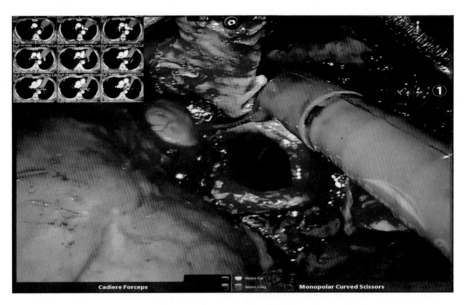

图3-5-26 修剪气管残端

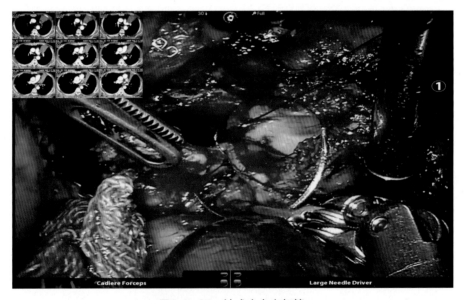

图3-5-27 袖式吻合支气管

内穿出腔外，继续顺时针连续缝合气管前壁至第1针停止缝合部位，收紧前壁缝线后，将前后壁缝线打结，吻合结束。

4. 肺动脉袖式成形

经1号臂用双极抓钳提拉阻断处肺动脉，2号臂用电剪刀修剪血管，两侧均修剪至距阻断处约1.0cm（图3-5-28）。用4-0 Prolene线自视野最远处的血管后壁开始缝合，第1针为垂直褥式外翻缝合并打结于血管腔外（图3-5-29）；将缝针由远心端进入血管腔内，由近端腔内穿出腔外，继续顺时针连续缝合血管至第1针缝合部位，收紧缝线后打结，吻合结束；依次松开近心端、远心端红尿管，检查吻合口有无漏血（图3-5-30）。

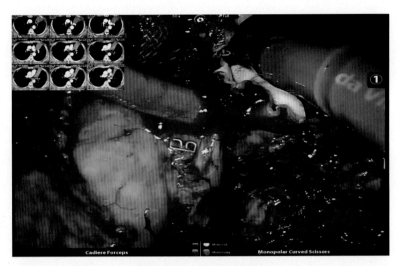

图3-5-28 修剪血管残端

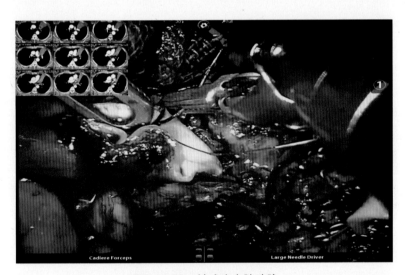

图3-5-29 袖式吻合肺动脉

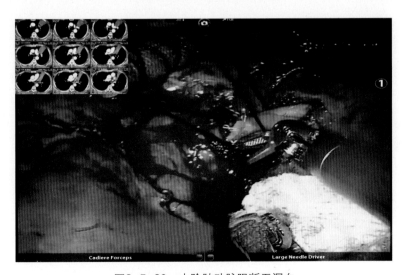

图3-5-30 去除肺动脉阻断无漏血

5. 系统性纵隔淋巴结清扫术

纵隔淋巴结清扫一般在切除肺叶后进行，依次清扫第9组、第8组、第7组、第5组、第6组及第4L组淋巴结。

（1）清扫第9组淋巴结：在游离下肺韧带时一并清扫。

（2）清扫第7组淋巴结（图3-5-31）：在气管隆嵴下水平，助手用肺叶钳夹持纱块将肺组织及左主支气管向前纵隔方向牵拉，充分暴露后纵隔；显露第7组淋巴结后，双极抓钳提拉淋巴结及其周围脂肪组织，助手用吸引器辅助暴露，电钩将淋巴结及其周围脂肪组织完整切除，直至右主支气管。

（3）清扫第4L组淋巴结（图3-5-32）：助手用肺叶钳夹持纱块将肺组织及左肺动脉干向下牵拉，充分暴露主动脉弓下区域，助手用吸引器辅助暴露；显露第4L组淋巴结后，双极抓钳提拉淋巴结及其周围脂肪组织，助手用吸引器辅助暴露，电钩将淋巴结及其周围脂肪组织完整切除，注意切勿损伤喉返神经。

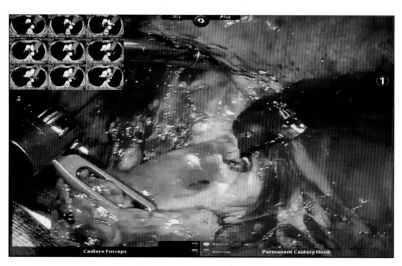

图3-5-31　清扫第7组淋巴结

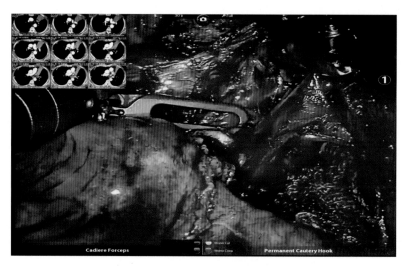

图3-5-32　清扫第4L组淋巴结

（4）清扫第6组淋巴结（图3-5-33）：在膈神经周围、主动脉弓旁用电钩打开纵隔胸膜，吸引器协助暴露及牵拉；双极抓钳提拉淋巴结周

围脂肪组织，电钩行整块清扫，注意勿损伤左侧膈神经。

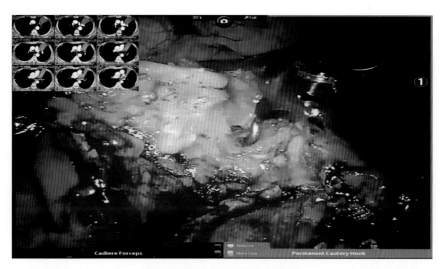

图3-5-33　清扫第6组淋巴结

6. 取出标本及其他操作

（1）取出标本：经由助手孔放入一次性标本袋，有孔抓钳（1号臂）配合双极抓钳（2号臂）将标本放入标本袋中并收紧，经辅助孔取出标本。

（2）清理术野：无菌生理盐水冲洗胸腔，检查术野有无活动性出血；嘱麻醉医生膨肺，检查支气管残端或肺创面有无漏气。

（3）关闭手术切口：经观察孔置入24号胸腔引流管并预留"U"形线，依次缝合其余各操作孔。

（闫小龙）

参考文献

[1] 陈鹏程，周星明，陈奇勋，等. 袖式切除治疗82例肺癌患者的临床分析[J]. 癌症，2008，27（5）：510-515.

[2] 王述民，童向东，刘博，等. 达芬奇机器人左肺上叶切除术和淋巴结清除术治疗非小细胞肺癌[J]. 中国胸心血管外科临床杂志，2015，22（3）：215-219.

[3] 刘伦旭，车国卫，蒲强，等. 单向式全胸腔镜肺叶切除术[J]. 中华胸心血管外科杂志，2008，24（3）：156-158.

[4] TONG L P, ZHENG X Q, DUAN H T, et al. The feasibility and efficacy of two micro-portal video-assisted thoracic surgery in pulmonary lobectomy for lung cancer[J]. J Thorac Dis, 2018, 10（10）：5898-5903.

[5] 邹卫，许栋生，苏宜江，等. 左肺上叶切除的血管处理[J]. 中华胸心血管外科杂志，2006，22（1）：57.

[6] 许世广，刘星池，王希龙，等. 应用达芬奇

机器人手术系统肺切除技术总结[J]. 中华胸部外科电子杂志，2016，3（2）：77-82.

[7] 庞作良，吴斌，高胜利，等. 左肺上叶癌的外科治疗[J]. 新疆医科大学学报，2006，29（10）：948-949.

[8] 马超，孙耀光，田文鑫，等. 单操作孔全胸腔镜左肺上叶切除术246例[J]. 中国微创外科杂志，2017，17（8）：680-682，687.

[9] DUAN H T, TONG L P, ZHU Y F, et al. Secondary resection tracheal was facilitated in robot-assisted left pneumonectomy[J]. J Thorac Dis, 2018, 10(12): 7005-7008.

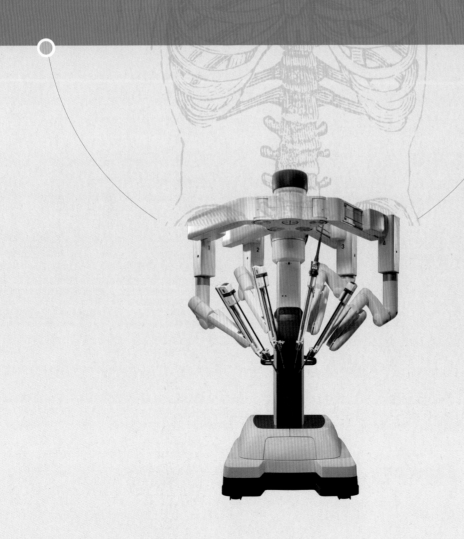

第四篇

机器人食管肿瘤外科

第一章

概述

　　我国为食管癌高发国家，2018年流行病学数据显示，我国食管癌发病率（13.9／10万）和死亡率（12.7／10万）在恶性肿瘤中分别居第5位和第4位，我国新发病例和死亡病例分别占全球总数的53.7%和55.7%[1]。对于中早期食管癌来说，手术是最重要的治疗手段。食管癌根治术往往需要开胸、开腹或附加颈部切口，同时完成胸部、腹部或附加颈部淋巴结的彻底清扫，围术期并发症发生率高。

　　随着微创设备和技术的进步，微创手术的技术和理念逐渐应用于食管癌根治术，推动了微创食管切除术（minimally invasive esophagectomy，MIE）的发展。MIE可分为经纵隔入路和经胸腔入路。经纵隔入路MIE不开胸，术后没有肋间神经痛，术中可以行单腔气管插管，对肺功能干扰小，术后肺部并发症少。经纵隔入路MIE主要有两种术式。一种是电视纵隔镜辅助经颈经食管裂孔食管癌根治术，2015年1月中山大学肿瘤防治中心王欣教授即开始开展此术式，可以在电视纵隔镜下满意完成双侧喉返神经旁淋巴结和隆突下淋巴结清扫，但手术效率偏低，耗时较长。另一种是充气纵隔腔镜下食管癌根治术。2001年Yoshifumi Ikeda等首次报道了经颈入路充气纵隔腔镜食管切除[2]。2015年Hitoshi Fujiwara等对纵隔腔镜联合腹腔镜辅助食管切除术进行了详细的

描述[3]。国内曹庆东教授于2019年首次报道了此术式[4]，并为该术式在国内的推广做出了积极贡献。目前中山大学附属第五医院、中山大学肿瘤防治中心、江苏省肿瘤医院、华西医院等多家单位开展了此类手术。然而，采用此术式不易显露和游离胸中段食管，难以彻底清扫右喉返神经旁淋巴结和隆突下淋巴结。因此，此术式适用于比较早期的病例。

　　经胸腔入路MIE主要是指胸腹腔镜食管癌根治术，其有三大优势：①胸部只做3~4个小切口，腹部只做4~5个小切口，保持了胸廓及腹腔的完整性，减轻了术后疼痛，减少了呼吸道并发症。②由于腔镜的放大效应及清晰的手术视野，该术式更容易保护重要的血管神经结构。③对微细血管的辨认更容易，术中出血少。

　　1998年，Luketich等首次报道，胸腹腔镜食管切除安全可行[5]。Biere等开展的前瞻性临床研究表明，与开放手术相比，胸腹腔镜MIE可以减少围术期肺部并发症[6]。目前，越来越多的证据表明，胸腹腔镜MIE大多数情况下可安全替代开放手术，在保证肿瘤学效果相当的同时，可有效减少术中出血量，降低术后并发症发生率，缩短患者住院时间，改善患者术后生存质量[7-9]。

　　机器人手术系统是微创外科发展的另一个方向，其拥有3D高清手术视野、7个活动自由度

的手术器械、震颤过滤及良好的人体工程学体验，手术操作的稳定性和精确性更高。在食管癌微创手术的应用中，机器人手术有助于在狭小的上纵隔进行双侧喉返神经旁淋巴结清扫。因此，理论上可以获得更好的术中淋巴结清扫和器官保护效果，减少术后声带麻痹、乳糜胸和气管膜部损伤等并发症。中山大学肿瘤防治中心傅剑华教授的研究表明，相比胸腹腔镜微创食管癌切除，机器人辅助微创食管癌切除术（robotic assisted minimally invasive esophagectomy，RAMIE）可以更好地保护喉返神经，清扫更多的喉返神经旁淋巴结[10]。安全性方面的研究表明，RAMIE手术与胸腹腔镜MIE手术效果类似[10-11]。也有学者认为RAMIE手术具有较高的R0切除率和较彻底的淋巴结清扫，长期随访提示RAMIE手术局部复发率低，局部控制良好[12]。

随着机器人手术系统功能的提升及技术的推广，国内越来越多的医学中心开展了RAMIE手术。除了笔者所在的中山大学肿瘤防治中心，国内天津、上海、北京、重庆、江苏、江西、福建、四川、河南、陕西等多个直辖市和省份的大医院均可成熟地开展RAMIE手术，在此不一一列举。这些医院积累的技术和经验为今后开展机器人MIE的团队提供了重要参考，可以缩短其学习曲线，更好造福食管癌患者。

（傅剑华 刘乾文）

参考文献

[1] BRAY F, FERLAY J, SOERJOMATARAM I, et al. Global cancer statistics 2018: GLOBOCAN estimates of incidence and mortality worldwide for 36 cancers in 185 countries[J]. CA: a cancer journal for clinicians, 2018, 68(6): 394-424.

[2] IKEDA Y, NIIMI M, KAN S, et al. Mediastinoscopic esophagectomy using carbon dioxide insufflation via the neck approach[J]. Surgery, 2001, 129(4): 504-506.

[3] FUJIWARA H, SHIOZAKI A, KONISHI H, et al. Mediastinoscope and laparoscope-assisted esophagectomy[J]. Journal of visualized surgery, 2016, 2(7): 125.

[4] WANG X, LI X, CHENG H, et al. Single-port inflatable mediastinoscopy combined with laparoscopic-assisted small incision surgery for radical esophagectomy is an effective and safe treatment for esophageal cancer[J]. Journal of Gastrointestinal Surgery, 2019, 23(8): 1533-1540.

[5] LUKETICH J D, NGUYEN N T, WEIGEL T, et al. Minimally invasive approach to esophagectomy[J]. JSLS: Journal of the Society of Laparoendoscopic Surgeons, 1998, 2(3): 243.

[6] BIERE S S A Y, VAN BERGE H M I, MAAS K W, et al. Minimally invasive versus open oesophagectomy for patients with oesophageal cancer: a multicentre, open-label, randomised controlled trial[J]. The Lancet, 2012, 379(9829): 1887-1892.

[7] LUKETICH J D, ALVELO-RIVERA M, BUENAVENTURA P O, et al. Minimally invasive esophagectomy: outcomes in 222 patients[J]. Annals of surgery, 2003, 238(4): 486.

[8] YAMASHITA K, WATANABE M, MINE S, et al. Minimally invasive esophagectomy attenuates the

postoperative inflammatory response and improves survival compared with open esophagectomy in patients with esophageal cancer: a propensity score matched analysis[J]. Surgical endoscopy, 2018, 32(11): 4443-4450.

[9] MARIETTE C, MARKAR S R, DABAKUYO-YONLI T S, et al. Hybrid minimally invasive esophagectomy for esophageal cancer[J]. New England Journal of Medicine, 2019, 380(2): 152-162.

[10] CHEN J, LIU Q, ZHANG X, et al. Comparisons of short-term outcomes between robot-assisted and thoraco-laparoscopic esophagectomy with extended two-field lymph node dissection for resectable thoracic esophageal squamous cell carcinoma[J]. Journal of thoracic disease, 2019, 11(9): 3874.

[11] DENG H Y, HUANG W X, LI G, et al. Comparison of short-term outcomes between robot-assisted minimally invasive esophagectomy and video-assisted minimally invasive esophagectomy in treating middle thoracic esophageal cancer[J]. Diseases of the Esophagus, 2018, 31(8): doy012.

[12] VAN DER SLUIS P C, RUURDA J P, VERHAGE R J J, et al. Oncologic long-term results of robot-assisted minimally invasive thoraco-laparoscopic esophagectomy with two-field lymphadenectomy for esophageal cancer[J]. Annals of surgical oncology, 2015, 22(3): 1350-1356.

第二章

食管的应用解剖

一、食管的形态、位置与结构

食管是连接咽与胃的一条长管形肌性管道，是消化管道中最狭窄的部分，其主要功能是将食物从咽输送至胃。食管上端起自环状软骨下缘或第六颈椎下缘，下端终于胃贲门，相当于第十一胸椎水平。临床测量以上颌中切牙为定点。在成人，由上切牙至食管入口处约为15cm，由切牙至气管分叉为24~25cm，由切牙至贲门男性平均为40cm（36~50cm），女性平均为37cm（32~41cm）。成年男性食管全长约25cm，成年女性食管全长约23cm，成人食管的长度可相差6~9cm[1]。

食管有3个狭窄部：第一狭窄部位于咽与食管交接处，距中切牙15cm，由环咽肌和环状软骨所围成。第二狭窄部位于主动脉弓水平，由主动脉弓和左主支气管跨越其前方所致，相当于胸骨角或第四、五胸椎椎间盘水平，与中切牙的距离男性为24~29cm，女性为22~24cm。第三狭窄部为食管通过膈食管裂孔处，由左、右膈肌肌束斜形交叉所形成，相当于第十胸椎水平，距中切牙37~40cm。三个狭窄部常是异物嵌顿滞留及食管癌的好发部位[1]。

食管壁具有消化管的典型结构，自内向外分为黏膜层、黏膜下层、肌层和纤维膜层，无浆膜层。黏膜层又分为上皮层、固有膜层和黏膜肌层。黏膜上皮层是由复层鳞状上皮组成的，具有很强的修复能力，能够抵御外来刺激性食物及一定量的胃酸、胆汁的刺激。黏膜下层是疏松结缔组织，富含血管、神经、淋巴管、食管腺。肌层由内环肌和外纵肌两层肌肉组成，中间是弹力纤维。纤维膜层又称外膜，由疏松结缔组织构成，内含血管、淋巴管和神经。食管组织疏松，因此食管癌侵犯食管肌肉全层时，极易累及食管邻近组织和重要器官[2]。

二、食管的分段

依据美国癌症联合会（American Joint Committee on Cancer，AJCC）和国际抗癌联盟（Uninon for International Cancer Control，UICC）联合发布的2017年第8版食管及食管胃交界部癌TNM分期，食管可分为颈段、胸上段、胸中段、胸下段[3]。

（1）颈段食管：上接下咽，向下至胸骨切迹平面的胸廓入口，内镜检查距门齿15~20cm；

（2）胸上段食管：自胸廓入口至奇静脉弓下缘水平，内镜检查距门齿20~25cm；

（3）胸中段食管：自奇静脉弓下缘至下肺静脉水平，内镜检查距门齿5~30cm；

（4）胸下段食管：自下肺静脉水平至食管胃结合部（esophagogastric junction，EGJ），包括EGJ，内镜检查距门齿30～40cm。

内镜下EGJ通常被定义为第1个胃皱襞出现处，这是一个理论上的标志。组织学上，EGJ被准确定义为食管柱状上皮和鳞状上皮的交界处。肿瘤的中点位于胃近端2cm以内者，不论是否侵犯食管下段或EGJ，均按食管癌进行分期；肿瘤的中点位于胃近端2cm以外者，皆按胃癌进行分期。

三、食管的血液供应

（1）食管的动脉供应：颈段食管主要由甲状腺下动脉的分支供应，胸段食管主要由胸主动脉发出的食管动脉分支、支气管动脉、肋间动脉供应，食管腹段主要由食管右膈下动脉和胃左动脉供应。

（2）食管的静脉供应：颈段食管静脉血经甲状腺下静脉引流至无名静脉，胸段食管静脉血经奇静脉和半奇静脉引流至上腔静脉，食管腹段静脉血经食管静脉丛引流至奇静脉和胃左静脉[4]。

四、食管的淋巴引流

食管的淋巴引流主要是纵行方向引流，一般可分为三段：食管上1/3的淋巴管注入气管旁淋巴结和锁骨上淋巴结；食管中1/3的淋巴管注入气管支气管上、下淋巴结和纵隔后淋巴结；食管下1/3的淋巴管大部分向下注入贲门周围淋巴结、胃左淋巴结，进而至腹腔淋巴结。食管的部分淋巴管直接注入胸导管，故食管癌细胞可不经淋巴结转移而直接进入血液循环，造成远处器官转移，食管癌手术前应行脑MRI和骨扫描进行排查[2, 4]。

五、食管的神经支配

食管的神经有两大来源，即迷走神经和交感干的分支。食管颈部的横纹肌由来自迷走神经至喉返神经的分支支配，食管胸腹部的平滑肌接受交感神经和副交感神经双重支配。交感神经通过颈部和胸部交感神经链的分支及内脏大、小神经分布至食管，副交感神经纤维随迷走神经的分支分布至食管。

右迷走神经分出一条上行支，称右喉返神经，绕过右锁骨下动脉，上行至气管和食管。右侧迷走神经主干经由右锁骨下动、静脉之间沿上腔静脉下行，之后再经右主支气管后方，分支加入心、肺和食管等器官的神经丛，再经食管下段形成后迷走神经干，进入横膈的食管裂孔。左迷走神经经由左总颈动脉与左锁骨下动脉下行附于主动脉弓上。左迷走神经也会分出喉返神经，但与右侧不同的是，左喉返神经绕过主动脉弓，经动脉韧带左方上行至气管和食管。而左迷走神经也会分支加入心、肺、食管等器官的神经丛，并形成食管前方的前迷走神经干，穿过膈肌的食管裂孔进入腹腔支配肝、肾、肠、胃等器官。

在行食管癌手术时应注意保护迷走神经的肺丛，以利于患者术后咳嗽排痰，减少术后肺部并发症。同时注意勿损伤喉返神经，尤其是左、右喉返神经旁淋巴结清扫时应高度警惕。一侧喉返神经损伤可致声嘶、饮水呛咳，双侧喉返神经损伤可致失声、呼吸困难，严重者可出现窒息[2, 4]。

六、食管周围重要器官的解剖

（1）食管毗邻器官：食管胸段前方是气管、左喉返神经、左主支气管、心包和膈，后方是胸椎体。食管与脊柱间构成食管后间隙，该间隙内有奇静脉、右侧肋间动脉和静脉、半奇静脉及胸导管。食管左侧毗邻左颈总动脉、左锁骨下动脉、主动脉弓、胸导管上段和纵隔胸膜。食管右侧毗邻纵隔胸膜和奇静脉弓。在进行食管手术时，常将奇静脉弓结扎横断，以利于手术操作，便于将管状胃上提至颈部[2, 4]。

（2）食管裂孔：食管裂孔位于第十胸椎水平，位于主动脉裂孔的左前方，主要由右侧膈肌脚的肌束组成，其间有食管穿过。食管壁和裂孔之间有结缔组织形成的膈食管韧带，将腹腔和胸腔分开。在食管癌手术中，如果较短的管状胃上提使胃幽门位于食管裂孔附近时应将腹腔胃与膈肌固定，以防止将胃的幽门拖入胸腔，造成胃排空障碍，同时也可防止腹腔脏器疝入胸腔[2, 4]。

（3）胸导管：又称"左淋巴导管"，系全身最长、最粗的淋巴导管。此导管长30～40cm，收集双下肢、盆腔、腹壁及腹内脏器、左肺、左半心、左半胸壁、左上肢、左半头部的淋巴。胸导管下端起于梭形膨大的乳糜池，上行经主动脉裂孔入胸腔，在裂孔处与膈的内侧脚相连。胸导管在胸腔内位于后纵隔食管后面、胸主动脉和奇静脉之间，沿脊柱前面上升，到第四、五胸椎处移向左侧，越过主动脉弓后面向上，在第七颈椎处弯成凸侧向上的弓形，然后入左颈内静脉或左静脉角。一般在第五胸椎水平以下损伤胸导管时产生右侧乳糜胸，在第五胸椎水平以上损伤胸导管时产生左侧乳糜胸[2, 4]。

（4）颈部应用解剖：颈段食管起自第六颈椎水平的咽部，下至胸廓上口。其前为气管，后为椎体，两侧为颈血管鞘。在食管和颈椎之间只有一层易于游离的疏松脂肪组织和椎前筋膜，与纵隔相通。接受食管癌手术的患者，一旦出现颈部食管胃吻合口瘘，食管内容物可通过食管与颈椎之间的间隙进入后纵隔，形成严重的纵隔炎，此间隙是易形成脓肿窦道的场所。颈段食管在下降过程中位于正中线稍左侧，其左侧缘位于气管左缘的外侧。食管的颈根部由前至后分别为胸锁乳突肌、胸骨舌骨肌、胸骨甲状肌、甲状腺、气管及颈血管鞘等。左、右喉返神经分别行于两侧气管与食管之间的沟内或附近，在甲状腺两侧叶深面入喉。食管癌手术中，食管胃行颈部吻合时，由于颈段食管位于人体中心线偏左，所以一般采用左侧颈部切口，常在颈血管鞘与甲状腺侧叶中部进入食管床游离食管，以防止损伤左喉返神经。

颈部淋巴结清扫的重点是颈段食管旁淋巴结、颈段气管旁淋巴结（双侧喉返神经旁淋巴结）及锁骨上淋巴结。气管旁淋巴结位于颈血管鞘内侧、气管和食管之间的侧沟内，沿喉返神经排列。而锁骨上淋巴结位于颈血管鞘外侧、斜角肌前方，沿颈横血管分布，这是食管癌颈部淋巴结转移的常见部位，也是颈野淋巴结清扫的要求区域[2, 4]。

（5）胃的应用解剖：胃分前后两壁，大小两弯，上下两口。前壁朝向前上方，后壁朝向后下方。上缘凹而短，朝向右上方，为胃小弯；下缘凸而长，朝向左下方，称胃大弯。胃的上口称贲门，即食管胃交界部，接食管；胃的下口称幽门。

胃的血液供应主要来源于腹腔动脉的三大分支（胃左动脉、肝总动脉、脾动脉），它们在胃的大小弯形成两个动脉弓。胃左动脉与胃右动脉沿胃小弯行走，在小网膜内相互吻合构成胃小弯的动脉弓。胃网膜左动脉与胃网膜右动脉沿胃大弯行走，在大网膜内相互吻合构成胃大弯的动脉弓。胃左动脉起源于腹腔干，沿胃小弯侧下行。胃右动脉起源于肝固有动脉，在幽门侧沿小弯侧上行，与胃左动脉交通连接。胃网膜右动脉发自胃十二指肠动脉，在网膜内沿大弯侧走行。胃底部由胃短动脉供给。胃的静脉多与同名动脉伴行。在行食管癌手术游离胃时要确保胃大弯侧血

管弓的完整，其余血管可切除，以充分游离胃，使胃能够充分上提，与食管吻合[2, 4]。

（谢楚龙）

参考文献

[1] 柏树令. 系统解剖学[M]. 9版. 北京：人民卫生出版社，2020.

[2] 赫捷. 食管癌微创外科手术教程[M]. 北京：人民卫生出版社，2016.

[3] RICE T W, ISHWARAN H, FERGUSON M K, et al. Cancer of the esophagus and esophagogastric junction: an eighth edition staging primer[J]. Journal of Thoracic Oncology, 2017, 12(1): 36-42.

[4] 姜宗来，于伟勇，张炎. 胸心外科临床解剖学[M]. 济南：山东科学技术出版社，2010.

第三章

机器人辅助食管癌 Ivor-Lewis 根治术

一、手术适应证和禁忌证

（一）适应证

（1）术前胃镜报告肿瘤上缘距门齿超过30cm或术前胸部增强CT显示肿瘤上缘在下肺静脉平面以下的胸下段食管癌，以及Siewert Ⅰ型、Ⅱ型胃食管交界腺癌。

（2）$cT_{1\sim2}N_0M_0$期，以及$cT_{3\sim4}M_0$或$cN_{1\sim3}M_0$期经新辅助治疗后临床评估为可手术切除的食管癌。

（二）禁忌证

（1）患者肝、肾、心、肺功能差，无法耐受食管癌根治术。

（2）T4b肿瘤累及心脏、大血管、气管、椎体或邻近腹腔器官，包括肝脏、胰腺和脾脏；或伴有远处转移（包括非区域淋巴结及Ⅳ期）。

（3）术前影像学检查提示颈部淋巴结肿大，术前评估需要三野清扫者。

（4）Siewert Ⅱ型食管胃结合部癌，肿瘤长径大于4cm，需要全胃切除者。

二、术前准备

该术式的术前准备与腔镜及开胸两切口手术类似。充分的术前准备有助于手术的安全实施，减少术后并发症的发生，加速患者术后康复。

（1）吸烟者应戒烟2周或以上。

（2）术前1周可行呼吸功能锻炼。

（3）控制血压、血糖等，改善全身营养状况。

（4）术前一天建议进食易消化食物。

（5）术前半小时可予抗生素预防感染。

三、体位与穿刺孔布局（腹部）

（一）体位

患者全麻双腔插管后，双肺通气。患者取仰卧位（90°），双臂放置于身体两侧，髋部以固定带固定，肋弓下缘对准手术台腰桥，保持头高脚低位，以避免肠管遮挡术野（图4-3-1）。助手位于患者右侧，洗手护士可位于助手同侧或对侧。

（二）穿刺孔布局

如图4-3-1，在患者脐下做12mm切口作为镜孔，并建立12mmHg的人工CO_2气腹。在摄像头直视下，于左腋前线肋弓下缘做8mm切口，置入连接3号臂的机器人专用穿刺鞘，于右腋前线肋弓下缘做12mm切口作为助手孔。在镜孔与3号臂孔、助手孔连线的中点，分别做8mm的切口，分别置入连接1号臂与2号臂的穿刺鞘。由于3号臂

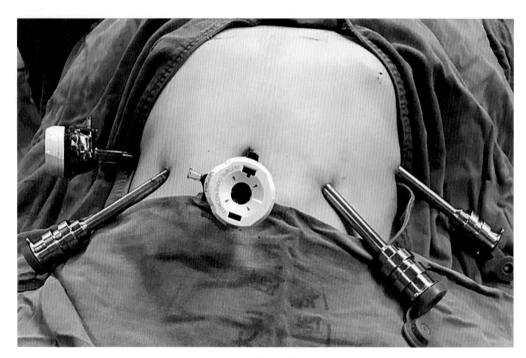

图4-3-1　腹部穿刺孔布局

孔与助手孔靠近患者结肠，因此置入穿刺鞘时应避免损伤患者结肠。

1号臂置入超声刀，由主刀医生右手操控，用于分离组织。2号臂置入双极窗钳，接双极电凝系统，由主刀医生左手操控，用于牵拉组织，辅助暴露。3号臂置入心包抓钳，主要用于牵拉，以暴露目标术野。第一助手可以通过助手孔置入五叶扇形钳、施夹钳以及直线切割缝合器，辅助术野暴露、结扎血管及在腹腔内制作管状胃。

四、手术切除范围（腹部）

按照《微创食管癌切除（minimally invasive esophagectomy，MIE）专家共识》完成食管癌根治术。清扫腹腔淋巴结时，建议在游离胃过程中尽量通过整块切除技术（en bloc）切除淋巴结。腹部淋巴结清扫目标包括贲门旁淋巴结、胃左动脉旁淋巴结、肝总动脉旁淋巴结、脾动脉旁淋巴结及腹腔动脉干淋巴结。

五、手术步骤（腹部）

（一）胃及腹段食管的游离

1. 肝脏左叶的悬吊

如图4-3-2，由助手使用荷包缝合针（双针），在剑突下方3~4cm处，分别在两侧肋弓的下缘将两根针经皮肤刺入腹腔（针尾留在腹腔外），使两针分别位于肝圆韧带的两侧，两针连线中点可稍偏左。术者将其中一针拉入腹腔后，经另一针的进针点刺出腹腔。助手将两针从腹部皮肤取下后，在腹腔外使用胶钳固定缝线，使缝线中间段位于腹腔内。助手使用五叶扇形钳向上推拉肝左叶以暴露小网膜，使用超声刀沿紧张部、松弛部交界处切开小网膜，使用3颗合成夹将留置在腹腔内的荷包缝合线固定于小网膜紧张

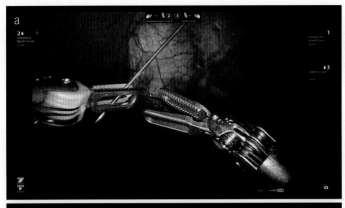

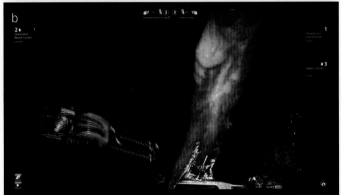

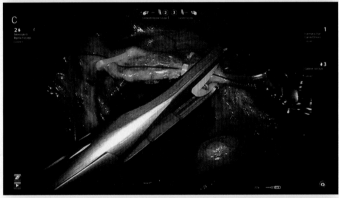

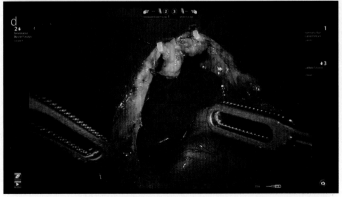

a. 拔出肝圆韧带左侧的荷包缝合针；b. 将该针从肝圆韧带右侧穿出；c. 打开小网膜后，使用合成夹将荷包缝合线固定；d. 助手在腹腔外牵拉荷包缝合线，使肝脏被悬吊。

图4-3-2 肝脏悬吊

部切缘，助手在腹腔外牵拉缝线使肝左叶被缝线悬吊至腹壁，然后用胶钳在体外将缝线固定。

2. 胃小弯侧游离

小网膜切开后，胃左静脉显露（图4-3-3a），从此处开始沿肝总动脉向肝门骨骼化清扫肝总动脉旁淋巴结（图4-3-4）。游离胃左静脉及胃左动脉（图4-3-3b），将胃左动脉旁淋巴结推向胃小弯方向，使用合成夹夹闭两血管后使用超声刀分别予以离断。助手用五叶拉钩向上牵引胃底部，暴露胰体尾部表面，沿脾动脉清扫淋巴结至近脾门处。超声刀切断胃膈韧带，显露其后方的脾胃韧带、脾脏及左侧膈肌穹隆（图4-3-5），超声刀离断脾胃韧带以及穿行于其中的胃短血管，直到脾胃完全分离（图4-3-6）。

3. 胃大弯侧游离

使用心包抓钳钳夹胃小弯后将胃上提，以充分暴露大网膜。选择大网膜最薄弱处切开（图4-3-7），并向右侧沿胃网膜右动脉外侧切开大网膜至无血管区。助手使用五叶扇形钳托住胃底，并向左向上牵拉胃底，以帮助显露左侧的大网膜（图4-3-8）。术者使用超声刀继续沿胃大弯切开大网膜，与小弯切缘会合，以使得大弯侧完全游离。在离断胃大弯时，注意避免损伤到血管弓以及大弯侧胃壁，特别是无血管区胃壁。大弯侧完全游离后，继续沿腹段食管向上，离断腹段食管与膈肌脚间的粘连，以完全游离胃及腹段食管（图4-3-9）。

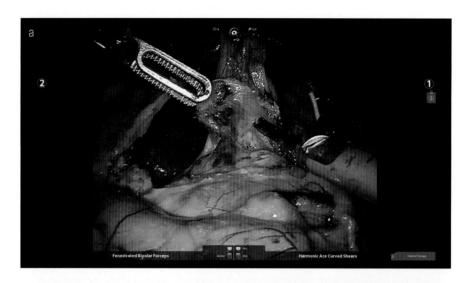

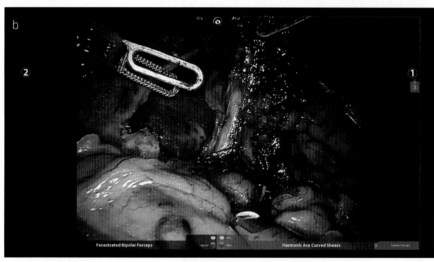

a. 胃左静脉；b. 胃左静脉离断后，胃左动脉显露。

图4-3-3　胃左血管

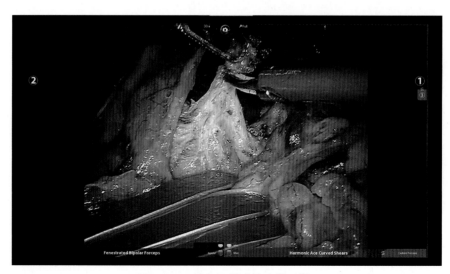

图4-3-4　清扫肝总动脉旁淋巴结

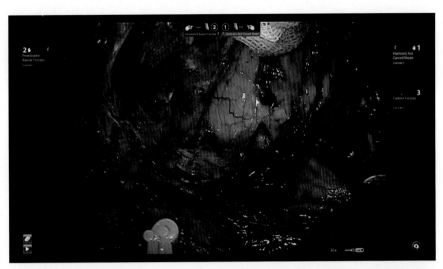

图4-3-5　暴露并离断胃膈韧带、脾胃韧带以及穿行于其中的胃短血管

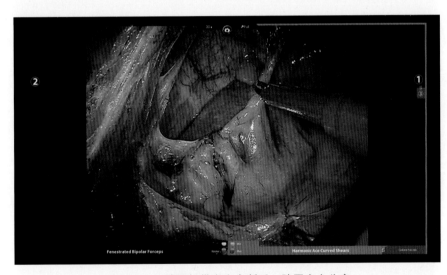

图4-3-6　脾胃韧带完全离断后，脾胃完全分离

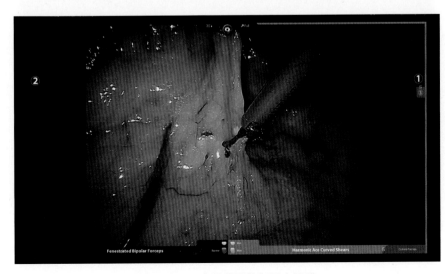

图4-3-7　在最薄弱处打开大网膜

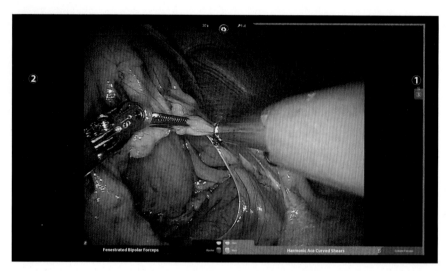

图4-3-8　继续向右将大网膜完全离断

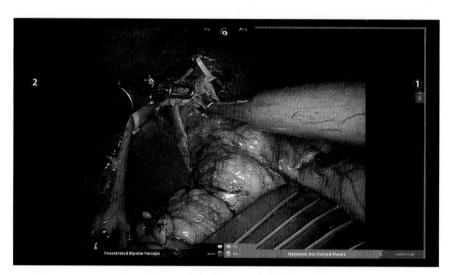

图4-3-9　游离腹段食管与膈肌脚间的粘连

（二）腹腔内制作管状胃

完成胃游离后，术者上提胃小弯使得胃大弯自然下垂，在胃角位置游离胃右动脉血管弓约3cm，结扎两端后在胃角处切断胃右动脉（图4-3-10）。助手经辅助孔置入直线切割缝合器，从胃角处入枪，钉砧、钉盒夹于胃窦前后壁表面，调整吻合器进入深度，使其尖段距胃大弯约3cm（图4-3-11a）。吻合器置于理想位置后将其锁定，轻轻翻转吻合器，以确定吻合器没有夹到后方组织。随后助手击发吻合器，完成管状

胃起始部的制作。以后切缝时调整钉砧方向与胃大弯平行并相距3cm左右，使用吻合器完成约5次击发后，腹腔内的管状胃制作过程完毕（图4-3-11b、c）。使用3/0倒刺线连续缝合加固管状胃切缘（图4-3-12）。

在腹腔内制作管状胃时需要注意：①经2~3次击发后，如果进枪角度变差，吻合器难以与胃大弯保持平行，可以将吻合器从其他操作孔置入（如2号臂孔），以将吻合器方向调整至与胃大弯平行（图4-3-11d）；②建议在腹腔内不要将

管状胃完全离断，保留食管胃结合部完整，这样可以尽量减少食管胃结合部肿瘤扩散的可能。同时，对于管状胃与残胃的连接，可以在胸腔完成食管游离后，以方便术者通过上提胸段食管将管状胃拖入胸腔，也可以在胸部操作中，助手将残胃与食管拖出胸腔后，以继续使用直线切

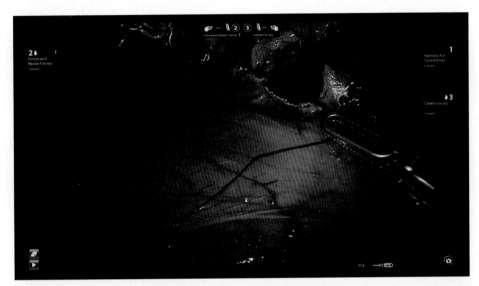

图4-3-10　结扎胃角处的胃右血管

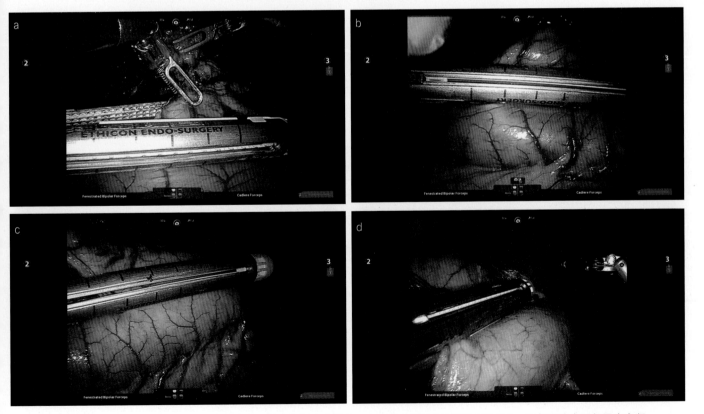

a. 从胃右动脉结扎处进枪；b、c.调整吻合器方向与胃大弯平行；d. 将吻合器从2号臂操作孔置入，以保证吻合器与胃大弯保持平行。

图4-3-11　腹腔内管状胃的制作

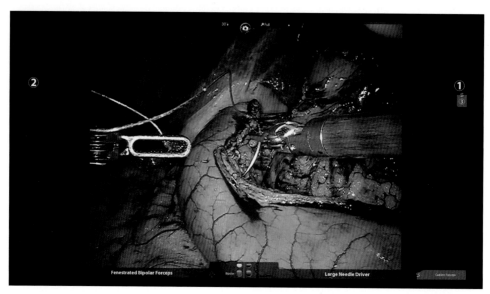

图4-3-12   加固管状胃的吻合钉缘

割缝合器沿胃大弯延长管状胃的长度。

（三）清理术野

仔细观察腹腔内有无活动性出血，特别是管状胃的吻合钉侧以及血管断端。切断悬吊肝脏的荷包缝合线，将其小心抽出，避免切割肝脏。

清理术野完毕后，关闭腹部手术切口。

六、体位与穿刺孔布局（胸部）

（一）体位

如图4-3-13，腹部操作结束后，将患者体位调整为左侧侧俯卧位（45°），腋下垫软枕，上肢固定于托手架上，髋部及膝部以盆托及固定带固定；患者肋弓下缘对准手术台腰桥，取适当头高脚低位，以避免机械臂碰撞骨盆造成损伤。助手位于患者腹侧，洗手护士紧邻助手。

（二）穿刺孔布局

Ivor-Lewis食管癌根治术中，胸内胃食管吻合技术主要包括全手工缝合、半机械侧侧吻合及圆形吻合器吻合，本章主要介绍后两种机械吻合方式。

1. 圆形吻合器辅助端侧吻合的穿刺孔布局

调整患者为左肺单肺通气，建立8mmHg的人工CO_2气胸。如图4-3-13所示，a孔位于腋中线第5肋间，b孔位于腋后线第7肋间，c孔位于腋中线第9肋间，d孔位于肩胛下角线第10肋间，e孔位于竖脊肌前第10肋间，距离d孔约10cm。为满足胸段食管游离和胸腔淋巴结清扫以及胸内胃食管端侧吻合时对手术视野的不同要求，方便圆形吻合器的置入，在胸部操作时，需要进行两次机械臂和穿刺鞘接驳过程。

（1）胸段食管游离和胸腔淋巴结清扫的穿刺孔布局。如图4-3-14所示，床旁机械臂塔放置在患者背部靠头侧，使镜孔、第四胸椎与床旁机械臂塔基本位于同一直线上。b孔处做12mm切口，作为镜孔。a孔和d孔处做8mm切口，分别作为1号臂和2号臂的操作孔。c孔处做12mm切口，作为助手孔（图4-3-14）。

1号臂置入电凝钩，接单极电凝系统，由主刀医生右手操控。2号臂置入双极窗钳，接双极

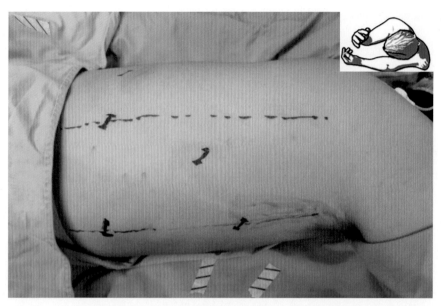

图4-3-13   圆形吻合器辅助端侧吻合的穿刺孔布局

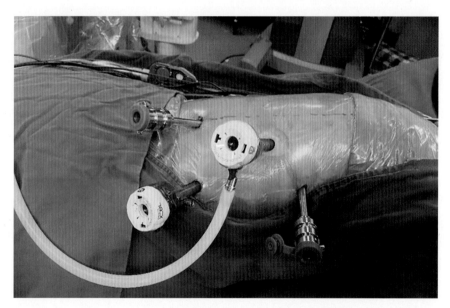

图4-3-14   胸段食管游离和胸腔淋巴结清扫的穿刺孔布局

电凝系统，由主刀医生左手操控。第一助手经助手孔置入五叶扇形钳协助术野暴露。

（2）胸内胃食管端侧吻合的穿刺孔布局。完成游离后，如图4-3-15所示，将机器人臂与穿刺鞘断开连接，床旁机械臂塔重新放置在患者头侧。穿刺孔布局调整如下：将d孔调整为镜孔；c孔调整为1号臂操作孔；e孔处做8mm切口，作为2号

臂操作孔；沿第5肋间，将a孔延长为约5mm长的小切口，并用切口保护套保护。在缝合操作时，可以将3号臂从a孔置入辅助缝合（图4-3-15）。

1号臂置入持针钳，由主刀医生右手操控，2号臂置入双极窗钳，接双极电凝系统，由主刀医生左手操控。第一助手可以通过小切口将管状胃及离断的食管远端拖出，在体外进行吻合前的

准备，并置入圆形吻合器、钉砧等器材辅助吻合。在术者使用1号臂进行缝合操作时，3号臂可以经小切口进入，置入心包抓钳协助暴露目标术野。

2. 直线切割缝合器辅助侧侧吻合的穿刺孔布局

如图4-3-16所示，床旁机械臂塔放置在患者背部靠头侧，使镜头孔、第四胸椎与床旁机械

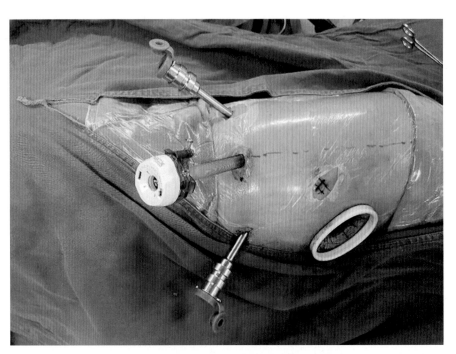

图4-3-15 胸内胃食管端侧吻合的穿刺孔布局

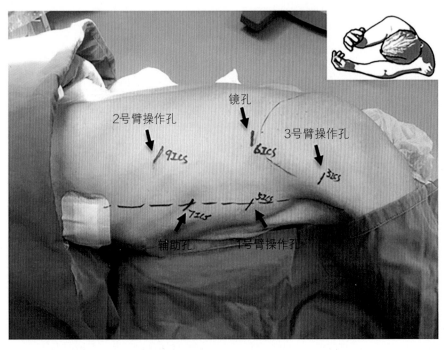

图4-3-16 直线切割缝合器辅助侧侧吻合的穿刺孔布局

臂塔基本位于同一直线上。在肩胛下角下缘第6肋间做12mm切口作为镜孔，在腋后线第5肋间做8mm切口作为1号臂操作孔，在镜孔下方第9肋间做8mm切口作为2号臂操作孔，在肩胛骨前缘第3肋间做8mm切口作为3号臂操作孔，在腋后线第7肋间做12mm切口作为辅助孔。1号臂可置入超声刀、电凝钩等能量器械，由主刀医生右手操控进行食管游离。2号臂置入双极窗钳，接双极电凝系统，由主刀医生左手操控。3号臂接Cadiere钳协助暴露术野。

七、手术切除范围（胸部）

按照《微创食管癌切除（minimally invasive esophagectomy，MIE）专家共识》完成食管癌根治术。根据《食管癌根治术胸部淋巴结清扫中国专家共识（2017版）》，在淋巴结清扫范围方面，建议将右侧喉返神经旁淋巴结（2R组）、左侧喉返神经旁淋巴结（2L组）、胸上段食管旁淋巴结（8U组）、气管旁淋巴结（4R组）、隆突下淋巴结（7组）、胸中段食管旁淋巴结（8M组）、胸下段食管旁淋巴结（8Lo组）、下肺韧带淋巴结（9组）及膈肌旁淋巴结（15组）作为淋巴结清扫目标。在淋巴结清扫数目方面，建议尽可能多地清扫胸部淋巴结，以保证淋巴结清扫数目符合食管癌N分期要求。

八、手术步骤（胸部）

（一）胸段胃游离及淋巴结清扫

端侧吻合与侧侧吻合在胸段食管与淋巴结清扫方面采取的策略一致，本节统一描述。

自上而下地进行胸段食管的游离。首先在奇静脉弓上方打开纵隔胸膜，并游离下方的奇静脉弓，使用合成夹将奇静脉弓夹闭后使用超声刀予以离断（图4-3-17）。然后，在胸顶寻找右锁骨下动脉，提起右锁骨下动脉下方纵隔胸膜后小心使用电凝钩打开，并仔细识别此处的右迷走神经主干以及勾绕右锁骨下动脉的右喉返神经，将神经与右喉返神经旁淋巴结小心地钝性分离后用超声刀清扫淋巴结（图4-3-18）。

分别沿气管食管沟、左右主支气管上缘、左右肺纵隔缘切开食管系膜，从胸廓入口处暴露左锁骨下动脉，从食管膈肌裂孔处暴露左右膈肌脚，完成胸段食管游离。食管旁淋巴结一并清扫。

完成胸段食管游离后，食管套带牵向右侧，暴露出左主支气管上方结构。贴主动脉弓下缘游离，暴露左喉返神经起始部。沿左喉返神经游离，其深面骨骼化游离左无名动脉，在其浅面切开气管食管沟，马里兰钳沿左喉返神经钝性游离神经，滋养血管如需切断以双击电凝凝闭，完整切除左喉返神经旁结缔组织（图4-3-19）。

（二）胃食管胸内吻合

1. 圆形吻合器辅助胸内胃食管端侧吻合

（1）吻合前的准备。按照前述"胸内胃食管端侧吻合的穿刺孔布局"，调整机械臂塔位置并重新对接胸部穿刺鞘。胸内吻合口位置一般选择在奇静脉弓水平。术者使用3/0滑线，在奇静脉弓水平以上选合适位置绕食管进行荷包缝合。在荷包缝线下方约1cm使用电凝钩做一纵行切口，使用碘伏水冲洗食管腔并用石蜡油润滑食管黏膜。助手经小切口将圆形吻合器钉砧置入胸腔，术者将钉砧置入食管腔内后，由助手收紧荷

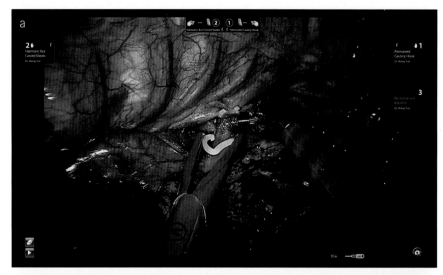

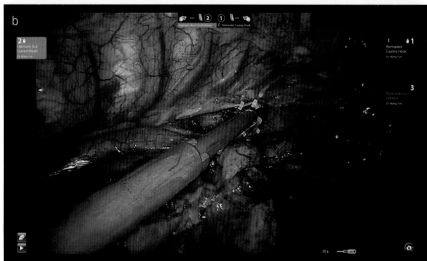

图4-3-17　离断奇静脉弓

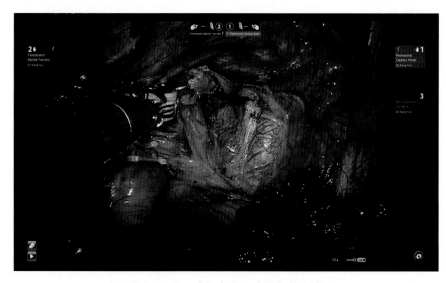

图4-3-18　清扫右喉返神经旁淋巴结

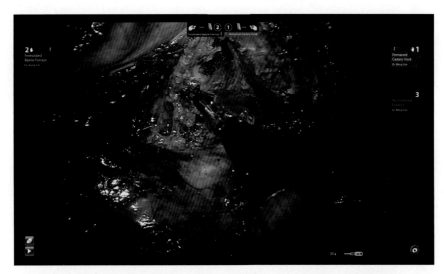

图4-3-19　清扫左喉返神经旁淋巴结（左主支气管被蓝色套囊撑起）

包线并打结，将钉砧固定在食管腔中。术者使用机器人剪刀离断残留食管，并修剪残端，使用2/0丝线再次加固荷包，完成钉砧的固定（图4-3-20）。

（2）胃食管吻合。上提食管远端，将管状胃及残胃拖入胸腔（图4-3-21）。助手经小切口将管状胃及残胃拖出，使用直线切割缝合器继续沿胃大弯延长管状胃的长度。评估管状胃长度足够置入圆形吻合器后，将管状胃横断。经管状胃残端打开管腔并予冲洗，在管状胃残端周围可缝三根引导线以辅助圆形吻合器置入。使用石蜡油充分润滑管腔及圆形吻合器后，将管状胃向外提拉，以充分舒展管状胃。将圆形吻合器置入管状胃，到达位于胸壁的小切口处后，将穿刺锥从此处管状胃的大弯侧穿出，出口作为吻合口。提拉引导线，将置入圆形吻合器的管状胃放回胸腔，在术者的协助下，将圆形吻合器与钉砧对接（图4-3-22）。调整管状胃与食管残端至理想位置后，击发圆形吻合器，完成胃食管胸内端侧吻合。完成吻合后，仔细评估吻合质量，必要时带针线（图4-3-23）。直线闭合器切除管状胃

残端（图4-3-24），使用3/0倒刺线加固管状胃吻合钉缘（图4-3-25）。

2. 直线切割缝合器辅助胸内胃食管侧侧吻合

在奇静脉弓水平以上选择合适位置做吻合口。1号操作臂置入机器人剪刀，在奇静脉弓水平横断食管（图4-3-26）。牵拉远端食管，将管状胃拖入胸腔至胸顶，将超过胸顶长度的管状胃用直线切割缝合器予以离断，从助手孔取出切下的食管、胃。

将管状胃置于食管残端后方，并使用2根4/0薇乔线将食管残端固定于管状胃末端（图4-3-27）。使用机器人剪刀在管状胃近大弯侧做直径约1cm的小切口，并将管状胃全层切开，需要保证小切口与食管残端下缘平齐（图4-3-28）。随后将直线切割缝合器从2号臂操作孔置入，并将直线切割缝合器的两端分别置入管状胃及食管残端的管腔中，术者调整食管残端与小切口水平后，击发直线切割缝合器，完成吻合口后壁的制作（图4-3-29）。随后，分别使用2根3/0倒刺线，自吻合口前壁的两侧，连续全层缝合，至吻

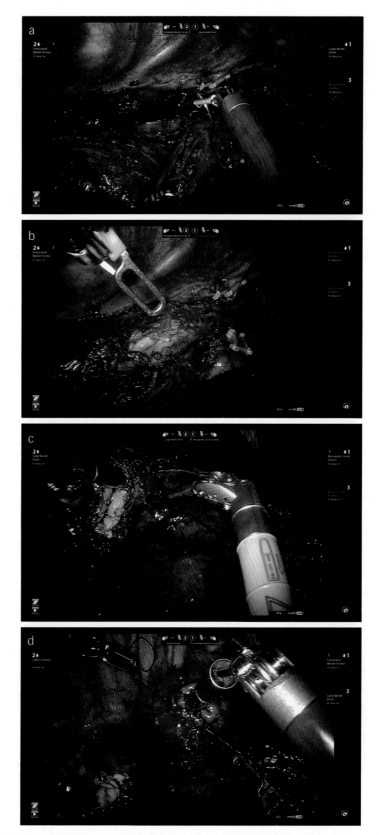

a. 在奇静脉弓水平绕食管进行荷包缝合；b. 在荷包缝线下方约1cm使用电凝钩做一纵行切口；c. 使用机器人剪刀离断残留食管；d. 再次加固荷包，完成钉砧的固定。

图4-3-20　固定钉砧

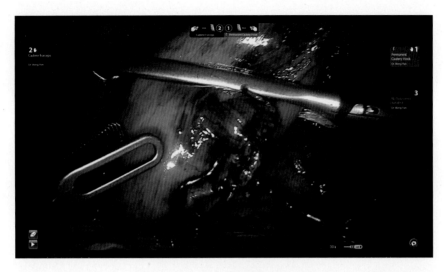

图4-3-21　助手辅助管状胃上提

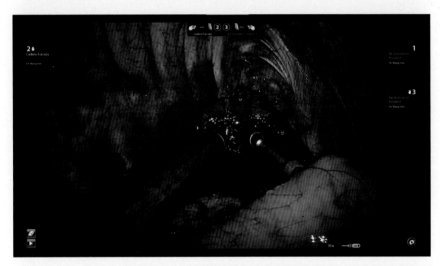

图4-3-22　圆形吻合器与钉砧对接

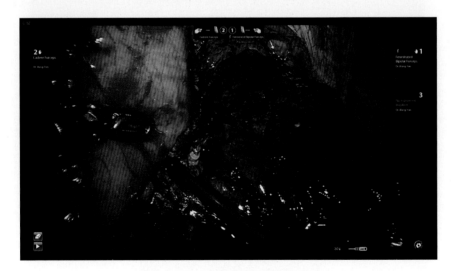

图4-3-23　观察胃食管胸内吻合口

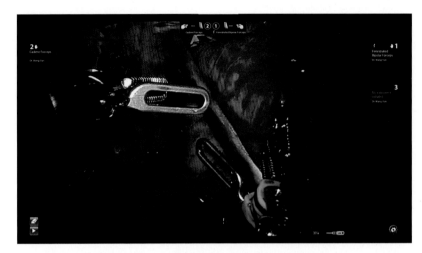

图4-3-24 直线切割缝合器离断管状胃残端

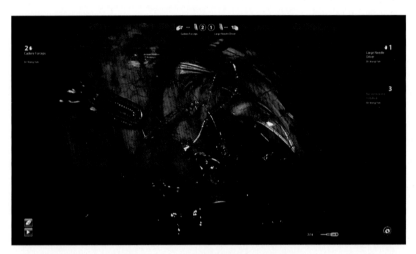

图4-3-25 加固管状胃吻合钉缘

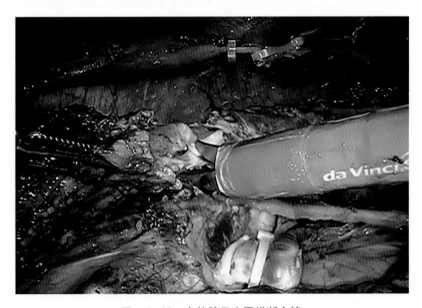

图4-3-26 奇静脉弓水平横断食管

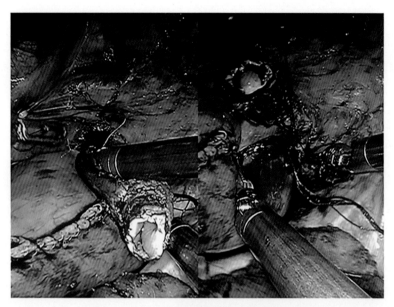

图4-3-27　将食管残端固定于管状胃末端

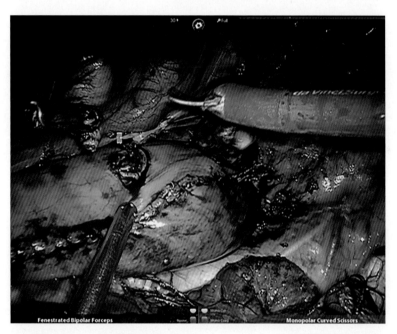

图4-3-28　在管状胃上做直径约1cm的小切口，并将管状胃全层切开

合口前壁中点会合（图4-3-30）。缝合过程中嘱巡回护士置入鼻胃管，在直视下使鼻胃管通过吻合口并进入管状胃。缝合至吻合口前壁中点后，由于倒刺线无须打结，因此可以继续向对侧连续缝合数针以加固吻合口并固定倒刺线（图4-3-31）。

（三）清理术野

仔细观察胸腔内有无活动性出血，特别是管状胃的吻合钉侧以及血管断端。

在圆形吻合器辅助胸内胃食管端侧吻合完成后，嘱巡回护士经鼻置入胃管，直视下观察胃管通过吻合口并进入管状胃后将胃管固定。冲洗胸

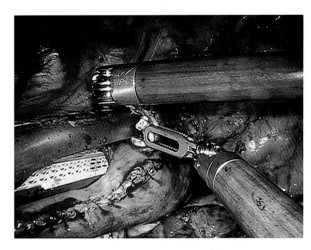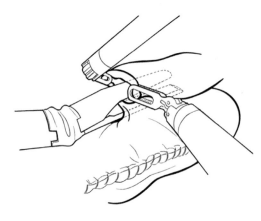

图4-3-29　将直线切割缝合器的两端分别置入管状胃及食管残端的管腔中

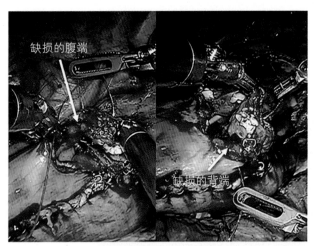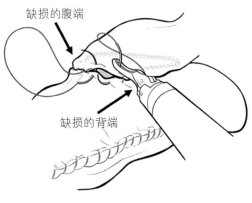

图4-3-30　自吻合口前壁的两侧，连续全层缝合，至吻合口前壁中点会合

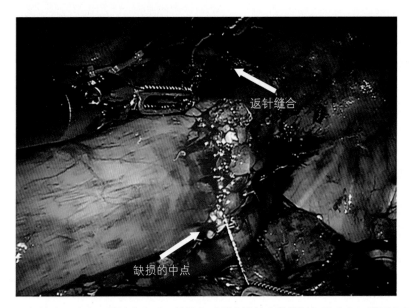

图4-3-31　缝合至吻合口前壁中点后，继续向对侧连续缝合数针以加固吻合口并固定倒刺线

腔确认胸腔无出血后，经b孔置入纵隔引流管，放置于后纵隔食管床，经c孔置入胸腔闭式引流管，放置于右侧胸腔。

观察切口无活动性出血，纵隔引流管及胸腔闭式引流管放置妥当后，嘱麻醉医生膨肺，观察右肺复张良好后关闭切口。

（四）术后处理

术后密切关注患者体征变化，若发生术后并发症，应按照相关治疗原则积极处置。此外，术后应予以患者充足营养支持。营养支持途径首选肠内营养，也可暂予患者肠外营养。

对于生命体征平稳的患者，可嘱患者尽快下床活动以促进胃肠功能及呼吸功能恢复。术后第5～6日行上消化道造影检查无吻合口瘘表现后，可允许患者经口进流食，同时逐渐减少肠外营养的使用。如患者可以完全经口进食，即可出院。

（王允　王福强　张含露）

参考文献

[1] LORDICK F, MARIETTE C, HAUSTERMANS K, et al. Oesophageal cancer: ESMO Clinical Practice Guidelines for diagnosis, treatment and follow-up[J]. Ann Oncol, 2016, 27 (suppl 5): v50-v57.

[2] 陈龙奇，胡建昆，季加孚，等. 食管胃结合部腺癌外科治疗中国专家共识（2018年版）[J]. 中华胃肠外科杂志，2018，21（9）：961-975.

[3] 中国临床肿瘤学会指南工作委员会. 中国临床肿瘤学会（CSCO）食管癌诊疗指南（2020版）[M]. 北京：人民卫生出版社，2020.

[4] SIEWERT J R, STEIN H J. Carcinoma of the cardia: carcinoma of the gastroesophageal junction-classification, pathology and extent of resection[J]. Disease of the Esophagus, 1996, 9 (3): 173-182.

[5] 方文涛，张逊. 微创食管癌切除术（minimally invasive esophagectomy，MIE）专家共识[J]. 中华胸心血管外科杂志，2013，29（7）：385-387.

[6] 李辉，方文涛，于振涛. 食管癌根治术胸部淋巴结清扫中国专家共识（2017版）[J]. 中华消化外科杂志，2017，16（11）：1087-1090.

[7] ZHENG Y, ZHAO X W, ZHANG H L, et al. Modified exposure method for gastric mobilization in robot-assisted esophagectomy[J]. J Thorac Dis, 2017, 9 (12): 4960-4966.

[8] ZHANG H L, WANG Z H, ZHENG Y, et al. Robotic side-to-side and end-to-side stapled esophagogastric anastomosis of Ivor Lewis esophagectomy for cancer[J]. World Journal of Surgery, 2019, 43 (12): 3074-3082.

[9] ZHANG H, CHEN L, WANG Z, et al. The learning curve for robotic McKeown esophagectomy in patients with esophageal cancer[J]. Ann Thorac Surg, 2018, 105 (4): 1024-1030.

[10] WANG F, ZHANG H, ZHENG Y, et al. Intrathoracic side-to-side esophagogastrostomy with a linear stapler and barbed suture in robot-assisted Ivor Lewis esophagectomy[J]. J Surg Oncol, 2019, 120 (7): 1142-1147.

第四章

机器人辅助 McKeown 食管癌根治术

第一节　机器人辅助 McKeown 食管癌根治术（经胸骨后左颈吻合）

一、手术适应证和禁忌证

（一）适应证

（1）胸段食管癌。

（2）临床分期T1b-3N0M0。

（3）临床分期T1-4aN1-3M0，经新辅助治疗未进展，临床评估可手术切除。

（4）根治性放化疗后复发，临床评估可手术切除。

（二）禁忌证

（1）患者心、肺、肝、肾等主要器官功能差，无法耐受食管癌根治术：心功能检查提示Goldman指数分级Ⅲ～Ⅳ级；肺功能检查提示术后预计值$FEV_1 < 40\%$和/或$DLCO < 40\%$；总胆红素＞1.5倍正常值上限；谷丙转氨酶和谷草转氨酶＞2.5倍正常值上限；肌酐＞1.25倍正常值上限和/或肌酐清除率＜60mL/min。

（2）肿瘤外侵相邻重要器官，如气管、胸主动脉、心脏、椎体等。

（3）已有远处转移。

（4）胸腔粘连严重，无法充分游离，无法置入trocar，无法提供游离空间者。

二、术前准备

充分的术前准备有助于手术的安全实施，减少术后并发症的发生，加速患者术后康复。

（1）吸烟者应戒烟2周或以上。

（2）术前1周可行呼吸功能锻炼。

（3）控制血压、血糖等，改善全身营养状况。

（4）术前晚口服泻药清洁肠道。

（5）术前晚口服橄榄油50～100mL有助于术中标示胸导管，减少术后乳糜胸。

（6）术前半小时可予抗生素预防感染。

三、体位与穿刺孔布局

（一）体位

以达芬奇Si系统为例。

1. 胸部手术体位

患者采取135°左侧卧位（侧俯卧位），头和腋下垫软枕，上肢向头侧自然放置于软枕上，髋部及膝部以盆托及固定带固定；患者第5肋间隙对准手术台腰桥，以扩大肋间隙利于手术。助手位于患者腹侧，洗手护士紧邻助手。

2. 腹部手术体位

患者平卧位，头顶平手术床缘，肩背部垫一薄枕，使头稍后仰。头稍转向右侧，显露出左颈。取头高脚低25°位。助手位于患者右侧，洗手护士紧邻助手。

（二）穿刺孔布局

1. 胸部操作穿刺孔布局

胸部采用3臂机器人辅助进行胸段食管游离和纵隔淋巴结清扫，另加1个助手孔。于腋中线第6肋间做12mm切口用作镜孔，于腋中线与腋后线之间第3和第8肋间各做8mm切口，分别放置1号臂和2号臂。于腋中线与腋后线之间第4肋间做3cm切口用作助手孔，用于助手辅助术者吸烟雾、显露术野、离断胸段食管、取出标本和冲洗胸腔等操作（图4-4-1）。

1号臂置入电凝钩，并接单极电凝系统，由主刀医生右手实时操控。清扫左右喉返神经旁淋巴结时更换为剪刀，并接单极电凝系统。2号臂接有孔双极钳，并连接双极电凝系统，可抓持食管和淋巴结脂肪组织，由主刀医生左手操控。

2. 腹部操作穿刺孔布局

腹部采用3臂机器人辅助进行胃游离和胃周淋巴结清扫，另加2个助手孔。于脐下2cm横线和脐左旁2cm纵线交叉处做12mm切口用作镜孔。于左侧腹直肌外缘1cm纵线和肋缘下4cm横线交叉处做8mm切口，放置1号臂。于右侧腹直肌外缘纵线和肋缘下3cm横线交叉处做8mm切口，放置2号臂。于脐下3cm横线和脐右旁2cm纵线交叉处做12mm切口，由助手右手持器械辅助操作。于脐下2cm横线和右侧腹直肌外缘1cm纵线交叉处做5mm切口，由助手左手持器械辅助操作（图4-4-2）。

1号臂置入超声刀，由主刀医生右手实时操控，进行胃的游离和胃周淋巴结清扫。2号臂接有孔双极钳，并连接双极电凝系统，可提拉大网

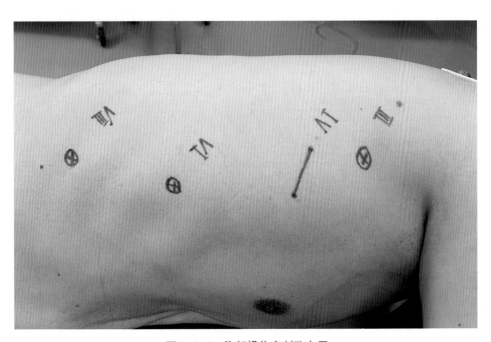

图4-4-1　胸部操作穿刺孔布局

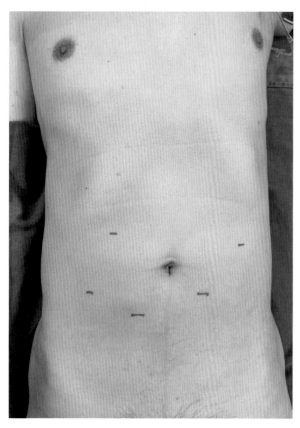

图4-4-2　腹部操作穿刺孔布局

膜、胃、淋巴脂肪等组织。2个助手孔可分别置
入腔镜肠钳，用于提拉胃组织。其中12mm助手
孔还可置入Hem-o-lok，用于夹闭胃左动脉。

四、手术切除范围

按照AJCC第八版食管癌分期系统关于区域
淋巴结的定义[1]，经右胸、上腹、颈部三切口食
管癌根治术淋巴结清扫目标范围如下：①下颈区
气管旁淋巴结、上气管旁淋巴结、下气管旁淋巴
结、隆突下淋巴结、胸上段食管旁淋巴结、胸中
段食管旁淋巴结、胸下段食管旁淋巴结、下肺韧
带淋巴结、横膈淋巴结、贲门旁淋巴结、胃左淋
巴结、肝总淋巴结、脾淋巴结和腹腔干淋巴结。
②淋巴结清扫数目在15枚以上。

五、手术步骤

（一）游离胸段食管，清扫纵隔淋巴结

（1）探查右胸：明确胸腔有无胸腔积液，胸
膜有无粘连，胸壁有无肿瘤种植，食管肿瘤所在部
位，肿瘤有无侵犯胸膜，纵隔有无肿大淋巴结。

（2）游离胸上段食管，清扫右喉返神经旁
淋巴结及胸上段食管旁淋巴结：用有孔双极钳提
起上纵隔胸膜，自奇静脉弓上缘开始沿脊柱旁和
迷走神经旁至锁骨下动脉表面和胸顶，用电凝钩
打开纵隔胸膜，游离胸上段食管前壁及后壁，
注意保护胸导管（图4-4-3）和左喉返神经。1
号臂器械更换为剪刀，在右锁骨下动脉水平自
迷走神经起始部游离右喉返神经，清扫右喉返
神经旁淋巴结（图4-4-4）。

（3）游离胸中下段食管，清扫胸中下段食
管旁淋巴结和膈上淋巴结：用有孔双极钳提起中
后纵隔胸膜，沿奇静脉和奇静脉弓及肺门用电
凝钩打开纵隔胸膜，游离胸中段食管的后壁和前
壁。挑起奇静脉弓，游离食管周围组织，使中上
纵隔连通。注意保护右主支气管动脉（图4-4-
5）。继续游离胸下段食管的后壁和前壁以及食
管裂孔（图4-4-6），同时清扫食管旁淋巴结和
膈上淋巴结，显露出左侧胸膜。

（4）离断胸段食管，游离食管左侧缘：用
有孔双极钳提起胸下段食管，于食管裂孔水平用
肾蒂钳游离食管左侧缘，提起食管，置入切割缝
合器，闭合离断食管。用卵圆钳夹提胸下段食管
断端，拉至头侧，游离食管左侧缘至奇静脉弓水
平，松开卵圆钳。于奇静脉弓上方拉出胸中下段
食管。卵圆钳夹提胸上段食管，拉至头侧，继续
游离食管左侧缘至锁骨下动脉平面。置入切割

缝合器，于奇静脉弓水平闭合离断食管，取出标本。

（5）清扫左喉返神经旁淋巴结：用并拢的肺耙拨开气管，用有孔双极钳提起左喉返神经旁组织，用电凝钩打开气管左侧缘解剖间隙，仔细辨认左喉返神经，1号臂器械更换为剪刀，清扫左喉返神经旁淋巴结（图4-4-7）。

（6）清扫隆突下淋巴结：用肺耙拨开肺门，显露出气管隆嵴区域。用有孔双极钳提起隆突下淋巴结，用电钩依次游离右主支气管缘、心包缘和左主支气管缘，完整取出淋巴结（图4-4-8）。

（7）冲洗胸腔，膨肺检查有无气管和主支气管破损漏气，吸尽冲洗水，再次检查创面有无出血，于镜孔留置24号胸管一根，双肺通气，逐层关闭胸壁切口。

（二）游离胃，清扫胃周淋巴结

（1）人工气腹建立后探查腹腔，明确网膜组织和两侧髂窝有无种植结节，胃周淋巴结有无肿大，肝脏有无转移病灶。

（2）游离胃，清扫胃周淋巴结：助手用两把肠钳提起

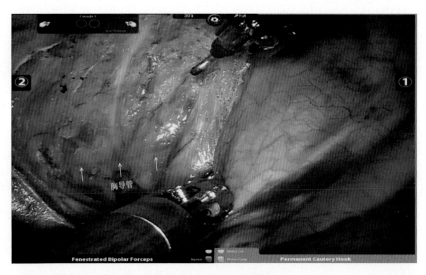

图4-4-3　保护胸导管

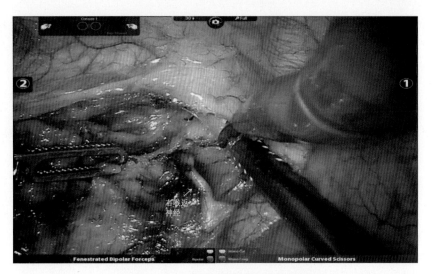

图4-4-4　清扫右喉返神经旁淋巴结

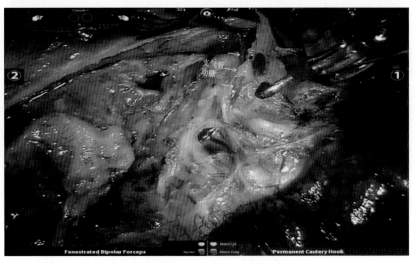

图4-4-5　保护右主支气管动脉

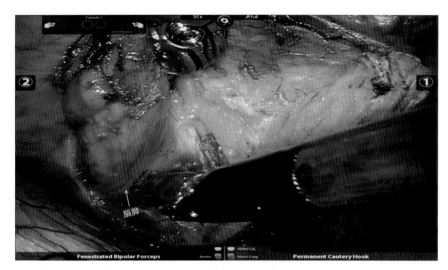

图4-4-6　游离胸下段食管

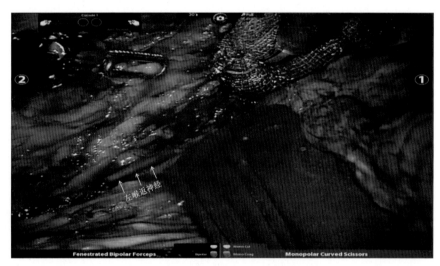

图4-4-7　清扫左喉返神经旁淋巴结

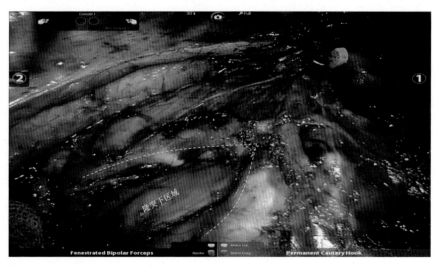

图4-4-8　清扫隆突下淋巴结

胃（图4-4-9），显露出胃网膜右动脉弓。沿血管弓旁用超声刀分离大网膜。右侧分离至胃网膜右动脉起始水平，注意避免损伤胃网膜右动脉和横结肠。左侧于脾下缘水平紧贴胃大弯游离胃脾韧带，超声刀离断胃短血管，注意避免损伤脾和脾血管。将胃上提翻向头侧，沿胰腺上缘清扫脾动脉旁淋巴结，往头侧继续分离至左侧膈肌脚，往右侧继续分离至显露出胃冠状静脉（图4-4-10）和胃左动脉（图4-4-11）。胃冠状静脉用超声刀直接离断，胃左动脉用Hem-o-lok夹闭后离断。往头侧继续分离至右侧膈肌脚。松开肠钳，用肠钳拨开肝右叶，显露出小网膜。用有孔双极钳提起小网膜，用超声刀游离，往头侧游离至贲门，拉出食管断端至腹腔（图4-4-12）。关闭气腹。

（三）管状胃制作

于剑突下4cm做上腹正中切口，逐层切开。将游离胃经切口拉出腹腔外。于胃小弯远端距离

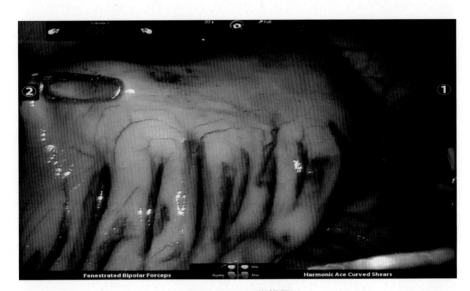

图4-4-9 肠钳提胃

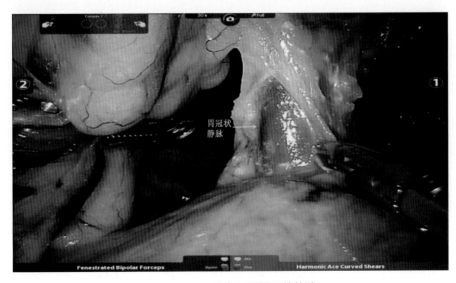

图4-4-10 游离显露胃冠状静脉

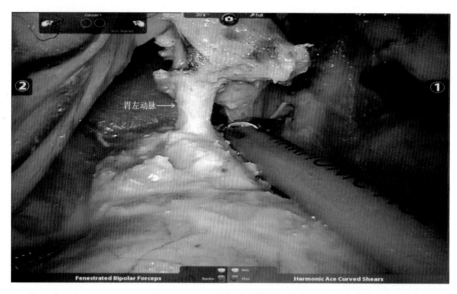

图4-4-11　游离显露胃左动脉

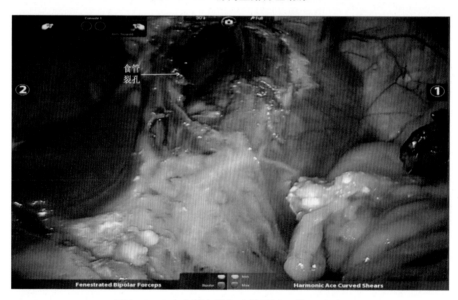

图4-4-12　离断食管经食管裂孔下拉至腹腔

幽门约4.0cm处结扎切断胃右动脉主干，保留近端部分动脉分支，用切割缝合器将胃小弯及贲门连同胃左动脉分支和淋巴脂肪组织一同切除，将游离胃制成管状，宽度大约4cm。

（四）胃食管左颈吻合

于左颈部胸锁乳突肌前缘做一纵行切口至胸骨切迹，逐层切开，切断左侧颈前带状肌。于气管深面游离颈段食管并将胸上段食管由胸腔内拖至颈部，小心保护左侧喉返神经。于胸骨后做一隧道，将管状胃经胸骨后径路拉出颈部。于食管近端做荷包缝合，置入吻合器头，于管状胃远端做一切口，置入25mm圆形吻合器行器械吻合。经管状胃远端切口伸入食指引导胃管留置，管端位于吻合口下方。用切割缝合器关闭管状胃远端。冲洗颈部切口，于颈前放置16号引流管一条，逐层关闭颈部切口。

（五）空肠造瘘

使用空肠造瘘装置于左上腹置入空肠造瘘管。通常选取距十二指肠悬韧带（Treitz韧带）15cm处的空肠作为穿刺点。

（六）关闭腹部切口

检查腹腔有无活动出血。逐层关闭上腹正中小切口，依次缝合各个操作孔。

（傅剑华　刘乾文）

参考文献

[1] RICE T W, ISHWARAN H, FERGUSON M K, et al. Cancer of the esophagus and esophagogastric junction: an eighth edition staging primer[J]. Journal of Thoracic Oncology, 2017, 12(1): 36-42.

第二节　机器人辅助 McKeown 食管癌根治术（经食管床左颈吻合）

一、手术的适应证和禁忌证

（一）适应证

（1）临床分期 Ⅰ~Ⅱ 期和部分 Ⅲ 期患者（cT1b-4aN0M0）。

（2）T1-T3肿瘤存在区域淋巴结转移时（N+），在综合考虑患者的身体状况和年龄等因素的情况下，仍可手术切除；T4a存在区域淋巴结转移时可认为具有潜在被切除的可能性。

（3）心包、胸膜或膈肌受侵的T4a肿瘤，经新辅助治疗处于降期，临床评估可手术切除。

（二）禁忌证

（1）经术前评估患者心、肺、肝、肾、功能差，无法耐受机器人微创食管癌根治术。

（2）T4b肿瘤累及心脏、大血管、气管、椎体或临近腹腔器官（包括肝脏、胰腺和脾脏）。

（3）肿瘤位于食管胃交接处伴锁骨上淋巴结转移，或伴有多站、大块淋巴结转移的大部分情况。

（4）肿瘤位于食管胃交接处伴锁骨上淋巴结转移。

（5）远处转移（包括非区域淋巴结及 Ⅳ 期）。

二、术前准备

同一般胸外科手术。充分的术前准备有助于手术的安全实施，减少术后并发症的发生，加速患者术后康复。

（1）吸烟者应戒烟2周或以上。

（2）术前1周可行呼吸功能锻炼。

（3）控制血压、血糖等，改善全身营养状况。

（4）术前半小时可予抗生素预防感染。

（5）术前12h、6h分别予患者全脂牛奶或橄榄油服用，以利于胸导管的暴露。

三、体位与穿刺孔布局

（一）体位

患者取左侧卧位，腋下垫软垫，上肢固定于托手架上，髋部及膝部以盆托及固定带固定；患者取适当头高脚低位，以避免机械臂碰撞骨盆造成损伤。助手位于患者腹侧，洗手护士紧邻助手。

（二）穿刺孔布局

1. 胸部

本例患者胸部采用3孔法行机器人辅助下食管癌根治术，另加一个助手孔。于腋后线第6肋间做12mm切口用作镜孔并形成8~10mmHg人工CO_2气胸，于腋前线第4肋间做8mm切口放置1号

臂，于第8肋间做8mm切口放置2号臂。在镜孔与2号臂连线与第九肋间的交点做12mm切口用作助手孔（图4-4-13），辅助主刀医生手术。

术者可根据自己的习惯及术中情况，选择1号臂置入电钩并接单极电凝系统，或者置入超声刀等能量器械，用右手实时操控。2号臂接有孔抓钳，可抓持食管及血管，由主刀医生左手操控，用于实时暴露及止血（图4-4-14）。助手使用抓钳帮助主刀医生暴露手术视野并使用直头吸引器吸血、吸烟雾，辅助主刀医生手术。

2. 腹部

本例患者腹部采用4孔法行机器人辅助下食管癌根治术，另加一个助手孔。脐周做12mm切口用作镜孔并形成12~14mmHg人工CO_2气腹。于腋前线左肋缘下1~2cm做8mm切口放置1号臂，

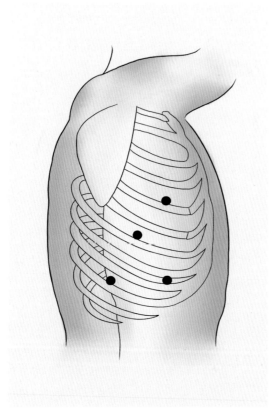
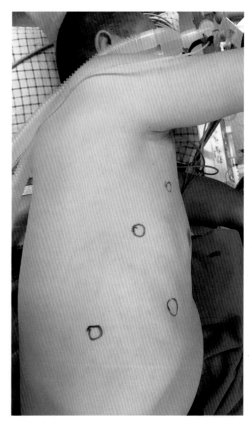

图4-4-13　穿刺孔布局

镜孔与3号臂之间呈扇形各距10cm处做8mm切口放置2号臂，于腋前线右肋缘下1~2cm做8mm切口放置3号臂，镜孔与1号臂之间呈扇形各距10cm处做12mm切口作为助手孔。

术者可根据自己的习惯及术中情况，选择1号臂置入电钩并接单极电凝系统，或者置入超声刀等能量器械，用右手实时操控；2号臂接有孔抓钳，可抓持食管及血管，由主刀医生左手操控，用于实时暴露及止血。3号臂置入有孔抓钳，无电凝功能，主要用于牵拉，便于手术视野的暴露。助手使用抓钳帮助主刀医生暴露手术视野并使用直头吸引器吸血、吸烟雾，辅助主刀医生手术。

四、手术切除范围

按照NCCN食管癌2019年第四版及CSCO食管癌2021年诊疗指南完成标准的食管癌根治术+系统性淋巴结清扫术。系统性淋巴结清扫术标准如下：颈部无可疑肿大淋巴结和胸中下段食管癌的患者建议行胸腹完全二野淋巴结清扫（标准胸腹二野+上纵隔，特别是双侧喉返神经淋巴结），颈部有可疑肿大淋巴结和胸上段食管癌的患者，推荐颈胸腹三野淋巴结清扫（双下颈及锁骨上+上述完全二野淋巴结）。对于未行诱导放化疗而进行食管切除术的患者，应至少清扫15枚淋巴结以获取充分的淋巴结分期。术前行放化疗后的患者手术应清扫的最佳淋巴结数目尚未明确，但推荐清扫相似数目的淋巴结。要求完整切除解剖学标志范围内的所有淋巴结及其周围组织。

五、手术步骤

1. 胸部

打开纵隔胸膜，超声刀游离食管，游离奇静脉（图4-4-15），以锁扣夹双重结扎后切断，向上至胸顶部，向下至膈肌裂孔，注意保护胸导

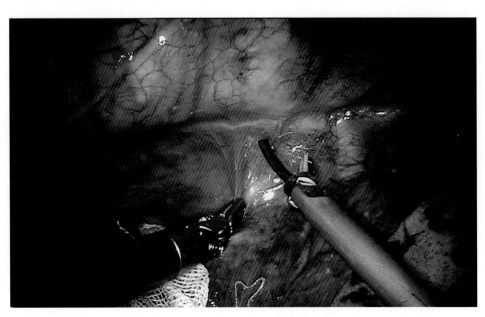

图4-4-14　置入手术器械

管，清扫胸部淋巴结，胸顶处放置胸管。

2. 腹部

术者可根据术中情况及自己的习惯选择以下顺序。

（1）先大弯侧：提起横结肠，切开胃结肠韧带，游离胃大弯至幽门口，保留胃网膜右血管。游离胃大弯左侧至脾胃韧带下方。切断胃短动脉，游离胃底部至贲门口，翻起胃体，显露和离断胃左动脉（图4-4-16）。

（2）先小弯侧：打开小网膜囊，解剖分离胃左动脉（图4-4-16），清扫胃左动脉旁淋巴结，血管骨骼化后双重结扎离断，切断肝胃韧带，打开膈肌裂孔，继续游离胃大弯，解剖分离胃结肠韧带，向胃底处分离大网膜，顺势切断胃脾韧带。结扎胃短动脉。继续向幽门处分离网膜，保留胃网膜右动脉。

撤除器械，于剑突下沿正中线取一5cm切口，用一次性切割缝合器做管状胃后浆肌层包埋。术者可根据自己的习惯，于幽门上方2cm向胃底部做宽度为4~6cm的管状胃，管状胃远端与食管牵引线缝合。

3. 颈部

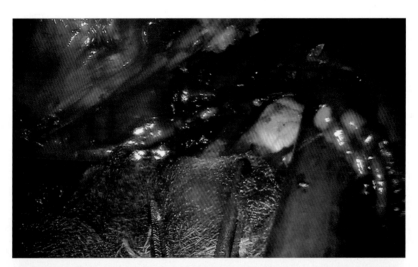

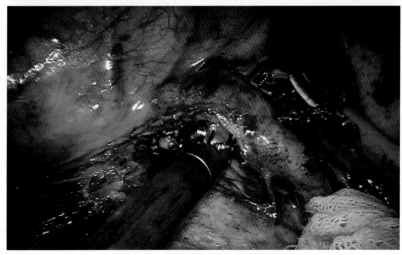

图4-4-15　游离奇静脉

取左侧胸锁乳突肌内侧缘行切口，切开皮肤、皮下、颈阔肌，将胸锁乳突肌及颈动脉鞘牵向外侧，沿肌间隙分开颈前肌层，于气管后、颈椎体右前方沿食管床进入右侧胸腔，将游离的胸段食管自颈部切口拉出，进一步分离颈部食管，将胃亦由颈部切口引出，用管型吻合器吻合食管残端与管状胃大弯侧（可根据术中情况和术者习惯选择侧侧吻合或端侧吻合），向胃腔内送入胃管，前壁以切割缝合器关闭，外加浆肌层包埋加强缝合后，将吻合口还纳入食管床。

4. 胸部淋巴结清扫

（1）清扫第7组淋巴结（隆突下淋巴结）的操作要点（图4-4-17）：最为关键的点是如何在彻底清扫隆突下淋巴结的同时，保护脆弱的气管膜部不受损伤。因为隆突下淋巴结位置较为隐蔽，被肺组织和气道遮挡，因此充分暴露就显得尤为重要。助手应使用纱布和抓钳依靠摩擦力向前牵拉肺组织，使得隆突得以充分暴露；此时主刀医生应小心翼翼地解剖第7组淋巴结及其周围脂肪组织，使用纱布进行保护的好处是可以避免超声刀的热量损伤到气管膜部。

（2）清扫左右喉返神经旁淋

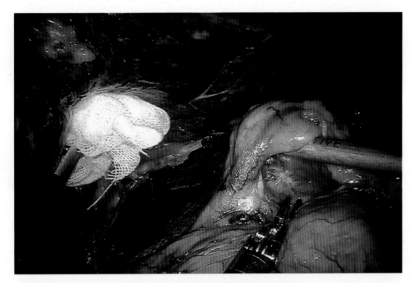

图4-4-16 骨骼化后离断胃左动脉

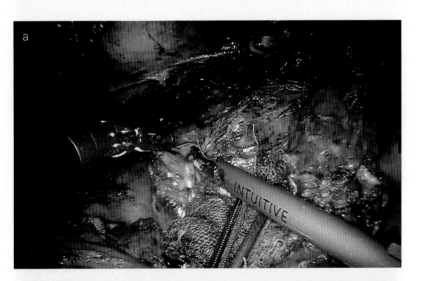

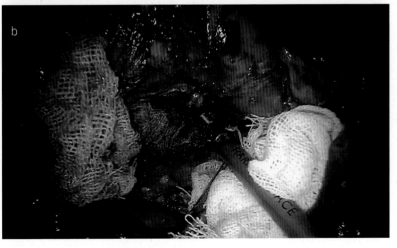

a. 清扫隆突下淋巴结；b. 清扫食管旁淋巴结。
图4-4-17 清扫第7组淋巴结

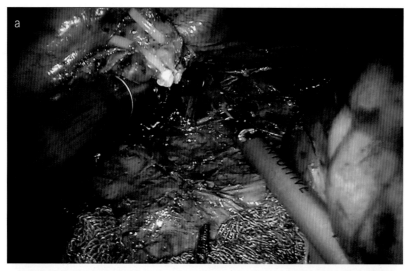

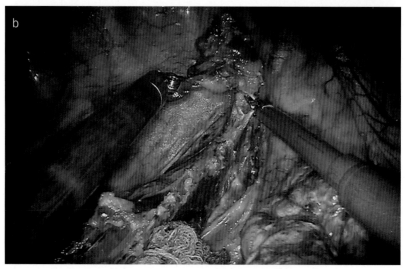

a. 清扫左侧喉返神经旁淋巴结；b. 清扫右侧喉返神经旁淋巴结。
图4-4-18　清扫左右喉返神经旁淋巴结

巴结的操作要点（图4-4-18）：最为关键的点是如何在彻底清扫双侧喉返神经链旁的淋巴结的同时，避免损伤到喉返神经。在清扫左侧喉返神经旁淋巴结时，助手应配合主刀医生按压和牵拉已经游离下来的食管及肺组织，助其充分暴露主肺动脉窗。此时主刀医生应细致地解剖喉返神经，避免损伤到重要的血管和神经；在清扫右侧喉返神经旁淋巴结时，要在无名动脉和食管之间小心暴露喉返神经，双极抓钳整块切除淋巴结及其周围脂肪组织。

（3）清扫胃左动脉旁淋巴结时的操作要点：根据患者的不同情况，可以适当扩大切除范围，向肝总动脉和脾动脉处扩大清扫范围。

食管癌的淋巴回流具有一定的特殊性，其黏膜下层不仅有可以横向贯穿食管的淋巴管至区域淋巴结，还存在垂直纵向的淋巴管，可导致跳跃性淋巴结转移。结合国内外文献，淋巴结转移是影响食管癌预后的主要危险因素。因此彻底又标准的淋巴结清扫不仅有助于准确分期以及指导术后辅助治疗，还可以降低患者术后复发和转移

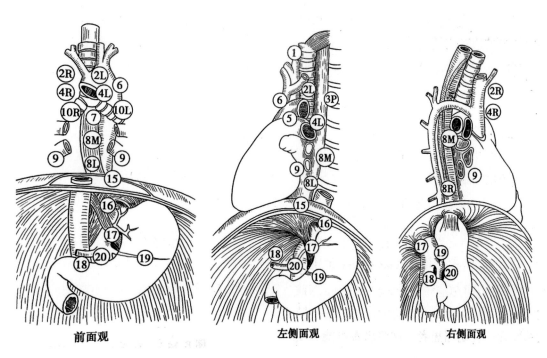

图4-4-19　UICC联合AJCC的标准食管癌区域淋巴结示意图

的风险从而得到生存获益。食管癌区域淋巴结分布较为广泛，覆盖了颈胸腹三个区域（图4-4-19）。其分组方式不同地区有不同的标准：UICC联合AJCC的标准较为全面，但是中国专家对食管癌胸部的区域淋巴结提出了一套更加适用于我国的标准，这二者之间的差异具体见表4-4-1。目前关于食管癌淋巴结清扫还存在以下的一些争议问题：①是三野还是二野。鉴于颈部淋巴结的阳性率可高达20%，目前针对食管癌根治术淋巴结清扫到底采用二野还是三野的方式仍然存在一定的争议。早在1991年，日本的Hoichi Kato等学者就回顾性分析了150名患者，发现颈部淋巴结清扫能够在不增加并发症的前提下，将患者的5年生存率由33.7%显著提高到48.7%[1]。然而在1998年，日本的Tetsuro Nishihira等学者的一项RCT研究显示：三野淋巴结清扫并不能让患者在生存上获益，反而会让其承担更大的诸如肺部感染和喉返神经损伤等术后并发症的风险[2]。而2020年一

项针对400名患者的RCT研究表明：三野相较于二野，并没有增加喉返神经损伤、乳糜胸、吻合口瘘和肺部感染等并发症的发生风险，然而这两组患者在90天死亡率上也没有表现出有统计学意义的差异[3]。在2020年中国临床肿瘤学会（CSCO）发布的食管癌诊疗指南中明确指出：对于颈部无可疑肿大淋巴结和胸中下段食管癌的患者建议行胸腹二野+上纵隔双侧喉返神经旁淋巴结清扫；对于颈部有可疑肿大淋巴结和胸上段食管癌的患者，推荐行颈胸腹三野淋巴结清扫。由于淋巴结清扫数目对于精确判断N分期、避免假阴性具有重要意义，2016年NCCN指南提出食管癌根治术无论是二野还是三野均应达到清扫11~15枚淋巴结的最低要求；2020年的CSCO指南提出至少应该清扫15枚淋巴结才能得到充分而准确的N分期；而2017年版的食管癌根治术胸部淋巴结清扫中国专家共识指出：要更加重视胸部淋巴结的清扫。其提出食管癌胸部淋巴结分组中国标准的9组淋

巴结均应作为清扫目标，而不能仅满足于数目的要求[4]（表4-4-1）。②机器人对于喉返神经旁淋巴结清扫的优势。喉返神经旁淋巴结是食管鳞癌经常发生转移的区域淋巴结，其术后转移复发率可高达20%~40%[5]；另有研究表明喉返神经旁淋巴结转移与颈部淋巴结转移具有强相关性，喉返神经旁淋巴结具有潜在的作为颈部淋巴结清扫的前哨淋巴结的可能[6]，专家共识也指出双侧喉返神经旁淋巴结是食管癌根治术中非常值得重视的淋巴结[4]。传统左进胸的术式由于受解剖位置的局限，对上述区域淋巴结的清扫非常有限。而右进胸的颈胸腹三切口McKeown术式则能避开上述缺点，对双侧喉返神经旁淋巴结进行彻底和较为安全的切除。中国台湾赵盈凯教授的一项针对141名接受

McKeown术式患者的回顾性研究表明，机器人术式相较于胸腔镜术式，能够在不增加发病率的前提下增加左喉返神经旁淋巴结的收获个数[7]。中山大学傅剑华教授对215人进行了回顾性倾向性评分匹配研究，结果表明机器人辅助微创食管癌根治术在保护喉返神经这一点上比胸腔镜微创术式更有优势[8]。近年来由于加速康复外科理念的流行，能够减少患者的创伤和应激的微创外科正逐步被外科医生所接受、采用。达芬奇机器人相较于传统的胸腔镜微创外科方式，其优势在于3D立体成像和灵活精准的7个自由活动度，这能帮助术者很好地把握胸腔内纵深关系，在清扫双侧喉返神经旁淋巴结时更加游刃有余。

表4-4-1　食管癌区域淋巴结UICC联合AJCC标准与中国标准的对应关系

区域	UICC联合AJCC标准	中国标准
颈部	第1组：锁骨上淋巴结	
胸部	第2R组：右上气管旁淋巴结	C201组：右喉返神经旁淋巴结
	第2L组：左上气管旁淋巴结	C202组：左喉返神经旁淋巴结
	第3P组：后纵隔淋巴结	C203组：上段食管旁淋巴结
	第4R组：右下气管旁淋巴结	C204组：右下气管旁淋巴结
	第4L组：左下气管旁淋巴结	
腹部	第5组：主肺动脉窗淋巴结	
	第6组：前纵隔淋巴结	
	第7组：气管隆嵴下淋巴结	C205组：隆突下淋巴结
	第8M组：中段食管旁淋巴结	C206组：中段食管旁淋巴结
	第8L组：下段食管旁淋巴结	C207组：下段食管旁淋巴结
	第9组：下肺韧带淋巴结	C208组：下肺韧带淋巴结
	第10R组：右气管支气管淋巴结	
	第10L组：左气管支气管淋巴结	
	第15组：膈肌淋巴结	C209组：膈肌旁淋巴结
	第16组：贲门周围淋巴结	
	第17组：胃左淋巴结	
	第18组：肝总淋巴结	
	第19组：脾淋巴结	
	第20组：腹腔淋巴结	

5. 可替代食管的器官

可供选择的器官有胃（首选）、结肠、空肠。胃代食管由于较为符合食管的消化道生理特征，且术前准备简便、创伤小、术后感染率低，因此已成为主流选择；如果患者罹患胃部疾病或者接受过胃部手术以至于不再适合用胃替代食管，则可考虑结肠和空肠的可能性。

（易俊　彭昊　王荣春）

管胃制作+颈部吻合　　　空肠造瘘

参考文献

[1] KATO H, WATANABE H, TACHIMORI Y, et al. Evaluation of neck lymph node dissection for thoracic esophageal carcinoma[J]. Ann Thorac Surg, 1991, 51 (6): 931-935.

[2] NISHIHIRA T, HIRAYAMA K, MORI S. A prospective randomized trial of extended cervical and superior mediastinal lymphadenectomy for carcinoma of the thoracic esophagus[J]. Am J Surg, 1998, 175 (1): 47-51.

[3] LI B, HU H, ZHANG Y, et al. Three-field versus two-field lymphadenectomy in transthoracic oesophagectomy for oesophageal squamous cell carcinoma: short-term outcomes of a randomized clinical trial[J]. Br J Surg, 2020, 107 (6): 647-654.

[4] 李辉，方文涛，于振涛. 食管癌根治术胸部淋巴结清扫中国专家共识（2017版）[J]. 中华消化外科杂志，2017，16（11）：1087-1090.

[5] CHAO Y K, CHIU C H, LIU Y H. Safety and oncological efficacy of bilateral recurrent laryngeal nerve lymph-node dissection after neoadjuvant chemoradiotherapy in esophageal squamous cell carcinoma: a propensity-matched analysis[J]. Esophagus, 2020, 17 (1): 33-40.

[6] LI H, YANG S, ZHANG Y, et al. Thoracic recurrent laryngeal lymph node metastases predict cervical node metastases and benefit from three-field dissection in selected patients with thoracic esophageal squamous cell carcinoma[J]. J Surg Oncol, 2012, 105 (6): 548-552.

[7] CHAO Y K, HSIEH M J, LIU Y H, et al. Lymph Node Evaluation in Robot-Assisted Versus Video-Assisted Thoracoscopic Esophagectomy for Esophageal Squamous Cell Carcinoma: A Propensity-Matched Analysis[J]. World J Surg, 2018, 42 (2): 590-598.

[8] CHEN J, LIU Q, ZHANG X, et al. Comparisons of short-term outcomes between robot-assisted and thoraco-laparoscopic esophagectomy with extended two-field lymph node dissection for resectable thoracic esophageal squamous cell carcinoma[J]. J Thorac Dis, 2019, 11 (9): 3874-3880.

第五章

全孔机器人食管平滑肌瘤摘除术

一、概述

食管平滑肌瘤是起源于食管固有肌层的一种平滑肌性肿瘤，是最常见的一种食管良性肿瘤，约占所有食管良性肿瘤的80%[1-2]。食管平滑肌瘤在所有消化道平滑肌瘤中约占10%。食管平滑肌瘤在我国的发病率为0.08%~0.43%，患者大多较为年轻，年龄在20岁至50岁之间，其中男性患者多见，男女发病比例约为2∶1。

食管平滑肌瘤大多起源于食管中下段的环形肌层，较少位于食管上段及颈部食管。肿瘤多为单发生长，瘤体形态不规则，可呈马蹄形、类圆形等。多发食管平滑肌瘤较为少见[3]。

食管平滑肌瘤患者一般病史较长，数月至数年不等。由于肿瘤生长缓慢，大部分患者无明显症状，部分患者可有吞咽困难、胸部或上腹部胀痛不适症状，肿瘤较大时可压迫气管导致咳嗽、胸闷、气短等症状。当肿瘤直径大于10cm时，称之为巨大食管平滑肌瘤。此外，部分患者的肿瘤侵犯至黏膜时可见上消化道出血症状[4]。

由于大部分患者通常无明显症状，食管平滑肌瘤常常在患者由于其他原因行相关检查时发现。食管平滑肌瘤在上消化道造影检查中的典型表现为边缘光滑的充盈缺损。造影剂在通过病

灶所在部位时，可见稍有停滞，但一般不会有明显的梗阻表现。肿瘤部位的食管黏膜通常被瘤体撑起而展平，无明显的黏膜褶皱，并且造影剂由于均匀涂抹在瘤体表面而形成均一的"涂抹症"。胸部CT检查的表现为食管的软组织影，可用于与食管周围淋巴结及囊性病变相鉴别[5]。食管镜检查下可见肿瘤处的隆起性病变，食管黏膜通常光滑完整。但是不推荐在食管镜下行病理活检，因为首先不确定是否能准确穿透食管黏膜及黏膜下层采集到有效组织，其次活检后可能会产生局部粘连，从而导致术后发生食管瘘。经食管超声检查对诊断食管平滑肌瘤有很大的意义，典型表现为边界清晰的超声第四层内低回声区[6]。

食管平滑肌瘤的治疗目前尚有一些争议[7-9]。对于无症状的患者，一些专家认为只有病变大于5cm的患者需要医学干预，而病变小于5cm的患者只需要定期复查和随访即可。另一部分专家则认为由于食管平滑肌瘤仍有恶变的可能，故1~5cm大小的肿瘤仍需手术切除，并且手术切除后可以对肿瘤行进一步的病理学诊断。而对于直径小于1cm的食管平滑肌瘤，由于术中很难将其准确定位，通常不推荐行手术治疗。

食管平滑肌瘤的切除通常有三种手术方式，分别是开放手术、胸腔镜手术以及内镜下切除手

术。传统观点认为，开胸或开腹下的肿瘤切除术是治疗食管平滑肌瘤的最佳选择，术中可以很好地暴露食管以及显露肿瘤。在选择切口时，左胸或者右胸入路皆可，但为了更加清晰地暴露食管，通常选择右胸入路。此外，切口的选择主要根据肿瘤的部位。颈部切口通常用于颈段食管平滑肌瘤。位于食管胸部中上段的肿瘤可选用右侧肋间切口。食管下段的平滑肌瘤则可选用左侧肋间切口。需要特别注意的是，对于一些明显带蒂的肿瘤，手术切口应根据蒂的部位选择，而非根据肿瘤部位。当瘤体巨大、食管壁存在广泛损伤以及术后形成食管瘘的风险较高时，也可行食管节段性切除手术及食管-胃吻合术。采用开放手术对肿瘤本身通常无明确要求，术中可根据情况扩大手术切口进一步操作，是一种较为安全的手术方式[10]。

自1992年Everitt和Bardini报道了第一例胸腔镜下食管肿瘤切除术后，随着微创治疗技术的不断发展，胸腔镜手术被广泛应用于各种食管良性肿瘤的治疗中[11]。相比于传统的开放手术，胸腔镜手术进一步缩短了术后住院时间，降低了肺不张、肺部感染、切口感染等术后并发症发生的概率，缓解了患者的术后疼痛及不适感，减小了术后瘢痕[12]。目前，胸腔镜下食管平滑肌瘤切除术已经成为一种标准的术式[13]。术中患者通常采用侧卧位，食管中上段平滑肌瘤通常采用右侧入路，而食管下段平滑肌瘤则可根据肿瘤部位选择左侧或者右侧入路。

内镜下肿瘤切除术具有创伤小、并发症少、恢复快的优点，但由于术中无法判断肿瘤的侵犯深度且容易发生食管穿孔，选择此类手术时需慎重把握适应证及禁忌证[14]。

除了以上三种传统手术方式外，机器人辅助手术近些年逐渐在全国各大医院推广开来[15]。众多医用外科机器人手术系统中的典型代表就是达芬奇机器人手术系统。达芬奇机器人手术系统最早于2007年被引入我国，经过十余年的发展和推广，机器人辅助手术已经在多个外科领域有了广泛的应用。在胸外科领域，由于机器人辅助手术与传统的胸腔镜手术有着一定的共同之处，许多胸腔镜手术已经可以由机器人辅助手术系统完成。对于食管平滑肌瘤切除手术，传统的胸腔镜手术受角度、空间、视野等的限制，有时很难进行器械移动、缝合及切除等操作，而机器人辅助手术则没有此类限制，国内外已经有许多将机器人辅助手术系统应用于食管平滑肌瘤切除中的成功案例[16-18]。

达芬奇机器人辅助食管平滑肌瘤切除术能够较好地保护食管黏膜层的完整性，对于促进患者术后早期进食、加速康复具有重要意义。Compea报道了一例63岁老年女性患者，在达芬奇机器人下通过2cm的肌层切口成功切除一直径达10cm的巨大平滑肌瘤，并且术后胃镜复查明确食管黏膜完整，患者的胸痛症状也得到完全缓解，术后第3天即完全康复出院，这体现了达芬奇机器人系统在这一手术方面的微创优势。Inderhees等对胸腔镜和达芬奇机器人两种微创食管平滑肌瘤手术效果进行了对比总结，结果显示达芬奇机器人相较于胸腔镜而言有助于减轻食管黏膜损伤、减少术后总体并发症的发生率、降低中转开胸的概率且能缩短术后住院时间，表明达芬奇机器人手术系统用于治疗食管平滑肌瘤安全可靠，且效果可能更佳。

二、手术适应证和禁忌证

1. 适应证

肿瘤直径≥2cm的胸段食管各部位单发或多发的平滑肌瘤。肿瘤为圆形、卵圆形时最有利于手术,螺旋形等不规则形平滑肌瘤手术时容易损伤食管黏膜。

(1)经食管超声内镜检查确认肿瘤来源于食管固有肌层。

(2)术前检查心肺、肝肾等脏器功能良好。

(3)患者同意手术方式并签署知情同意书。

当肿瘤直径＜1cm时因无法在腔镜下定位而不能被摘除。此时,术中联合应用内镜检查可显著提高定位的准确性,并可利用内镜仪器对病变进行外部触诊。局限在黏膜下层的小的病变建议行内镜黏膜下剥离术。巨大食管平滑肌瘤会造成肌层萎缩、菲薄或破坏,瘤体摘除后,肌层破损范围较大无法修补,常需要做食管切除。

2. 禁忌证

(1)有胸外伤、胸膜结核等可能导致胸膜腔粘连的病史。

(2)合并严重心、脑血管基础疾病。

(3)实验室检查提示血细胞计数、凝血功能明显异常。

三、术前准备

术前完成胃镜或超声胃镜检查、胸部增强CT检查,余同常规胸外科手术。

四、体位与穿刺孔布局

1. 体位

患者左侧卧位(90°),前倾20°~30° 体位可得到更大的后纵隔空间(图4-5-1)。腋下垫软枕,上肢固定于托手架上,髋部及膝部以盆托及固定带固定;患者第5肋间隙对准手术台腰桥,以扩大肋间隙利于手术;患者取适当头高脚低位,以避免机械臂碰撞骨盆造成损伤。助手位于患者腹侧,洗手护士紧邻助手。

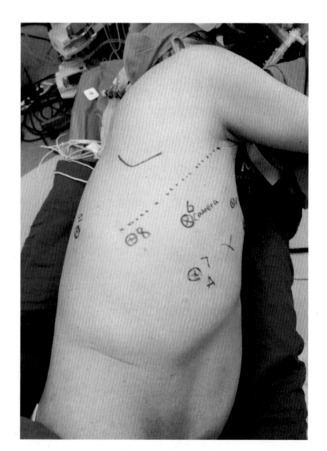

图4-5-1　患者体位

2. 穿刺孔布局

采用4臂法行全孔机器人辅助食管平滑肌瘤摘除术,加或不加助手孔。孔位选择"4-6-7-8-10"方案。于腋后线第6肋间做8mm切口用作镜孔并形成6~8mmHg人工CO_2气胸，对接3号臂，于腋前线第4肋间做8mm切口放置4号臂，于第8肋间肩胛下角、听诊三角区域分别做8mm切

口放置2号臂、1号臂。在镜孔与2号臂之间第7肋间做12mm切口用作助手孔，助手通过此孔辅助主刀医生手术；在手术结束时，可适当扩大助手孔，用于取出标本（图4-5-2，图4-5-3）。

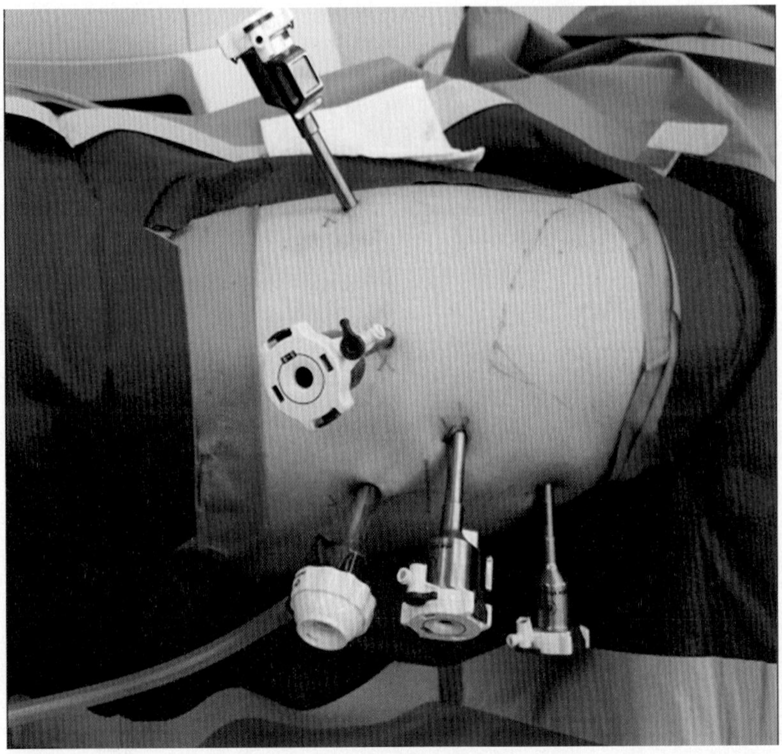

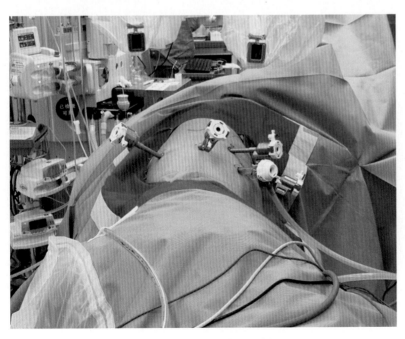

图4-5-2　穿刺孔布局（1）

4号臂置入马里兰钳，并接双极电凝系统，由主刀医生右手实时操控（图4-5-4）；根据需要或个人习惯，可换用超声刀或电钩。2号臂接有孔抓钳，无电凝功能，可抓持肺组织及血管，由主刀医生左手操控，用于实时暴露。1号臂置入有孔抓钳，无电凝功能，可夹持纱块，用于推移牵拉肺组织，便于手术视野的辅助暴露。第一助手使用直头吸引器吸血、吸烟雾及暴露手术视野，辅助主刀医生手术；同时，悬吊食管或轴向递送缝线、收集标本的操作也经由助手孔由第一助手完成。

根据患者的性别、体形及肿瘤位置可适当调整机械臂的放置位置。孔位亦选择"3-5-7-8-10"方案。在处理中下纵隔部位时，可更换2号臂和3号臂的功能，以减少机械臂之间的碰撞。

五、手术步骤

术前准确判断病变范围很重要。根据病变范围设计的镜孔及

图4-5-3　穿刺孔布局（2）

操作孔将影响手术视野和机械臂活动范围，可能进而影响手术难度，"4-6-7-8-10"方案可覆盖上、中、下各部位的食管平滑肌瘤。右胸入路更容易暴露食管，即使瘤体位于食管左侧（图4-5-5）。

充分游离食管，范围为至少距离肿瘤上下缘2cm。若病变范围跨度超越奇静脉弓较多（图4-5-6），可使用直线切割器离断（图4-5-7）。使用食管吊带以便于暴露（图4-5-8）。在肿瘤最高点纵行切开肌层（图4-5-9）。平滑

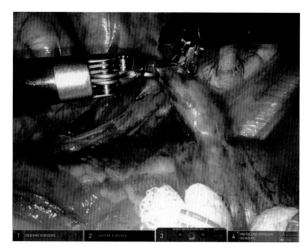

图4-5-6　瘤体跨奇静脉

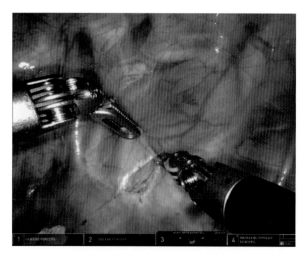

图4-5-4　马里兰钳的多重功能

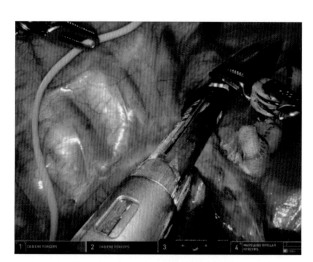

图4-5-7　离断奇静脉

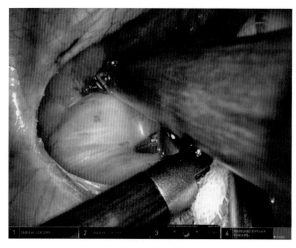

图4-5-5　瘤体偏左后方

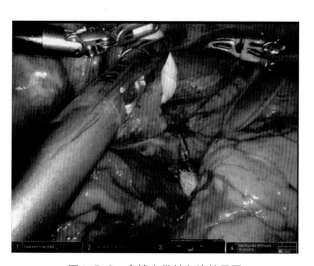

图4-5-8　食管套带轴向旋转暴露

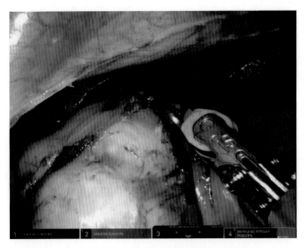

图4-5-9　于食管平滑肌瘤最高处打开肌层

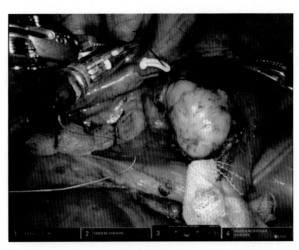

图4-5-11　食管轴向顺时针旋转便于暴露

肌瘤通常有完整包膜，与食管黏膜层、肌层有清晰界限。在剥离瘤体过程中应尽量贴近包膜进行钝性游离。有术者习惯缝支持线牵拉固定瘤体后使用直径8~10mm纱球沿瘤体钝性游离。笔者习惯使用马里兰钳的分离、夹持、双极电凝止血、持针器等多项功能（图4-5-4），缝支持线牵拉固定瘤体后（图4-5-10），也可将病变段食管游离超过瘤体上下极后，轴向翻转食管，从而得到有效暴露（图4-5-11）。熟练应用马里兰钳，可快速精准地进行瘤体和黏膜的分离（图

4-5-12）。在螺旋形瘤体拐角处，要注意识别瘤体和黏膜的边界（图4-5-13）。有时需要多次在不同部位缝合支持线（图4-5-14）。特别是在巨大食管平滑肌瘤呈螺旋形分布的时候，对于如何最大限度保护食管黏膜的完整性，传统腔镜的暴露、缝合往往有一定的困难。达芬奇机器人手术系统提供的高清三维视野以及超越人手极限的机械旋转手臂，有助于保障手术操作的精准性、灵活性，实现对目标区域的快速准确解剖、缝合等处理。

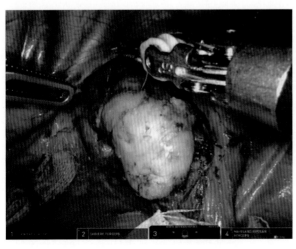

图4-5-10　瘤体缝线悬吊便于暴露

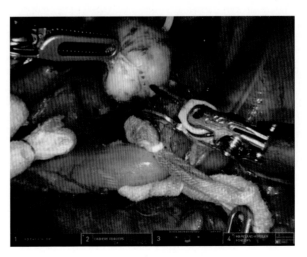

图4-5-12　分离肿瘤与黏膜

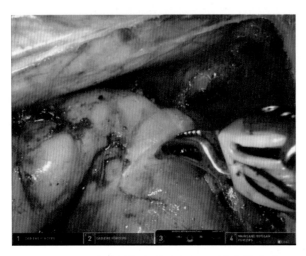

图4-5-13　在瘤体拐角处要注意识别和保护黏膜

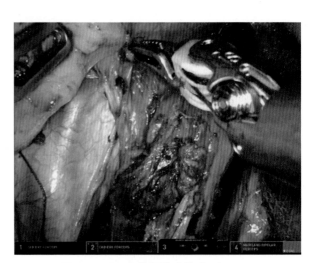

图4-5-15　完整切除瘤体（1）

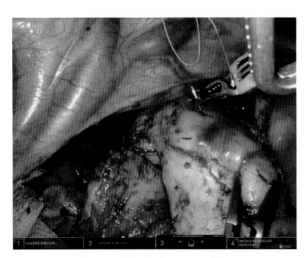

图4-5-14　瘤体再缝线悬吊便于暴露

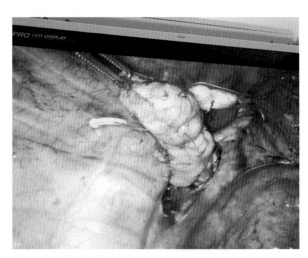

图4-5-16　完整切除瘤体（2）

完整切除瘤体（图4-5-15至图4-5-17）后随即复查胃镜充气实验，再确认食管黏膜完整性（图4-5-18、图4-5-19），确认食管黏膜完整则可不必留置胃管。术后次日即可进流食。食管瘤床创面确切止血后，倒刺线连续缝合肌层（图4-5-20）。创面妥善处理（图4-5-21）。关闭手术切口，经镜孔置入24号胸腔引流管，依次缝合各个操作孔。

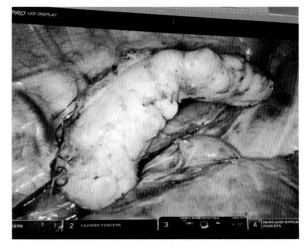

图4-5-17　完整切除瘤体（3）

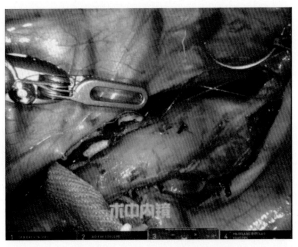

图4-5-18　术中即时胃镜充气试验评估黏膜完整性（1）

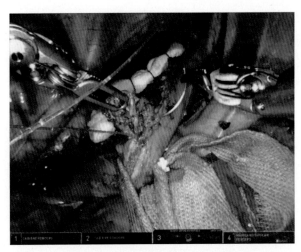

图4-5-20　倒刺线连续缝合食管肌层

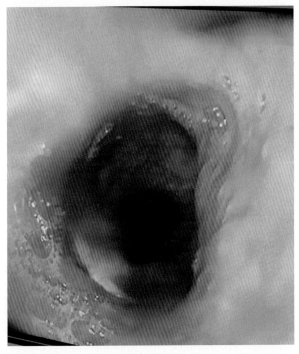

图4-5-19　术中即时胃镜充气试验评估黏膜完整性（2）

（王光锁　彭彬　郭燕华）

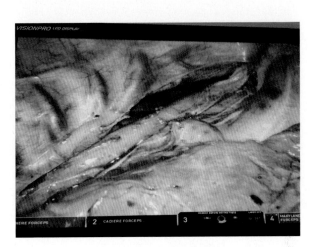

图4-5-21　术毕创面

参考文献

[1] 韩渭丽，汤萨，姬玲粉，等. 1058例食管良性肿瘤临床病理特征[J]. 中国肿瘤临床，2016，43（10）：424-428.

[2] KOHLI D R, FAIGEL D O. Esophageal leiomyomas: making mole hills out of mole hills?[J]. Gastrointest Endosc, 2018, 87（2）: 378-379.

[3] 布娅·米然别克，巴图，高峰. 136例食管平滑肌瘤的临床及病理特征分析[J]. 胃肠病学和肝病学杂志，2018，27（8）：905-908.

[4] JIANG G, ZHAO H, YANG F, et al. Thoracoscopic enucleation of esophageal leiomyoma: a retrospective study on 40 cases[J]. Dis Esophagus, 2009, 22（3）: 279-283.

[5] JANG K M, LEE K S, LEE S J, et al. The spectrum

of benign esophageal lesions: imaging findings[J]. Korean J Radiol, 2002, 3(3): 199-210.

[6] ANTONINI F, MINICIS S, MACARRI G. Circumferential esophageal leiomyoma[J]. Ann Gastroenterol, 2015, 28(1): 144.

[7] MUTRIE C J, DONAHUE D M, WAIN J C, et al. Esophageal leiomyoma: a 40-year experience[J]. Ann Thorac Surg, 2005, 79(4): 1122-1125.

[8] WANG Y X, ZHANG J, LIU Y, et al. Diagnosis and comprehensive treatment of esophageal leiomyoma: clinical analysis of 77 patients[J]. Int J Clin Exp Med, 2015, 8(10): 17214-17220.

[9] LEE L S, SINGHAL S, BRINSTER C J, et al. Current management of esophageal leiomyoma[J]. J Am Coll Surg, 2004, 198(1): 136-146.

[10] DE GIACOMO T, BRUSCHINI P, ARCIERI S, et al. Partial oesophagectomy for giant leiomyoma of the oesophagus: report of 7 cases[J]. Eur J Cardiothorac Surg, 2015, 47(1): 143-145.

[11] 吴昊, 姜冠潮, 李运, 等. 电视胸腔镜治疗食管黏膜下肿物20年经验[J]. 中国微创外科杂志, 2016, 16(12): 1075-1079.

[12] 任占良, 张泳, 任小朋, 等. 3cm单孔胸腔镜食管平滑肌瘤剥除术疗效与安全性探讨[J]. 中华肿瘤防治杂志, 2019, 26(15): 1111-1114.

[13] 张瑞杰, 蔡奕欣, 张霓, 等. 3cm单孔胸腔镜食管平滑肌瘤摘除术[J]. 中国微创外科杂志, 2017, 17(4): 368-370.

[14] SHIN S, CHOI Y S, SHIM Y M, et al. Enucleation of esophageal submucosal tumors: a single institution's experience[J]. Ann Thorac Surg, 2014, 97(2): 454-459.

[15] COLE A P, TRINH Q D, SOOD A, et al. The Rise of Robotic Surgery in the New Millennium[J]. J Urol, 2017, 197(2s): s213-s215.

[16] ELLI E, ESPAT N J, BERGER R, et al. Robotic-assisted thoracoscopic resection of esophageal leiomyoma[J]. Surg Endosc, 2004, 18(4): 713-716.

[17] CHIU P K, CHIU P W, TEOH A Y, et al. Robotic-assisted thoracoscopic enucleation of esophageal leiomyoma[J]. J Robot Surg, 2011, 5(3): 227-229.

[18] 徐惟, 孟浩, 赵乐飞, 等. 机器人食管平滑肌瘤摘除术初步经验[J]. 中华胸心血管外科杂志, 2020, 36(11): 672-674.

第六章

机器人食管癌根治术双侧喉返神经旁淋巴结清扫
与质量控制

食管癌是我国最常见的恶性肿瘤之一[1]，病理类型以鳞癌为主，食管切除术目前仍是食管鳞癌的主要治疗手段。和传统开放手术相比，微创食管癌切除术（minimally invasive esophagectomy，MIE）可降低术后并发症，尤其是肺部并发症的发生率，加快术后恢复，缩短住院时间，取得较满意的近期疗效以及和开放手术相似或更好的远期疗效[2-5]。近年来，达芬奇机器人外科系统逐步被应用于食管鳞癌的外科治疗中，其高清3D视角、360°旋转机械臂、有效过滤震颤等优势，可克服传统胸腔镜的局限性，使其在狭小空间中易于完成高精度和高难度的外科操作，尤其对于上纵隔喉返神经（recurrent laryngeal nerve，RLN）旁淋巴结的清扫较腔镜具有显著优势。以下对上纵隔RLN旁淋巴结清扫之解剖范围和边界、技术要点及质量控制等进行阐述。

一、双侧RLN旁淋巴结清扫之规范

淋巴结转移和复发是影响食管鳞癌预后的重要因素，根治性淋巴结清扫可使术后分期更为精准，降低局部复发率，进而改善患者生存质量[6]。双侧RLN旁淋巴结，包括颈部气管食管沟（No.101）和胸腔双侧RLN链淋巴结（No.106rec），是食管鳞癌最常见的转移部位，转移率高达20%~40%，清扫效能亦最高[7]。因此，双侧RLN旁淋巴结应该是食管鳞癌切除术中最重要的淋巴结清扫部位。

淋巴结清扫的重要性不言而喻，但目前对于食管鳞癌淋巴结清扫范围存有争议。在食管癌AJCC/UICC TNM分期系统中，N分期是由阳性淋巴结个数决定的，但对于淋巴结清扫范围并没有强制要求[8]。日本食管学会（Japanese Esophageal Society，JES）提出了一种更精确但复杂的N分期系统，其中区域淋巴结根据原发肿瘤的位置（颈部、上段、中段、下段、腹段）进行分组，分别以N1、N2、N3表示[9]。2017年，Kitagawa等详细阐述了食管鳞癌的淋巴结清扫方式，包括标准淋巴结清扫术（上腹部和气管隆嵴以下的中下纵隔淋巴结清扫）、扩大纵隔淋巴结清扫术（标准淋巴结清扫基础上行上纵隔及颈部气管食管沟淋巴结清扫）、三野淋巴结清扫术（扩大纵隔淋巴结清扫的基础上行双锁上淋巴结清扫）[10]。双侧RLN旁淋巴因转移率高、清扫效能高，因此包含双侧RLN在内的扩大纵隔淋巴结清扫或三野淋巴结清扫术应成为食管鳞癌标准淋巴结清扫术式[10]。多篇文献均证实行上纵隔RLN旁淋巴结清扫能显著改善食管鳞癌患者的无病生存率和总体生存率[11-14]。

二、机器人辅助RLN旁淋巴结清扫之优势

由于肩胛骨、脊柱和腋窝结构的存在，狭小的肋间隙和狭窄的上纵隔空间均给胸外科医生应用MIE技术带来挑战，达芬奇机器人外科系统的引入克服了传统腔镜的局限性，使其在狭小空间中的操作也可以顺利完成，机器人手术系统放大10倍的3D内窥镜视角使得纵隔解剖清晰可见，而机械臂的灵巧性为纵隔淋巴结的精确清扫提供了必要的精细控制。目前多数研究认为，机器人较腔镜辅助MIE的优势主要体现在对纵隔淋巴结的清扫上，尤其是对空间狭小的双侧RLN旁淋巴结的清扫及对于RLN的功能保护。2012年日本Suda K等通过对比16例行机器人和20例行腔镜MIE的患者资料，证实机器人MIE能减少声带麻痹（$P=0.018$）和嘶哑（$P=0.015$）的发生率[15]。2019年国内傅剑华等的研究结果显示，机器人MIE较腔镜MIE能显著减少RLN损伤的发生率（7% vs 17%，$P=0.021$）[16]。2020年国内李志刚等再次通过倾向性评分对比分析机器人MIE（271例）和腔镜MIE（271例）的临床疗效，结果显示机器人MIE可增加RLN旁淋巴结清扫个数（4.8 vs 4.1，$P<0.012$），但RLN损伤的比例高于腔镜组（29.2% vs 15.1%，$P<0.001$）。短期随访结果显示，尽管两组患者总体生存率和无病生存率并无统计学差异，但机器人组纵隔淋巴结复发率更低（2.0% vs 5.3%，$P=0.044$）[17]。机器人辅助食管癌切除术安全可行，RLN旁淋巴结清扫更彻底，而充分完全的纵隔淋巴结清扫有可能降低局部淋巴结复发率。两项单中心回顾性研究通过倾向得分匹配分析也发现，机器人MIE可获得更高的左侧RLN旁淋巴结清扫个数[18-19]。最新一项荟萃分析（meta-analysis）结果显示，机器人MIE可获得更满意的淋巴结清扫，且声嘶的发声率明显降低（$OR=0.624$，95% CI 0.411~0.947，$P=0.027$）[20]。

笔者的初期数据分析显示，机器人对于上纵隔淋巴结的清扫优于腔镜，对于左侧RLN旁淋巴结的清扫完成率优于腔镜，RLN损伤率并无统计学差异[21]。聚焦于左侧RLN旁淋巴结清扫，笔者近期回顾性分析了184例单一手术组MIE的临床资料（机器人组109例，腔镜组75例），结果显示度过学习曲线后机器人组左侧RLN旁淋巴结清扫个数为5.4±2.7，显著高于腔镜组的4.4±2.2（$P=0.016$），并且左侧RLN的损伤率低于腔镜组，尽管并未显示出统计学差异（7.4% vs 22.5%，$P=0.178$）[22]。上纵隔尤其双侧RLN旁淋巴结清扫是经胸食管切除术技术上最具挑战性的部分。胸腔镜在狭小空间的操作具有一定的局限性，依靠胸腔镜对较深部位淋巴结进行清扫在技术上具有挑战性。传统MIE所使用的器械使精确解剖受到限制，不合适的角度等可能会在淋巴结清扫过程中损伤RLN，导致声带麻痹或由于器械限制造成淋巴结清扫不充分。达芬奇机器人手术系统的高清3D视野、360° 可旋转机械臂、可过滤术者手部颤动等优点，使术者在淋巴结清扫过程中能够做到局部精准解剖、淋巴结精准清扫。

三、双侧RLN旁淋巴结清扫范围和边界

双侧RLN旁淋巴结清扫是食管鳞癌切除术中的难点，目前国内外胸外科、食管外科或上消化道外科专家对于食管鳞癌切除术中常规行RLN旁淋巴结清扫已达成共识，但对其解剖边界、清扫范围等尚无统一标准。目前仅日本JES食管癌分期系统对RLN旁淋巴结进行了边界划定：上界是从锁骨下动脉上缘到胸骨上切迹，下界是喉返神经自迷走神经发出后向上弯曲的尾缘[23]。但这一标准过于笼统，在胸腔内缺乏实际解剖标志指引，对于实际操作仍缺乏指导意义。

近年来外科技术和器械的改进以及上纵隔外科解剖学概念的引入均促进了上纵隔RLN旁淋巴结的清扫和功能保护。2015年Cuesta等首先提出了食管系膜的概念，但并未得到广泛的承认和接受[24]。2018年Shigeru等再次将系膜切除的概念引入RLN旁解剖性淋巴结清扫，该方法的上纵隔淋巴结中位清扫个数为12，Ⅱ级以上的RLN麻痹的发生率为11%[25]。Diko等基于人类胚胎发育提出上纵隔外科解剖学"同心结构模型"的假设，该模型包括内脏、血管和体壁层，三层结构由疏松的组织相连，构成了外科切除平面，通过该模型的引入RLN麻痹的发生率从36.4%降至19.0%[26]。Shirakawa等提出了内脏鞘和血管鞘的微解剖概念。内脏鞘包裹着气管、食管和包含有RLN旁淋巴结的食管系膜，而血管鞘包裹着周围的血管和神经，这两个鞘之间有一层薄膜，被确

认为精准手术解剖平面。在采用这一新概念后，尽管淋巴结清扫个数并未提高，但左侧RLN麻痹的发生率从18.1%降低到8.7%[27]。之后Shirakawa又将微解剖概念引入机器人辅助食管癌切除中，大大缩短了手术时间[28]。

基于食管系膜、上纵隔微解剖概念的引入以及外科手术器械和机器人系统在食管癌切除及淋巴结清扫中的应用，我们对上纵隔RLN旁淋巴结的认识不断深入。结合前期机器人辅助食管癌切除及上纵隔淋巴结清扫的经验，我们提出了上纵隔RLN旁淋巴结清扫的边界，以期能在学界达成共识。左侧RLN旁淋巴结是由左侧的气管、食管，右侧的主动脉及其分支，胸导管围成的包绕RLN的近似柱形区域内的淋巴结和软组织（图4-6-1）：左侧缘为内脏平面，由气管和食管组成，右侧缘为血管平面，由主动脉弓、左侧颈总动脉、左侧锁骨下动脉和胸导管组成，其间以疏松组织为界，构成外科操作平面；下界为主动脉弓下缘，喉返神经起始处，上界为右锁骨下动脉

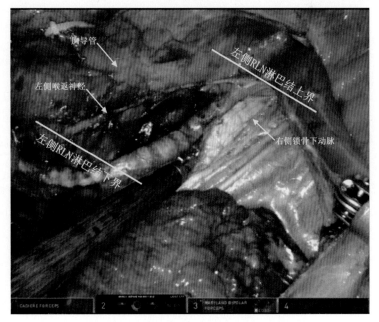

图4-6-1　左侧喉返神经旁淋巴结清扫边界

上缘和左侧锁骨下动脉交角构成的平面。右侧RLN旁淋巴结是由右侧的气管、食管、右锁骨下动脉围成的包绕RLN的近似柱形区域内的淋巴结和软组织，术中易于标记：右侧缘为内脏平面，由气管和食管组成，左侧缘为血管平面，由右锁骨下动脉组成，其间以疏松组织为界，构成外科操作平面；下界为右锁骨下动脉下缘，喉返神经起始处，上界为右锁骨下动脉上缘（图4-6-2）。

解剖上，主动脉弓由右向左依次发出头臂干、左颈总动脉和左锁骨下动脉，头臂干发出右锁骨下动脉和右颈总动脉。双侧锁骨下动脉沿胸膜顶内侧，斜过前面达颈根部，在前斜角肌后方，弓形向外跨过第1肋骨移行为腋动脉。左锁骨下动脉直接发自主动脉弓，因此较右侧移行距离长。经右胸入路行食管切除术时，右锁骨下动脉便于解剖，其上缘易于识别和标记。而左锁骨下动脉直接发自主动脉弓斜向上至颈根部，移行距离长，经右胸入路行食管切除术时不易解剖和

标记，以左锁骨下动脉上缘界定左侧RLN旁淋巴结上界相对困难，因此将右锁骨下动脉上缘和左锁骨下动脉水平连线的平面作为左侧RLN旁淋巴结清扫的上界更为妥当，便于解剖和术中标记。

四、机器人辅助RLN旁淋巴结清扫技术要点

不同医疗单位采用的达芬奇机器人臂的数量和打孔位置略有差异，主要依据主刀医生及助手的经验而定。以下对机器人辅助McKeown三切口MIE手术操作步骤进行简单介绍，重点对机器人辅助双侧RLN旁淋巴结清扫技术要点进行阐述。

机器人辅助McKeown手术步骤包括：经胸食管游离及淋巴结清扫；经腹胃游离、淋巴结清扫，管状胃制作；经颈部食管胃吻合。胸腔操作步骤如下：患者取左侧90°侧卧位，机器人臂由患者背侧方向进入。采用3臂4孔法（图4-6-3a），建立人工气胸，压力6～8mmHg。首先于奇静脉弓上方打开纵隔胸膜，游离胸上段食管，保护右侧RLN及胸导管，并清扫上段食管旁、右侧RLN旁淋巴结；hem-o-lok结扎并切断奇静脉弓，沿着膜结构游离中下段食管至显露膈肌裂孔，清扫膈上及中、下段食管旁淋巴结；采用牵引线将食管自辅助孔向前纵隔牵拉，助手采用肺挡压迫气管

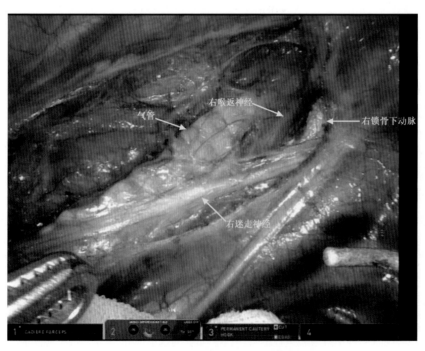

图4-6-2　右侧喉返神经旁淋巴结清扫边界

膜部，充分暴露左侧RLN区域，清扫左侧RLN旁淋巴结及软组织；最后清扫隆突下及双肺门淋巴结。腹腔操作：患者取头高脚低仰卧位，机器人臂由患者头侧方向进入。采用3臂5孔法（图4-6-3b），建立人工气腹，压力12~15mmHg。超声刀沿着胃大弯侧打开胃结肠韧带，保留胃网膜右血管弓；打开小网膜，解剖胃左血管，结扎并切断，清扫该区域淋巴结；游离近端胃及腹段食管，清扫贲门周围淋巴结，打开膈肌裂孔，与胸腔相通。行上腹正中小切口，制作管状胃。行左颈部胸锁乳突肌前缘斜型切口，暴露游离颈部食管，将管状胃自腹腔沿食管床拉至颈部，进行食管胃吻合。

双侧RLN旁淋巴结清扫是食管切除术中的难点，既要做到淋巴结的根治性清扫，同时又要注意对神经功能的保护。以下就机器人辅助双侧RLN旁淋巴结清扫技术要点进行阐述。

1. 右侧RLN旁淋巴结清扫技术要点

（1）右侧RLN暴露：患者左侧卧位，单腔气管插管（封堵器）结合CO_2人工气胸将肺组织彻底萎陷，并用肺挡将肺内残气彻底排出，进一步增加后纵隔的暴露。游离胸上段食管，用肺挡压迫肺组织，充分暴露右侧RLN旁淋巴结区域。

（2）右侧RLN旁淋巴结血管侧游离：应用电钩自奇静脉弓上缘沿着右侧迷走神经主干后侧分离胸膜至锁骨下动脉下缘，进一步沿着锁骨下动脉下缘自下向上分离胸膜至胸顶。采用机器人抓钳轻轻提起胸膜，分离钳（马里兰钳）沿着迷走神经主干分离寻找喉返神经起始处，向颈部分离右侧RLN，并将血管侧淋巴结和软组织向食管和气管侧游离，直至右侧锁骨下动脉上缘水平。

（3）右侧RLN旁淋巴结内脏平面游离：右侧RLN旁淋巴结和软组织自锁骨下动脉游离后，主刀医生用抓钳轻轻提起胸膜（注意不要抓持淋巴结）向后纵隔牵引，分离钳（马里兰钳）沿着右侧RLN继续分离、裸化神经，并进一步将淋巴结和软组织向食管和气管侧游离，待保证足够安全距离后使用电钩分离右侧RLN旁淋巴结和软组织。

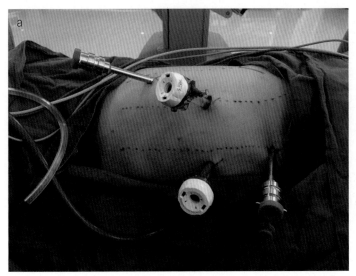
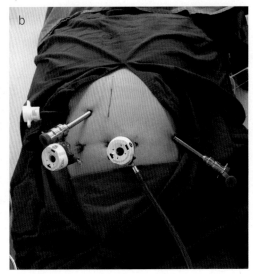

图4-6-3　机器人食管癌切除术胸腹腔打孔位置

（4）避免RLN损伤：RLN直接断裂很少发生，RLN损伤通常是钳夹导致的机械损伤或应用能量器械导致的热损伤。抓钳钳夹淋巴结和软组织时，一定要在RLN分离后，直视下操作；RLN周围通常有伴行血管，分离裸化RLN时损伤血管导致出血时，采用纱布压迫法往往可以有效止血，也可以应用能量较小的马里兰钳电凝止血。尽量避免应用超声刀等能量器械，以免出现热损伤，如确需应用超声刀，需将淋巴结和软组织分离，使其远离RLN时再应用。此外，淋巴结侵犯RLN时，需要交替应用分离钳和剪刀，将淋巴结自RLN剥离。

2. 左侧RLN旁淋巴结清扫技术要点（图4-6-4）

（1）左侧RLN旁淋巴结暴露：充分游离全胸段食管，采用丝线牵引法将食管经辅助孔牵引至前纵隔，采用肺挡压迫旋转法压迫气管膜部或气管左侧缘将气管向右侧旋转，充分暴露左侧RLN旁淋巴结区域。

（2）左侧RLN旁淋巴结气管侧游离：应用电钩自左主支气管处紧贴气管左侧缘将此处淋巴结连同周围组织分离，电钩自下而上沿着气管左侧缘将左侧RLN旁淋巴结连同周围组织一并分离直至左侧RLN旁淋巴结上界（右侧锁骨下动脉上缘的水平缘）。此处助手尽量将气管向右侧顺时针旋转暴露，将气管左侧淋巴结及软组织一并分离。

（3）左侧RLN旁淋巴结血管侧游离：左侧RLN和软组织自气管侧游离后，主刀医生用抓钳抓持纱布将左侧RLN旁淋巴结和软组织向后侧推送，电钩进一步分离直至显露血管外膜。

（4）采用旋转镂空法裸化左侧RLN：自左侧RLN旁淋巴结上界水平，用机器人分离钳（马里兰钳）在分离的淋巴结和软组织间分离RLN，采用旋转镂空法彻底分离RLN周围的淋巴结和软组织；自上而下采用同样方法，分离RLN周围淋巴结和软组织，直至分离至主动脉弓下水平，彻底裸化左侧RLN。

（5）避免RLN损伤：操作要点同右侧RLN旁淋巴结清扫。

五、机器人辅助RLN旁淋巴结清扫质量控制

RLN旁淋巴结清扫要做好两方面的质量控制，一要做到淋巴结的根治性清扫，二要做到对神经功能的保护，降低术后RLN麻痹的发生。目前RLN旁淋巴结清扫是否成功需要依靠术后病理确认，以该区域至少获得1枚淋巴结作为清扫成功的标准；RLN是否麻痹需要依靠术前和术后的喉镜/气管镜评价，通过观察声带的活动确认。

根治性淋巴结清扫需要注意双侧RLN旁淋巴结清扫的范围和边界，要完全裸化RLN，完整游离区域内的淋巴结和软组织，尤其对于左侧RLN旁淋巴结，一定要显露血管平面。如前所述，上纵隔淋巴结特别是双侧RLN旁淋巴结是食管鳞状细胞癌早期转移扩散的常见部位，对于食管鳞癌行包括上纵隔在内的扩大两野淋巴结清扫已成为共识，淋巴结根治性清扫对于降低局部复发具有重要的意义。机器人技术恰好弥补了传统腔镜的不足，为有效完成RLN旁淋巴结清扫、减少术后RLN损伤提供了帮助，其对于上纵隔淋巴结的清扫优于传统腔镜。目前日本同行经过技术优化所报道的机器人辅助上纵隔RLN旁淋巴结清扫个数为10～12，RLN麻痹的发生率为8.4%～17.7%。

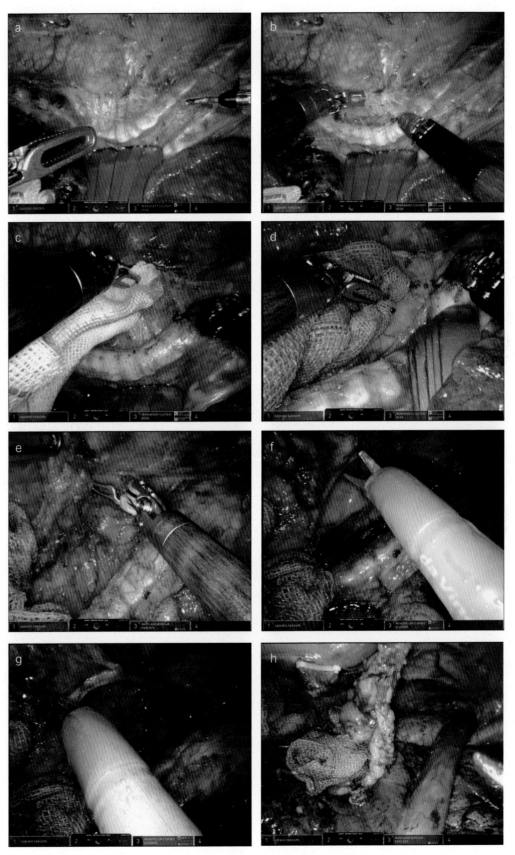

图4-6-4 左侧喉返神经旁淋巴结清扫

本中心采用上述方法进行规范的上纵隔RLN旁淋巴结清扫，2020年单一手术组共完成了113例机器人MIE，结果显示左侧RLN旁淋巴结清扫成功率89.3%，淋巴结清扫个数稳定在4左右（1～14），淋巴结转移率为20%，声嘶的发生率降至10%以内，获得满意的临床效果。

六、小结

食管切除和淋巴结清扫是食管癌治疗的基石，上纵隔淋巴结清扫对于精准分期和改善食管鳞癌患者预后具有重要价值。双侧RLN旁淋巴结清扫是食管外科最具挑战性的操作，其清扫范围和边界学术界尚无明确共识，如何做到精准清扫和RLN功能保护一直是食管外科不断追求的目标。近年来，随着腔镜技术尤其是机器人技术在食管切除中的应用，上纵隔微解剖的概念逐步被人们熟识。我们对双侧RLN旁淋巴结清扫的边界和范围、技术要点、质量控制进行了归纳总结，以期实现精准清扫、根治清扫和规范化清扫；同时我们对RLN清扫技术进行了探索，在清扫淋巴结的同时，注意RLN的功能保护，以改善患者围术期的生活质量。

（段晓峰　姜宏景）

参考文献

[1] CHEN W, ZHENG R, BAADE P D, et al. Cancer statistics in China, 2015[J]. CA Cancer J Clin, 2016, 66（2）：115–132.

[2] STRAATMAN J, VAN DER WIELEN N, CUESTA M A, et al. Minimally invasive versus open esophageal resection: three-year follow-up of the previously reported randomized controlled trial: the TIME trial[J]. Ann Surg, 2017, 266（2）：232–236.

[3] WEKSLER B, SULLIVAN J L. Survival after esophagectomy: a propensity-matched study of different surgical approaches[J]. Ann Thorac Surg, 2017, 104（4）：1138–1146.

[4] YAMASHITA K, WATANABE M, MINE S, et al. Minimally invasive esophagectomy attenuates the postoperative inflammatory response and improves survival compared with open esophagectomy in patients with esophageal cancer: a propensity score matched analysis[J]. Surg Endosc, 2018, 32（11）：4443–4450.

[5] KAUPPILA J H, HELMINEN O, KYTÖ V, et al. Short-term outcomes following minimally invasive and open esophagectomy: a population-based study from finland and sweden[J]. Ann Surg Oncol, 2018, 25（1）：326–332.

[6] LENG X F, HE W W, YANG H, et al. Prognostic impact of postoperative lymph node metastases after neoadjuvant chemoradiotherapy for locally advanced squamous cell carcinoma of esophagus: from the results of NEOCRTEC5010, a randomized multicenter study[J]. Ann Surg, 2021, 274（6）：e1022–e1029.

[7] WANG Z, MAO Y S, GAO S G, et al. Lymph node dissection and recurrent laryngeal nerve protection in minimally invasive esophagectomy[J]. Ann N Y Acad Sci, 2020, 1481（1）：20–29.

[8] RICE T W, ISHWARAN H, HOFSTETTER

W L, et al. Recommendations for pathologic staging (pTNM) of cancer of the esophagus and esophagogastric junction for the 8th edition AJCC/UICC staging manuals[J]. Dis Esophagus, 2016, 29(8): 897-905.

[9] Japanese Classification of Esophageal Cancer, 11th Edition: part Ⅰ[J]. Esophagus, 2017, 14 (1): 1-36.

[10] MATSUDA S, TAKEUCHI H, KAWAKUBO H, et al. Three-field lymph node dissection in esophageal cancer surgery[J]. J Thorac Dis, 2017, 9(Suppl 8): S731-S740.

[11] TACHIMORI Y, OZAWA S, NUMASAKI H, et al. Efficacy of lymph node dissection by node zones according to tumor location for esophageal squamous cell carcinoma[J]. Esophagus, 2016, 13: 1-7.

[12] WU J, CHEN Q X, ZHOU X M, et al. Does recurrent laryngeal nerve lymph node metastasis really affect the prognosis in node-positive patients with squamous cell carcinoma of the middle thoracic esophagus? [J]. BMC Surg, 2014, 14: 43.

[13] PARK S Y, KIM D J, SON T, et al. Extent of mediastinal lymphadenectomy and survival in superficial esophageal squamous cell carcinoma [J]. J Gastrointest Surg, 2017, 21(10): 1584-1590.

[14] TAN Z H, MA G W, ZHAO J M, et al. Impact of thoracic recurrent laryngeal node dissection: 508 patients with tri-incisional esophagectomy[J]. J Gastrointest Surg, 2014, 18(1): 187-193.

[15] SUDA K, ISHIDA Y, KAWAMURA Y, et al. Robot-assisted thoracoscopic lymphadenectomy along the left recurrent laryngeal nerve for esophageal squamous cell carcinoma in the prone position: technical report and short-term outcomes[J]. World J Surg, 2012, 36(7): 1608-1616.

[16] CHEN J Y, LIU Q W, ZHANG X, et al. Comparisons of short-term outcomes between robot-assisted and thoraco-laparoscopic esophagectomy with extended two-field lymph node dissection for resectable thoracic esophageal squamous cell carcinoma[J]. J Thorac Dis, 2019, 11(9): 3874-3880.

[17] YANG Y, ZHANG X, LI B, et al. Short- and mid-term outcomes of robotic versus thoraco-laparoscopic McKeown esophagectomy for squamous cell esophageal cancer: a propensity score-matched study[J]. Dis Esophagus, 2020, 33(6): doz080.

[18] CHAO Y K, HSIEH M J, LIU Y H, et al. Lymph node evaluation in robot-assisted versus video-assisted thoracoscopic esophagectomy for esophageal squamous cell carcinoma: a propensity-matched analysis[J]. World J Surg, 2018, 42(2): 590-598.

[19] DENG H Y, LUO J, LI S X, et al. Does robot-assisted minimally invasive esophagectomy really have the advantage of lymphadenectomy over video-assisted minimally invasive esophagectomy in treating esophageal squamous cell carcinoma? A propensity score-matched analysis based on

short-term outcomes[J]. Dis Esophagus, 2019, 32（7）：doy110.

[20] LI X K, XU Y, ZHOU H, et al. Does robot-assisted minimally invasive oesophagectomy have superiority over thoraco-laparoscopic minimally invasive oesophagectomy in lymph node dissection? [J]. Dis Esophagus, 2021, 34（2）：doaa050.

[21] GONG L, JIANG H J, YUE J, et al. Comparison of the short-term outcomes of robot-assisted minimally invasive, video-assisted minimally invasive, and open esophagectomy[J]. J Thorac Dis, 2020, 12（3）：916-924.

[22] DUAN X, YUE J, CHEN C, et al. Lymph node dissection around left recurrent laryngeal nerve：robot-assisted vs. video-assisted McKeown esophagectomy for esophageal squamous cell carcinoma[J]. Surg Endosc, 2021, 35（suppl 3）：1-9.

[23] Japanese Classification of Esophageal Cancer, 11th Edition：part Ⅱ and Ⅲ[J]. Esophagus, 2017, 14（1）：37-65.

[24] CUESTA M A, WEIJS T J, BLEYS R L, et al. A new concept of the anatomy of the thoracic oesophagus：the meso-oesophagus. Observational study during thoracoscopic esophagectomy[J]. Surg Endosc, 2015, 29（9）：2576-2582.

[25] TSUNODA S, SHINOHARA H, KANAYA S, et al. Mesenteric excision of upper esophagus：a concept for rational anatomical lymphadenectomy of the recurrent laryngeal nodes in thoracoscopic esophagectomy[J]. Surg Endosc, 2020, 34（1）：133-141.

[26] FUJIWARA H, KANAMORI J, NAKAJIMA Y, et al. An anatomical hypothesis：a "concentric-structured model" for the theoretical understanding of the surgical anatomy in the upper mediastinum required for esophagectomy with radical mediastinal lymph node dissection[J]. Dis Esophagus, 2019, 32（8）：doy119 .

[27] SHIRAKAWA Y, NOMA K, MAEDA N, et al. Microanatomy-based standardization of left upper mediastinal lymph node dissection in thoracoscopic esophagectomy in the prone position[J]. Surg Endosc, 2021, 35（1）：349-357.

[28] SHIRAKAWA Y, NOMA K, KUNITOMO T, et al . Initial introduction of robot-assisted, minimally invasive esophagectomy using the microanatomy-based concept in the upper mediastinum[J]. Surg Endosc, 2021, 35（12）：1-9.

第五篇

机器人纵隔肿瘤外科

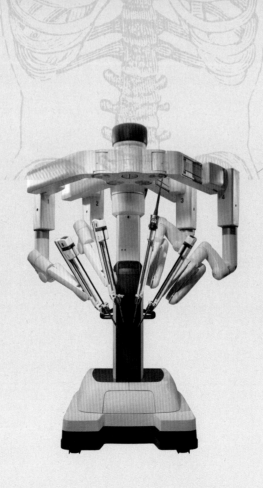

第一章

概述

纵隔肿瘤的特点是瘤种多样化。不同的纵隔区域有不同的好发瘤种。后纵隔肿瘤多为神经源性，中纵隔的常见肿瘤为淋巴瘤、心包囊肿、支气管囊肿等，而前纵隔是胸腺瘤、畸胎瘤的好发部位。在双腔气管插管单肺通气的情况下，纵隔肿瘤手术视野暴露较好，加上机器人的三维立体视野、7个自由度可转弯的灵活器械，使纵隔微创手术更加容易、安全。

对于前纵隔和上纵隔肿瘤，由于解剖空间较小，受制于手术器械灵活性欠缺，传统胸腔镜手术学习曲线长，尤其对需要广泛切除的胸腺肿瘤或者体积较大的肿瘤来说，传统胸腔镜手术的术野暴露困难，手术难度大。而机器人灵活的器械和三维立体视野弥补了普通胸腔镜手术设备的不足，能够使普通胸腔镜下难以完成的微创手术在机器人的辅助下得以完成，而那些普通胸腔镜下能够完成的手术，在机器人的辅助下会变得更加便利、流畅、安全。机器人纵隔肿瘤手术最早见于2001年日本外科医生Yoshino等的报道，他们在达芬奇机器人辅助下成功完成一例胸腺瘤微创手术，开启了机器人微创手术治疗纵隔肿瘤的新时代[1]。2012年，Marulli等总结了来自欧洲4个肿瘤治疗中心的79例早期胸腺瘤的机器人辅助微创手术经验，进一步证实机器人在胸腺瘤微创手术中可发挥重要作用[2]。已经有研究发现机器人纵隔肿瘤微创手术的中转开胸率比普通胸腔镜手术低，说明机器人纵隔肿瘤微创手术的安全性优于普通胸腔镜手术[3]。

纵隔肿瘤种类较多，机器人纵隔肿瘤微创手术需要根据肿瘤的具体部位、肿瘤的性质、肿瘤的大小和分期、肿瘤与周围组织结构的关系、患者的意愿等选择不同的手术入路，制订不同的手术方案。另外，医生的技术特点也不尽相同。本篇将选择有代表性的纵隔肿瘤，从手术实践出发，着重介绍机器人纵隔肿瘤微创手术的流程和技术要点。

（杨浩贤）

参考文献

[1] YOSHINO I, HASHIZUME M, SHIMADA M, et al. Thoracoscopic thymomectomy with the da Vinci computer-enhanced surgical system[J]. J Thorac Cardiovasc Surg, 2001, 122(4): 783-785.

[2] MARULLI G, REA F, MELFI F, et al. Robot-aided thoracoscopic thymectomy forearly-stage thymoma: a multicenter European study[J]. J Thorac Cardiovasc Surg, 2012, 144(5): 1125-1130.

[3] ZENG L P, WANG W D, HAN J, et al. Uniportal video-assisted thoracoscopic surgery and robot-assisted thoracoscopic surgery are feasible approaches with potential advantages in minimally invasive mediastinal lesions resection[J]. Gland Surg, 2021, 10(1): 101-111.

第二章

纵隔的应用解剖

一、解剖分区

纵隔（mediastinum）是两侧纵隔胸膜间全部器官、结构和结缔组织的总称。纵隔的形态不规则，大致呈上窄下宽、前短后长的矢状位。纵隔前界为胸骨，后界为脊柱，两侧为纵隔胸膜，上界为胸廓上口，下界为膈肌[1-2]。正常情况下，纵隔的位置固定。一侧发生气胸时，纵隔会向对侧移位。

纵隔分区方法较多，解剖学通常采用四分法，即以胸骨角平面为界将纵隔分为上纵隔和下纵隔。下纵隔以心包为界，分为前纵隔（心包之前）、中纵隔（心包所在位置）和后纵隔（心包之后）。

二、上纵隔

上纵隔（superior mediastinum）指胸骨角平面以上的纵隔部分，由前向后大致可分为三层。前层有胸腺、头臂静脉和上腔静脉，中层有主动脉弓及其分支（头臂干、左颈总动脉、左锁骨下动脉）、膈神经和迷走神经，后层有气管、食管和胸导管等。

三、下纵隔

下纵隔（inferior mediastinum）指胸骨角平面以下的纵隔部分，以心包为界分为前纵隔、中纵隔和后纵隔。

（1）前纵隔（anterior mediastinum）：位于胸骨体与心包之间，较狭窄，内仅有胸腺或胸腺遗迹、疏松结缔组织及少数纵隔前淋巴结。

（2）中纵隔（middle mediastinum）：为心包前、后壁之间的区域，是纵隔中最宽大的部分，内有心及出入心的大血管根部、心包、心包外侧下行的膈神经和心包膈血管、心神经丛及淋巴结群等。

（3）后纵隔（posterior mediastinum）：位于心包与脊柱之间。内有气管杈、左右主支气管、食管、迷走神经、胸主动脉、奇静脉、半奇静脉、胸段交感干、胸导管、后纵隔淋巴结等。

四、纵隔肿瘤

纵隔肿瘤是纵隔内组织结构肿瘤性改变的统称，分为良性肿瘤和恶性肿瘤。良性肿瘤有纵隔异位甲状腺、胸腺增生、纵隔囊肿、成熟性畸胎瘤、神经源性肿瘤等；恶性肿瘤有恶性胸腺瘤、胸腺癌、淋巴瘤、恶性神经源性肿瘤、生殖细胞肿瘤、纵隔内转移瘤等。纵隔空间狭小，结构复杂，组织来源多样，周围邻近大血管及心脏等重要脏器。纵隔内的肿瘤增大可压迫上腔静脉引起身体上半部的静脉充血，也可能压迫胸交感干、膈神经、气管、主支气管和食管等而出现相应的症状[3]。纵隔肿瘤的好发部位见表5-2-1。

表5-2-1　纵隔肿瘤的好发部位

前纵隔	中纵隔	后纵隔
胸腺增生	支气管囊肿	神经源性肿瘤（神经鞘瘤、神经纤维瘤、神经节细胞瘤、神经母细胞瘤、嗜铬细胞瘤）
胸腺囊肿	心包囊肿	肠源性肿瘤
胸腺瘤	肠源性囊肿	胸导管囊肿
胸腺癌	淋巴瘤	
胸腺神经内分泌肿瘤	淋巴管瘤	
结节性甲状腺肿	血管瘤	
甲状腺腺瘤		
甲状腺囊肿		
甲状旁腺腺瘤		
甲状旁腺囊肿		
畸胎瘤		
精原细胞瘤		
非精原细胞性肿瘤（胚胎癌、卵黄囊瘤、绒毛膜癌等）		
血管瘤		
脂肪瘤		
纤维瘤		
淋巴瘤		
淋巴管瘤		
间皮瘤		

（谢楚龙）

参考文献

[1] 张绍祥，张雅芳. 局部解剖学[M]. 3版. 北京：人民卫生出版社，2015.

[2] 姜宗来，于伟勇，张炎. 胸心外科临床解剖学[M]. 济南：山东科学技术出版社，2010.

[3] 中国医师协会医学机器人医师分会胸外科专业委员会筹备组，谭群友，陶绍霖，等. 机器人辅助纵隔肿瘤手术中国专家共识（2019版）[J]. 中国胸心血管外科临床杂志，2020，27（2）：7-15.

第三章

机器人胸腺瘤切除术

第一节　全孔机器人胸腺瘤扩大切除术（右胸入路）

一、手术适应证和禁忌证

1. 适应证

（1）前纵隔肿瘤，临床诊断为胸腺瘤。

（2）肿瘤位于前纵隔正中位置或偏右侧。

（3）肿瘤直径≤6cm，包膜完整，界限清晰。

（4）胸腺瘤合并重症肌无力经积极内科治疗后症状控制稳定[1]。

2. 禁忌证

（1）严重心肺功能障碍、凝血功能障碍，无法耐受单肺通气。

（2）术前相关检查提示肿瘤明显侵犯大血管、气管、食管、心包等组织。

（3）患者有右侧肺结核、胸膜炎或手术史，胸腔粘连严重。

二、术前准备

同一般胸外科手术。充分的术前准备有助于手术的安全实施，减少术后并发症的发生，加速患者术后康复。

（1）吸烟者应戒烟2周或以上。

（2）术前1周可行呼吸功能锻炼。

（3）控制血压、血糖等，改善全身营养状况。

（4）术前半小时可予抗生素预防感染。

（5）有重症肌无力症状的患者应先行积极的内科治疗控制症状。

三、体位与穿刺孔布局

本节病例为一中年女性患者，体检时行胸部CT检查发现前纵隔一大小约3cm的肿物，考虑为胸腺瘤可能性大（图5-3-1），无肌无力等症状，我们用达芬奇Si机器人系统为该患者实施了全孔机器人前纵隔肿物扩大切除术。

1. 体位

采用双腔气管插管，左侧单肺通气。患者平卧位，右侧抬高45°，腋下垫软枕，上肢固定于托手架上，髋部及膝部以盆托和固定带固定；患者第5肋间隙对准手术台腰桥，以扩大肋间隙利于手术；患者取适当头高脚低位，以避免机械臂碰撞骨盆造成损伤（图5-3-2）。助手位于患者

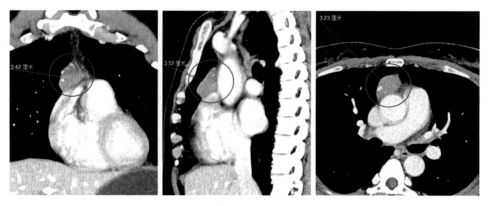

图5-3-1 患者术前胸部CT可见前纵隔肿物

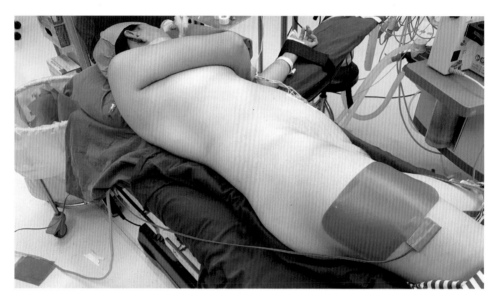

图5-3-2 患者体位

背侧，洗手护士紧邻助手。

2. 穿刺孔布局

本节作者采用3臂法行全孔机器人辅助经右胸入路胸腺瘤切除术，另加一个助手孔。于腋中线第5肋间做12mm切口用作镜孔并形成5~8mmHg人工CO_2气胸，于腋前线第3肋间做8mm切口放置2号臂（主刀医生左手：双极抓钳），于锁骨中线第5肋间做8mm切口放置1号臂（主刀医生右手：超声刀/单极电钩）。在腋中线与右侧锁骨中线之间第7肋间做12mm切口用作助手孔，辅助主刀医生手术。在手术结束时，视肿瘤大小可适当扩大助手孔，用于取出标本。各个穿刺孔间距8~10cm，以避免机械臂相互干扰碰撞（图5-3-3）。

1号臂置入超声刀，由主刀医生右手实时操控，利于连续整块切除；在分离肿物与大血管粘连时，1号臂可换成单极电钩。2号臂接有孔双极抓钳，并连接双极电凝系统，以抓持肿瘤组织及血管，由主刀医生左手操控，用于实时暴露及止血。第一助手通过助手孔使用直头吸引器用于吸血、吸烟雾及暴露手术视野，辅助主刀医生手术；同时，使用血管结扎夹夹闭血管等操作也经由助手孔由第一助手完成。

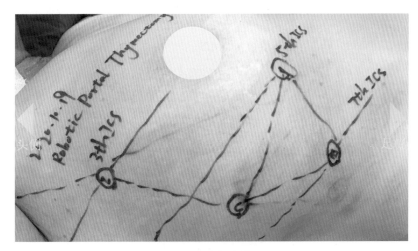

图5-3-3　打孔位置

机械臂的放置位置并不是固定的,根据患者的性别、体形及肿瘤位置可适当调整机械臂的放置位置。

四、手术切除范围

按照《胸腺瘤与胸腺癌NCCN指南》2021年第1版的推荐,对于肿瘤能够完全切除的患者,建议行全胸腺切除术,切除范围两侧至双侧膈神经,上至无名静脉以上水平,下至双侧心膈角,需要切除该范围内所有胸腺组织及周围脂肪组织,因为残留的脂肪组织中很有可能存在异位胸腺[2]。若肿瘤侵犯周围组织,需一并切除心包、膈神经、胸膜、肺,甚至是大血管结构,但要注意避免切断双侧膈神经,避免术后产生严重的呼吸功能障碍[3-6]。

五、手术步骤

1. 切除胸腺组织

经右胸入路的前纵隔肿物切除术开始时的参考点是右侧膈神经。右侧膈神经一般沿腔静脉行走,较少变异,可清晰显示(图5-3-4)。因为采取右侧45°卧位,双腔气管插管,左侧单肺通气,加上右侧胸腔人工CO_2气胸,萎缩的右肺

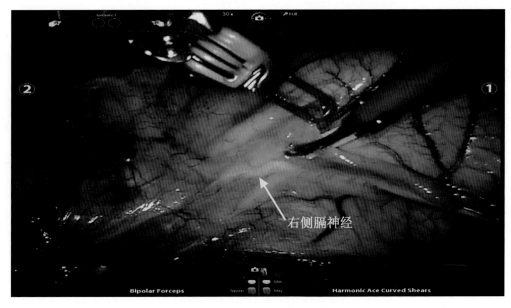

图5-3-4　以右侧膈神经为界限

可在重力的作用下自然垂下，清晰暴露右前纵隔。必要时，助手也可以利用吸引器压住纱布条将肺组织压向下方，从而充分暴露术野。一般从脂肪较少的心包中段的下部区域开始，2号臂双极抓钳提起胸腺组织，1号臂超声刀打开纵隔胸膜，向上沿膈神经继续游离胸腺组织，上至左侧无名静脉汇入上腔静脉处，充分暴露左侧无名静脉近心端，下至心膈角。然后双极抓钳提起心包前胸膜和脂肪组织，紧贴心包由右向左游离整个胸腺组织和心包前脂肪组织，直至左侧胸膜（图5-3-5）。胸腺扩大切除要求双侧以膈神经为界，为暴露左侧膈神经，需打开左侧胸膜进入左胸腔。在普通胸腔镜手术中，由于受视野的限制，加上手术器械为直的筷子式，无法高度灵活地拐弯，所以切除胸腺左界时非常困难。但在机器人手术中，可以清晰暴露左侧膈神经，并灵活解剖游离整个胸腺左界（图5-3-6）。因为术中采取的是CO_2人工气胸，打开左侧胸膜后，CO_2人工气胸压力不要过大，以免导致双侧肺不张，严重影响患者的呼吸。经右胸入路暴露左侧心膈角脂肪组织有一定困难，但将左侧胸膜由上到下充分打开后，在CO_2人

工气胸的帮助下，左肺膨胀受到限制，不会影响胸膜左侧包括左侧心膈角的暴露，可以有效暴露胸膜左下极并切除之（图5-3-7）。

胸腺组织游离至左无名静脉水平时，需注意解剖胸腺静脉。经右胸入路的胸腺瘤手术，建议先沿着上腔静脉向上追踪暴露左侧无名静脉近心端，然后循着无名静脉向其远端游离；在此过程中游离胸腺右上极及无名静脉上方的胸腺脂肪组织，然后将无名静脉上方的胸腺组织拉向下方，即可在无名静脉下缘暴露胸腺静脉。在大多数

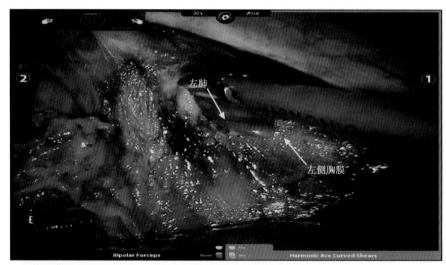

图5-3-5　暴露左侧胸膜

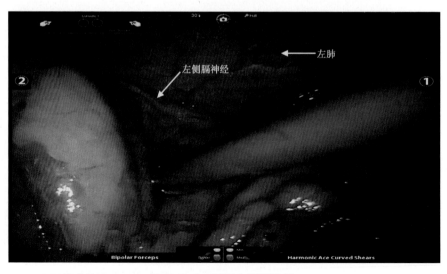

图5-3-6　暴露左侧膈神经

情况下，胸腺有2~4支血管供应，须小心使用机器人手术器械离断这些动静脉，同时避免对无名静脉的伤害。细小血管可使用超声刀直接离断，较粗的血管可使用血管结扎夹夹闭后再使用超声刀离断（图5-3-8）。在所有胸腺血管离断后可紧贴无名静脉向胸腺左上极解剖游离。胸腺上极位置较深，传统胸腔镜手术操作难度很大，而机器人成像系统的镜头放大倍数较高，可清晰、完

整显示各个区域的视觉和深度，配合灵活的机械臂，在处理胸腺上极时优势明显。在胸腺血管完全离断的情况下，胸腺组织与周围其他组织之间的联系比较疏松，可夹住胸腺组织向下轻轻牵拉，完整的胸腺上极即可清晰暴露，可用超声刀游离切除双侧胸腺上极（图5-3-9）。

2. 清扫淋巴结
仔细检查术野，清除残余的胸腺组织以及脂

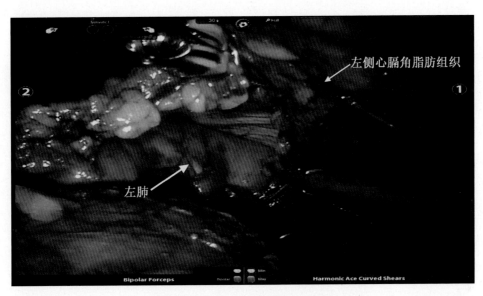

图5-3-7 切除左侧心膈角脂肪组织

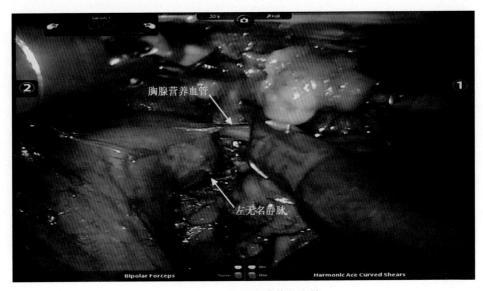

图5-3-8 处理胸腺营养血管

肪组织。对于胸腺瘤合并重症肌无力的患者，是否彻底清扫前纵隔脂肪是影响术后效果的重要因素。左无名静脉后方、对侧心膈角脂肪中有较高的异位胸腺发生率，需要特别注意。既往研究表明，胸腺瘤淋巴结转移率为2%，且转移率随肿瘤的增大而增加[7]，因此我们推荐在切除胸腺肿瘤时，对于包膜完整的胸腺瘤，清扫其前纵隔淋巴结。任何可疑的淋巴结如增大或质硬的淋巴结，或PET/CT提示可疑者都应该清除、单独标记并送检[8]。切除完毕后，检查创面无残余胸腺组织，各解剖结构显示清晰（图5-3-10）。

3. 移除标本，冲洗胸腔，关胸

检查创面有无活动性出血，必要时给予止血处理。由助手孔放入一次性标本袋，超声刀（1号臂）配合双极抓钳（2号臂）将标本放入标本袋中并收紧（图5-3-11）；适当扩大助手孔，取出标本。因为是肿瘤手术，所以建议充分冲洗胸

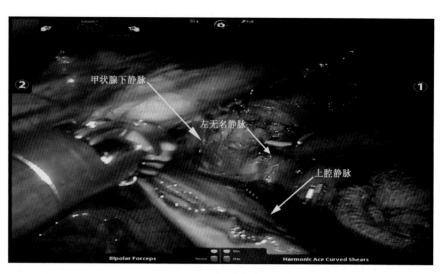

图5-3-9　解剖胸腺上极

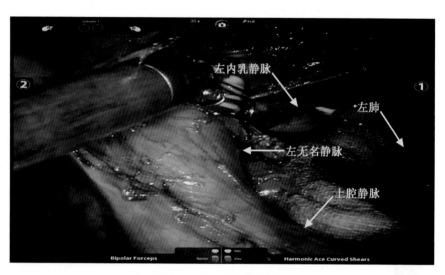

图5-3-10　展示解剖结构

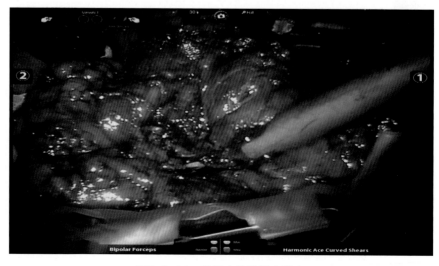

图5-3-11　将标本放进标本袋中

腔，消除潜在的游离肿瘤细胞。胸腺扩大切除手术创面大，建议放置胸腔引流管充分引流。

（杨沐籽　杨浩贤）

参考文献

[1] CALL S, OBIOLS C, RAMI-PORTA R. Present indications of surgical exploration of the mediastinum[J]. J Thorac Dis, 2018, 10（Suppl 22）：S2601-S2610.

[2] National Comprehensive Cancer Network. NCCN Clinical Practice Guidelines in Thymomas and Thymic Carcinomas Version 1.2021.

[3] FOK M, BASHIR M, HARKY A, et al. Video-assisted thoracoscopic versus robotic-assisted thoracoscopic thymectomy: systematic review and meta-analysis[J]. Innovations（Philadelphia, Pa）, 2017, 12（4）：259-264.

[4] RUECKERT J, SWIERZY M, BADAKHSHI H, et al. Robotic-assisted thymectomy: surgical procedure and results[J]. Thorac Cardiovasc Surg, 2015, 63（3）：194-200.

[5] MARULLI G, MAESSEN J, MELFI F, et al. Multi-institutional European experience of robotic thymectomy for thymoma[J]. Ann Cardiothorac Surg, 2016, 5（1）：18-25.

[6] RADKANI P, JOSHI D, BAROT T, et al. Robotic video-assisted thoracoscopy: minimally invasive approach for management of mediastinal tumors[J]. J Robot Surg, 2018, 12（1）：75-79.

[7] KONDO K, MONDEN Y. Lymphogenous and hematogenous metastasis of thymic epithelial tumors[J]. Ann Thorac Surg, 2003, 76（6）：1859-1864.

[8] 中国医师协会医学机器人医师分会胸外科专业委员会筹备组，谭群友，陶绍霖，等. 机器人辅助纵隔肿瘤手术中国专家共识（2019版）[J]. 中国胸心血管外科临床杂志，2020, 27（2）：117-125.

第二节　全孔机器人胸腺瘤扩大切除术（左胸入路）

一、概述

手术是胸腺肿瘤最重要的治疗方式[1]。经胸骨正中切口是胸腺肿瘤手术操作的经典径路，手术目的在于完整切除肿瘤及胸腺组织，并且进行彻底的探查，排除可能存在的播散病灶。20世纪90年代开始，电视辅助胸腔镜手术（video-assisted thoracoscopic surgery, VATS）开始应用于胸腺肿瘤的手术切除[2]，近年来随着VATS、机器人辅助手术等微创外科技术的不断进步，微创手术在胸腺肿瘤手术中的应用得到极大的关注和推广[3]。以VATS为代表的微创手术的安全性已得到大量临床研究的证实[4-6]，并且近2年以来，包括国际胸腺肿瘤协会（International Thymic Malignancy Interest Group，ITMIG）、中国胸腺肿瘤协作组（Chinese Allience for Research in Thymomas，ChART）、日本胸腺肿瘤联盟（Japanese Associationof the Research on the Thymus，JART）在内的国际性或地区性合作组织通过大病例组进行的回顾性研究发现，微创胸腺切除术与开放手术具有相似的肿瘤学治疗效果[7-9]，这进一步证实了微创胸腺肿瘤切除手术的可行性。

与此同时，达芬奇机器人辅助手术系统于21世纪初逐步应用于胸外科纵隔手术。该系统最早为满足远程医疗的需求而诞生，具有三维视野、10倍放大功能以及多向智能活动的"手腕"等，尤其适合在狭小空间内进行精密操作。该系统最早应用于泌尿外科手术，在输尿管、尿道等的吻合方面具有突出优势，后逐渐应用于普外科、胸外科等。由于纵隔手术（尤其是前纵隔）操作空间狭小，周围为心脏、大血管等重要组织器官，因而机器人手术系统在纵隔手术中优势突出[10]。2003年2月，Jelle P Ruurda报道了第一例机器人辅助后纵隔神经源性肿瘤切除[11]。同年9月，Marius Berman报道了世界首例机器人辅助胸腺切除[12]。自此以后机器人手术辅助系统应用于纵隔手术的报道逐渐增多。早在2009年，上海市胸科医院[13]就发表了机器人辅助胸腺瘤切除术的报道。此后国内各肿瘤治疗中心逐步开始采用该术式。研究证明，机器人纵隔手术有助于缩短患者住院时间、加速患者术后恢复、减少术中出血、缩短手术时间等[13-14]，在给患者带来获益的同时，也给外科医生带来了更为舒适的手术体验，

从而更好地保障了患者的手术安全。

二、手术适应证和禁忌证

1. 适应证

（1）第八版UICC/AJCC TNM分期 I 期胸腺肿瘤，即Masaoka-Koga I ～II期。

（2）部分TNM II ～IIIa期胸腺肿瘤，即部分Masaoka-Koga III期。

胸腺肿瘤第八版UICC/AJCC TNM分期自2017年开始应用，与之前广泛采用的 Masaoka-Koga 分期相比，新版的 UICC/AJCC TNM分期根据肿瘤外侵程度对预后的影响对T分类进行了重新分层，同时兼顾了淋巴结转移、胸膜腔播散、远处转移对预后影响的差异（表5-3-1）。目前，微创胸腺手术主要用于早期肿瘤的外科治疗，即 UICC I 期或与之相对应的Masaoka-Koga I ～II 期肿瘤，绝大多数关于微创胸腺切除安全性及可行性的临床研究也是基于这一分期的肿瘤患者。但是，从外科技术来看，侵犯心包局部或邻近肺组织局限性受侵的部分 UICC II ～IIIa 期肿瘤微创切除并不困难，同样可以达到和开放手术相似的彻底程度，因此，在机器人微创手术较为成熟的大的肿瘤治疗中心，此类患者可以尝试进行机器人胸腺手术。

2. 禁忌证

（1）患者肝、肾、心、肺功能差，无法耐受外科手术。

（2）肿瘤侵犯周围结构如胸骨、大动脉等。

（3）胸腔粘连严重，无法充分游离，无法置入trocar，无法提供游离空间。

表5-3-1　第八版UICC/AJCC TNM分期与Masaoka-Koga分期对照

第八版UICC/AJCC TNM 分期		定义（肿瘤位置，淋巴结受累情况，转移情况）	Masaoka-Koga分期
Ⅰa期	T1aN0M0	包膜内或无包膜，伴或不伴周围胸腺脂肪组织浸润	Ⅰ期和Ⅱ期
Ⅰb期	T1bN0M0	纵隔胸膜	
Ⅱ期	T2N0M0	心包	Ⅲ期
Ⅲa期	T3N0M0	肺，无名静脉，上腔静脉，胸壁，膈神经，心包外的肺门血管	
Ⅲb期	T4N0M0	主动脉及分支血管，主肺动脉，心肌，气管或食管	
Ⅳa期	TxN0M1a	胸膜或心包结节	Ⅳa期
	TxN1M0	前纵隔淋巴结	
	TxN1M1a	前纵隔淋巴结，胸膜或心包结节	Ⅳb期
Ⅳb期	TxN2M0	胸腔内或颈部淋巴结	
	TxN2M1a	胸腔内或颈部淋巴结，胸膜或心包结节	
	TxNxM1b	肺实质结节或远处气管转移	

三、术前准备

同一般胸外科手术。充分的术前准备有助于手术的安全实施，减少术后并发症的发生，加速患者术后康复。

（1）吸烟者应戒烟2周或以上。

（2）术前1周可行呼吸功能锻炼。

（3）控制血压、血糖等，改善全身营养状况。

（4）调整患者术前用药，预防术中意外。

四、体位与穿刺孔布局

1. 体位

患者左侧抬高（30°~45°）卧位，手术床两侧插板，双上肢固定于身体两侧，髋部及膝部以盆托及固定带固定（图5-3-1，由杨浩贤教授提供）。助手位于术侧，洗手护士紧邻助手。

手术过程中为了增加前纵隔区域的操作空间，常下压纵隔结构，可采用人工CO$_2$气胸或器械按压胸腺的方式。人工CO$_2$气胸的压力一般设置在6~10mmHg，可根据术中患者血压监测调整压力设置。

2. 穿刺孔布局

本节作者采用3臂法行全孔机器人辅助胸腺瘤扩大切除。该三孔位置分别为：于腋前线第5肋间做8mm切口（为Xi系统机器人trocar直径，如为S或Si系统机器人则做12mm切口）放置2号臂作为镜孔，于锁骨中线第5肋间做切口放置1号臂（术者左手操作）作为辅助孔，于腋前线第3肋间做切口放置3号臂（术者右手操作）作为主操作孔（图5-3-2）。形成6~10mmHg人工CO$_2$气胸（压力根据血压调整），建议开始时先予较低的压力，在患者适应后酌情增加。另外，建议先置入1号臂处的trocar，原因在于左侧有心脏阻挡，常规置入2号臂时有损伤心脏之潜在风险。在手术结束时，可适当扩大锁骨中线处的辅助孔，用于取出标本，该处的肋间隙相对较宽。如瘤体较大，经肋间难以取出，可于剑突下做孔取出。

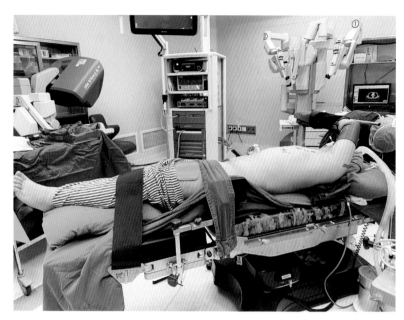

图5-3-1 体位（由杨浩贤教授提供）

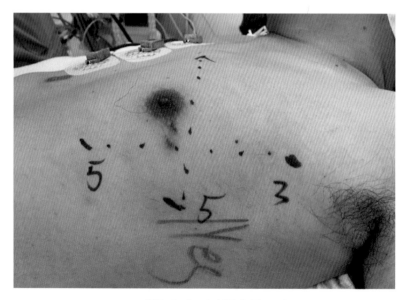

图5-3-2 穿刺孔布局

1号臂一般置入抓钳，可抓持胸腺组织、胸膜、心包等，用于暴露手术视野，由主刀医生左手实时操控。3号臂置入电钩，连接单极电凝系统，必要时可换用超声刀，用于切割和分离，由主刀医生右手操控（图5-3-3）。第一助手操作trocar侧孔辅助排气。同时，如肿瘤外侵需以切割缝合器离断肺组织及血管等，此操作可经由合适角度的操作孔由第一助手完成。

对于女性患者，做1号臂辅助孔（锁骨中线第五肋间）时，可将乳房适当向内上方推移，以减少对患者乳腺的损伤。

对于预计手术操作较困难的病例，或术中出现操作困难时，可在腋前线第7肋间加做一辅助孔，由台上助手置入吸引器或其他器械辅助操作。

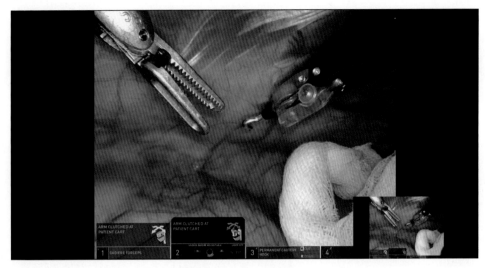

图5-3-3　置入手术器械

五、手术切除范围

　　胸腺对于成年人来说已经基本丧失了原有的免疫功能，切除胸腺不会造成患者的功能损失，经典的胸腺肿瘤手术切除范围是包括肿瘤在内的全胸腺切除。ChART 的一项多中心回顾性研究显示，对于Masaoka-Koga Ⅰ期肿瘤，全胸腺切除与胸腺部分切除两组病例的复发率没有统计学差异（3.2% vs 1.4%），但是在Masaoka-Koga Ⅱ期患者中，胸腺部分切除后的复发率显著高于全胸腺切除（14.5% vs 2.9%，P=0.001）[15]。鉴于Masaoka-Koga Ⅰ期（包膜完整）和Ⅱ期肿瘤（显微镜下包膜浸润或纵隔脂肪局部侵犯）无论是术前影像学检查还是术中肉眼观察均无法区别（均为AJCC/UICC TNM Ⅰa期），加上胸腺肿瘤还存在多原发或多病灶的可能性，因此以目前的证据来看胸腺手术均应遵循外科学解剖切除和肿瘤学根治性切除的原则，推荐行全胸腺切除以保证手术治疗的效果。

　　关于术中淋巴结清扫，ITMIG推荐切除任何可疑淋巴结；对于Masaoka-Koga Ⅰ期和Ⅱ期胸腺瘤，推荐行邻近和前纵隔淋巴结清扫；对于Masaoka-Koga Ⅲ期胸腺瘤，推荐行系统性的前纵隔淋巴结清扫和对胸内特定部位的系统性淋巴结采样，如气管旁、主肺动脉窗、隆突下等部位；对于胸腺癌，如果术前怀疑或明确有前纵隔、胸腔内、锁骨上和下颈部等部位淋巴结转移，至少应行系统性淋巴结采样[16]。事实上，标准的全胸腺切除过程中已包括前纵隔淋巴结的切除，外科医生应在处理标本时将相应部分淋巴结单独标记并送检。

六、手术步骤

　　根据肿瘤外科学原则，胸腺瘤扩大切除术时应尽可能避免直接牵拉或钳夹瘤体，以免瘤体破裂造成胸膜种植转移。可钳夹或压迫正常胸腺、胸膜或脂肪组织，达到暴露术野的目的。术毕应以标本袋取出标本，避免瘤体与切口接触。

1. 打开左侧纵隔胸膜

　　找到左侧膈神经（肺门前方），抓钳（1号臂）提起左侧纵隔胸膜，沿膈神经走行前方，电钩（3号臂）打开纵隔胸膜（图5-3-4a），找到左侧乳内血管，以相同的手法，沿乳内血管内侧打开纵隔胸膜（图5-3-4b），上至左乳内静脉角，下至心膈角或胸腺下极。注意沿膈神经操作过程中，电钩与膈神经保持一定距离，避免侧向热损伤造成膈神经功能障碍。

2. 打开胸骨后间隙

沿胸骨后间隙分离胸腺组织，至对侧纵隔胸膜，解剖标志物为右乳内静脉。1号臂抓钳牵拉、压迫胸腺，以增加前纵隔操作空间（图5-3-5）。注意不要抓持瘤体。

3. 寻找左无名静脉

寻找左无名静脉是本次手术的核心步骤。沿左乳内静脉角向内游离胸腺组织，走行于主动脉前方，可见左无名静脉位于胸腺左上极背侧（图5-3-6a），游离适当长度后，沿左无名静脉前方分离胸腺组织和左无名静脉（图5-3-6b）。分离过程中可能遇到粗细不等的胸腺静脉2~3支，可根据情况使用不同器械凝闭离断之。

4. 分离胸腺左上极

向足侧适当牵拉左无名静脉前方的胸腺组织，可较好地暴露胸腺左上极，同时以电钩或超

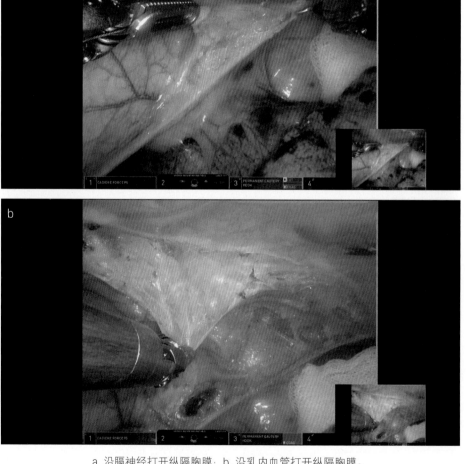

a. 沿膈神经打开纵隔胸膜；b. 沿乳内血管打开纵隔胸膜。

图5-3-4　打开左侧纵隔胸膜

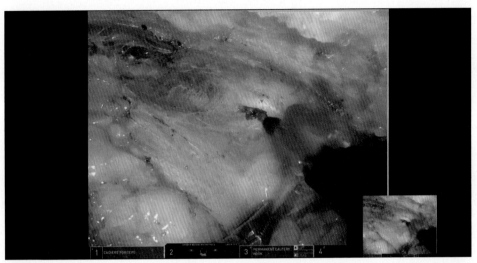

图5-3-5 打开胸骨后间隙

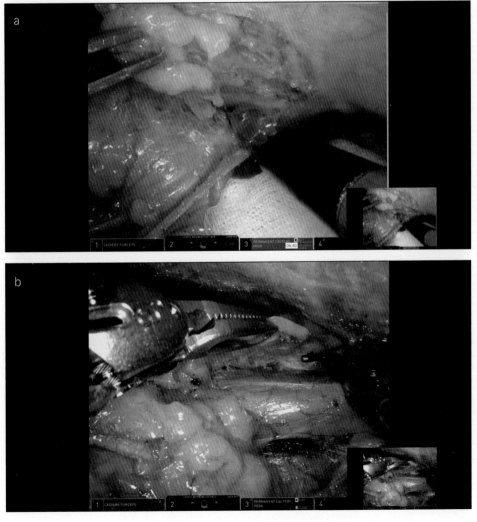

a. 游离左无名静脉后壁; b. 游离左无名静脉前壁。

图5-3-6 寻找左无名静脉

声刀等器械离断左上极，解剖标志物为甲状腺左下极或甲状腺下静脉（图5-3-7）。

5. 分离胸腺右上极

同样方法暴露胸腺右上极，以电钩等器械进行分离。右上极上界为甲状腺右下极或甲状腺下静脉，外侧界为右无名静脉和右侧纵隔胸膜，后界为右头臂干及气管（图5-3-8）。

6. 保护甲状腺下静脉

甲状腺下静脉在左无名静脉上缘汇入该静脉，从解剖层次讲其属于和无名静脉在一个层次，而位于胸膜后方的层次，故当手术解剖层次正确的时候不应损伤该静脉。一般甲状腺下静脉左右各一根，但常有变异。离断该静脉并没有问题，但有可能引起出血，尤其是汇入左无名静脉处，该处位于血管上方，故出血时较难止血，需慎重处理。

7. 移除胸腺标本

继续沿左无名静脉游离胸腺组织（图5-3-9a），胸腺与左无名静脉彻底分离后，即可沿心包前间隙游离胸腺背侧，完整移除全胸腺标本

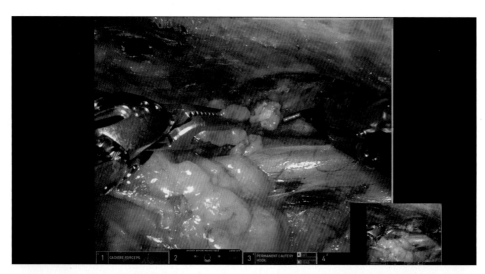

图5-3-7　分离胸腺左上极，解剖标志物为甲状腺下极或甲状腺下静脉

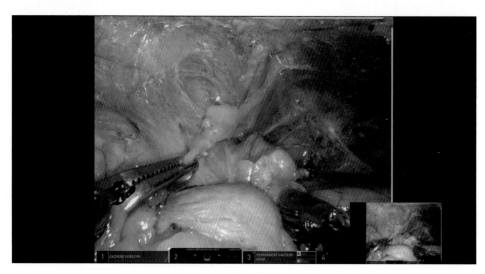

图5-3-8　分离胸腺右上极

（图5-3-9b），并切除术野内可见淋巴结（图5-3-10）。在此过程中要注意胸腺静脉，偶有因过度牵拉胸腺静脉导致出血者。同时分离对侧胸腺时，应注意保护对侧膈神经。

8. 术毕探查

标准的全胸腺切除术后应能暴露相应的解剖结构（图5-3-11）。注意检查有无活动性出血，检查右侧纵隔胸膜有无破损，如果纵隔胸膜破损造成右侧气胸，可适当打开右侧胸膜。

9. 取出标本

经由1号臂孔放入一次性标本袋，抓钳（3号臂）将标本放入标本袋中并收紧；适当扩大1号

臂孔，取出标本。如瘤体较大无法从1号臂孔取出，可在剑突下做小切口取出标本。为降低肋间神经损伤、减少术后疼痛，应避免采用肋骨撑开或切断等扩大肋间隙的方法取出标本。

10. 标本的标记

对手术标本进行标记有助于判断切缘，增加分期的准确性。对经判断大体没有外侵的胸腺肿瘤进行完整切除时，推荐对邻近心包、右侧和左侧纵隔胸膜的标本表面进行常规标记，以便术后判断切缘是否存在微小浸润；当对侵袭性肿瘤进行完整切除时，除推荐对邻近心包、右侧和左侧纵隔胸膜的标本表面进行常规标记之外，还应标

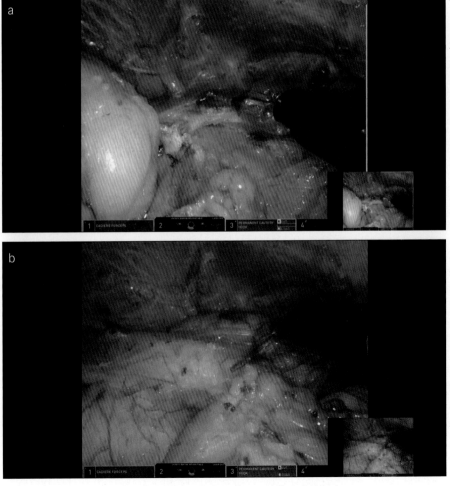

a. 沿左无名静脉前方游离胸腺；b. 移除全胸腺标本。

图5-3-9　移除胸腺标本

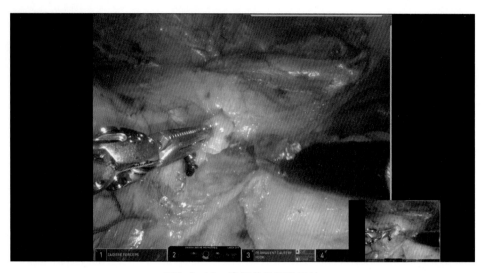

图5-3-10   清扫前纵隔淋巴结

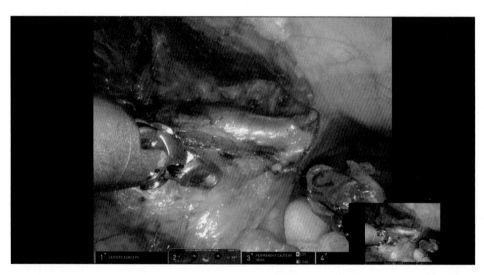

图5-3-11   术毕探查

记切除的肺组织、膈神经、无名静脉等结构，以便增加术后分期的准确性。

11. 关闭手术切口

逐一检查各孔有无活动性出血；确认完毕后，经镜孔置入20号胸腔引流管或负压小球，依次缝合各个操作孔。

12. 术中出血的处理

一般而言，该术式最常见的出血位置是左无名静脉，如遇出血，由于静脉压力较低，所以应第一时间予以压迫。可以先用胸腺及脂肪组织压迫。笔者的习惯是手术开始时先置入一块小纱布，遭遇出血时先用该小纱布填塞止血，待出血得到控制后，冷静思考止血方法，或转开放手术。止血的方法有缝合或者上钛夹，甚至可以考虑离断左无名静脉。

请牢记，在做任何前纵隔微创手术前，至少需要保证有一把消毒完毕的电锯在手术室里备用，以备万一发生大出血转开放手术。并且请记住，中转开胸请选择胸骨正中切口，而非前外切口。

附：中转的适应证

与开放手术和腔镜手术相同，机器人手术同样需要遵循手术安全性和肿瘤根治性原则。胸腺手术中最大的风险在于无名静脉等大血管的意外损伤出血，亦有在扩大纵隔脂肪清扫过程中发生膈肌穿孔的报道[17]，如不能及时控制建议及早中转开放手术以保证手术安全；此外，术中如遇任何肿瘤原因致使手术有可能无法达到R0切除时应遵照肿瘤学彻底切除的原则，毫不犹豫地中转术式，避免为微创而微创的误区。

（章雪飞 茅腾）

参考文献

[1] FANG W T, FU J H, SHEN Y, et al. Management of thymic tumors-consensus based on the Chinese Alliance for Research in Thymomas Multi-institutional retrospective studies[J]. J Thorac Dis, 2016, 8(4): 641-645.

[2] YIM A P, KAY R L, HO J K. Video-assisted thoracoscopic thymectomy for myasthenia gravis[J]. Chest, 1995, 108(5): 1440-1443.

[3] ZHANG X F, GU Z T, FANG W T. Minimally invasive surgery in thymic malignances: the new standard of care[J]. J Thorac Dis, 2018, 10(Suppl 14): S1666-S1670.

[4] GU Z T, MAO T, CHEN W H, et al. Comparison of video-assisted thoracoscopic surgery and median sternotomy approaches for thymic tumor resections at a single institution[J]. Surg Laparosc Endosc Percutan Tech, 2015, 25(1): 47-51.

[5] RUCKERT J C, WALTER M, MULLER J M. Pulmonary function after thoracoscopic thymectomy versus median sternotomy for myasthenia gravis[J]. Ann Thorac Surg, 2000, 70(5): 1656-1661.

[6] HESS N R, SARKARIA I S, PENNATHUR A, et al. Minimally invasive versus open thymectomy: a systematic review of surgical techniques, patient demographics, and perioperative outcomes[J]. Ann Cardiothorac Surg, 2016, 5(1): 1-9.

[7] BURT B M, YAO X, SHRAGER J, et al. Determinants of complete resection of thymoma by minimally invasive and open thymectomy: analysis of an international registry[J]. J Thorac Oncol, 2017, 12(1): 129-136.

[8] WANG H, GU Z T, DING J Y, et al. Perioperative outcomes and long-term survival in clinically early-stage thymic malignancies: video-assisted thoracoscopic thymectomy versus open approaches[J]. J Thorac Dis, 2016, 8(4): 673-679.

[9] AGATSUMA H, YOSHIDA K, YOSHINO I, et al. Video-assisted thoracic surgery thymectomy versus sternotomy thymectomy in patients with thymoma[J]. Ann Thorac Surg, 2017, 104(3): 1047-1053.

[10] RUCKERT J C, SWIERZY M, ISMAIL M. Comparison of robotic and nonrobotic thoracoscopic thymectomy: a cohort study[J]. J Thorac Cardiovasc Surg, 2011, 141(3): 673-677.

[11] RUURDA J P, HANLO P W, HENNIPMAN A, et al. Robot-assisted thoracoscopic resection of a benign mediastinal neurogenic tumor: technical

note[J]. Neurosurgery, 2003, 52(2): 462-464.

[12] BERMAN M, STAMLER A, VIDNE B A, et al. Computer-enhanced thoracoscopic thymectomy with the Zeus telemanipulation surgical system[J]. Interact Cardiovasc Thorac Surg, 2003, 2(3): 262-264.

[13] 黄佳, 罗清泉, 赵晓菁, 等. 胸腺瘤切除术中机器人辅助胸腔镜技术的应用[J]. 肿瘤, 2009, 29(8): 796-798.

[14] 傅世杰, 谷志涛, 茅腾, 等. 胸腺切除术中达芬奇机器人与传统手术对比分析[J]. 中华腔镜外科杂志(电子版), 2013, 6(5): 369-372.

[15] GU Z T, FU J H, SHEN Y, et al. [Thymectomy versus tumor resection for early-stage thymic Malignancies: a Chinese alliance for research in thymomas(ChART)retrospective database analysis][J]. Zhongguo Fei Ai Za Zhi, 2016, 19(7): 459-464.

[16] DETTERBECK F C, MORAN C, HUANG J, et al. [Which way is up? Policies and procedures for surgeons and pathologists regarding resection specimens of thymic malignancy][J]. Zhongguo Fei Ai Za Zhi, 2014, 17(2): 95-103.

[17] OZKAN B, TOKER A. Catastrophes during video-assisted thoracoscopic thymus surgery for myasthenia gravis[J]. Interact Cardiovasc Thorac Surg, 2016, 23(3): 450-453.

第三节　机器人辅助胸腺瘤扩大切除术（剑突下入路）

一、手术适应证和禁忌证

1. 适应证

（1）胸腺肿瘤临床诊断明确，术前经多学科讨论评估可以完全切除肿瘤及胸腺组织。

（2）肿瘤分期在Masaoka-Koga系统中为Ⅰ/Ⅱ期，在IASLC/ITMIG TNM系统中为Ⅰ、Ⅱ期[1]。

（3）肿瘤直径不大于5cm，对于直径大于5cm可能累及周围脏器的胸腺肿瘤需要慎重。

（4）胸腺肿瘤合并重症肌无力经内科治疗后临床症状稳定，包括Osserman Ⅱ~Ⅳ型及全身型合并AchR抗体阳性[2]。

2. 禁忌证

（1）胸腺肿瘤侵犯周围大血管、气管、食管、心包及肺组织等。

（2）患者有严重心肺功能障碍，或有其他脏器功能障碍无法耐受手术。

（3）胸腺瘤合并重症肌无力，症状尚未控制。

二、术前准备

除常规实验室检查外，还需要进行甲胎蛋白（AFP）、β-人绒毛膜促性腺激素（β-HCG）

和重症肌无力相关抗体的血清学检查[3]。

常规术前检查包括肺功能检查、胸片以及胸部增强CT扫描或纵隔MRI，注意肺、心包和膈神经等周围组织结构受累情况。

胸腺肿瘤伴有重症肌无力患者需要在术前接受内科治疗，使临床症状稳定后再接受手术治疗[4-5]。

吸烟者术前应戒烟2周或以上。

三、体位与穿刺孔布局

1. 体位

患者采取头高脚低的平卧位，手术床头侧抬高30°（图5-3-12）。手术床尾侧安装挡板，以防止患者头侧抬高时身体下滑。患者双侧手臂收于身体两侧，胸部下方垫胸枕以抬高胸部，髋部及膝部使用固定带固定于手术床上。助手及

洗手护士通常都位于患者的左侧，如果肿瘤偏向右侧胸腔，需要在患者右侧胸腔做辅助孔协助手术，此时助手应站在患者的右侧。机械臂系统沿着患者纵轴从头侧靠近胸腺部位，机械臂展开指向病灶。

2. 穿刺孔布局

机器人胸腺肿瘤切除术通常选择3臂法，穿刺孔的布局选择剑突下三孔法（图5-3-13）。如果预计手术比较困难或是术中出现意外需要助手协助手术，可以加做一个辅助孔[6-8]。

首先在剑突下1cm处做一约3cm的横切口或是竖切口作为镜孔，切开皮下组织显露剑突和腹直肌鞘，分离剑突与腹直肌鞘之间的间隙，此处组织相对致密，分离时应避免进入腹腔。然后在剑突深面尽量向胸骨后方向分离出胸骨下隧道，同时沿两侧肋弓钝性分离肋弓下间隙，将胸膜推向胸腔。充分游离剑突周围间隙后，在两侧

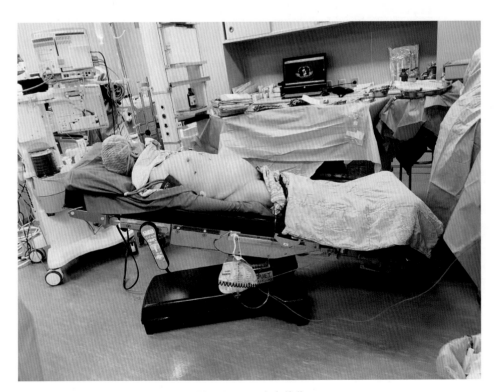

图5-3-12 患者体位

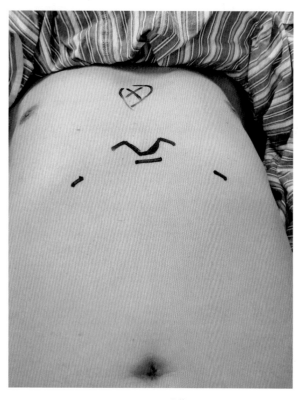

图5-3-13　孔位图

肋弓下缘锁骨中线各做一小切口，将肋弓下缘切口与剑突下切口在膈肌上方和胸膜外钝性打通，形成一个完整的操作空间。最后在剑突下切口置入12mm穿刺套管作为观察孔，并通过套管的侧孔向纵隔内注入CO_2形成人工气胸，气体压力为6~8mmHg，可以先用丝线缝合切口以减少漏气。两侧肋弓下方切口置入8mm穿刺套管，镜孔与两侧操作孔形成大致边长为8~10cm的等腰三角形。如果胸骨下角过小，可以考虑切除剑突或是适当延长镜孔与操作孔之间的距离，调整机械臂避免彼此碰撞。术前可以依据胸腺肿瘤偏向胸腔的方向或是对手术困难操作的预判，在相应侧胸腔的腋前线或腋中线第6肋间做辅助孔。辅助孔可以预先在患者体表标记好，依据术中实际操作情况决定是否需要使用。辅助孔通常留置12mm穿刺套管，可以使用腹腔镜操作钳、腹腔

镜吸引器、连发钛夹或腔镜直线切割器等器械。

观察镜选择0度镜或30度镜，1号臂置入电钩，接单极电凝，由左肋下穿刺套管进入胸骨后空间，2号臂置入双极钳接双极电凝由右肋下进入。电钩主要用于锐性或钝性地分离组织，双极钳用于拨挡、夹持组织和电凝止血。剑突下切口可以留置一输液管接负压吸引，以利于胸腔内烟雾的排出，给术者一个良好的视野。术中使用的手术纱条可以预先通过镜孔放入纵隔空间内，在手术完成后统一取出。如果手术困难，助手可以通过辅助孔协助术者吸引、暴露、止血或是进行一些更为复杂的操作。最后把手术标本放入标本袋后通过剑突下切口取出。

四、手术切除范围

胸腺的上极向上延伸至颈部，与甲状腺相邻，胸腺的下极可下降至膈肌上方，两侧延伸至膈神经。胸腺的动脉供应主要来自胸内动脉，也有可能来自甲状腺下动脉和心包膈动脉。胸腺左右两叶的静脉在两叶之间向后上升，通常汇入左头臂静脉，极少数情况下直接汇入上腔静脉。

依据NCCN胸腺肿瘤手术的目标[9]，完整的胸腺切除术需要完全切除病灶及邻近和非邻近病变，上界为胸腺韧带，下界为膈肌，左右两侧以膈神经为界。如果肿瘤累及周围组织还应切除相邻结构，包括心包、膈神经、胸膜、肺，甚至主要的血管结构，但是呼吸系统存在严重疾病的患者，应避免切断双侧膈神经。

接受机器人剑突下胸腺肿瘤微创手术的患者为Ⅰ~Ⅱ期患者，因此术中只需要清扫肿瘤附近的淋巴结和前纵隔淋巴结[10-11]。

五、手术步骤

基于胸腺肿瘤生物学特性，手术应完整地切除胸腺肿瘤、胸腺组织、胸腺周围脂肪组织及肿瘤累及的周围组织结构。手术首先需要充分暴露胸骨后间隙，打开两侧胸膜腔，然后由下而上完整地切除胸腺及其周围脂肪组织。胸腺肿瘤的切除应包括在胸腺组织的整体切除中，而不是单独切除肿瘤，如果肿瘤侵及周围组织或器官结构，可以调整手术切除次序，以减小手术风险。此外，手术过程中需要注重对重要神经、血管的保护。

1. 胸骨后间隙的游离及胸腺下极的切除

手术开始时需要进一步扩大剑突及胸骨下的空间，1号臂的电钩紧贴胸骨分离胸骨后组织，2号臂的双极钳将结缔组织拨向心包方向，如果有小血管可以使用双极钳电凝止血（图5-3-14）。由于手术起始时胸骨后间隙较小，需要左右臂充分配合并避免大幅度的操作动作。在分离胸骨后间隙的同时应向两侧胸膜腔游离，暴露双侧纵隔胸膜。由于胸骨后间隙无明显的解剖标志，在向双侧纵隔胸膜游离时，需要助手协助术者确定左右胸膜腔的位置，避免对胸骨后的组织结构造成损伤

（图5-3-15）。

显露纵隔胸膜后，可依据术者习惯先切开一侧胸膜。笔者通常先切开右侧纵隔胸膜，并与麻醉医生沟通调小肺通气量，CO_2进入胸腔后可以更好地显露纵隔结构，如果需要更好地显露胸腔可以选择双腔气管插管麻醉。在上方胸骨侧查找右侧胸内血管，双极钳向下向右牵引纵隔胸膜，电钩沿右胸内血管由剑突向头侧切开纵隔胸膜至左无名静脉起始部水平（图5-3-16）。同时分离胸骨与胸骨后胸腺组织，双极钳向心包表面牵引组织，电钩做锐性或钝性分

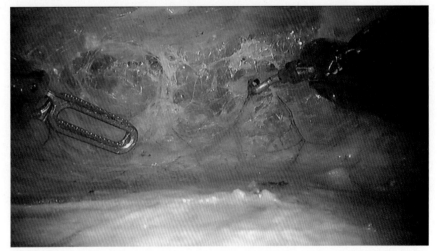

图5-3-14 剑突下间隙

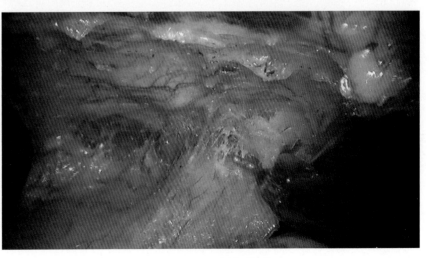

图5-3-15 胸骨后间隙

离。以同样的方式切开左侧纵隔胸膜，显露胸骨后与胸腺之间的空间。

胸腺组织的游离可以选择从剑突下的心包表面开始，此处胸腺组织较薄，与心包界限较为清晰，有利于找到正确的解剖间隙。双极钳向上向右牵引胸腺左下叶及周围脂肪组织，电钩沿心包表面分离（图5-3-17）。分离心膈角脂肪的同时注意避免损伤膈神经（图5-3-18），显露膈神经后沿神经切开胸膜，游离心包与胸腺之

间的间隙并将胸腺及脂肪组织拨向纵隔中央（图5-3-19）。在向头侧分离时，依次暴露上腔静脉、主动脉根部及左无名静脉与上腔静脉的静脉夹角。

2. 无名静脉的显露

无名静脉的显露可以选择从左无名静脉注入上腔静脉处（静脉角）开始，也可以依据胸腺肿瘤在纵隔的不同位置选择不同的显露方式，例如肿瘤偏于纵隔的右侧，可以从左侧开始分离

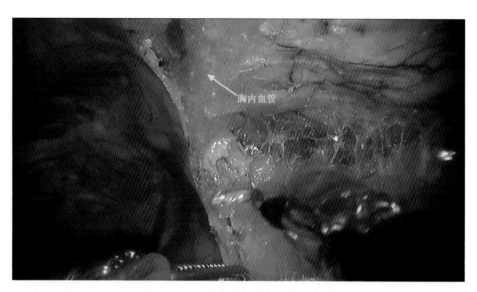

胸内血管

图5-3-16　沿胸内血管切开纵隔胸膜

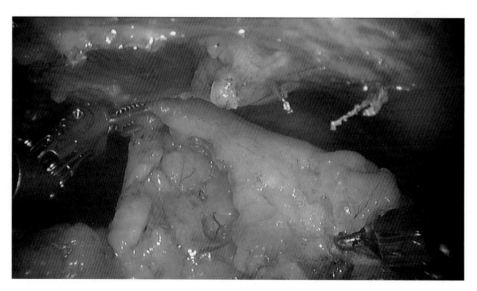

图5-3-17　清扫左侧心膈角脂肪

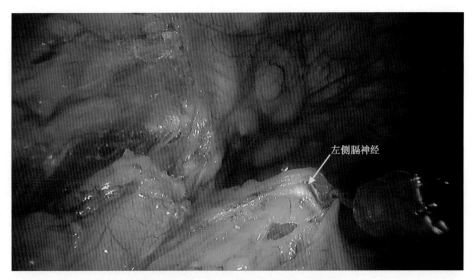

图5-3-18 沿左侧膈神经切开纵隔胸膜

左侧膈神经

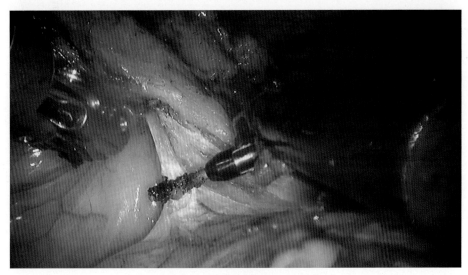

图5-3-19 游离胸腺与心包间隙

左无名静脉（图5-3-20）。

　　双极钳牵拉胸腺组织，电钩游离左无名静脉。在无名静脉显露过程中，应注意胸腺静脉的处理。胸腺静脉通常在胸腺左右叶之间向上汇入左无名静脉，但有时会直接汇入上腔静脉。胸腺静脉变异较多，可有2~4支分支（图5-3-21）。游离左无名静脉下缘及静脉表面的胸腺组织时，注意汇入无名静脉的胸腺静脉，可以使用双极钳夹住静脉，先在静脉两端凝闭然后切断，或由助

手使用钛夹夹闭血管后切断。充分游离左无名静脉后，可以沿上腔静脉向头侧游离右无名静脉。

3. 胸腺上极的切除

　　完全显露无名静脉后，继续向头侧游离胸腺上极。双极钳向左向下牵引胸腺右上极，分离右头臂静脉，电钩分离胸腺右上极直至胸腺韧带和甲状腺下极，胸腺韧带内可能含有甲状腺下血管，如果血管回流胸腺血供可以使用双极电凝凝断（图5-3-22），否则应予以保留。最后游离胸

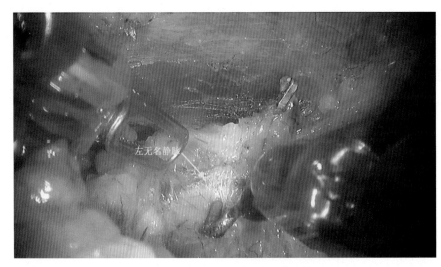

图5-3-20 从左侧游离左无名静脉

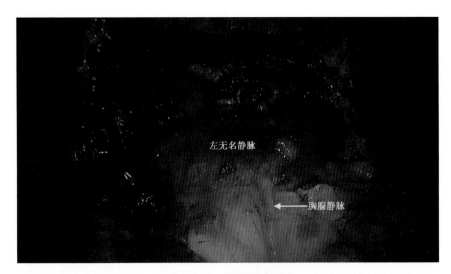

图5-3-21 暴露胸腺静脉

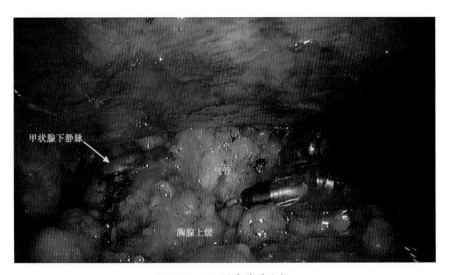

图5-3-22 游离胸腺上极

腺组织的左上极。胸腺上极游离后可显露气管、头臂干及左颈总动脉（图5-3-23、图5-3-24）。

4. 淋巴结的清扫

Ⅰ~Ⅱ期的患者胸腺肿瘤切除术中只需要清扫肿瘤附近的淋巴结和前纵隔淋巴结，包括颈前、胸腺周围、血管前、主动脉旁、升主动脉、上膈、下膈和心包淋巴结组。前纵隔淋巴结的清扫区域以胸腺组织周围为主，后缘是心包及大血管平面，前缘是胸骨，上缘为舌骨，下缘为膈肌，两侧为膈神经水平。因此前纵隔淋巴结的

清扫可以在切除胸腺组织及周围脂肪的过程中同步完成，需要特别注意的区域是左右两侧的纵隔胸膜、纵隔及心膈角脂肪组织以及主动脉旁淋巴结。

5. 术中发现周围组织受累的处理方法

机器人剑突下胸腺肿瘤切除的患者选择以肿瘤分期为Masaoka-Koga Ⅰ/Ⅱ期和 IASLC/ITMIG TNM Ⅰ、Ⅱ期为主，但是在手术过程中可能会出现超出术前预判的情况，比如肿瘤与肺、心包、大血管等有粘连或是肿瘤侵犯了上述组织结构。

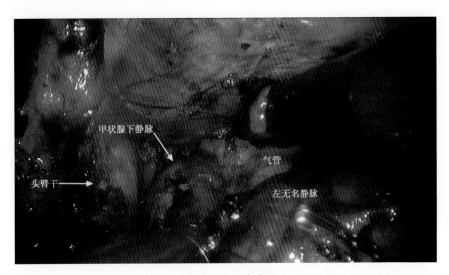

图5-3-23 头臂干

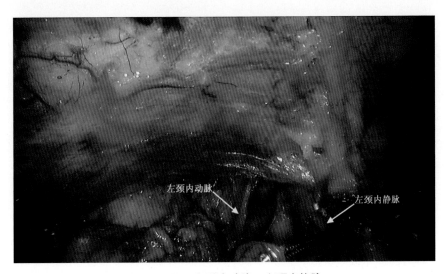

图5-3-24 左颈内动脉、左颈内静脉

针对这类患者，有经验的术者应及时探查病变范围，重新判断分期，依据自身的经验决定是继续行机器人微创切除还是中转开胸手术。

胸腺肿瘤累及肺叶时，需要在充分游离累及的肺叶后，让助手通过辅助孔使用腔镜下的直线切割器切除累及的肺组织。

胸腺肿瘤累及心包组织时，需要切除部分心包。双极钳牵拉提高心包使之远离心脏表面，电钩切开心包组织，在保留安全边界的前提下切除被胸腺肿瘤累及的心包组织，较大的心包缺损需要在手术结束前做心包修补。

胸腺肿瘤累及部分上腔静脉或是左无名静脉时，需要充分游离被累及静脉周围的间隙，慎重判断是否可以使用腔镜直线切割器安全切断无名静脉或是切除部分上腔静脉。

当肿瘤累及重要脏器或是周围重要组织结构，手术风险大幅提高，导致无法安全、完整地切除胸腺肿瘤及周围组织时，需要及时中转开胸手术。

6. 取出标本及其他操作

胸腺肿瘤完整切除后，助手移除电钩、1号臂及8mm穿刺套管，标本袋通过左侧肋弓下1号臂的孔位在术者的观察下进入胸骨后空间，然后在一侧胸腔内打开标本袋。术者利用双极钳将胸腺肿瘤、胸腺组织及周围脂肪组织放入标本袋。收紧标本袋后，将标本袋自带的滑杆从1号臂孔位中取出，助手剪断标本袋口的牵引线。双极钳夹线后放置到剑突下的镜孔处。助手移除观察镜、镜臂及12mm穿刺套管，在直视下从剑突下取出标本袋，如果标本过大，可根据需要延长剑突下切口。

取出标本后，应检查手术床是否有活动性或

潜在出血点。双极钳夹持纱条擦拭创面，对潜在出血点电凝止血。助手利用腹腔镜吸引器通过1号臂操作孔对纵隔及胸腔进行冲洗，冲洗并吸出血液或凝块。确认创面干净后，移除双极钳、2号臂及镜臂。通过剑突下切口放置6孔20号胸腔引流管一根，引流管放置在前纵隔，逐层缝合切口（图5-3-25）。

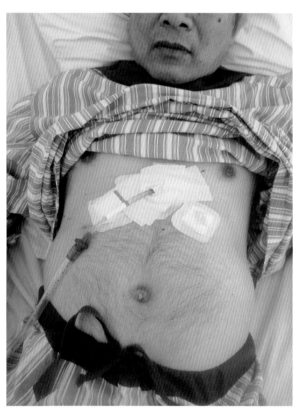

图5-3-25　引流管

（陈凯　李鹤成）

参考文献

[1] KONDO K, VAN SCHIL P, DETTERBECK F C, et al. The IASLC/ITMIG thymic epithelial tumors staging project: proposals for the N and M components for the forthcoming (8th) edition of

the TNM classification of malignant tumors[J]. J Thorac Oncol, 2014, 9 (9 Suppl 2): S81–S87.

[2] GIRARD N, RUFFINI E, MARX A, et al. Thymic epithelial tumours: ESMO Clinical Practice Guidelines for diagnosis, treatment and follow-up[J]. Ann Oncol, 2015, 26 (Suppl 5): v40–v55.

[3] 李柱一. 中国重症肌无力诊断和治疗指南2015[J]. 中华神经科杂志, 2015, 48 (11): 934–940.

[4] 中国医师协会医学机器人医师分会胸外科专业委员会筹备组, 谭群友, 陶绍霖, 等. 机器人辅助纵隔肿瘤手术中国专家共识（2019版）[J]. 中国胸心血管外科临床杂志, 2020, 27 (2): 117–125.

[5] GILHUS N E, OWE J F, HOFF J M, et al. Myasthenia gravis: a review of available treatment approaches[J]. Autoimmune Dis, 2011, 2011: 847393.

[6] SUDA T. Robotic subxiphoid thymectomy[J]. J Vis Surg, 2016, 2: 118.

[7] SUDA T. Subxiphoid thymectomy: single-port, dual-port, and robot-assisted[J]. J Vis Surg, 2017, 3: 75.

[8] SUDA T, KANEDA S, HACHIMARU A, et al. Thymectomy via a subxiphoid approach: single-port and robot-assisted[J]. J Thorac Dis, 2016, 8 (Suppl 3): S265–S271.

[9] NCCN Clinical Practice Guidelines in Oncology (NCCN Guidelines). Thymomas and Thymic Carcinomas. Version 1.2021.

[10] BHORA F Y, CHEN D J, DETTERBECK F C, et al. The ITMIG/IASLC thymic epithelial tumors staging project: a proposed lymph node map for thymic epithelial tumors in the forthcoming 8th edition of the TNM classification of malignant tumors[J]. J Thorac Oncol, 2014, 9 (9 Suppl 2): S88–S96.

[11] HWANG Y, PARK I K, PARK S, et al. Lymph node dissection in thymic malignancies: implication of the ITMIG lymph node map, TNM stage classification, and recommendations[J]. J Thorac Oncol, 2016, 11 (1): 108–114.

第四章

全孔机器人纵隔畸胎瘤切除术

一、概述

纵隔畸胎瘤是常见的纵隔生殖细胞肿瘤，主要好发于20~40岁的中青年，其发病率为（0.1~0.2）/10万，仅次于纵隔神经源性肿瘤和胸腺瘤[1]。目前纵隔畸胎瘤的病因尚不明确，有多种说法，以细胞移行、胚胎组织残留和细胞来源学说为主。根据病理类型，临床上主要将纵隔畸胎瘤分为成熟畸胎瘤和未成熟畸胎瘤。成熟畸胎瘤约占纵隔生殖细胞肿瘤的50%以上，是一种良性肿瘤，主要发生于前纵隔，偶尔见于后纵隔，肿瘤具有包膜，瘤内可见三胚层衍生的各种组织，且分化成熟，但无完整的器官，少数成熟畸胎瘤可发生恶性变。未成熟畸胎瘤较为少见，肿瘤体积较大且以实性为主，瘤内可见2~3胚层衍生的组织，组织分化程度低[2]。早期肿瘤体积小，患者多无症状，诊断较为困难，多为体检时偶然发现；肿瘤体积逐渐增大可出现压迫症状和体征，胸部X线和CT是诊断纵隔畸胎瘤的有效方法[3-4]。目前，手术切除是治疗纵隔畸胎瘤最为有效的方法，随着肿瘤的增大，手术难度逐渐增加。纵隔畸胎瘤具有一定恶性变风险，所以一旦诊断明确应尽快行手术治疗。恶性畸胎瘤发现时往往已出现转移而无法根治性切除，术后也容易复发或者转移，预后较差[5]。传统治疗纵隔畸胎

瘤的手术方式包括胸骨正中劈开或胸部后外侧切口开胸，患者术后恢复慢，并发症发生率偏高。随着微创手术理念的更新和微创外科手术技术的提升，胸腔镜手术在胸部肿瘤的治疗中得到极大的关注，使得胸部外科手术越来越精细化、微创化，以VATS为代表的微创手术的安全性已有大量临床研究予以证实，其具有手术切口小、术后疼痛轻、住院时间短、恢复快等诸多优点[6-9]。近些年随着机器人手术在胸外科领域的应用，机器人辅助胸腔镜手术技术也逐渐发展起来[10-11]。相比于传统胸腔镜手术，机器人手术系统的使用为主刀医生提供了一个三维视野，仿真手腕机械臂可以实现7个自由度的运动，能够完成牵拉、转动、夹闭、缝合、打结等操作，并可通过颤动滤过和动作定标系统过滤人手的颤动，从而更精准地完成手术，提高手术操作的稳定性、精确性和安全性。由于纵隔手术操作空间狭小，周围有心脏、大血管等重要组织器官，因而机器人手术系统在纵隔肿瘤手术中的优势更为显著[12-14]。

二、手术适应证和禁忌证

1. 适应证

类同胸腺肿瘤。肿瘤体积较小，包膜完整，周围无明显粘连，无明显侵犯累及邻近器官，无

明显淋巴结转移、胸膜播散者可选择。在微创手术较为成熟的医疗单位，机器人畸胎瘤手术可以达到和开放大切口手术相似的治疗效果，而且比普通胸腔镜手术有更高的安全性。

2. 禁忌证

（1）患者肝、肾、心、肺功能差，无法耐受外科手术。

（2）肿瘤侵犯周围重要组织结构，如肺动脉、无名动脉、上腔静脉或无名静脉等心脏大血管等。

（3）胸腔粘连严重，无法充分游离，无法置入Trocar，无法提供游离空间者。

三、术前准备

同一般胸外科手术。充分的术前准备有助于手术的安全实施，减少术后并发症的发生，加速患者术后康复。

（1）吸烟者应戒烟2周或以上。

（2）术前1周行呼吸功能锻炼。

（3）控制血压、血糖等，改善全身营养状况。

（4）调整患者术前用药，预防术中意外。

四、体位与穿刺孔布局

1. 体位

根据肿瘤位置选择不同入路。通常来说，如果肿瘤位于前纵隔正中位置，或者中偏右侧，可选择右胸入路；若肿瘤偏左侧，可选择左胸入路。如果肿瘤较小，直径在3cm以下，而且位置在无名静脉以下，则可以选择剑突下上腹入路。本章以一例左前纵隔畸胎瘤为例，介绍笔者团队用达芬奇Si机器人进行全孔机器人畸胎瘤切除的具体方法。患者左侧抬高45°卧位，手术床两侧插板，双上肢固定于身体两侧，髋部及膝部以盆托及固定带固定（图5-4-1）。助手位于术侧，洗手护士紧邻助手。为了增加前纵隔区域的操作

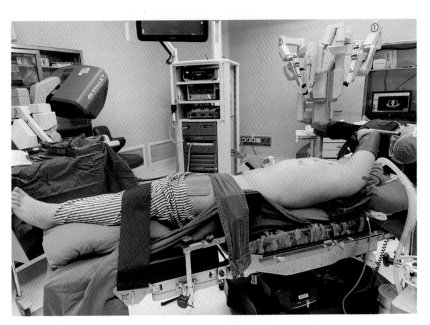

图5-4-1　患者体位

空间，采用CO_2形成人工气胸，气胸的压力设置在6~8cmH₂O，可根据术中患者血压监测情况调整压力设置。

2. 穿刺孔布局

本例患者采用左胸入路3臂法全孔机器人手术，外加一个助手孔。打孔位置分别为：于腋中线第五肋间做12mm切口作为镜孔；于锁骨中线第五肋间做切口放置1号臂（术者左手）作为副操作孔，于腋前线第三肋间做切口放置3号臂（术者右手）作为主操作孔；于1号臂与镜孔之间的腋前线第七肋间做12mm的助手孔，各孔间隔8cm以上（图5-4-2）。在手术结束时，根据标本大小情况适当扩大助手孔，以便于取出标本。

1号臂一般置入抓钳，抓钳可抓持胸腺组织、胸膜、心包等，用于暴露手术视野，由主刀医生左手实时操控。3号臂置入电钩或超声刀，用于切割和分离，由主刀医生右手操控（图5-4-3）。第一助手通过辅助孔置入吸引器帮助术野暴露。

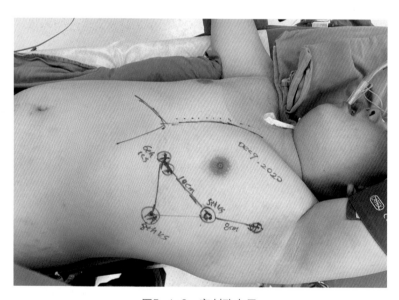

图5-4-2　穿刺孔布局

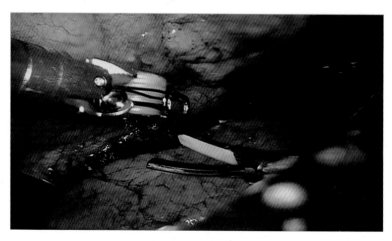

图5-4-3　器械使用

对于女性患者，做1号臂副操作孔（锁骨中线第五肋间）时，可将乳房适当向内上方推移，以减少对患者乳腺的损伤。

五、手术切除范围

关于畸胎瘤的手术切除范围，临床研究暂无法达成一致。纵隔畸胎瘤周围有重要组织和器官，当肿瘤增大到一定程度时，其与周围的界限会逐渐变得模糊，甚至有浸润、侵犯周围组织和器官的可能，所以术中应当充分探查，明确肿瘤的大小、边界以及其与周围重要器官的关系后方可手术。若肿瘤边界清、包膜完整，术前穿刺活检确诊为成熟型畸胎瘤，则可沿肿瘤包膜周围逐步分离，将肿瘤完整切除；当肿瘤与周围脏器紧密粘连或有浸润、难以完整切除时，可将其分块切除，使术野暴露得更加充分，从而尽可能地切除被浸润的周围组织，游离时密切关注肿瘤的营养血管并予以结扎，以免引起术中出血。对于相对较大的囊性肿瘤，可先行开创引流术，以缩小肿瘤，获得更好的手术视野，从而将肿瘤完整切除。若确诊为恶性畸胎瘤，或者术前无病理诊断，可参考胸腺肿瘤行胸腺扩大切除术，以最大程度切除肿瘤，减少复发。当肿瘤与主动脉、腔静脉或者肺动脉粘连时，应小心处理，必要时保留部分包膜，做姑息性切除，以免术中大出血危及患者的生命安全。关于术中淋巴结清扫，如为成熟畸胎瘤，良性的可能性大，推荐切除肿瘤周围淋巴结，行纵隔淋巴结采样；若为非成熟畸胎瘤，推荐行系统性的前纵隔淋巴结清扫，对胸内特定部位行系统性淋巴结采样，如气管旁、主肺动脉窗、气管隆嵴下等部位。如果术前怀疑或明确有前纵隔、胸腔内、锁骨上和下颈部等部位淋巴结转移，至少应行系统性淋巴结采样。

六、手术步骤

根据肿瘤外科学原则，畸胎瘤切除时应尽可能避免直接牵拉或钳夹瘤体，以免瘤体破裂造成胸膜种植转移。可钳夹或压迫正常胸腺、胸膜或脂肪组织，以达到暴露术野的目的。术毕应以标本袋取出标本，避免瘤体与手术切口直接接触。手术步骤以扩大切除为例（同胸腺肿瘤）。

1. 切除肿瘤组织

（1）打开纵隔胸膜：左胸入路开始时的参考点是左侧膈神经。找到膈神经后（肺门前方），抓钳（1号臂）提起纵隔胸膜，沿膈神经走行前方，使用超声刀打开纵隔胸膜（图5-4-4），向上沿膈神经继续打开纵隔胸膜直至颈部胸膜反折处。注意能量器械对膈神经的热传导损伤，切勿盲目使用抓钳夹持膈神经。

（2）打开胸骨后间隙：沿胸骨后间隙紧贴胸骨打开胸骨下纵隔胸膜，继续扩大胸骨后胸膜切口直至颈部纵隔胸膜反折处，术野需要暴露至对侧纵隔胸膜，解剖标志物为胸廓内静脉（图5-4-5），注意尽量不要损伤对侧纵隔胸膜。术者左手双极抓钳轻柔牵拉、压迫胸腺，以增加前纵隔操作空间，尽量避免钳夹瘤体。

（3）寻找左无名静脉：暴露左无名静脉是手术的核心和关键。沿胸廓内静脉角向内游离畸胎瘤包膜周围组织，走行于主动脉前方，于无名静脉前方分离畸胎瘤组织和左无名静脉。分离过程中可能遇到肿瘤的滋养血管，细小血管可使用超声刀直接离断（图5-4-6），较细的血管可使

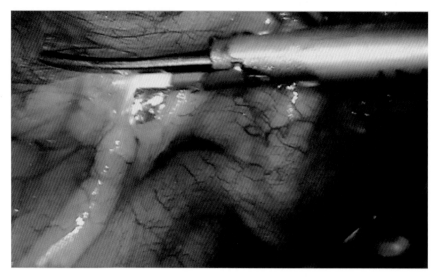

图5-4-4　沿同侧膈神经打开前纵隔胸膜

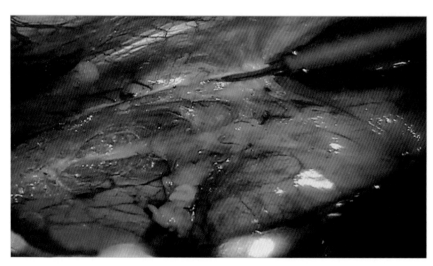

图5-4-5　打开胸骨下纵隔胸膜

用血管结扎夹处理后用超声刀离断，如有较粗的血管也可考虑使用一次性切割缝合器离断。

（4）彻底切除畸胎瘤：使用有孔双极抓钳向足侧适当牵拉左无名静脉前方的畸胎瘤组织，以较好地暴露肿瘤左上极。行传统胸腔镜手术时该区域很难得到完整清晰的暴露，而在机器人系统的加持下，通过高清放大的摄像头以及灵活的手术器械，可以很轻松地在此区域进行操作。以电钩或超声刀等器械离断肿瘤左上极，切除该区域内的所有畸胎瘤及其周围脂肪组织。

2. 切除残余畸胎瘤及脂肪组织

仔细检查术野，清除残余的畸胎瘤组织及脂肪组织（图5-4-7）。传统胸腔镜手术施行前纵隔脂肪清扫比较困难，而机器人手术系统则可以很容易地完成前纵隔脂肪的清扫，包括对侧肺门、心膈角、颈根部、无名静脉后方等困难位置。切除完毕后检查创面，确认无残余畸胎瘤组织、各解剖结构显示清晰（图5-4-8）。同时需要注意尽量避免损伤心包，若肿瘤侵犯心包组织导致必须切除部分心包组织，或手术时不慎损伤

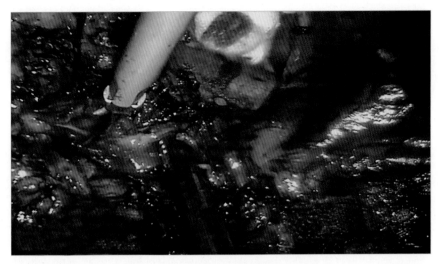

图5-4-6　超声刀直接离断细小血管

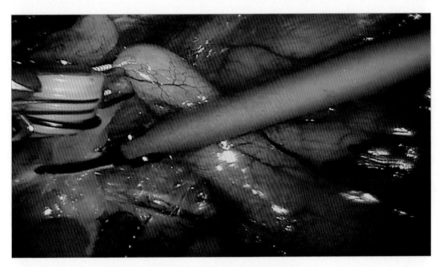

图5-4-7　切除残余脂肪组织

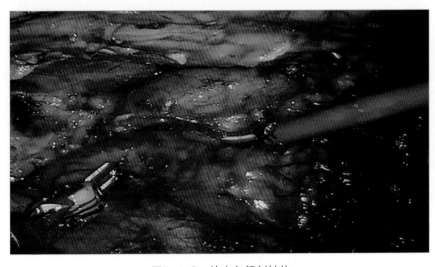

图5-4-8　检查各解剖结构

心包组织，为避免术后心包填塞，需要在心隔角处心包的较低位置打开心包并制造一个缺口，以便于心包积液流出。

3. 移除标本

继续沿左无名静脉游离畸胎瘤组织，畸胎瘤与左无名静脉彻底分离后，即可沿心包前间隙游离畸胎瘤背侧，完整移除肿瘤标本，并清扫术区内可见的淋巴结。分离对侧肿瘤包膜时，应注意保护对侧膈神经。经由辅助孔放入一次性标本袋，抓钳将标本放入标本袋中并收紧（图5-4-9），若肿瘤较大，可适当延长辅助孔切口以取出标本。最后逐一检查各个操作孔有无活动性出血，确认无活动性出血后，经镜孔置入24号胸腔引流管或潘氏引流管，依次缝合各个操作孔。

4. 术中意外的处理

该术式的关键是充分暴露左无名静脉，如遇出血，可先尝试用纱条予以压迫。待出血口暴露后，冷静思考止血方法，或转开放手术。若血管破口呈点状，可机器人缝合止血；全孔机器人辅助下，因机械臂关节操作灵活，故其缝合和开放手术的缝合接近。但若无名静脉破口呈不规则撕裂形态，出血呈喷涌状，一般需要紧急劈开胸骨止血。

肿瘤外科的手术理念基本一致，机器人手术同样需要遵循手术安全性和肿瘤根治性原则。前纵隔手术中最大的风险在于无名静脉等大血管的意外损伤出血，若不能及时控制，建议及早中转开放手术以保证患者安全。此外，术中如遇任何肿瘤原因致使手术有可能无法达到R0切除，则应遵照肿瘤学彻底切除的原则中转术式，避免为微创而微创的误区。

（谭子辉　杨浩贤　杨沐籽）

参考文献

[1] ROSTI G, SECONDINO S, NECCHI A, et al. Primary mediastinal germ cell tumors[J]. Semin Oncol, 2019, 46（2）：107-111.

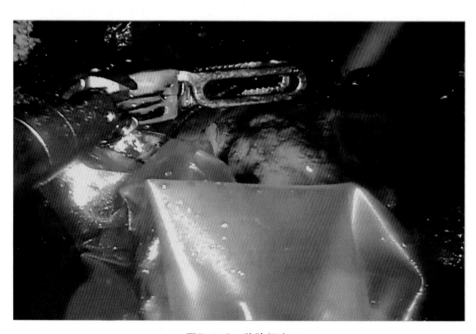

图5-4-9　移除标本

[2] KUMAR N, MADAN R, DRACHAM C B, et al. Primary mediastinal germ cell tumors: survival outcomes and prognostic factors—10 years experience from a tertiary care institute[J]. Rare Tumors, 2020: 121361821628.

[3] AOYAMA A, BANDO T, OKUBO K, et al. [Current strategy for primary mediastinal germ cell tumors][J]. Nihon Geka Gakkai Zasshi, 2006, 107 (6): 284–287.

[4] WANG L, ZHAO J, AN T, et al. Clinical characteristics and outcomes of patients with primary mediastinal germ cell tumors: a single-center experience[J]. Front Oncol, 2020: 101137.

[5] CASO R, JONES G D, BAINS M S, et al. Outcomes after multidisciplinary management of primary mediastinal germ cell tumors[J]. Ann Surg, 2021, 274 (6): e1099–e1107.

[6] Pham L H, Trinh D K, Nguyen A V, et al. Thoracoscopic surgery approach to mediastinal mature teratomas: a single-center experience[J]. J Cardiothorac Surg, 2020, 15 (1): 35.

[7] SHINTANI Y, FUNAKI S, NAKAGIRI T, et al. Experience with thoracoscopic resection for mediastinal mature teratoma: a retrospective analysis of 15 patients[J]. Interact Cardiovasc Thorac Surg, 2013, 16 (4): 441–444.

[8] TSUBOCHI H, ENDO S, NAKANO T, et al. Extraction of mediastinal teratoma contents for complete thoracoscopic resection[J]. Asian Cardiovasc Thorac Ann, 2015, 23 (1): 42–45.

[9] HU X L, ZHANG D, ZHU W Y. Uniportal video-assisted thoracoscopic surgery for complex mediastinal mature teratoma: a case report[J]. World J Clin Cases, 2021, 9 (26): 7870–7875.

[10] YAMASHITA S, YOSHIDA Y, IWASAKI A. Robotic Surgery for Thoracic Disease[J]. Ann Thorac Cardiovasc Surg, 2016, 22 (1): 1–5.

[11] YU Z. [Robotic-assisted thoracic surgery is expected to be feasible for widely utility in thoracic disease][J]. Zhongguo Fei Ai Za Zhi, 2018, 21 (3): 212–213.

[12] 中国医师协会医学机器人医师分会胸外科专业委员会筹备组, 谭群友, 陶绍霖, 等. 机器人辅助纵隔肿瘤手术中国专家共识（2019版）[J]. 中国胸心血管外科临床杂志, 2020, 27（2）: 117–125.

[13] WILLEMS E, MARTENS S, BEELEN R. Robotically enhanced mediastinal teratoma resection: a case report and review of the literature[J]. Acta Chir Belg, 2016, 116 (5): 309–312.

[14] ZHENG R, DEVIN C L, O'MALLEY T, et al. Surgical management of growing teratoma syndrome: robotic-assisted thoracoscopic resection of mediastinal teratoma[J]. Surg Endosc, 2020, 34 (2): 1019–1023.

第五章

全孔机器人纵隔巨大囊性肿瘤切除术

　　纵隔囊性肿瘤来源复杂多样，较常见的有支气管囊肿、食管囊肿、心包囊肿及胸腺囊肿，其他较罕见的还有Müllerian囊肿、淋巴管囊肿及甲状旁腺囊肿[1]。囊肿多呈圆形或椭圆形，壁薄，内含囊液，边缘界限清楚。大部分囊肿由胚胎发育过程中部分胚细胞异位而引起，均为良性，但在长期生长过程中可能恶变。胸腺囊肿，尤其是多房性胸腺囊肿，可以合并胸腺瘤[2]。

　　患者的临床表现与囊肿的大小、部位、生长方向与速度等有关。大部分患者往往没有明显症状。当囊肿较大时，可有胸痛、胸闷或压迫周围组织产生的相应症状。例如压迫气管、支气管可引起咳嗽、呼吸困难甚至发绀，压迫食管可引起吞咽困难，压迫交感神经干可引起霍纳（Horner）综合征等[3]。功能性甲状旁腺囊肿可出现高钙血症、骨质疏松、反复泌尿系结石等甲状旁腺功能亢进的症状[4]。如囊肿破裂，可突发胸痛、发热等不适。

　　由于大部分患者临床症状不明显或轻微，纵隔囊肿往往是在体检时发现的。囊肿在CT上一般表现为边界清楚、均匀低信号的囊性病灶，而在磁共振上一般表现为囊性长T1长T2信号灶，增强扫描无强化[5-6]。术后病理可明确囊肿的类型。

　　目前认为手术完整切除可治愈纵隔囊肿。经胸骨正中切口是纵隔肿瘤手术的经典入路。近年来随着VATS、机器人辅助手术等微创外科技术的不断进步，微创手术在纵隔肿瘤中的应用得到极大的关注和推广。研究表明，机器人纵隔手术有助于缩短患者住院时间、加速患者术后恢复、减少术中出血、缩短手术时间等[7-8]，在给患者带来获益的同时，也给外科医生带来了更为舒适的手术体验，从而更好地保障了患者的手术安全。

一、手术适应证和禁忌证

1. 适应证

　　（1）纵隔囊性肿瘤诊断明确，有相关临床症状。

　　（2）无临床症状的纵隔囊肿，但持续增大。

　　（3）囊肿包膜完整，界限清楚，预计可完整切除。

2. 禁忌证

　　（1）肿瘤可疑恶变，并且侵犯邻近大血管、气管等器官或组织，或出现胸腔播散。

　　（2）有既往肺结核、胸膜炎或开胸手术史，胸腔严重粘连。

　　（3）患者心、肺、肝、肾等脏器功能障碍，经过治疗后仍无明显好转：心功能检查提示Goldman指数分级Ⅲ～Ⅳ级；肺功能检查提示FEV$_1$

术后预计值＜40%和/或DLCO术后预计值＜40%；总胆红素＞1.5倍正常值上限，谷丙转氨酶和谷草转氨酶＞2.5倍正常值上限；肌酐＞1.25倍正常值上限和/或肌酐清除率＜60mL/min。

二、术前准备

同一般胸外科手术。充分的术前准备有助于手术的安全实施，减少术后并发症的发生，加速患者术后康复。

（1）吸烟者应戒烟2周或以上。

（2）控制血压、血糖等，改善全身营养状况。

（3）囊肿巨大者，术前可穿刺抽液，以利于术前诊断及手术。

三、体位与穿刺孔布局

1. 体位

本章病例为中年女性，体检行胸部CT示右上纵隔囊性肿物，大小为6.2cm，影像诊断为支气管囊肿可能性大。囊肿边界清楚，其内侧界为气管及食管，后界为椎旁（图5-5-1a），上

界达右锁骨下动脉，下界为奇静脉弓（图5-5-1b），前界为上腔静脉（图5-5-1c）。采用达芬奇Si机器人系统为患者实施全孔机器人右上纵隔肿物切除术。

机器人纵隔囊性肿瘤切除术通常选择3臂法。对于直径比较大的囊肿，为手术操作方便，也可选择4臂法。前纵隔囊肿患者取术侧45°抬高的侧卧位，腋下垫软枕，上肢固定于托手架上，髋部及膝部以盆托及固定带固定；患者第5肋间隙对准手术台腰桥，以扩大肋间隙，利于手术。患者取适当头高脚低位，以避免机械臂碰撞骨盆造成损伤。助手通常位于患者背侧，洗手护士紧邻助手。对于本例右上纵隔巨大囊肿，笔者选择4臂法，外加1个助手孔，此时患者取90°左侧卧位（图5-5-2）[9]。

2. 穿刺孔布局

穿刺孔布局与机器人辅助右上肺叶切除术原理类似，但有所不同。打孔布局的基本原则：①聚焦手术靶区，不要离靶区太远；②各孔之间保持8cm以上的距离，以免机械臂相互干扰。由于该例患者肿瘤位于右上纵隔，根据以上原则，观察孔位于腋前线第5肋间，并形成5~8mmHg人工CO_2

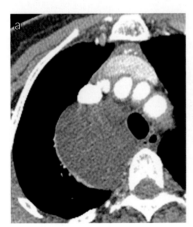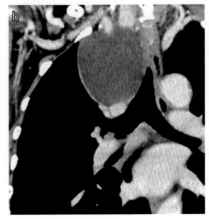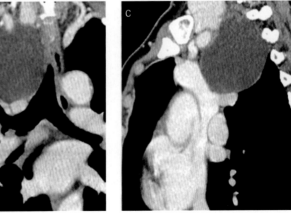

图5-5-1　胸部CT示右上纵隔囊性肿物

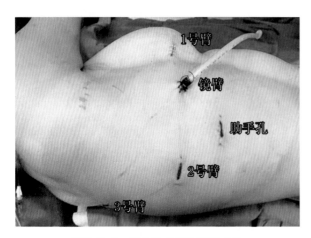

图5-5-2　患者体位及穿刺孔布局

气胸；于腋前线与右侧锁骨中线之间第5肋间做8mm切口放置1号臂；于第6肋间肩胛下角线、听诊三角区域分别做8mm切口放置2号臂、3号臂。在镜孔与2号臂之间第7肋间做12mm切口作为助手孔，用于辅助主刀医生手术。在手术结束时，可适当扩大助手孔，用于取出标本（图5-5-2）[9]。

　　1号臂置入电钩，并接单极电凝系统，由主刀医生右手操控，用于锐性或钝性分离组织；在分离一些小血管丰富的软组织时，1号臂可更换为超声刀，以利于连续整块切除。2号臂接有孔双极抓钳，并连接双极电凝系统，由主刀医生左手操控，用于拨挡、夹持组织和电凝止血。3号臂置入有孔抓钳，主要用于牵拉或拨挡，便于手术视野的暴露。助手使用直头吸引器，用于吸血、吸烟雾及拨挡组织，辅助暴露手术视野。

四、手术切除范围

　　纵隔囊肿绝大多数为良性，手术的目的是防止其继续生长压迫局部组织产生症状，避免其恶变，以及进一步明确诊断。若囊肿包膜完整，手术完整切除囊肿即可达到治愈目的。若术中冰冻

病理检查提示合并胸腺瘤或囊肿恶变，需要彻底切除胸腺组织或清扫淋巴结。

五、手术步骤

　　纵隔囊肿切除术没有特定的步骤。一般而言，手术可自下而上，左右开弓。手术原则：完整切除囊肿；仔细分离，避免周围组织的损伤；术中减少对囊肿的压迫，不弄破囊壁，以免囊液流出，造成潜在的肿瘤播散或者胸腔污染。手术前应仔细阅读患者的影像学资料，明确囊肿的各个边界，术中仔细保护紧邻囊肿的重要结构。

1. 探查

　　囊肿位于右上纵隔，包膜完整，界限清晰，下界为奇静脉弓，右侧界为上腔静脉及膈神经，与右上肺、胸壁等均无粘连（图5-5-3）。

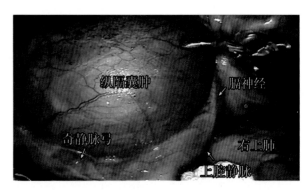

图5-5-3　手术探查

2. 完整切除囊肿

　　（1）打开纵隔胸膜：用电钩在囊肿的下界（奇静脉弓上方）打开纵隔胸膜，自下而上，往两侧延伸。有孔抓钳（3号臂）夹持纱粒将右肺上叶往下拨挡；有孔双极钳（2号臂）实时轻柔拨挡、推压囊肿，协助暴露；助手持直头吸引器拨挡奇静脉或上腔静脉，并吸除烧灼产生的雾化

气体，辅助视野暴露（图5-5-4）。充分打开纵隔胸膜后，可以有更大的空间更好地推拨囊肿，有利于下一步手术。

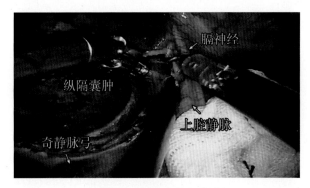

图5-5-4 打开纵隔胸膜

（2）连续整块切除囊肿：在囊肿下界，继续用电钩沿囊壁游离至囊肿后界。此时，1号臂可换为超声刀，沿着囊壁后方，自下而上游离，注意切勿损伤气管（图5-5-5a）。囊肿后方游离到一定程度后，左右开弓，游离囊肿左右两侧；助手用吸引器往左前轻柔拨开上腔静脉（图5-5-5b）。最终沿着囊壁连续整块切除囊肿。

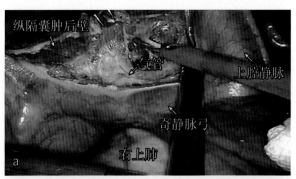

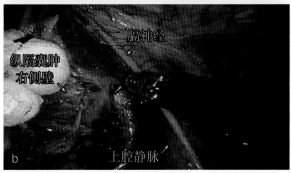

图5-5-5 自下而上、左右开弓游离囊肿

因囊肿壁薄，用抓钳推压囊肿时应避免直接抓持囊肿，可用3号臂的空心钳夹持纱布卷后再轻柔推移囊肿进行暴露，从而减轻对囊肿的压迫。对于壁薄且体积巨大的囊肿，也可术中穿刺抽液后使其缩小再进行切除，这样可以降低手术难度，减小因囊肿破裂导致胸腔污染的可能性。

3. 取出标本及其他操作

（1）取出标本：将囊肿装入一次性标本袋中，可在袋中将囊肿刺破并吸走部分囊液，这样就不必扩大助手孔而将囊肿取出。为了明确诊断，必须留取部分囊液送病理学检查。

（2）清理术野：冲洗术野，充分止血，检查有无周围组织损伤（图5-5-6）。

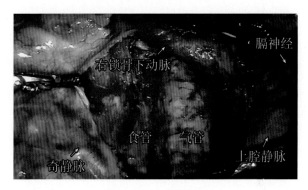

图5-5-6 检查创面

（3）关胸：清点器械、敷料无误后，拆除机器人各机械臂，于镜孔放置24号或28号胸腔引流管1根，接闭式引流瓶，逐层关胸。

（杨洁 杨浩贤）

参考文献

[1] SYRED K, WEISSFERDT A. Non-neoplastic mediastinal cysts[J]. Adv Anat Pathol, 2020, 27 (5): 294-302.

[2] WEISSFERDT A, MORAN C A. Thymic

carcinoma associated with multilocular thymic cyst: a clinicopathologic study of 7 cases[J]. Am J Surg Pathol, 2011, 35 (7): 1074–1079.

[3] KOZU Y, SUZUKI K, OH S, et al. Single institutional experience with primary mediastinal cysts: clinicopathological study of 108 resected cases[J]. Ann Thorac Cardiovasc Surg, 2014, 20 (5): 365–369.

[4] GURBUZ A T, PEETZ M E. Giant mediastinal parathyroid cyst: an unusual cause of hypercalcemic crisis – case report and review of the literature[J]. Surgery, 1996, 120 (5): 795–800.

[5] VARGAS D, SUBY–LONG T, RESTREPO CS. Cystic lesions of the mediastinum[J]. Semin Ultrasound CT MR, 2016, 37 (3): 212–222.

[6] JEUNG M Y, GASSER B, GANGI A, et al. Imaging of cystic masses of the mediastinum[J]. Radiographics, 2002, 22: S79-S93.

[7] 傅世杰，谷志涛，茅腾，等. 胸腺切除术中达芬奇机器人与传统手术对比分析[J]. 中华腔镜外科杂志（电子版），2013, 6（5）: 369–372.

[8] RÜCKERT J C, SWIERZY M, ISMAIL M. Comparison of robotic and nonrobotic thoracoscopic thymectomy: a cohort study[J]. J Thorac Cardiovasc Surg, 2011, 141 (3): 673–677.

[9] YANG J, CAI J S, WANG G, et al. Complete portal robotic resection of a giant mediastinal parathyroid cyst: a case report[J]. Thorac Cancer, 2021, 12 (7): 1118–1121.

第六章

全孔机器人后纵隔肿瘤切除术

一、概述

后纵隔肿瘤以神经源性肿瘤最为常见，其大多数发生于后纵隔脊柱旁，病理上良性占多数，包括神经鞘瘤、神经纤维瘤和节细胞神经瘤等，而恶性的有恶性神经鞘瘤（神经性肉瘤）、节神经母细胞瘤和交感神经母细胞瘤等。较少见的有孤立性纤维瘤，以及副神经节发生的良、恶性嗜铬细胞瘤等。

后纵隔神经源性肿瘤由于手术操作空间狭小，采用传统开胸手术创伤大，手术时间也长。而胸腔镜手术缺乏立体视觉，手术器械移动常受限制，甚至器械不能到达操作位置，手术难度大，安全性欠佳。尤其当肿瘤瘤体较大，与周围组织粘连分离困难时，对其供养血管进行解剖难度大，操作不当容易发生血管断端回缩入椎管，需要中转开胸，或者会造成出血、脊髓损伤。对于邻近重要神经或由重要神经起源的肿瘤，手术时由于椎间孔狭小，手术操作困难，容易造成神经副损伤。而机器人手术具有灵活的手腕式机械臂，能够灵活精准地完成肿瘤切除、血管离断以及对神经的保护[1-3]。Ruurda等在2003年报道了第1例机器人辅助下后纵隔神经源性肿瘤切除术[4]。营养血管离断和神经功能保护是后纵隔神经源性肿瘤切除的技术难点，对邻近重要神经或由重要神经起源的肿瘤，机器人辅助手术安全有效，能够减少副损伤，是该类手术的理想选择方式之一。

二、手术适应证和禁忌证

手术总的原则是安全第一、操作过程符合肿瘤学手术要求、减少创伤。

1. 适应证

（1）术前评估为可完全切除肿瘤。

（2）肿瘤直径≤6cm，包膜完整，界限清晰。

对于直径＞6cm的肿瘤需要更加谨慎地评估肿瘤组织与周围组织结构的关系，以及手术切除后取出肿瘤所需的最小切口长度。切记以患者是否获益为根本宗旨，不得抛开患者利益而单纯追求某种手术方式。

2. 禁忌证

（1）患者心、肺、肝、肾等主要器官功能差，无法耐受纵隔肿瘤切除术：心功能检查提示Goldman指数分级Ⅲ～Ⅳ级；肺功能检查提示术后预计值FEV_1＜40%和/或DLCO＜40%；总胆红素＞1.5倍正常值上限，谷丙转氨酶和谷草转氨酶＞2.5倍正常值上限；肌酐＞1.25倍正常值上限和/或肌酐清除率＜60mL/min。

（2）术前相关检查提示大血管、气管、食管、心包、肺组织受到明显侵犯。

（3）胸腔粘连严重，无法充分游离，无法置入trocar，无法提供游离空间。

三、术前准备

同一般胸外科手术。充分的术前准备有助于手术的安全实施，减少术后并发症的发生，加速患者术后康复。

（1）吸烟者应戒烟2周或以上。

（2）术前1周可行呼吸功能锻炼。

（3）控制血压、血糖等，改善全身营养状况。

四、体位与穿刺孔布局

1. 体位

本章以达芬奇Xi机器人手术系统为例。患者为右后纵隔肿物，故采取左侧前倾45°卧位，腋下垫软枕，上肢固定于托手架上，髋部及膝部以盆托及固定带固定（图5-6-1）。助手位于患者腹侧，洗手护士紧邻助手。采用双腔气管插管，单肺通气。

2. 穿刺孔布局

采用3臂法行全孔机器人辅助纵隔肿物切除术，另加一个助手孔。于腋后线第6肋间做8mm切口作为镜孔，并形成人工气胸，压力为5~8mmHg。于腋中线第4肋间做8mm切孔作为主操作孔（主刀医生右手）；于肩胛下角线与腋后线之间第8肋间做8mm切口作为副操作孔（主刀医生左手）；于腋前线第7肋间做12mm的辅助孔（手术助手孔），用于辅助主刀医生手术；在手术结束时，可视肿瘤大小适当扩大助手孔，用于取出标本（图5-6-2）。

主操作孔置入超声刀，由主刀医生右手实时操控；需电凝止血或分离组织时，主操作臂可换成单极电凝钩。副操作臂接有孔双极钳，并连接双极电凝系统，可抓持组织或血管，由主刀医生左手操控，用于实时暴露及止血。第一助手使用直头吸引器用于吸血、吸烟雾及暴露手术视野，辅助主刀医生手术。

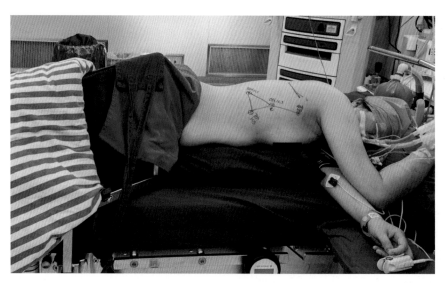

图5-6-1　患者体位

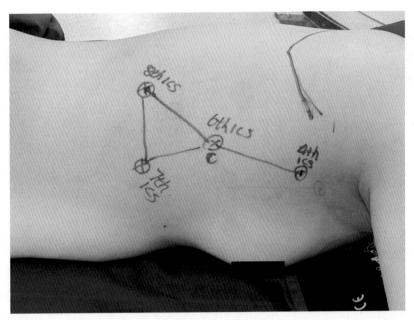

图5-6-2　穿刺孔布局

五、手术切除范围

多数的后纵隔神经源性肿瘤是良性的，手术的目的是防止其继续生长压迫局部组织产生症状，避免其恶变，以及进一步明确诊断。因此，后纵隔肿瘤需确保完全切除病灶及邻近病变。后纵隔神经源性肿瘤起源于脊神经、迷走神经等重要结构，手术时应尽量保留这些神经的功能，有血管蒂者多数为肋间血管分支，手术时应尽量避免损伤。对于包膜不完整或可疑恶性的肿瘤，可适当扩大切除范围，切除肿瘤及部分周围组织，以防止局部复发。

六、手术步骤

1. 探查

肿物位于右侧后上纵隔，包膜完整，界限清晰，未侵犯椎体、大血管、气管、食管、心包、肺组织等脏器（图5-6-3）。

2. 分离肿物与肺粘连

有孔双极钳（左手）抓持纱布卷将肿物往上托举，电凝钩（右手）沿着肿瘤边界一定距离打开纵隔胸膜或者壁层胸膜。肿瘤与肺发生粘连，此处血供丰富，换成超声刀分离肿块与肺组织的粘连（图5-6-4）。在此过程中助手使用直头吸引器吸血、吸烟雾及辅助暴露手术视野。

手术过程中，主操作臂的超声刀可在必要时替换成电凝钩分层电凝离断。因双极抓钳没有力反馈，无法完成徒手操作时的"含夹"动作，所以为避免肿瘤破碎，可抓持纱布卷，采用"推""拨"等轻柔动作来达到牵拉暴露的目的。

3. 连续整块切除肿物

继续使用有孔双极钳（左手）抓持纱布卷托举肿物，超声刀（右手）离断肿物基底面滋养血管，注意保护奇静脉弓和肋间动静脉（图5-6-5），连续整块切除后纵隔肿物。

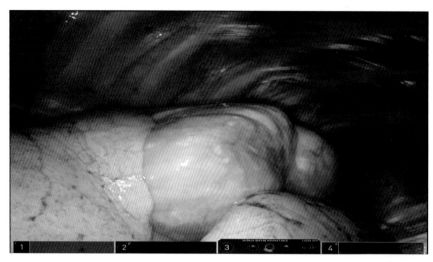

图5-6-3 探查肿物

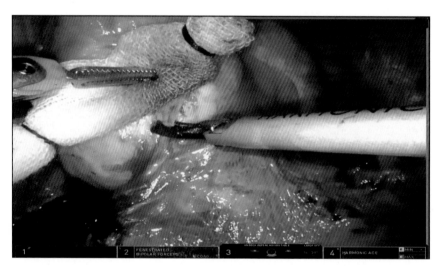

图5-6-4 分离肿物与肺粘连

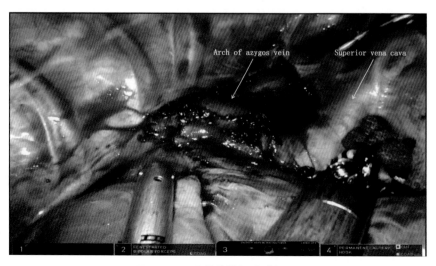

图5-6-5 连续整块切除肿物

4. 取出标本及其他操作

检查创面有无活动性出血，术野充分止血，经由助手孔放入一次性标本袋，超声刀（右手）配合双极抓钳（左手）将标本放入标本袋中并收紧（图5-6-6）；适当扩大助手孔，取出标本。清点器械、敷料无误后，拆除机器人各机械臂，于辅助孔放置24号胸腔引流管1根，接闭式引流瓶，逐层关胸。

（谢楚龙 杨浩贤）

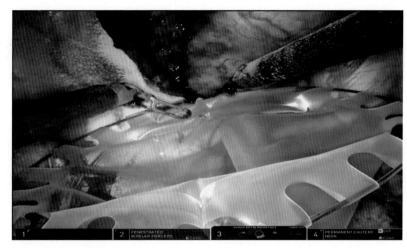

图5-6-6 取出标本

参考文献

[1] YANG C L, ZHAO D P, ZHANG P, et al. Intrathoracic neurogenic tumor with malignant transition-20 years operation experience in a medical center of China[J]. Neuroscience letters, 2017, 637: 195-200.

[2] CHEN X F, MA Q Y, WANG S H, et al. Surgical treatment of posterior mediastinal neurogenic tumors[J]. Journal of surgical oncology, 2019, 119（6）: 807-813.

[3] KOCATURK C I, SEZEN C B, AKER C, et al. Surgical approach to posterior mediastinal lesions and long-term outcomes[J]. Asian Cardiovascular and Thoracic Annals, 2017, 25（4）: 287-291.

[4] RUURDA J P, HANLO P W, HENNIPMAN A, et al. Robot-assisted thoracoscopic resection of a benign mediastinal neurogenic tumor[J]. Neurosurgery, 2003, 52（2）: 462-464.

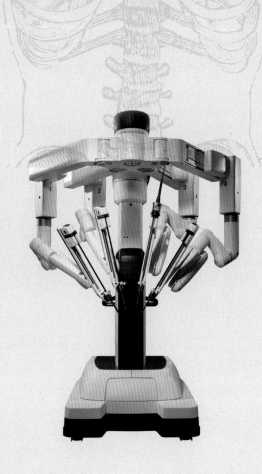

第六篇

机器人胸外科手术中
特殊情况处理

一、概述

Master-Slave系列机器人的诞生，开启了机器人微创手术的新时代。21世纪初，机器人开始应用于胸外科微创手术中，即机器人辅助胸腔镜手术（robotic-assisted thoracoscopic surgery，RATS）[1]。经过近几年的发展完善，目前RATS的操作技术日臻成熟，相关论著、共识、指南更是层出不穷，国内手术单位、手术量也迅速增多[2]，并逐步覆盖胸外科各病种，并且随着机器人手术系统的价格进一步降低，相信RATS会有更为广阔的应用空间以及更为广泛的影响力。

作为一个新兴的外科领域，目前有关RATS仍有许多亟待解决的问题，其中既有科学方面的问题，比如机器人手术与传统胸腔镜手术（video-assisted thoracoscopic surgery，VATS）的长期生存有无差异等[3-4]，也有应用方面的问题，比如机器人手术的学习曲线、操作技巧及术中意外情况的处理等[5-7]。我们曾经报道过机器人肺癌手术的前瞻性学习曲线研究，发现前100例机器人肺叶切除术中有5例因术中意外情况而导致中转开胸，其中4例为被动开胸，1例因为胸腔粘连严重而主动开胸[8]；而100例之后连续300多例患者则无一因术中意外导致中转开胸。可见任何一个新技术的掌握都需要一个学习的过程，而在这个过程中难免会遇到各种问题甚至是意外[9-10]。RATS与VATS在操作方法、手术视野、术中配合方面都有极大的不同，特别是作为外科手术的一种，机器人胸外科手术也会遇到传统手术中发生的意外情况，例如血管出血等[11]。而对这些意外情况的处理，机器人手术与传统手术有着不同的要求和技巧。本文通过笔者在临床中亲身经历的一些手术案例，介绍RATS中常见的意外情况及其处理方式，并分析意外情况的发生原因以及预防和应对方法，以期为对RATS有兴趣的胸外科同道提供一些值得借鉴的经验，使他们能更加安全、顺利地通过学习曲线，熟练掌握RATS技术。

二、常见特殊情况及其处理

（一）血管损伤

根据我们的经验以及国内外相关研究，术中误伤血管导致出血是RATS中转开胸的最常见原因。RATS中血管出血的处理原则与开胸手术和VATS手术类似，但在具体技巧上有一定差别。根据出血的血管和严重程度，有以下几种常见处理方法。

1. 细小点状出血

细小点状出血在胸外科手术中常见于支气管动脉出血、淋巴结清扫时淋巴脂肪组织的滋养血管出血等。非常细小的血管出血或渗血可用单极电钩电凝止血。对于稍粗的体循环血管若发生点状喷射性出血，主刀医生可直接使用双极抓钳（或马里兰钳）提起血管断端，电凝烧灼断端，一般可顺利止血。对于有明确血管来源的细小出血，也可以用超声刀处理。机器人手术器械中的有孔双极钳功能丰富，既可以作为术野暴露时的辅助手，又有电凝止血的功能，特别是其钳体的空心设计可以使其直接抓持血管、肺等易损伤组织，免去了以往VATS手术当中止血时把单极能量器械更换为双极能量器械的步骤。当然如果电凝止血效果欠佳也不应盲目加大电凝能量或延长电凝时间，否则有可能导致更为棘手的大出血。

必要时，主刀医生可引导助手于血管断端放置血管夹以充分止血。有的患者血管弹性差，在解剖肺动静脉血管鞘膜过程中，血管壁有可能发生局部小的受损而导致渗血，这种情况下可用压迫止血的方法进行处理，切忌盲目牵拉或急于缝合，更不要用能量器械止血，以防小的渗血转化成大的出血，导致止血失败。

2. 血管喷射性出血

对于双极电凝或者超声刀难以处理的喷射性出血需要使用血管缝线进行缝合，由于机器人手术器械有高达7个自由度的活动方向，因此其在缝合方面较传统胸腔镜有着明显的优势。

（1）动脉喷射性出血。体循环的动脉血管壁较厚，弹性较强，在某些情况下可以利用血管的自身弹性暂时封闭破口，而较厚的血管壁也有利于缝合止血。在食管癌手术中，若肿瘤较大，与降主动脉关系密切，则在游离处理瘤床附近的食管固有动脉时，往往会导致食管固有动脉出血。此时切忌盲目钳夹止血，以防止主动脉撕裂而引发致命大出血。食管固有动脉出血时，若血管蒂有一定长度，视野清晰，出血点清晰可见，则可用双极空心钳轻轻夹住血管断端短电凝止血。若血管蒂太短，则应该用小纱粒压迫止血。由于降主动脉管壁厚，有一定弹性，食管固有动脉出血点经过有效压迫后可弹性回缩，因此在持续压迫的情况下，凝血形成，进一步减小甚至堵塞出血点，部分患者能够完全止血而不需要额外操作。部分患者经过压迫止血处理后，仍有出血，但出血速度明显减慢，此时助手可用吸引器吸除出血点周围血液，充分暴露出血点，主刀医生则用血管缝线荷包缝合止血。

肺部手术最常见、处理难度最大的意外事件

是肺动脉出血。虽然肺动脉出血的压力没有体循环动脉出血的压力大，但因为肺动脉血管壁相对较薄，而且离心脏近，处理不当会引发更大的肺动脉破口，导致内镜下止血失败，严重者可危及生命，所以处理肺动脉出血往往难度比较大。

例1，误伤右上肺动脉后返支（Rec. A²支）导致出血。患者A，老年女性，全身PET/CT发现右上肺直径4.0cm肿物，密度不均，可见毛刺及胸膜牵拉，标准摄取值（standard uptake value, SUV）明显升高，临床诊断为右上肺癌ⅠB期，用达芬奇Si系统实施了全孔机器人右上肺癌根治术。术中经后肺门向上游离上叶支气管，机器人3号臂将上肺叶向前下牵拉以暴露后上肺门奇静脉弓下位置，使用电钩向右肺上叶支气管上缘游离时伤及肺动脉Rec. A²支，导致点状喷射性出血（图6-1）。此时主刀医生先使用双极抓钳夹闭出血点（图6-2），助手更换1号臂能量器械为持针器，同时嘱洗手护士备5-0血管缝线准备缝合血管破口。血管缝线剪短至7~10cm为宜。缝线过短则器械打结困难，缝线过长则容易绕线，需在胸腔内多次牵拉缝线才能完成打结，效率低下。助手使用腔镜持针钳夹紧针头送入术野，以免缝针掉落。缝合时主刀医生为配合持针器，左手可暂时松开夹闭的血管，这时应嘱助手使用吸引器立即压住受损血管近心端，同时吸除术野周围的残留血液，为主刀医生缝合止血创造清晰的术野（图6-3）。主刀医生使用血管缝线于血管破口行8字缝合后出血停止，止血成功（图6-4）。

发生肺动脉出血时首先不要慌张，处理出血时要做到临危不惧，从容有序。局部晚期非小细胞肺癌的手术治疗难度大，部分患者经过新辅

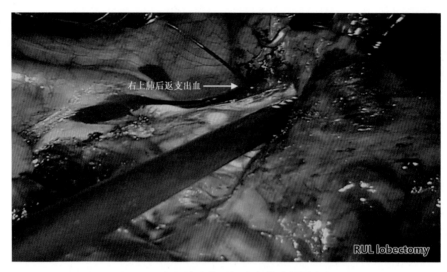

图6-1　右上肺动脉后返支点状喷射性出血

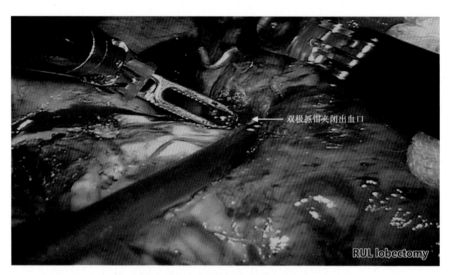

图6-2　双极抓钳夹闭血管出血口

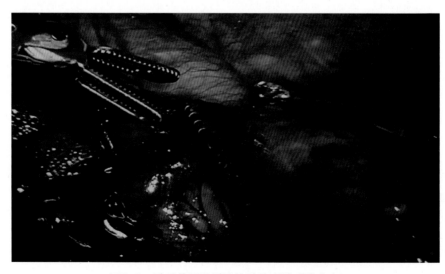

图6-3　助手使用吸引器协助处理肺动脉出血

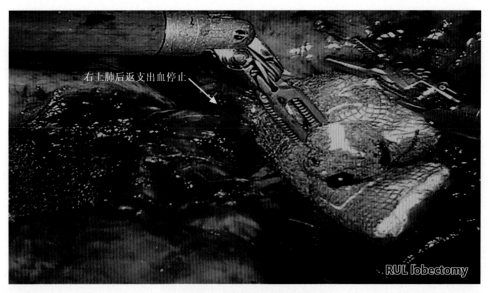

右上肺后返支出血停止

RUL lobectomy

图6-4　缝合后出血停止

助化疗后原发肿瘤缩小，但淋巴结往往缩小不明显。部分N1站淋巴结卡在肺动脉分支之间，导致解剖困难，容易发生肺动脉出血。案例如下。

例2，淋巴结侵犯肺动脉外膜导致游离过程出血。患者B，中年男性，CT发现右上肺结节，大小约3cm，伴有肺门、上叶支气管旁和右侧气管支气管拐角区淋巴结转移（图6-5）。超声支气管镜检查见肿瘤阻塞右上肺前段支气管开口，活检确诊为鳞癌，伴右下气管旁淋巴结（#4R）转移（图6-6），临床分期为cT1N2M0 ⅢA期。随后患者进行了4程TP方案新辅助化疗，复查胸部CT提示右上肺肿瘤明显缩小，但肺门、叶间、上叶支气管旁及右侧气管支气管拐角处淋巴结仍然肿大明显，与右肺上叶肺动脉关系紧密（图6-7），用达芬奇Xi系统为患者实施了全孔机器人右肺上叶切除加系统性纵隔淋巴结清扫术。术中在清扫前肺门淋巴结、处理右上肺静脉后，右肺上叶尖前支肺动脉前缘已经充分暴露，但由于右上肺上叶支气管旁淋巴结肿大且有结外侵犯，累及右上肺上叶尖前支肺动脉后壁外膜，在用

马里兰钳游离尖前支肺动脉后缘时发生血管后壁出血（图6-8）。尖前支肺动脉后壁出血暴露困难，目测出血并不迅速，因此暂时放松右肺上叶，减少尖前支肺动脉张力，助手用吸引器轻轻侧压血管并吸血，用马里兰钳继续游离右肺上叶尖前支肺动脉后壁近心端，使马里兰钳能够完全通过肺动脉分支，然后引导一根丝线穿过血管下方间隙，迅速于出血点近心端打结（图6-9），此时出血明显减少。丝线打结后暂不剪断，轻轻提拉为置入血管切割缝合器创造解剖空间，最后使用一次性切割缝合器离断出血的肺动脉（图6-10），彻底完成止血（图6-11），从而避免了中转开胸。

还有一种特殊的处理方法，即利用肺组织自身的重力作用暂时压迫出血点。案例如下。

例3，肺动脉壁钙化、管壁弹性差导致游离过程出血。患者C，老年男性，全身PET/CT发现左肺上叶结节状高代谢病灶，大小约2.5cm，边界尚清，可见分叶及小毛刺，临床诊断为周围型肺癌。肺门及纵隔多发稍大淋巴结，部分代谢

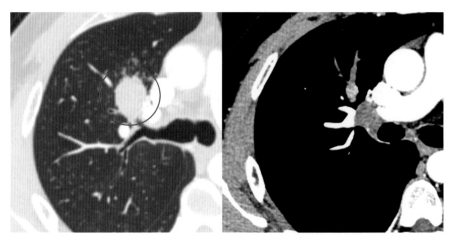

图6-5　患者B新辅助化疗前胸部CT

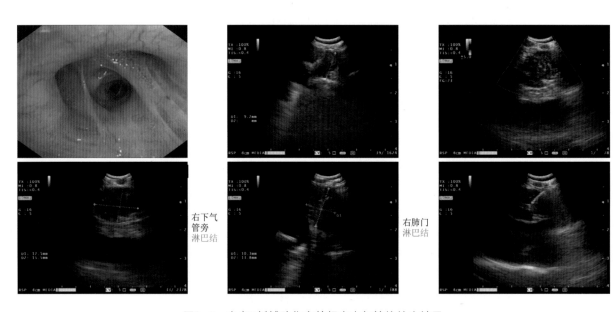

右下气
管旁
淋巴结

右肺门
淋巴结

图6-6　患者B新辅助化疗前超声支气管镜检查结果

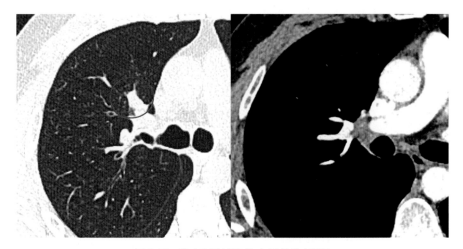

图6-7　患者B新辅助化疗后的胸部CT

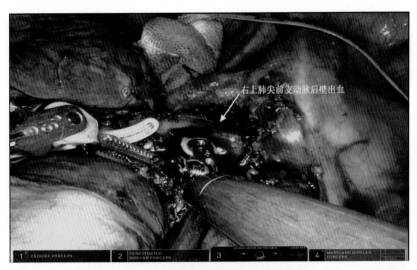

图6-8　马里兰钳游离尖前支肺动脉时血管后壁出血

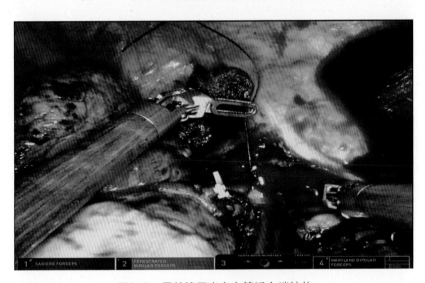

图6-9　用丝线于出血血管近心端结扎

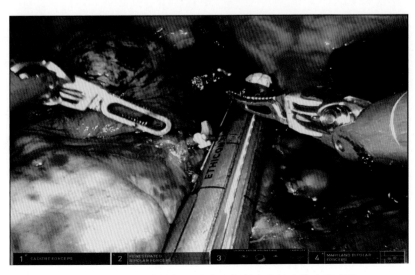

图6-10　使用一次性切割缝合器离断出血的尖前支肺动脉

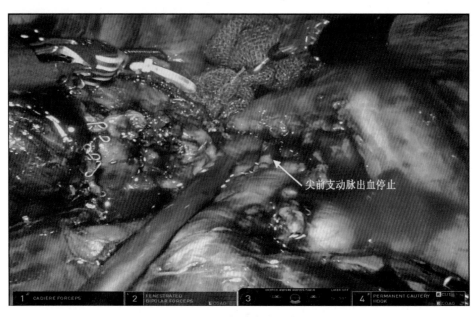

图6-11   彻底完成止血

增高，考虑炎性增生（图6-12）。在术前病例讨论时我们发现患者肺动脉管壁有钙化点（图6-13），当时即考虑到有术中肺动脉出血的可能性，并预先做好了处理预案，随后用达芬奇Xi系统为该患者实施了全孔机器人左上肺叶切除术加系统性纵隔淋巴结清扫术。术中我们先处理左上肺静脉，然后将左上肺叶拨向下后方，在左上肺门位置暴露肺动脉A^{1+2}支。由于患者肺部血管有钙化，此时肺动脉A^{1+2}支的张力已经较大，在打开血管鞘膜后、电钩推拨肺动脉时导致血管壁损伤出血。由于血管壁弹性差，出血迅速（图6-14）。因血管壁弹性差，故切忌盲目钳夹缝合，以免进一步撕裂肺动脉分支。先用纱条压迫出血点，同时放松左上肺叶，利用肺本身的重力作用使左上肺覆盖在出血点上（图6-15），这种操作一方面可以压迫止血点，另一方面也可以减少出血点所在血管的张力，利用血管本身的弹性封闭出血口。此时出血速度明显减慢，由喷射性出血转为渗出性出血，为进一步手术操作赢得了

时间。在观察到无明显喷射性出血后，先游离肺裂，把左上肺动脉后升支、舌段支用吻合器依次处理。此时，除了出血的肺动脉分支外，左上肺叶的其他血管均处理完毕，左上肺叶处于非常松弛的状态，再将左上肺叶提起，此时出血点会再次出血，助手应迅速使用一次性切割缝合器通过出血的肺动脉A^{1+2}支，在其近心端夹闭离断（图6-16）。这种方法仅在特殊情况下才考虑使用，要求患者肺裂发育良好，能够从肺裂处快速暴露和处理其他血管，对助手的手术技巧要求也比较高。若出血处经过压迫处理后仍出血迅速，则不宜采用该方法，必要时要尽快中转开胸，不得盲目追求内镜下微创处理。

（2）肺静脉喷射性出血。肺静脉血管壁薄，弹性差，一旦出血无法靠自身弹性关闭破口，且由于血管壁较薄弱，若处理不当容易进一步撕裂破口，造成更为严重的出血。但肺静脉出血压力比肺动脉小，加上解剖位置的不同，术野暴露相对容易，处理难度也相对较小。案例如下。

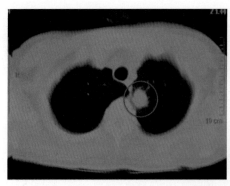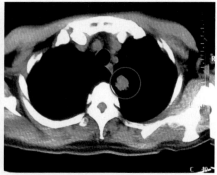

图6-12　患者C术前PET/CT典型影像

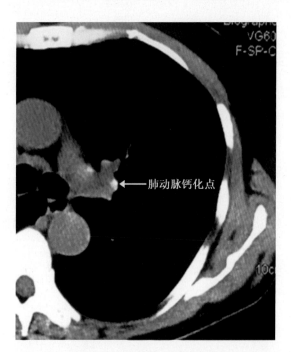

图6-13　肺动脉可见钙化点

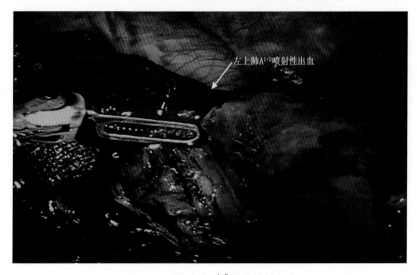

图6-14　肺动脉A^{1+2}支喷射性出血

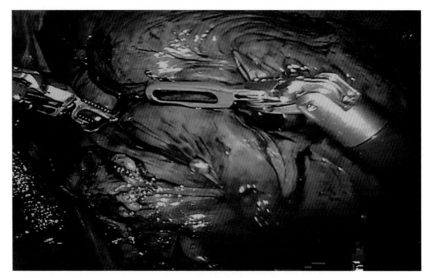

图6-15   左上肺覆盖A^{1+2}出血点

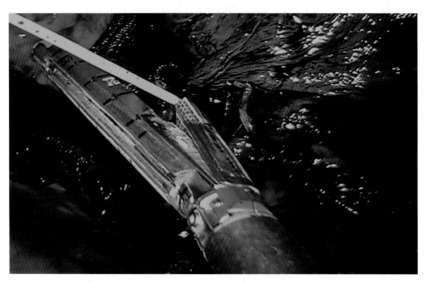

图6-16   吻合器通过出血的肺动脉A^{1+2}支

例4，右上肺中心静脉出血。患者D，老年男性，全身PET/CT发现右上肺结节，大小约3cm，呈分叶状，有毛刺征，SUV升高，临床诊断为肺癌Ⅰ期，用达芬奇Xi系统实施了全孔机器人右上肺叶切除术加系统性纵隔淋巴结清扫术。术中用血管缝合器处理右上肺静脉后，沿着中心静脉进一步解剖肺裂时电钩烫伤中心静脉侧壁。由于肺动脉尚未解剖，而且因为上肺静脉已经完成离断，所以中心静脉内回流血液压力大，迅速产生

喷射性出血（图6-17）。此时使用双极抓钳立刻钳夹静脉破口（图6-18），助手用吸引器及时吸除静脉破口处积血，保证术野清晰，为主刀医生用机器人缝合出血静脉创造了条件。因为出血点位于离断后的上肺静脉远心端，属于将被切除的肺组织，因此缝合静脉破口时可尽量围绕破口行大8字缝合，以确保止血效果；若缝合范围太小，打结时容易造成静脉撕裂，进一步加重出血（图6-19）。

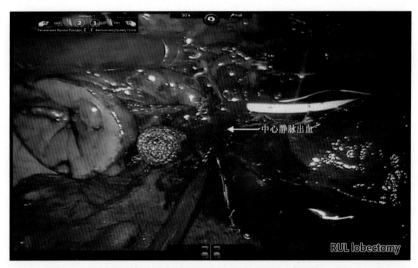

图6-17　电钩误伤中心静脉造成喷射状出血

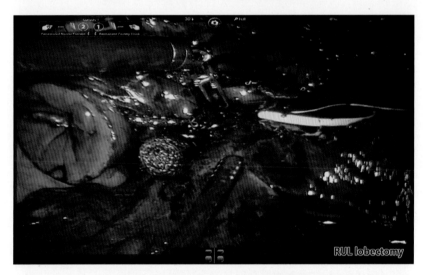

图6-18　双极抓钳夹闭中心静脉出血

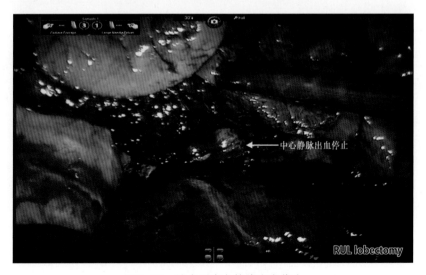

图6-19　缝合后中心静脉出血停止

例5，右上肺静脉残端出血。患者E，老年男性，胸部CT发现左肺上叶肿物，大小约4.0cm，临床诊断为肺癌cT2N0M0 ⅠB期（图6-20），用达芬奇Xi系统为该患者实施了全孔机器人左上肺叶切除术加纵隔淋巴结清扫术。在离断了上肺静脉后，在前肺门处使用双极抓钳提起静脉残端继续向远处游离以暴露右上肺动脉分支，此时电钩烫伤右上肺静脉残端远心端，出现肺静脉低压力搏动性出血（图6-21）。此时残端出血不像正常的肺动静脉出血那样呈喷射状，出血速度不快，处理相对容易。先松开抓持静脉残端的双极抓钳，抓持纱粒压迫即可使出血停止，嘱助手和护士准备好缝合线，然后再次提起静脉残端，助手可以使用吸引器在破口附近轻轻压迫出血点远端之肺静脉，以减小出血压力和速度，同时吸除积血，暴露肺静脉破口（图6-22）。主刀医生用4-0 Prolene血管缝线围绕静脉出血点行8字缝合，机械臂腔内打结，完成止血（图6-23）。

3. 前纵隔肿瘤手术左无名静脉出血

机器人前纵隔肿瘤手术最常见的术中意外情况是静脉出血，包括胸腺静脉出血、左侧无名静脉出血等。若出血发生在左侧无名静脉与上腔静脉的交汇处，则因此处解剖位置深，解剖空间狭小，手术暴露困难，且此处出血往往速度快，所以处理不当会导致无名静脉甚至是上腔静脉撕裂，引发难以控制的大出血，危及患者生命。在普通腔镜手术中，微创切口下处理左无名静脉出血难度非常大，因为该区域空间狭窄，普通腔镜"筷子"样的直线型器械活动度差，难以在该狭小空间内完成缝合止血的操作，所以往往需要紧急劈开胸骨止血。而得益于手术机器人灵活的

器械以及清晰的视野，部分在普通胸腔镜下无法完成的无名静脉出血也能够在腔镜下完成缝合止血，使部分患者免去中转开胸带来的更大创伤。

例6，无名静脉与上腔静脉交界处出血。患者F，中年男性，胸部CT发现前纵隔肿物，边界清，大小约4cm，临床诊断为胸腺瘤，肿瘤上缘靠近左侧无名静脉汇入上腔静脉处（图6-24）。用达芬奇机器人Si系统，为患者实施了右侧入路全孔机器人胸腺肿瘤切除术。手术过程中，在解剖游离肿瘤上缘时，超声刀伤及左无名静脉靠近上腔静脉处，导致无名静脉出血（图6-25），立即使用空心钳夹持纱条予以压迫止血（图6-26）。无名静脉管壁薄，纱条暂时压迫可有效阻止出血，为后续血管缝合创造前提条件，然后尽快切除肿瘤组织，移开手术标本，为后续操作创造空间。此时助手使用吸引器侧压左侧无名静脉与上腔静脉交汇处，一方面起到压迫止血的目的，同时也可以吸除积血，暴露出血口（图6-27），主刀医生使用4-0 Prolene血管缝线围绕无名静脉破口处行8字缝合，打结，顺利完成止

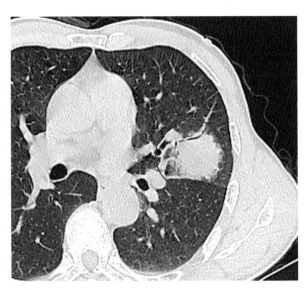

图6-20 患者E术前胸部CT

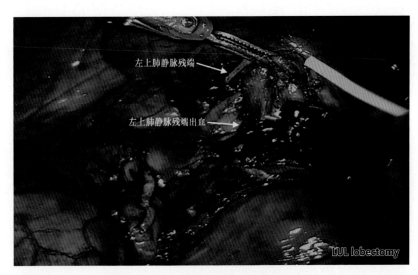

图6-21 左上肺静脉残端破口搏动样出血

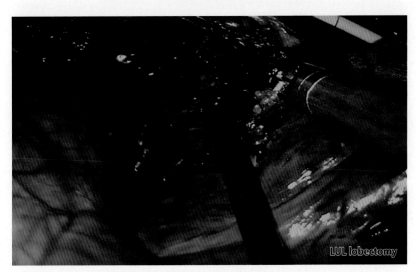

图6-22 吸引器协助暴露肺静脉残端出血点

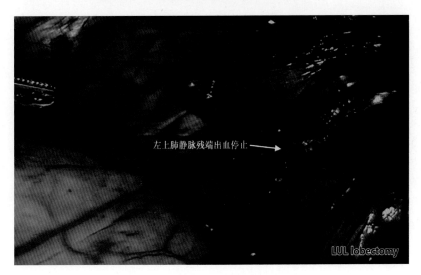

图6-23 静脉残端出血缝合后止血

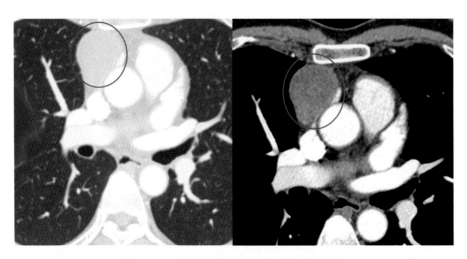

图6-24　患者F术前胸部CT发现前纵隔肿物

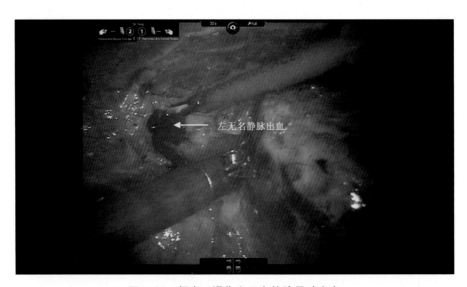

图6-25　超声刀误伤左无名静脉导致出血

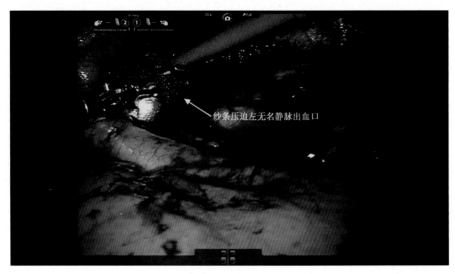

图6-26　纱条压迫出血点

血（图6-28）。

术中血管意外损伤出血是胸外科医生难以避免的问题，也是最为危险的术中并发症之一。其发生原因多种多样，出血情况千变万化，处理方式也不尽相同。一旦发生血管意外出血，首先不能慌张，要保持冷静，尽快用纱条压迫出血点，迅速减小出血速度，然后根据出血部位、血管破口大小、出血速度、解剖空间等综合判断能否进行内镜下止血；若经过压迫止血后仍出血迅速，则应迅速开胸止血，切不可盲目追求腔镜下止血，以免错失挽救患者的机会。我们通过自己团队的亲身经历总结了以下处理机器人胸科手术中血管意外损伤出血的四字口诀：①松。肺部手术中暴露术野时会牵拉肺组织从而产生张力，当

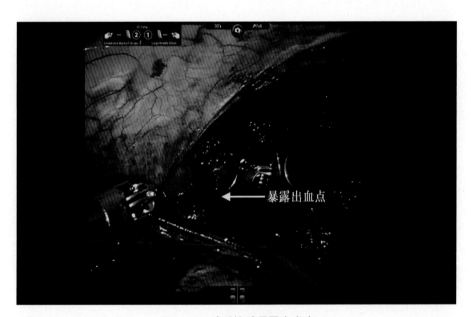

图6-27　助手协助暴露出血点

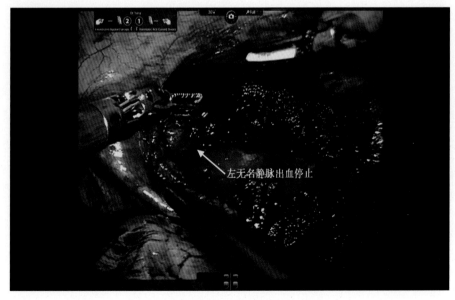

图6-28　左无名静脉出血缝合止血成功

血管出血时需要立刻减少血管的张力来防止血管破口进一步扩大，所以要立刻放松正在牵拉的肺组织减少张力，同时利用肺组织的重力作用压迫出血点，为后续的处理争取时间。②压。出现喷射性出血时应立即使用抓钳夹持纱条压迫出血点。对于小的血管创伤，也可以由助手用吸引器压迫止血。对于出血点非常明确、手术视野暴露良好的血管出血，还可以用机器人的空心钳轻轻夹持出血处的血管壁，然后切换操作的机器臂，使夹持血管的空心钳稳住不动，避免血管进一步撕裂，这样可以暂时使出血停止，便于后续的处理。③吸。出血暂时停止后，机器人手术的助手要及时使用腔镜吸引器吸除术野内的残血，为进一步操作创造清晰的空间。对于暂时用空心钳夹闭出血口的患者，有时需要松开空心钳，看清楚出血点，为主刀医生缝合暴露视野，此时助手要使用吸引器一边压迫出血点近心端，一边吸除出血点周围的残血，便于主刀医生进行缝合操作。④缝。胸外科手术当中最确切的止血方式就是传统的缝合止血。得益于机器人手术器械高达7个自由度的灵活性，机器人手术中的缝合操作较传统腔镜更为便利，特别是在一些传统腔镜器械无法顺利操作的狭窄空间内，机器人器械可以更好地发挥缝合优势，有利于完成缝合止血。

对于机器人操作下难以控制的大出血，要果断中转开胸。嘱巡回护士立即打开常规备好的开胸器械手术包，助手同时开始拆除机械臂。注意切勿拆除或者移动正在夹持纱布条压迫出血点或正在夹闭出血口的机械臂，要先拆除其他机械臂，最后再拆除镜头臂，随时观察术野情况。主刀医生洗手准备上台的同时，助手要先开胸，为主刀医生手术止血赢得时间。

（二）支气管损伤

支气管主干由于结构清晰，在肺叶切除时损伤极为罕见；个别患者由于支气管旁淋巴结与支气管粘连紧密，在清扫淋巴结时有可能导致支气管损伤。而对于肺段手术，由于需要向段支气管、亚段支气管纵深解剖，而且细的支气管管壁薄，特别是在肺组织渗出明显、视野不清晰时有可能误伤支气管，这需要引起医生的警惕。

例7，肺段手术中电钩误伤支气管。患者G，中年女性，胸部CT发现右下肺背段磨玻璃样结节，直径约8mm，可见分叶征，少许实性成分，临床诊断为早期肺癌（图6-29），用达芬奇Xi系统为患者实施了全孔机器人右下肺背段切除术。在解剖右下叶背段支气管时，采用电钩推、拨等动作游离暴露基底段支气管和背段支气管分叉处，损伤了下叶基底段支气管壁，破口靠近右肺下叶背段支气管，为一小孔（图6-30）。用腔镜吸引器吸除破口周围的残血，避免残血进入支气管中，同时充分暴露支气管破口，用4-0 Prolene丝线8字缝合，完成修补（图6-31）。不同于血管或肺组织，有时支气管的张力较大，而机器人器械打结没有触觉反馈，打结时用力太小则不容易打紧，用力太大则容易拉断缝线，血管缝线打结时不容易收紧，此时可用支气管可吸收缝线缝合，打结更为牢固；对于较大的支气管损伤，也可采用倒刺线用连续缝合的方法进行缝合。医生可结合自身经验选择合适的缝线及合适的缝合方法。

例8，一次性切割缝合器损伤支气管分叉处。患者H，中年女性，胸部CT提示右上肺尖段混合性磨玻璃样结节，直径约2.5cm，其中实性成分直径约7mm，可见长毛刺牵拉胸膜，考虑为

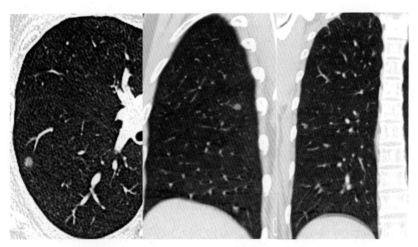

图6-29　患者G术前CT提示右下肺背段结节

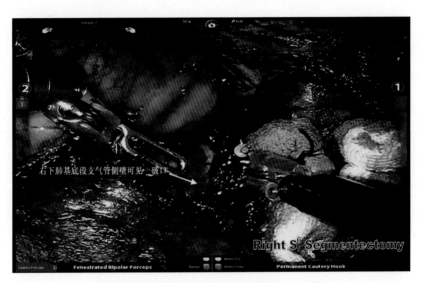

图6-30　电钩烧灼误伤右下肺基底段支气管

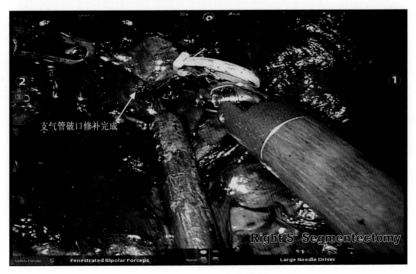

图6-31　支气管破口修补完成

肺癌（图6-32）。使用达芬奇Si系统为患者实施全孔机器人右上肺尖段切除术，术中我们按常规手术模式离断尖段动静脉以及尖段支气管后移除右上肺尖段肺组织，冲洗胀肺时可见支气管残端处漏气，同时麻醉医生反映从气管中吸出大量淡红色液体，考虑为支气管残端瘘，检查发现为B^1与B^3交界处撕裂（图6-33），考虑为使用一次性切割缝合器离断B^1时损伤B^1与B^3交界处。吸引器吸除周围残留冲洗液，嘱麻醉医生尽快吸除患者气管内液体，充分暴露支气管破口，使用3-0可吸收倒刺线连续缝合破口，完成修补（图6-34）。

（三）胸腔内粘连

胸腔内粘连是胸外科手术中经常遇到的情况。根据不同的粘连程度和范围，肺的胸腔内粘连大体分为三种情况。①束状或者条索状粘连。这种粘连往往比较局限，电钩或超声刀

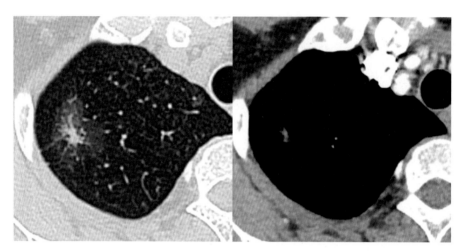

图6-32　术前胸部CT可见右上肺尖段磨玻璃样结节

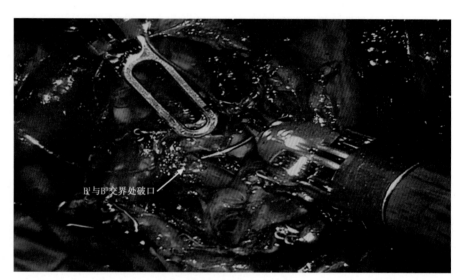

图6-33　B^1与B^3交界处撕裂

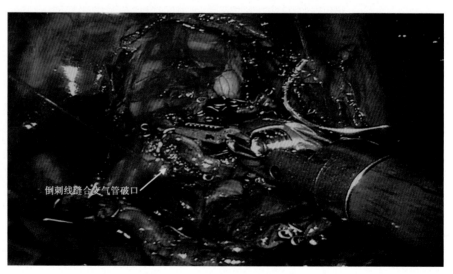

图6-34　支气管破口缝合完毕

处理较为简单。②膜状粘连。这种粘连往往范围广，但肺与胸壁的粘连比较松弛，粘连带内血管少，可直接用抓钳夹持小纱布钝性游离，遇到局部小的血管则用电钩或超声刀等能量器械处理。③胼胝样粘连。这种粘连将肺组织与壁层胸膜牢固黏合，肺组织与胸壁之间界限消失，一般需要胸膜外游离才能避免肺的损伤。

局限的胸腔内粘连对手术操作影响不大，但广泛而严重的粘连会大大影响手术操作。术前检查很难对胸腔内是否有粘连进行评估，以往的传统腔镜手术对于胸腔内粘连的处理还是颇为棘手的，因为VATS的操作器械都为直线型，形如"筷子"，灵活度很差，对于一些空间狭窄区域中的粘连处理难度较大。达芬奇手术机器人系统的镜头无死角、器械活动度高，分离胸腔内粘连较传统腔镜简单方便。对于不同程度的粘连，机器人手术的处理方式与传统腔镜的处理方式是截然不同的。一般我们在打孔时会先做镜孔，置入trocar的同时打开人工气胸，此时应注意观察

人工气胸的仪器上记录总气体量的数字有无增加，如果数字一直没有变化，说明胸腔内可能存在粘连，气体无法顺利进入。置入镜头，观察胸腔内情况，若有轻度粘连，可先打开1~2个穿刺孔，接机器人单极电钩或者超声刀分离粘连（图6-35），分离之后再建立其他穿刺孔，置入所有机器人器械，正式开始手术。根据粘连的部位不同，可以将电钩或者超声刀安装在不同的机械臂上，以方便操作。若粘连广泛而严重，例如全肺粘连，则不应强行建立穿刺孔置入器械，应考虑使用辅助切口进行手术，不应坚持采用全孔机器人手术法，应在第4或第5肋间腋中线处做一3cm左右的辅助切口，先采用传统腔镜器械经由此辅助切口分离胸腔内粘连，直到其他拟打孔的位置没有粘连覆盖时，再建立相应的穿刺孔，置入机器人器械，其中一个器械可以直接通过3cm的辅助切口置入，在机器人的辅助下继续完成全胸腔粘连的游离。助手也可同时利用3cm辅助切口参与手术，无须再建立助手孔。

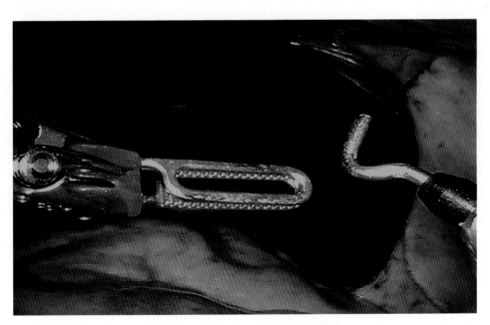

图6-35 接入部分器械准备分离粘连

三、手术中意外情况的预防

虽然术中意外情况难以完全避免，但认真、专业的准备可以减少意外情况的发生。对于部分疑难、复杂的手术，术前认真的准备可以预判可能出现的术中意外情况，并对相应意外事件提前规划解决方案，避免遇到突发意外情况时不知所措，正所谓"做最坏的打算，做最好的准备"。

1. 详细询问病史

病史是手术规划的第一手资料。除了采集肿瘤疾病相关信息外，还要特别注意询问有无胸腔感染、肺结核、肺炎、高血压病、心脏病、胸外科手术等病史及吸烟状况。若患者曾经患有肺结核、胸膜炎等或者有胸腔内手术史，需警惕胸膜粘连的可能性；若患者有高血压病或者动脉硬化病史，则提示血管弹性差，手术操作需特别轻柔；若患者为重度吸烟者，则肺的弹性差，需防止肺组织损伤，预防胸腔手术后持续肺漏气等并发症。

2. 术前检查

机器人手术的术前检查与传统胸外科手术并无大的区别，重点注意以下几种检查：①影像学检查。影像学检查主要指胸部CT平扫+增强，着重关注肿瘤与周围大血管的关系、纵隔淋巴结有无肿大及钙化、术侧有无胸膜增厚、肺动脉与降主动脉壁有无钙化等等，主要目的是明确手术需要切除的范围以及术野内可能出现的风险。对于复杂的肺部手术或者肺段切除手术，胸部CT的三维立体重建非常重要。肺血管及支气管经常会出现变异情况，影响术中的判断，甚至会导致误切，造成不必要的肺组织损失。而CT图像三维重建能够帮助医生及时发现血管或支气管变异

情况，有利于手术规划，减少术中意外情况的发生。②内窥镜检查。常规行电子支气管镜或超声支气管镜检查，可明确支气管受侵程度以决定切除范围，了解气道黏膜情况，为手术麻醉气管插管和手术切除提供参考。而超声支气管镜联合细针穿刺可以明确是否有淋巴结转移，从而进行准确的术前分期，为患者的规范化肿瘤治疗提供依据。③功能性检查。胸外科术前的功能性检查最重要的就是心肺功能检查。若肺通气或者弥散功能差，不仅手术切除范围不宜大，而且提示肺组织弹性较差，术中肺创面渗血或者漏气的可能增大。除此之外，血液学的相关检查也要留意，包括肝肾功能、凝血功能等等，有异常指标时应暂缓手术予以对症处理，待指标恢复正常后再考虑手术。

3. 患者准备

患者自身的准备对顺利完成手术以及术后的快速康复都很有帮助，有以下几点需要重点强调：①戒烟。胸外科手术前每位患者常规都要戒烟2周以上，因为烟草中的尼古丁、焦油、一氧化碳、丁烷等物质会显著影响患者的肺组织及肺功能，显著增加患者的手术风险及术后恢复时间，即使是短期的戒烟也对肺功能的恢复以及肺组织的修复大有帮助。②暂停使用抗凝药。目前心脑血管疾病发病率高，部分患者长期服用抗凝药如阿司匹林、氯吡格雷、华法林等等，这些抗凝药都会严重影响患者的凝血功能，增加术中出血的风险，特别是抑制血小板聚集的药物氯吡格雷，会导致创面不断渗血，无法自行凝血，严重影响手术操作。术前要全面了解患者的病史，如果有口服抗凝药，术前建议停药1周时间。但对于有心脏瓣膜置换手术史并长期口服华法林抗凝

治疗的患者，停药后可使用低分子量肝素皮下注射进行桥接抗凝，否则会增加患者血栓形成的风险。③治疗基础疾病。部分患者有糖尿病、高血压、冠心病等慢性病史，这些疾病对手术都会有一定影响，如果相关指标控制欠佳则会明显增加手术的风险。建议术前血压控制在140/90mmHg以下，空腹血糖不要超过9.0 mmol/L。

4. 器械准备

机器人手术不仅要准备手术机器人的相关器械，还要事先准备其他相关器械来预防术中意外情况的发生：①中转开胸器械。机器人手术当中如果出现严重的意外情况要及时中转开胸，所以一定要在术前嘱巡回护士准备好开胸手术的相关器械，比如肋骨剪、切口撑开器、无损伤血管钳等等，特别是在进行纵隔手术时要提前准备好电锯以备胸骨正中劈开。②普通腔镜器械。在某些特殊情况下，比如全肺严重粘连，机器人系统的镜头无法进入胸腔内，要先通过第4或第5肋间隙的辅助切口分离胸腔内粘连，此时就需要用到普通腔镜的器械，包括30°镜头、切口保护套、普通单极电钩等等。③机器人手术特有器械。基于笔者机器人手术的经验，某些器械十分适合应用于机器人手术当中，比如按压式腔镜吸引器。由于全孔式机器人手术中助手只有一个辅助孔可以使用，所以助手使用的器械最好能具备多种功能，而按压式腔镜吸引器既可以当作钝性器械帮助主刀医生暴露术野，也可在手术当中吸除残血及雾化气体，保持术野清晰。特别是按压式的吸引器在打开吸引功能时无须手部用力，所以在吸引时不会造成器械移位，在处理血管出血时很有帮助，可以一边压迫一边吸除残血，为下一步处理创造空间。

像普通胸腔镜手术一样，机器人辅助胸腔手术也会遇到各种术中意外情况。扎实的手术基本功、熟练的手术操作无疑会大大减少术中意外情况的发生，而且一旦发生意外情况，成功处理的概率也会增加。但是，所谓"良医治未病"，再高明的挽救也不如有效的预防。结合本文的上述内容，为预防术中意外情况的发生，笔者归纳了以下几点原则供大家参考：①准备工作前移，有备无患；②手术流程科学，解剖层次清晰；③发生意外情况时沉着冷静，应对有序；④无事不胆大，有事不胆小！不可因手术简单而放松警惕，也不可因术中意外情况复杂而畏首畏尾。

（杨沐籽　杨浩贤）

参考文献

[1] MELFI F M, MENCONI G F, MARIANI A M, et al. Early experience with robotic technology for thoracoscopic surgery[J]. Eur J Cardiothorac Surg, 2002, 21(5): 864-868.

[2] ZHAO X, QIAN L, LIN H, et al. Robot-assisted lobectomy for non-small cell lung cancer in China: initial experience and techniques[J]. J Thorac Dis, 2010, 2(1): 26-28.

[3] YANG H X, WOO K M, SIMA C S, et al. Long-term survival based on the surgical approach to lobectomy for clinical stage I non-small cell lung cancer: comparison of robotic, video-assisted thoracic surgery, and thoracotomy lobectomy[J]. Ann Surg, 2017, 265(2): 431-437.

[4] NELSON D B, MEHRAN R J, MITCHELL K G, et al. Robotic-assisted lobectomy for non-small

cell lung cancer: a comprehensive institutional experience[J]. Ann Thorac Surg, 2019, 108 (2): 370–376.

[5] CERFOLIO R J, BRYANT A S, SKYLIZARD L, et al. Initial consecutive experience of completely portal robotic pulmonary resection with 4 arms[J]. J Thorac Cardiovasc Surg, 2011, 142 (4): 740–746.

[6] FECZKO A F, WANG H, NISHIMURA K, et al. Proficiency of robotic lobectomy based on prior surgical technique in the Society of Thoracic Surgeons General Thoracic Database[J]. Ann Thorac Surg, 2019, 108 (4): 1013–1020.

[7] ARNOLD B N, THOMAS D C, BHATNAGAR V, et al. Defining the learning curve in robot–assisted thoracoscopic lobectomy[J]. Surgery, 2019, 165 (2): 450–454.

[8] YANG M Z, LAI R C, ABBAS A E, et al. Learning curve of robotic portal lobectomy for pulmonary neoplasms: a prospective observational study[J]. Thorac Cancer, 2021, 12 (9): 1431–1440.

[9] KOCHER G J, SCHMID R A, MELFI F M. Robotic lobectomy: tips, pitfalls and troubleshooting[J]. Eur J Cardiothorac Surg, 2014, 46 (6): e136–138.

[10] CAO C, CERFOLIO R J, LOUIE B E, et al. Incidence, management, and outcomes of intraoperative catastrophes during robotic pulmonary resection[J]. Ann Thorac Surg, 2019, 108 (5): 1498–1504.

[11] CERFOLIO R J, BESS K M, WEI B, et al. Incidence, results, and our current intraoperative technique to control major vascular injuries during minimally invasive robotic thoracic surgery [J]. Ann Thorac Surg, 2016, 102 (2): 394–399.

第七篇

机器人胸部肿瘤日间手术的临床实践

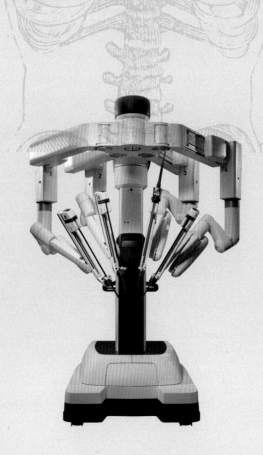

一、概述

目前一般定义的日间手术（day surgery）是在24h内完成患者入院、手术和出院的诊疗模式，但排除在医院进行的门诊手术[1]。这一外科诊疗模式的优势在于优化医疗资源配置、缩短住院等待时间、减少患者平均住院时间及医疗费用、降低医院获得性感染风险并加快患者术后康复。经过多年的探索与发展，日间手术的诊疗模式已在全球范围内得到了验证与认可。

随着手术后快速康复（enhanced recovery after surgery，ERAS）观念逐渐深入人心，越来越多的国内医院外科也开始开展日间手术，并努力在更大的适应证范围内为更多的患者带来更优质的医疗服务[2-5]。但胸外科手术由于病情复杂程度高、手术范围大、手术范围常涉及重要循环器官、术后须常规放置胸腔引流管、术后并发症严重等原因，在日间手术方向上的探索还处于初步阶段。车国卫教授的相关研究初步探索了胸外科日间手术模式的可行性与安全性[6-7]，但目前国内胸外科日间手术的整体诊疗流程、术前术中要点、拔管出院标准及护理随访的注意事项国内目前尚无系统性的论述与共识[8]。近年来，机器人辅助胸腔镜手术（robotic-assisted thoracic surgery，RATS）在胸外科的应用逐渐广泛。而有研究认为，RATS更擅长解剖狭窄部位的病变，可以开展更复杂的手术，譬如支气管袖状切除或局部晚期手术，使胸部疾病患者的手术获益最大化[9]。RATS手术时间短、创伤小、操作精准、安全性高等特点使其可能成为胸部日间手术的下一个突破口。因此，机器人胸外科日间手术（robot-assisted thoracic day

surgery，RTDS）将成为胸外科日间手术的重要未来方向。

二、手术适应证与禁忌证

1. 适应证

手术时间是影响患者术后康复速度的主要影响因素之一，因此用时较短的术式是首选的RTDS手术适应证。目前认为预计手术时间<3h的胸外科手术均有潜力进行RTDS。开展RTDS初期，应以手术风险小、手术时间短、对人体生理功能影响小、术后并发症较少的二、三级手术为主（如心包囊肿切除术、食管平滑肌瘤切除术等）。在建立了相对成熟的RTDS诊疗流程后，安全可控的部分四级手术也可以逐步开展。根据目前国内外研究结果及我国实际情况，建议纳入胸外科机器人日间手术的手术适应证为：①机器人辅助纵隔肿瘤切除术、机器人辅助肺段切除手术、机器人辅助肺叶切除手术；②肺部结节<3cm；③针对肺小结节患者，应选择位于肺裂无须处理或肺裂较容易处理位置的结节进行机器人日间手术，如RS^1、RS^2、RS^6、LS^{1+2}、LS^{1+2+3}、LS^{4+5}、LS^6；④术前评估显示无须系统性淋巴结清扫，或仅需淋巴结采样者；⑤结合术前影像学评估，预计术中出血量在200mL以内，不需要进行术中或术后输血；⑥手术方式明确，手术方案变更可能小；⑦预计术后疼痛可通过药物控制在不会影响日常生活的程度。

2. 禁忌证

预计需用时≥3h的胸外科手术不适宜进行RTDS，患者接受长时间手术后，心肺功能、气道及术后疼痛的恢复速度均有下降，难以达到日间手术的快速康复要求。年龄小于16岁或大于60岁的患者多存在复杂病情，或存在多种全身合并疾病，对手术的耐受能力不足，因此也不适宜作为RTDS的首选目标。

具有以下疾病病史的患者不适合作为RTDS备选患者：①有胸膜疾病史者。此类患者合并胸腔粘连的概率大，手术操作难度增加，术后恢复时间长，并发症发生率高。②慢性阻塞性肺疾病患者。此类患者术后肺功能恢复较差，并发症风险高，尤其合并急性感染或近期吸烟的患者不宜施行RTDS。③术前心电图示严重心律失常者。④术前下肢血管B超示有深静脉血栓风险的患者。

同时，对影响患者就诊的非疾病条件同样需要进行评估，包括患者的经济条件、心理状况、术后康复护理条件、行动及交流能力、随访及随诊困难度等。由于RTDS患者术后24h内即可出院，因此家庭护理至关重要，无法得到完善家庭护理的患者不适宜接受RTDS治疗。

三、术前准备

1. 患者基础疾病的术前准备

应建立类多学科会诊（multi-disciplinary treatment，MDT）的院内沟通机制，有合并影响手术开展的其他情况者，需在麻醉科及其他相关科室的多学科协作下决定是否进行机器人日间手术。需要考虑的情况如下：①有持续吸烟史的患者应戒烟至少2周。②高血压患者应规律服药并严格监测，如患者年龄≥60岁，血压应控制在＜150/90mmHg；如患者年龄＜60岁，血压应控制在＜140/90mmHg；糖尿病或慢性肾病

患者，血压应控制在＜140/90mmHg[10]。③糖尿病患者餐后血糖控制在10.0mmol/L以下[11]。④心肌梗死患者至少在发病6个月以后才可行择期手术，近期有卒中的患者择期手术应至少推迟2周[12]。⑤有严重肝肾疾病的患者，须由相应专科医生和手术医生共同商讨决定是否适合行日间手术。⑥血小板计数异常或凝血功能异常的患者需血液科医生与麻醉医生、手术医生共同商讨评估手术风险，确定术前处理方案，对于正在使用抗血小板或抗凝药物的患者，需针对原发病，请相应科室会诊共同探讨是否能进行日间手术，以及术前停药时机、术中处理及术后用药方案等。

2. 麻醉准备

患者术前应在麻醉门诊完成麻醉评估，如未能在麻醉门诊就诊，麻醉医生应当在术前一天获得患者资料并进行预评估。所有患者在术前入手术室后，麻醉医生都需再次对其进行评估。RTDS应选择美国麻醉医师协会（ASA）分级Ⅰ~Ⅱ级、无严重心脑血管疾患、肺功能无明显异常、无肺部感染的成年患者，下列情况不建议行RTDS[13]：①预计术中失血多和手术时间较长的患者。②可能因潜在或已并存的疾病导致术中出现严重并发症的患者（如神经肌肉疾病患者、有恶性高热家族史者、过敏体质者）。③近期出现急性上呼吸道感染未愈者、有哮喘病史的患者。④困难气道患者。⑤估计术后呼吸功能恢复时间长的病理性肥胖或阻塞性睡眠呼吸暂停综合征（obstructive sleep apnea syndrome，OSAS）患者。⑥吸毒和滥用药物者。

3. 术前健康宣教

良好的术前健康宣教能帮助患者在认识上形成准确的期待，更好地配合完成手术诊疗。

RTDS的患者可以在24h内完成治疗并顺利出院，在这种新的手术治疗流程下，患者可能对陌生的手术环境产生适应性焦虑、担心自我术前准备不足、对新型手术方式与治疗理念存在不理解。因此，落实术前健康宣教对缓解患者术前的心理紧张状态尤为重要[14]。

进行术前宣教的医护人员要对胸外科日间手术病种及机器人辅助胸腔镜手术有全面系统的认识，尽量做到个性化宣教。宣教人员包括接诊医生、麻醉医生、院前准备中心登记处工作人员、日间病房医生、日间病房护士、手术室护士等。主要内容有[5]：①达芬奇机器人辅助胸部手术的介绍，机器人手术与传统胸腔镜手术及开放手术对比的优势；②手术术前预约流程；③日间病房住院流程；④患者入院前准备、住院期间配合要点、家属陪护注意事项、停药计划等；⑤麻醉方式与风险、输血的风险及必要性，患者或家属对手术、麻醉、输血等的知情同意；⑥嘱患者手术前禁食、禁饮，医疗小组与患者或家属共同确认手术部位，并由医生做上标记；⑦手术相关知识，如快速康复知识、手术心理应激干预、感染预防等。

可通过口头、纸质资料、视频、图片、微信、网络等多种方式对患者进行健康教育，以减轻患者围手术期生理、心理应激反应，提高患者依从性，改善其就医体验[15]。

四、手术当日管理

1. 入院当日再评估与术前准备

拟行RTDS的患者，在入院当天再次进行术前评估和手术指征的把控，是保证手术安全实施的重要一步。该评估由专科病房该患者的主刀医生或诊疗组主治医生完成。评估内容包括详细询问患者病史、完善体格检查、汇总核查相关术前检查结果，以再次评估患者手术危险因素、手术指征与禁忌证，并与患者和家属进行术前谈话，详细告知相关诊疗风险并签署手术同意书。

手术危险因素再评估：根据多学科围手术期气道管理中国专家共识（2018版），手术危险因素主要包括以下10项：年龄、吸烟史、致病性气管定植菌、哮喘或气道高反应性、肺功能临界状态或低肺功能、呼气峰值流量、肥胖、肺部合并疾病、既往手术等治疗史、其他。对于同时具有2项或以上危险因素的肺部疾病患者，不推荐实施胸部机器人日间手术[16]。

手术指征与禁忌证再评估：入院当天结合相关检查再次确认患者的手术意愿、手术指征与禁忌证，重点是禁忌证再评估，如确认患者是否有凝血功能障碍及相关脏器功能障碍，包括心功能障碍、呼吸功能障碍、肝肾功能障碍等。

患者手术前再次测量生命体征，以确认患者生命体征平稳，确保手术安全。拟行RTDS的患者不常规准备术中用血。

2. 围术期抗生素应用管理

根据国家卫健委发布的抗菌药物临床应用指导原则，肺部疾病手术切口为Ⅱ类切口，应预防性应用抗生素。围手术期预防性使用抗生素，推荐以头孢一代或二代药物为主。抗生素应在皮试阴性后使用，在皮肤切开前0.5~1h内或麻醉开始时给药，一般不需要联合使用抗生素，但是需注意抗生素作用时间要覆盖整个手术过程：手术时间不超过2h，术前给药一次即可；手术时间在3h以上或超过所用抗生素半衰期的2倍以上时，应术中追加一次。肺部机器人日间手术建议术后口服头孢一代或二代抗生素，持续3~5天[17]。

3. RTDS术中操作要点

RTDS术中应发挥机器人辅助优势，尽量控制手术时间并减轻患者内外手术创伤，如打孔穿刺损伤、机器人器械钳夹撕裂损伤等。对于肉眼可见的肺破口，建议使用Prolene线进行修补，不建议仅使用能量装置烧灼。术中应注意尽量减少不必要的肺部牵拉，在游离肺部血管时应避免钝性分离损伤，必要时应使用能量器械完成血管游离。在切断肺部血管与支气管时尽量使用切割缝合器与夹闭器，避免过多使用能量器械，以免造成不必要的热损伤。

对于RTDS患者，术中可针对性留置胸腔引流管。肺大疱切除或肺楔形切除患者不留胸腔引流管是可行的。对于肺叶切除或肺段切除或有淋巴结采样的患者，建议留置一根引流管，以16~22F为宜，置于膈角，目的是尽快地促进胸腔内液体的流出和肺复张，尤其是在胸腔广泛粘连的患者、术中有肺脏层胸膜破裂的患者、术中可见肺切割缝合面或段间平面少量漏气的患者。部分患者可置入PICC导管代替常规胸腔引流管。在放置胸腔引流管时，建议术中预留缝线，于手术次日拔除胸腔引流管时再次结扎，以避免引流管口渗液导致延迟出院。如预计手术时间小于2h，可不放置导尿管。

参与RTDS的器械护士应具有丰富的胸外科手术配合经验，并取得机器人胸外科手术参与资质。在术中，器械护士除进行常规胸外科手术配合外，应特别注意保持机械臂套与巾单无菌。麻醉头架左右两边夹持住无菌单，巾单高度超过机械臂套蓝色色带标识（无菌区与非无菌区分隔标识），宽度超过1号与4号机械臂外侧。同时，器械护士应全程关注机械臂之间的距离，以及机械臂和器械与患者身体的距离（最小距离要求为一拳），及时提醒主刀医生调整仪器设备位置，防止造成患者器械相关压力性损伤。器械护士与巡回护士应全程管理机器人手术相关线缆管路，及时、正确地识别和处理机器人手术设备及器械故障，保证手术的流畅进行。由于机器人相关器械结构复杂，器械护士在清点物品时应特别注意检查器械及镜头的完整性，防止细小零件遗落患者体腔。

4. 术后早期管理

行RTDS的患者虽然手术时间较短，一般状况较好，但术后康复的对症处理与镇痛同样是加快患者术后康复的关键要素。

气道管理：术后咳嗽、咽喉部不适是影响患者术后快速康复的重要原因。对于双腔气管插管的患者，咳嗽及咽喉部不适多为插管引起，术后应尽早进行糖皮质激素与支气管扩张剂雾化吸入，以减轻气道炎症反应。为了促进患者术后患侧肺的复张，应鼓励患者进行适当的咳嗽锻炼，且避免使用强效镇咳药。

消化道管理：术后恶心呕吐、腹胀、便秘是导致患者延迟出院的另一个重要原因，应积极采取干预措施进行预防。全程静脉麻醉、减少术中与术后的阿片类药物用量、使用右美托咪定和5-HT拮抗剂及肾上腺皮质激素可以在一定程度上降低术后恶心呕吐的发生率。术后腹胀、便秘多为麻醉术后肠道功能抑制引起。患者术后4h可进食流质食物，当天以流质和半流质饮食为主，次日可正常饮食[13, 18-19]。

尿道管理：如术中留置尿管，手术结束后，

可在手术间拔出气管导管的同时拔出尿管。患者由于体位不适应、环境改变、精神紧张以及可能的泌尿系统基础病因等因素可能导致一过性尿潴留现象，必须避免膀胱长时间过度充盈，可采取改变体位、改善环境和适当心理辅导等措施，必要时可一次性导尿，不建议留置尿管。

围术期镇痛：考虑患者留院时间短，围手术期镇痛应联合使用神经阻滞、术中静脉应用非甾体类镇痛药、术后患者自控静脉镇痛（patient controlled intravenous analgesia，PCIA）、出院后口服镇痛药物的多模式镇痛方法控制患者的术后疼痛，并控制阿片类药物用量以减轻潜在副作用。若无明显禁忌证，非甾体类药物可使用氟比洛芬酯、帕瑞昔布钠、酮咯酸氨丁三醇等。PCIA可根据情况采用阿片类药物配伍艾司氯胺酮或右美托咪定等，阿片类药物可选用羟考酮、氢吗啡酮和舒芬太尼。出院后口服药物可选用非甾体类药物和对乙酰氨基酚。如患者出院后疼痛持续，有条件者应随时到疼痛门诊就诊[13, 18-20]。

五、手术次日管理

1. 拔除胸腔引流管指征

术后胸腔引流管的留置与拔除时间影响患者的术后康复与主观体验。对于肺叶切除或肺段切除患者，术后存在一定出血风险，推荐胸腔引流管留置至手术次日上午，完善胸片确认无明显积液或积气时拔除。拔管前应确保：①患者生命体征平稳；②患者已下床并站立活动；③确认胸腔引流管通畅且无明显肺漏气；④术后胸腔引流液总量小于200mL；⑤胸腔引流液为浆液性引流液，而非鲜红色血性引流液、渗出液或乳糜液。

2. 术后ERAS康复要点

术后通过一系列手段为患者早期运动康复创造条件是RTDS术后快速康复的基础。在围手术期多模式联合镇痛及雾化吸入治疗的基础上，还可以应用胸带固定来减轻患者因咳嗽或活动引起的切口疼痛，以利于尽早开始呼吸康复训练。呼吸康复训练应在康复科医生的指导下进行，主要包括气道廓清技术、肺复张、深呼吸、呼吸操等。在术后早期阶段以气道廓清技术为主，术后晚期阶段以肺复张、呼吸操训练为主。应指导患者在主动咳嗽锻炼呼吸功能与肺复张的同时避免无效咳嗽。在患者全身状况允许的前提下尽早下床活动，同时配合腹部按摩可促进胃肠蠕动及消化系统功能恢复。

3. 出院标准

术后第二天应详细评估患者全身及手术局部情况，判断患者是否存在需要延迟出院的术后并发症。满足以下条件的RTDS患者可考虑出院：①生命体征平稳，体温正常；②伤口疼痛评分≤3分；③手术切口无明显红肿及渗出；④胸腔引流管及导尿管已拔除；⑤患者可正常进食；⑥患者术后胸片确认胸腔无明显积液积气、下肢血管B超提示无明显深静脉血栓形成、心电图提示无明显心律失常。

4. 出院康复指导与随访

RTDS患者住院时间短，出院时可能仍存在切口疼痛、咳嗽等术后并发症，且胸部手术的严重并发症常在术后72h内才出现显著症状，因此出院康复指导及随访是保障RTDS安全的重要屏障[21]。RTDS患者的出院康复指导及随访小组应包含主管医生、护士、康复师和心理科医生。其中康复师针对患者制订个性化的康复计划，心理医生则可通过宣教缓解患者面临出院的心理压力，减轻、消除患者因过早出院产生的恐惧心理[3]。

RTDS患者术后72h为严重并发症的高发期，因此这一阶段的随访至关重要。出院后3天内应每24h由手术医生进行随访，随访内容应重点包括患者一般状态、体温、心率、血压、呼吸频率及胸痛程度等症状体征。若出现术后严重并发症相关症状体征，应第一时间要求患者返回医院复诊以明确是否需要再次入院治疗。如患者家庭住址距离医院较远，应在术后72h内就近居住于手术医院附近，保证2h内可以到达手术医院。第3天后应每日由主管康复师进行随访至术后第7天。后4天的随访内容主要包括饮食用药指导、心肺康复训练指导、伤口护理、心理指导等术后康复相关内容。有条件的手术医院也可设置对口康复医院接收RTDS患者入院进行后续康复治疗。

六、展望

由于胸外科手术通常手术范围大、手术风险高，胸外科日间手术的发展目前尚处于起步阶段。但RTDS的出现有可能成为胸外科日间手术发展的重要契机。随着RTDS应用的逐步开展，患者的术后安全将面临新的挑战。早期开展RTDS的医院应建立完善的软硬件基础条件，并针对RTDS诊疗过程中的突发情况建立一系列住院期间及出院后的应急预案，确保诊疗过程中患者的安全。同时，严控患者出院指征并在出院后进行周密细致的随访与复诊是RTDS安全开展的支撑后盾。相信在不久的将来，RTDS的广泛应用将为胸外科患者带来更为舒适、便捷的外科诊疗体验。

（张春芳　李曦哲）

参考文献

[1] SURGERY I. Ambulatory surgery handbook[M]. 2nd Edition, 2014.

[2] 刘蔚东. 直肠肛门日间手术临床实践指南（2019版）[J]. 中国普通外科杂志, 2019, 28（11）: 1322-1335.

[3] 雷光华, 陈世益, 肖文峰, 等. 关节镜日间手术临床实践专家共识[J]. 中国内镜杂志, 2020, 26（6）: 1-7.

[4] 蒋灿华, 翦新春, 张志愿, 等. 口腔颌面外科日间手术中国专家共识[J]. 中国口腔颌面外科杂志, 2019, 17（5）: 385-390.

[5] 宰红艳. 小儿外科日间手术专家共识[J]. 中华小儿外科杂志, 2020, 41（8）: 676-682.

[6] 董映显, 朱道君, 车国卫, 等. 肺癌日间手术操作流程与临床应用效果分析[J]. Chinese Journal of Lung Cancer, 2020, 23（2）: 77-83.

[7] 蒋丽莎, 詹丽莉, 沈诚, 等. 日间手术模式下胸腔镜手术治疗肺结节的安全性分析[J]. West China Medical Journal, 2020, 35（2）: 152-155.

[8] 沈诚, 常帅, 周坤, 等. 加速康复外科和日间手术模式在胸外科中的应用现状及发展前景[J]. Chinese Journal of Lung Cancer, 2020, 23（9）: 800-805.

[9] Li C, Hu Y, Huang J, et al. Comparison of robotic-assisted lobectomy with video-assisted thoracic surgery for stage IIB-IIIA non-small cell lung cancer[J]. Translational lung cancer research, 2019, 8（6）: 820-828.

[10] 李军. 围术期高血压管理专家共识[J]. 临床麻醉学杂志, 2016, 32（3）: 295-297.

[11] 中华医学会糖尿病学分会. 中国2型糖尿病防治指南（2017年版）[J]. 中国实用内科杂志, 2018, 38（4）: 292-344.

[12] ANDERSON J L, ADAMS C D, ANTMAN E M, et al. ACC/AHA 2007 guidelines for the management of patients with unstable angina/non-ST-elevation myocardial infarction: a report of the American College of Cardiology/American Heart Association Task Force on Practice Guidelines (Writing Committee to Revise the 2002 Guidelines for the Management of Patients With Unstable Angina/Non-ST-Elevation Myocardial Infarction) developed in collaboration with the American College of Emergency Physicians, the Society for Cardiovascular Angiography and Interventions, and the Society of Thoracic Surgeons endorsed by the American Association of Cardiovascular and Pulmonary Rehabilitation and the Society for Academic Emergency Medicine[J]. Journal of the American College of Cardiology, 2007, 50（7）: el-el57.

[13] 欧阳文, 李天佐, 周星光. 日间手术麻醉专家共识[J]. 临床麻醉学杂志, 2016, 32（10）: 1017-1022.

[14] 李金娜, 孔德玲, 叶咏章, 等. 术前熟悉手术环境对手术病人焦虑水平的影响[J]. 护理学杂志: 综合版, 2001, 16（12）: 710-711.

[15] 李跃荣. 手术室术前访视效果调查与研究[J]. 解放军护理杂志, 2006, 23（3）: 34-35.

[16] 车国卫, 吴齐飞, 邱源, 等. 多学科围手术期气道管理中国专家共识（2018版）[J]. 中国胸心血管外科临床杂志, 2018, 25（7）: 545-549.

[17] 《抗菌药物临床应用指导原则》修订工作组. 抗菌药物临床应用指导原则: 2015年版[M]. 北京: 人民卫生出版社, 2015.

[18] 马正良, 黄宇光, 顾小萍, 等. 成人日间手术加速康复外科麻醉管理专家共识[J]. 协和医学杂志, 2019, 10（6）: 562-569.

[19] BATCHELOR T J P, RASBURN N J, Abdelnour-Berchtold E, et al. Guidelines for enhanced recovery after lung surgery: recommendations of the Enhanced Recovery After Surgery (ERAS®) Society and the European Society of Thoracic Surgeons (ESTS)[J]. European journal of cardio-thoracic surgery, 2019, 55（1）: 91-115.

[20] RAFT J, RICHEBÉ P. Anesthesia for thoracic ambulatory surgery[J]. Current Opinion in Anesthesiology, 2019, 32（6）: 735-742.

[21] 梁秋梅. 延续性护理对脑卒中康复患者遵医行为及生活质量影响的研究[J]. 实用临床护理学电子杂志, 2017, 2（52）: 38-39.

第八篇

如何做好机器人胸科
手术的助手

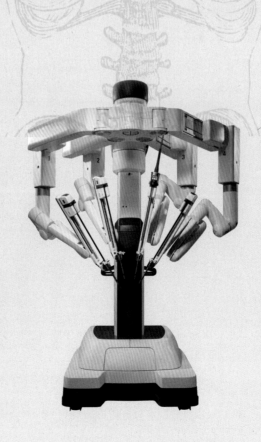

一、概述

20世纪90年代电视辅助胸腔镜手术（video-assisted thoracic surgery，VATS）开始应用于胸外科，开启了微创胸外科的时代[1]。VATS能在达到开放手术的治疗效果的基础上大幅度减少手术创伤，加快患者康复[2-3]。但是VATS也存在明显的不足，例如失真的二维视野、难以避免的镜头抖动、人工持镜稳定性差、笨拙的"筷子"式操作器械（图8-1a）等。这些固有缺陷大大提高了手术难度，增加了手术风险，再加上其学习难度大，大大限制了VATS的推广应用与普及[4]。

20世纪末，以达芬奇手术机器人系统（Da Vinci Surgical System，Intuitive Surgical Inc.）为代表的机器人手术系统问世，并于21世纪初开始应用于胸外科手术中，即机器人辅助胸腔镜手术（robotic-assisted thoracoscopic surgery，RATS）[5-7]。机器人手术设备具有以下优势：①放大10~40倍的三维高清视野为外科医生提供了身临其境的手术感受；②医生手部动作幅度可调节、颤抖可滤除；③7个自由度可转弯的手术器械使操作更加灵活（图8-1b）[8-9]；④眼-手协调、手-器械尖端实时同步，使得医生能够直觉式地操控器械；⑤实现了远程手术。统计显示，2014年度全国完成的机器人辅助手术仅有4982例，而2017年度全国完成的机器人辅助手术已达26 765例，2018年度全世界完成各类机器人手术超过100万例，而且每年仍在以18%的速率增长，说明机器人手术有着广阔的应用前景。国内自2009年开始将RATS应用于胸部肿瘤治疗以来，经过近几年的发展完善，目前RATS的操作技术日臻成熟，手术单位、手术量也迅速增多，并逐步覆盖胸外科各病种。但由于高昂的设备价格、较大的空间需求、较高的团队配合要求[10-11]，目前机器人胸外科手术仅在国内大型综合医院开展，次级医院及地方医院仍然鲜有涉及，因此需要更多来自大型综合医院具有丰富机器人手术经验的胸外科医生总结各自的手术经验与感悟，促进机器人胸外科手术更为广泛的普及与应用。

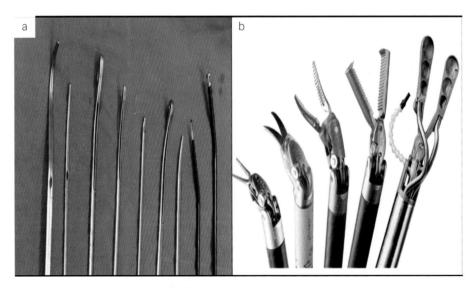

a. VATS手术器械；b. RATS手术器械。

图8-1　手术器械

目前，RATS领域仍有许多尚未解决的科学问题，其中如何做好机器人胸外科手术助手是较少受到关注的话题。实际上机器人胸外科手术助手同传统胸腔镜手术助手有着很大的区别：①传统腔镜手术主刀医生全程在手术台旁操作，重要操作均由主刀医生亲手完成。而机器人手术主刀医生在操作台上操作，远离手术台，一些重要操作需交由助手完成，对助手的手术技能要求更高；②传统腔镜手术主刀医生与助手可随时沟通交流，而机器人手术中双方只能通过话筒进行语言沟通，对主刀医生与助手之间的默契度要求更高；③传统腔镜手术助手是与主刀医生进行配合，而机器人手术从本质上来讲助手不仅要与主刀医生配合，还要与机械臂进行配合，对助手的要求大为不同。正因为机器人手术中助手的特殊地位，一位有经验的手术助手对于机器人胸外科手术的顺利完成至关重要。那么如何做一名合格的机器人胸外科手术助手呢？以下就从机器人胸外科手术助手的角度介绍胸外科手术从术前到术后全流程的工作内容以及注意事项，希望能为计划开展机器人胸外科手术的单位，特别是作为机器人胸外科手术助手的年轻胸外科医生提供参考与借鉴。

二、手术体位

1. 肺部手术

患者90°侧卧位，第5肋间隙对准手术台腰桥，腋下垫软枕，取折刀位，上肢固定于托手架上，髋部及膝部以盆托及固定带固定；取适当头高脚低位，以避免机械臂碰撞骨盆造成损伤（图8-2）。助手位于辅助孔所在一侧，洗手护士紧邻助手。

2. 食管手术

胸部：患者45°前俯卧位，第5肋间隙对准手术台腰桥，腋下垫软枕，取折刀位，上肢固定于托手架上，髋部及膝部以盆托及固定带固定；取适当头高脚低位，以避免机械臂碰撞骨盆造成损伤（图8-3）。助手位于辅助孔所在一侧，洗手护士紧邻助手。

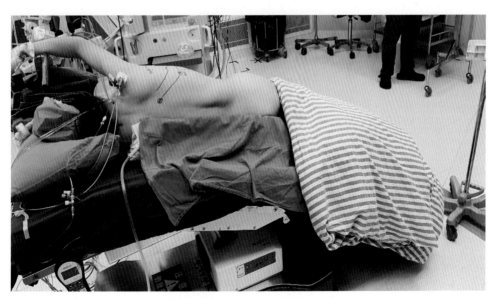

图8-2　肺部手术体位

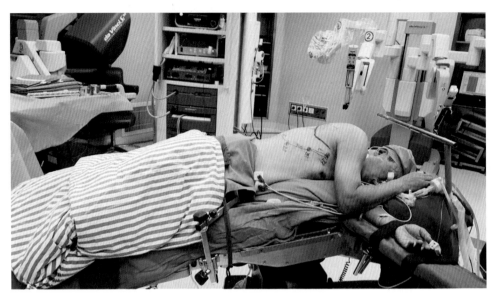

图8-3　食管手术胸部操作时的患者体位

腹部：患者取平卧位，剑突下背部垫软枕，抬高上腹部（图8-4），若需要颈部切口，肩胛下可加垫软枕，将患者头部侧向右方，使患者颈部充分后仰，暴露左侧颈部。

3. 纵隔手术

纵隔肿物偏向哪侧胸腔就选择哪侧胸腔入路，若纵隔肿物位于正中，则选择右侧胸腔入路或者剑突下入路。患者入路一侧胸腔抬高45°，第5肋间隙对准手术台腰桥，腋下垫软枕，上肢使用吊手带固定于托手架上，髋部及膝部以盆托及固定带固定；取适当头高脚低位，以避免机械臂碰撞骨盆造成损伤（图8-5）。助手位于辅助孔所在一侧，洗手护士紧邻助手。

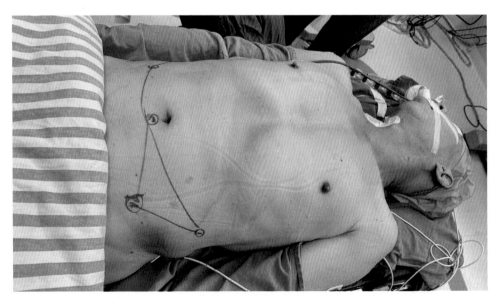

图8-4　食管手术腹部操作时的患者体位

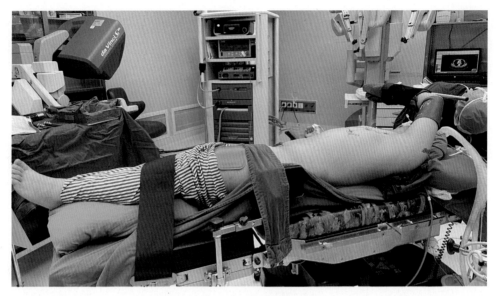

图8-5　纵隔手术患者体位

三、穿刺孔布局

机器人手术中穿刺孔的布局并无定式，可按照辅助孔大小分为全孔法及辅助切口法，也可按照使用机械臂的数量分为3臂法及4臂法。全孔法大多配合4臂机器人手术，辅助切口法多用于3臂机器人手术。全孔法穿刺孔直径与穿刺器直径一致，使用CO_2人工气胸辅助暴露术野；而辅助切口法需在腋前线至腋中线第4或第5肋间做一3cm左右切口，无须形成人工气胸。两种方法各有利弊，辅助切口法助手操作空间大，可协助主刀医生暴露术野，部分操作甚至可以发挥主刀医生的作用，例如进行游离操作等；但这种方法对助手的手术技巧要求较高，需要助手有一定的传统胸腔镜手术的经验积累，而且辅助切口创伤相对较大，术后伤口不美观。而全孔法仅需要一个12mm左右的辅助切口，术后伤口美观，助手操作方向与机械臂基本一致，减少了与器械之间的碰撞阻碍，同时这种方法仅需助手协助暴露，主要的暴露工作可交由主刀医生第三只机械臂完

成，对助手手术水平要求不高，有利于培养年轻医生，并且简化了手术过程。但全孔法辅助孔方向固定，在使用直线型切割缝合器处理部分血管及支气管时可能出现困难，需要在术前全面分析以确定辅助孔位置。以下以杨浩贤教授做全孔机器人（达芬奇Si系统）胸外科手术为例，介绍机器人胸外科手术的穿刺孔布局。

1. 肺部手术

于腋后线第8肋间做12mm切口用作镜孔并使用CO_2形成人工气胸（5~8mmHg），然后于腋前线第5/6肋间、肩胛下角线与腋后线之间第8肋间、听诊三角区域分别做8mm切口用作机械臂孔。各个穿刺孔之间相距8~10cm，以减少机械臂之间的相互干扰碰撞。

由于全孔机器人手术没有辅助切口，助手的所有操作均通过一个12mm的辅助孔完成，所以该辅助孔的位置对手术的顺利完成至关重要。由于手术步骤中最为关键的是对肺血管及支气管的处理，而不同肺叶的血管、支气管走行方向大相径庭，一次性切割缝合器的方向需要与血管及支

气管走行方向基本垂直才能保证安全通过血管或支气管下方的间隙，所以根据拟行手术部位的不同，需要不同的辅助孔位置。

对于上肺叶以及中肺叶手术，由于肺动脉分支位于肺静脉后方，而支气管位于肺动脉后方，因此辅助孔应位于后下方以保证切割缝合器与上肺静脉、上肺动脉分支及上肺叶支气管垂直。考虑到要尽量减少辅助器械与各机械臂之间的碰撞，最佳的辅助孔位置应位于镜孔后方，并向下两个肋间（第9/10肋间）左右（图8-6a），这样处理中上肺门结构时，助手器械由后下向前上方向进行，操作角度顺畅，有利于助手顺利、安全地进行操作[12]。

对于下肺叶手术，需要考虑的是下肺门解剖结构的排列，由下向上分别是下肺静脉、下肺动脉干及其分支、下叶支气管，因此辅助孔应位于前下方以保证助手器械向后方延伸，而且角度与下肺门结构基本垂直。为减少辅助器械与各机械臂之间的碰撞，最佳的辅助孔位置应位于镜孔同一肋间隙、向前旁开8~10cm（图8-6b）[12]。

2. 食管手术

胸部（图8-7a）：于腋后线第5肋间做12mm切口用作镜孔并使用CO_2形成人工气胸（5~8mmHg），然后于腋中线第3肋间、腋后线与肩胛下角线之间第8肋间、脊柱与肩胛下角线之间第10肋间分别做8mm切口用作机械臂孔。各

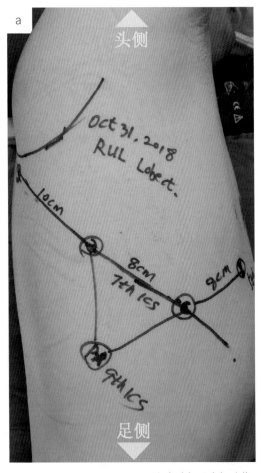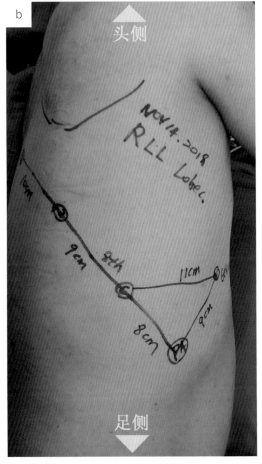

a. 上中肺部手术打孔位置；b. 下肺部手术打孔位置。

图8-6　肺部手术穿刺孔布局

个穿刺孔之间相距8~10cm，以减少机械臂之间的相互干扰碰撞。长度约12mm的辅助孔位于腋中线第7肋间2号臂孔与镜孔之间。

腹部（图8-7b）：于脐部下缘做12mm切口用作镜孔，trocar入腹后开启人工气腹，压力维持在12mmHg，然后于右侧锁骨中线平脐处、左侧腋前线与肋弓交界处、右侧腋前线与肋弓交界处分别做8mm切口用作机械臂孔，于左侧1号臂与脐部之间稍下方做12mm左右切口用作辅助孔。各个穿刺孔之间相距8~10cm，以减少机械臂之间的相互干扰碰撞。

3. 纵隔手术

以经左胸入路前纵隔肿物切除术为例。于腋中线第5肋间做12mm切口用作镜孔并使用CO_2形成人工气胸（5~8mmHg），然后于腋中线第3肋间、锁骨中线第5~6肋间分别做8mm切口用作机械臂孔，再于腋中线第7~8肋间做12mm左右切口用作助手辅助孔。各个穿刺孔之间相距8~10cm，以减少机械臂之间的相互干扰碰撞（图8-8）。

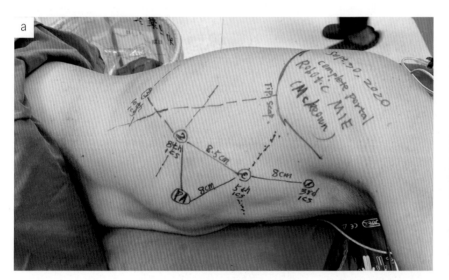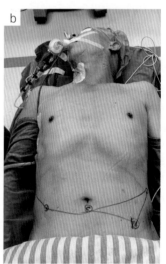

a. 食管手术胸部打孔位置；b. 食管手术腹部打孔位置。

图8-7　食管手术穿刺孔布局

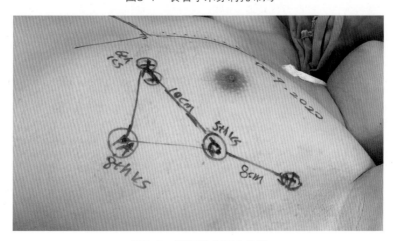

图8-8　纵隔手术打孔位置

四、术中配合

（一）打孔并安装机械臂

在确定好穿刺孔位置后，建议在消毒铺巾之前使用油性标记笔在穿刺点位置进行标记，因为在消毒铺巾后，体表标志被覆盖，很难分辨肋间，容易出现打孔偏离预定肋间的情况，严重影响术中操作。打孔方法与普通胸腔镜手术并无明显差异，建议先打镜孔，提前将镜孔的trocar连接好人工气胸，一边穿刺一边打开人工气胸，防止trocar损伤肺组织。建立人工气胸后手持机器人系统的镜头经由镜孔探查胸腔，重点观察术侧胸腔内有无粘连。若无粘连，可继续打开其他穿刺孔，若有轻度粘连，可先打开1~2个穿刺孔，接机器人系统的电钩分离粘连，若粘连严重，则应考虑使用辅助切口进行手术，不应坚持使用全孔机器人手术法。注意在助手辅助孔穿刺时一定要在镜头直视下进行，因为助手辅助孔位置较低，即使人工气胸可将膈肌下压，也有可能损伤膈肌，镜头直视下穿刺可避免膈肌受损。

安装机械臂是每一位助手都应该掌握的技能，要做到安装准确快速，减少不必要的时间浪费。安装机械臂时要操作机械臂对接trocar，而不是粗暴地摆弄trocar去对接机械臂。因为trocar的位置是固定的，活动范围有限，而机械臂有多个关节可以调节，活动范围较大，助手应该主动调节机械臂的位置及角度使之与trocar的位置及方向契合，再将机械臂与trocar对接。安装完机械臂后，要注意点击机械臂上的移动按钮来释放机械臂对患者身体的压力，减少术后疼痛。

（二）辅助器械的选择

由于全孔胸外科机器人手术中助手仅有一

个12mm左右的操作孔可供使用，因此选择合适的器械对于手术的顺利完成也十分重要。辅助器械的选择并无严格规定，原则上需满足以下几点要求：①器械要有足够长度。辅助孔位置一般较低，若辅助器械长度不够，便无法参与胸腔上部术野的操作。②器械要有多个功能。由于一次只能放置一个辅助器械，因此该器械应有多种功能，可应对不同的手术场景，若器械功能单一，则在手术当中需要频繁更换器械，浪费手术时间。③尽量采用钝性器械。由于助手的主要工作是协助主刀医生暴露术野，难免会接触到需保留的正常组织，所以要选用钝性器械避免损伤正常组织。在临床实践中，我们发现最符合要求的是腔镜用直线型吸引器，该器械长度足够，吸引器头部和体部形状为圆柱形，对组织伤害小，特别是吸引器兼具暴露和吸引两种功能，在辅助暴露术野时可随时将术野中的血液以及胸腔内能量器械烧灼产生的雾化气体吸收，保证术野清晰。常见的吸引器有两种类型，一种是旋钮式吸引器，另一种是按压式吸引器，在尝试过这两种吸引器后我们更推荐使用按压式吸引器，因为这种吸引器在吸除残血及雾化气体时仅需要轻轻按压开关即可，不会影响助手辅助暴露的动作。在食管手术腹部操作时，由于大网膜等结缔组织呈层状，吸引器并不适合暴露，因此可更换为腔镜抓钳或鸭嘴钳协助暴露。

（三）手术配合

1. 暴露术野

助手最重要的工作是帮助主刀医生暴露术野，而术中操作时，有孔抓钳一般用于牵拉非手术部位，其位置远离术野，主刀医生使用能量器械和双极抓钳操作时需要助手帮助主刀医生更好地暴露术野，因此助手必须十分熟悉手术的流程。典型的配合情形即主刀医生操作双极抓钳提起术野一侧组织，助手在双极抓钳对侧拨开术野另一侧组织与之对抗，为术野提供张力，此时主刀医生使用能量器械切割术野组织（图8-9）。

2. 离断血管及支气管

在肺部手术当中，除了要帮助主刀医生暴露术野外，用一次性切割缝合器离断血管及支气管也需要助手完成。不同于普通腔镜手术有一个3~4cm的切口，全孔机器人手术的辅助孔位置

固定，没有额外的开放性切口，需要主刀医生采取多种方法协助助手，保证一次性切割缝合器安全通过血管间隙：①将血管及支气管尽量向远心端游离显露，使得助手在调整一次性切割缝合器的方向时不会给血管及支气管造成过大张力而导致撕裂；②使用血管吊带将血管或支气管悬吊，扩大其下的间隙，以便于切割缝合器通过（图8-10）；③在角度不佳时可由主刀医生操作机械臂调整靶肺的位置，从而调整好血管及支气管所在肺的位置和角度，帮助助手顺利通过一次性切

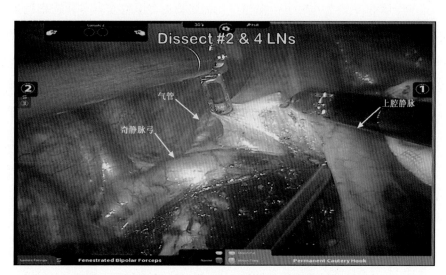

图8-9　机器人手术助手用吸引器推拨上腔静脉辅助暴露

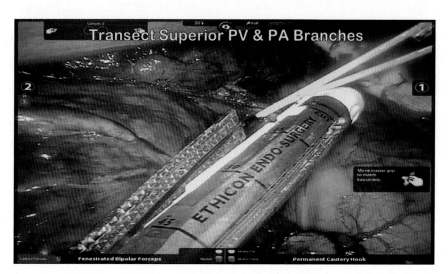

图8-10　使用血管吊带扩大血管间隙

割缝合器。

3. 术中沟通

机器人手术中需要特别强调的是主刀医生与助手的沟通。机器人手术中主刀医生远离手术台，缺少与助手的肢体及眼神交流，并且机器人手术的镜头放大倍数较高，视野较小，助手的器械常常无法出现在视野中，这就要求助手在术中操作时，一定不能盲目擅自操作，否则容易造成不必要的损伤，影响手术进程。在术中要时刻与主刀医生保持沟通，在接收到主刀医生的明确指令后，务必重复一遍，得到确认后再操作。如果遇到问题，应当立刻告知主刀医生，请主刀医生调整指示后再行操作。

（四）设备问题处理

达芬奇机器人手术系统是极为复杂的手术设备，虽然经过不断更新迭代，故障率较低，但仍不能排除术中出现一些无法预见的问题，这就需要身处手术台旁的助手掌握一定的机器人设备故障排除技巧，以保证手术的顺利进行。

1. 正确更换手术器械

在机器人胸外科手术中，当主刀医生完成一部分的手术操作后，会发出指令更换手术器械，一般是更换1号臂的能量器械。助手在接到指令后不应立刻尝试拔出1号臂器械，因为主刀医生在发出指令后一般会有调整的动作，将器械前端伸直，若器械前端弯曲则无法顺利拔出，此时若强行拔出器械，很可能会导致器械受损。因此一定要在屏幕上观察到器械前端已经伸直，并且重复一遍主刀医生的指令，得到确认后才可以拔出器械。

由于达芬奇手术机器人自带记忆功能，安装新器械较为安全快捷，但需要注意，若记忆功能

出现故障而助手仍旧按照以往经验快速将器械送入体腔，很有可能导致器械直接损伤重要组织或器官，造成极为严重的后果。所以无论在任何情况下，放置器械时都要观察屏幕，动作一定要缓慢轻柔，切忌简单粗暴。在安装好器械后，应及时向主刀医生报告，此时主刀医生才开始下一步的手术操作。若安装好新器械后机械臂闪烁黄光并报警，一般是因为器械未被识别，将器械取出重新安装即可解决。

总之，无论是撤出器械还是置入器械，助手一定要时刻观察屏幕中体腔内的情况，并与主刀医生及时沟通，在重复一遍主刀医生的指令，得到确认后再操作，避免不必要的损伤。

2. 处理机械臂相互碰撞的情况

由于全孔机器人手术中共有4个机械臂参与操作，难免会出现机械臂之间相互碰撞的情况。轻微的碰撞可不做处理，但严重而明显的碰撞可能会造成机械臂的损坏，如机械臂与助手发生碰撞，则会严重影响助手的操作，造成一定的危险，因此需要助手调整机械臂的角度和位置。机械臂有多个关节可供调节，但基于安全原因，不应直接调节机械臂靠近术野一端，因为该位置的调节必然会改变体腔内器械的位置，可能会误伤组织及器官，所以应当在调节之前取出该机械臂的器械，再调节机械臂各个关节，增大机械臂之间的角度。达芬奇机器人新一代的Xi系统提供了机械臂前部高度调节的功能，能在不移动器械的前提下通过旋转运动改变机械臂前部的高度，增大机械臂之间的距离和角度，减少机械臂之间的碰撞。若因为碰撞导致机械臂黄光闪烁并报警，点击移动机械臂的按钮即可解除警报。

3. 确保镜头清晰

与普通腔镜一样，手术机器人系统的镜头也存在被体液或能量器械烧灼产生的雾化气体所污染的问题，此时术野无法清晰显示，严重干扰手术进程。助手应从以下几点来确保术野的清晰：①在主刀医生使用能量器械操作的同时，间断性使用腔镜吸引器吸出操作产生的体液以及雾状气体。由于人工气胸的存在，每次吸引器打开时间不宜过长，以3s以内为宜，因为吸引时间过长会导致已被人工气胸压缩的肺组织迅速膨胀，严重影响术野操作。可以采取多次短时间吸引的方法。②主刀医生于操作台看到的之所以是三维视野，是因为机器人系统的镜头有两个，而助手只能看到其中一个镜头的画面，所以助手只能看到二维的手术视野。因此如果只有一个镜头受到污染，可能助手观察到的视野还是清晰的，但主刀医生观察的视野有一部分是模糊的，这时要听取主刀医生的指令，通过指令反馈得到确认后及时清洁镜头。③在用热水或碘伏清洁镜头后，应同时使用纱布清洁穿刺器，避免在重新安装镜头时穿刺器内的残留物再次污染镜头。

（五）术中出血的处理

术中出血是胸外科手术中常见的并发症，而在机器人胸外科手术中大出血的处理与传统胸腔镜手术有较大不同，本书中另有单独章节详细论述。概括起来，根据出血严重程度的不同可有以下几种处理方法。

1. 小血管小范围渗血

主刀医生直接使用双极抓钳夹闭血管断端，电凝烧灼断

端，一般均可顺利止血，必要时助手可在主刀医生指引下于血管断端放置血管夹以充分止血。

2. 小血管喷射性出血

此时需要使用血管缝线进行缝合。由于机器人手术器械有高达7个自由度的活动角度，其在缝合方面较传统腔镜有着明显的优势。当出现喷射性出血时，主刀医生先使用双极抓钳夹闭出血点，此时助手需更换1号臂的能量器械为持针器，同时嘱洗手护士将血管缝线剪短至7~10cm。助手使用腔镜持针钳夹紧针头送入术野，避免缝针掉落。缝合时主刀医生左手为配合持针器会暂时松开夹闭的血管，这时助手应使用吸引器一方面压住受损血管近心端，另一方面吸除术野周围的残留血液，为主刀医生缝合止血创造清晰的术野（图8-11）。缝合打结时助手应使用抓钳或分离钳夹住缝线一端送至主刀医生持针器处，以便于主刀医生持钳打结。

3. 大血管出血

出血迅猛时应立刻使用纱布条压迫出血口，同时果断选择中转开胸，纱布条可以用机械臂的抓钳夹持压迫，也可由助手使用腔镜抓钳夹持压

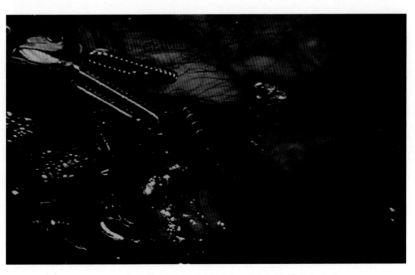

图8-11　助手使用吸引器协助主刀医生处理术中出血

迫。助手立即嘱巡回护士打开预先准备好的开胸器械包，同时开始拆除机械臂。注意一定要避免移动正在夹持纱布条的机械臂，先拆除其他机械臂，最后再拆除镜头臂，随时观察术野情况。主刀医生上台迅速完成开胸后，直视下用其他器械如小儿心耳钳、无损伤血管钳替换压迫出血口的机器人抓钳后，再彻底拆除最后一个机械臂，嘱巡回护士将手术机器人推离手术台，继续手术。

五、术后伤口管理

虽然全孔机器人胸外科手术术后伤口较小，但由于术中机械臂的压迫导致切口缺血，所以术后患者伤口愈合不良的现象也时有发生，影响患者的生活质量。根据我们的临床经验，伤口管理是一个系统性工作，需要从术前、术中、术后等多个方面予以注意。

1. 术前注意事项

术前要做好患者各项指标的评估，特别需要注意的是患者是否有糖尿病以及糖尿病的控制情况，因为糖尿病患者血糖控制欠佳时会严重影响伤口的愈合。术前应询问患者有无糖尿病病史，建议常规行空腹及餐后血糖监测，发现异常后即嘱患者行糖尿病饮食。无论患者入院前使用何种药物控制血糖，住院后一律改为胰岛素控制，以便于医生调节用量。术前不断根据每日血糖值调整胰岛素用量，直至血糖控制满意后再考虑手术，术后继续使用胰岛素直至出院。

2. 术中注意事项

首先打孔时要注意不能使用电刀的电凝模式切开表皮与真皮层，否则会导致表皮真皮层烧焦炭化，严重影响愈合。建议在表皮真皮层适当增大切口长度，在皮下组织及肌肉层仍以trocar直径为切口长度，在保证不漏气的前提下在表皮真皮层给机械臂更多的活动空间，减少机械臂对皮肤的压迫力度，从而减少穿刺孔周围皮肤的缺血状况，以利于穿刺孔的愈合。

在安装完机械臂后，要注意释放机械臂对患者肋间的压力，即点击机械臂上的活动按钮。术中要经常观察各机械臂的位置是否对患者肋骨产生了明显压迫，若出现该情况，助手应及时与主刀医生沟通，调节机械臂位置与角度，以减少其对肋骨的压迫。

手术结束后缝合各切口时由于切口本身长度较短但张力较大，建议使用可吸收线缝合，以减轻线头反应，并且要注意逐层缝合，肌肉层、皮下层都要在直视下分别完全缝合，不可为求方便而选择一针兜底缝合，这样的缝合一旦裂开则会导致伤口全层裂开。使用可吸收缝线缝合皮肤，伤口美观，而且无须拆线。

3. 术后注意事项

若使用普通丝线缝合，建议术后2~3周后再拆线，其间要定期进行伤口消毒清洁，避免伤口遇水污染。拆除缝合钉时若观察到伤口张力较大则不应直接拆除，应保留1~2个缝合钉避免伤口裂开。若伤口出现明显感染或坏死，则需要拆除全部缝合钉，敞开伤口全层，切除感染或坏死组织，酒精湿敷，待感染控制后再行缝合，一般1周后伤口即可愈合。放置胸腔引流管的伤口，一般愈合较慢，平常应注意及时消毒、更换纱布，以防伤口感染；此处可适当推迟拆线时间。

（杨沐籽　杨浩贤）

参考文献

[1] LEWIS R J. The role of video-assisted thoracic surgery for carcinoma of the lung: wedge resection to lobectomy by simultaneous individual stapling[J]. Ann Thorac Surg, 1993, 56(3): 762-768.

[2] KIRBY T J, MACK M J, LANDRENEAU R J, et al. Lobectomy--video-assisted thoracic surgery versus muscle-sparing thoracotomy. A randomized trial[J]. J Thorac Cardiovasc Surg, 1995, 109 (5): 997-1001.

[3] CRAIG S R, LEAVER H A, YAP P L, et al. Acute phase responses following minimal access and conventional thoracic surgery[J]. Eur J Cardiothorac Surg, 2001, 20(3): 455-463.

[4] LI X, WANG J, FERGUSON M K. Competence versus mastery: the time course for developing proficiency in video-assisted thoracoscopic lobectomy[J]. J Thorac Cardiovasc Surg, 2014, 147 (4): 1150-1154.

[5] MELFI F M, MENCONI G F, MARIANI A M, et al. Early experience with robotic technology for thoracoscopic surgery[J]. Eur J Cardiothorac Surg, 2002, 21(5): 864-868.

[6] YANG H X, WOO K M, SIMA C S, et al. Long-term survival based on the surgical approach to lobectomy for clinical stage I non-small cell lung cancer: comparison of robotic, video-assisted thoracic surgery, and thoracotomy lobectomy[J]. Ann Surg, 2017, 265(2): 431-437.

[7] ZHAO X J, QIAN L Q, LIN H, et al. Robot-assisted lobectomy for non-small cell lung cancer in China: initial experience and techniques[J]. J Thorac Dis, 2010, 2(1): 26-28.

[8] CERFOLIO R J, BRYANT A S, SKYLIZARD L, et al. Initial consecutive experience of completely portal robotic pulmonary resection with 4 arms[J]. J Thorac Cardiovasc Surg, 2011, 142(4): 740-746.

[9] NELSON D B, MEHRAN R J, MITCHELL K G, et al. Robotic-assisted lobectomy for non-small cell lung cancer: a comprehensive institutional experience[J]. Ann Thorac Surg, 2019, 108(2): 370-376.

[10] KOCHER G J, SCHMID R A, MELFI F M. Robotic lobectomy: tips, pitfalls and troubleshooting[J]. Eur J Cardiothorac Surg, 2014, 46(6): e136-138.

[11] MELFI F M, FANUCCHI O, DAVINI F, et al. Robotic lobectomy for lung cancer: evolution in technique and technology[J]. Eur J Cardiothorac Surg, 2014, 46(4): 626-630.

[12] YANG M Z, LAI R C, ABBAS A E, et al. Learning curve of robotic portal lobectomy for pulmonary neoplasms: a prospective observational study[J]. Thorac Cancer, 2021, 12 (9): 1431-1440.